건강보험이 아프다

환자를 통해서 보는 보건복지제도

건강보험이 아프다

-환자를 통해서 보는 대한민국 보건복지제도

초판 1쇄 2023년 7월 20일

지은이 | 이은혜

펴낸곳 | 북앤피플
대　표 | 김진술
펴낸이 | 김혜숙
디자인 | 박원섭
마케팅 | 박광규

등　록 | 제2016-000006호(2012. 4. 13)
주　소 | 서울시 송파구 성내천로37길 37, 112-302
전　화 | 02-2277-0220
팩　스 | 02-2277-0280
이메일 | jujucc@naver.com

ISBN 978-89-97871-62-9 03510

잘못된 책은 구입처에서 바꾸어 드립니다.
값은 표지 뒤에 있습니다.

건강보험이 아프다

환자를 통해서 보는 보건복지제도

이은혜 지음

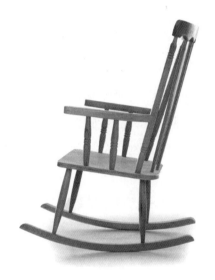

"도대체 누가 의료정책을 이따위로 만들었을까?"

북앤피플

같은 고민을 하며

함익병

(함익병피부과의원 원장, 유튜브 〈함익병〉 운영자)

2021년 12월경, 코로나19 백신을 18세 미만 학생들에게까지 강제 접종을 하려는 정부의 무모한 정책에 분개하여 유튜브 방송을 준비하던 중에 우연히 이은혜 교수의 백신접종 정책에 대한 비판 유튜브를 보게 되었습니다. 자료를 구하기 위해서 이 교수에게 연락했고, 그 뒤로도 필요한 자료가 있을 때마다 신세를 졌습니다. 코로나 팬데믹이 진정될 즈음에 1년 동안 해외연수를 떠나며 인사를 나눈지 벌써 1년이 훌쩍 지났습니다.

"역시 이은혜!"라는 느낌이 드는 전화를 받았습니다. 그 사이에 멋진 책을 완성했더군요. 추천사를 부탁받으며 책의 내용은 어떤 것일지 미루어 짐작했습니다. 원고를 받아 읽어보니 책에서 다룬 주제는 저의 짐작과 크게 어긋나지 않았습니다. 대한민국의 의료 현장에서 일하는 의사라면 대학에서 일하나 개원의로 일하나 건강보험체계의 문제점은 누구나 느끼고 있습니다. 다만 이렇게 읽기 쉽게 문장으로 옮기지를 못하지요. 정부와 의사와 환자-의료체계를 구성하는 세 축-모두의 문제점을 이렇게 명료하게 정리하고 대안을 제시하는 것은 쉬운 일이 아닙니다. 지속가능한 의료제도에 대한 고민을 천착한 역작이라 평가합니다. 제가 하고 싶었던 얘기를 대신 해주는 글이라 격한 공감을 하게 됩니다.

의사들이 공통적으로 잘하는 것 중 하나가 읽고 요약하기입니다. 그러므로 혹시 두터운 분량이라 읽기에 부담스러운 분이 있다면 제가 아래에 요약한 내용을 보시고 주제별로 나누어 읽으시기를 권합니다. 이은혜 교수의 의료 현실에 대한 냉정한 비판과 대안 제시에 대한 글을 읽으며 시원한 청량감을 느낄 수 있을 겁니다.

1. 국민건강보험 올바로 이해하기

건강한 삶의 보장은 국민의 기본권이므로 의료보장의 원칙에 따라 의료서비스를 포괄적으로 적용하되 반드시 '최소 수준의 원칙'을 지켜야 지속 가능하다. 의료비 증가를 억제하기 위해서 의료이용이 적정한 수준에 머물도록 정책을 만들어야 하는데 우리나라는 관련 제도가 없어서 이용자의 도덕적 해이를 방치하고 있다. 한국인의 정체성을 갖고 있지 않은 외국인들이 지역가입자가 되거나 외국인 근로자의 피부양자가 되어 국민들이 누려야할 혜택을 가로채고 있다.

2. 건강보험 보장성 강화

건강보험 보장성을 OECD 평균 수준으로 올리려면 구조적인 문제를 먼저 해결해야 한다. 요양기관 강제지정제와 혼합진료가 공존하는 제도적 모순을 해결하는 것이 최우선이다. 요양기관 강제지정제를 계약제로 전환하고 요양기관의 혼합진료를 금지해야 건강보험 보장성을 올릴 수 있다. 국민들이 OECD 평균 수준의 보장을 원한다면 보험료도 OECD 평균 수준으로 인상하는 것에 동의해야 한다. 그렇지 않다면 도둑 심보다. 국민들이 불필요한 의료이용을 획기적으로 줄이지 않는다면 OECD 평균 수준의 보장성 강화는 절대적으로 불가능하다.

3. 환자의뢰체계 재정립

제대로 된 1차의료가 필요하다. 이를 위해서는 개원의 제도를 개편해야
한다. 1차의사와 환자의뢰체계를 도입해야 불필요한 의료이용을 감소시
킬 수 있고, 장기적으로는 경상의료비 절감에 도움이 된다.

4. 한의사가 초음파검사를 한다는데

한의사가 초음파검사 등 현대의학의 행위를 하려는 것은 우리 사회에
만연한 전문가를 인정하지 않는 분위기와 관련이 있다. 이를 허용하면 검
사자의 역량 차이로 인해 중복검사가 발생하고, 진단이 늦어지며, 불필요
하게 의료비가 낭비된다. 각자의 면허 범위 내에서 진료하고, 타 직역의
전문성을 존중하자.

5. 국가암검진 질 향상

검진의 개념과 진료의 개념을 구분해야 한다. 제대로 된 사후 관리체계
가 반드시 필요하다. 가장 중요한 것은 암검진 결과를 제대로 설명해줄
수 있는 1차의사를 확보하는 것이고, 적절한 추가검사를 위한 환자의뢰
체계를 만드는 것이다.

6. 노인 문제

노인돌봄 문제를 효율적으로 해결하려면 시설요양 위주가 아니라 재가
요양 위주로 접근해야 한다. 여기에 1차의료를 접목해야 하며 이를 위해
서 '커뮤니티 케어'가 필요하다. '커뮤니티 케어'는 1차의사와 방문간호사
그리고 원격의료의 조합으로 운영되어야 한다. 존엄한 죽음을 맞이하기
위해서 '연명치료 중단'을 이해해야 한다.

7. 코로나 방역 유감

코로나19는 메르스보다 경한 병인데 우리 국민들이 사태 초기에 동급
으로 인지하는 바람에 적극적인 치료가 필요한 다른 중환자들이 방치되었

다. 방역 목적으로 백신접종을 강요하는 것은 비합리적이다. 코로나19 치명률이 연령별로 확연하게 차이가 난다는 것을 방역당국이 국민들에게 제대로 알리고 선택의 기회를 주었어야 했다.

8. 쓸데없는 오지랖

결혼이주여성들과 자녀들이 한국인의 정체성을 가지고 우리 사회에서 같이 살아가기 위해서 포용이 필요하다.

편하게 쉬면서 연수기간을 보내는 것도 좋을 텐데 이런 역작을 구상하고 정리한 이은혜 교수의 부지런함과 성실함에 찬사를 보냅니다. 그리고 코로나백신 강제접종 문제를 다루면서 느꼈던 동질감이나 동료의식이 이 책을 통해 더 강화됨을 느낍니다. 세상을 살면서 비슷한 문제의식을 가진다는 것은 사고체계가 비슷하다는 의미일 수 있겠지요. 건강보험 서비스를 이용하는 대한민국 국민의 입장에서도 열린 사고를 가진, 그래서 의사들만의 입장을 생각하지 않는 좋은 의사의 글을 읽으며 우리나라의 의료제도에 대한 문제점을 같이 숙고하는 시간이 되었으면 합니다.

다시 한번 이은혜 교수의 노력에 찬사와 감사를 전하며 독자분들의 뜨거운 성원을 기대해 봅니다.

지속가능한 건강보험을 위해서 무엇을 해야 할까

서 민

(단국대학교 의과대학 기생충학교실 교수, 유튜브 〈빨대포스트〉 운영자)

대한민국 의료시스템에 대한 나의 지식은 이은혜 교수를 알기 전과 이후로 나뉘어진다. 특히 저자의 첫 번째 책《공공의료라는 파랑새》는 공공의료의 실체를 깨닫게 해준 명저다. 이번 책 역시 많은 가르침을 준다. 지속가능한 건강보험을 위해서 무엇을 해야 하는지에 대해서 설파하고 있다.

불필요한 의료이용을 자제하고 우리 국민의 생명과 직결된 곳에 집중적으로 의료자원을 투입해야 하는데, 주무부처인 보건복지부가 이를 방관해 왔다는 것이다. 이에 대한 해법으로 저자는 '요양기관 계약제 전환 및 비급여진료 금지'를 제시한다. 건강보험 요양기관이 영리를 추구하지 않고, 국민의 생명과 직결된 기본권의료를 충실하게 제공하기 위해서는 생명에 지장 없는 상품의료를 건강보험 밖으로 내보내야 한다는 것이다.

건강보험의 붕괴를 걱정하는 국민이라면 눈여겨 볼만한 내용이다. 건강보험 재정이 고갈되어 생명과 직결된 기본권의료조차 받을 수 없는 그 날이 왔을 때, "이은혜 교수 책대로 할 걸…" 하고 후회해 봐야 이미 늦은 일일 테니 말이다.

건강한 대한민국을 위하여

필자는 유방영상을 전공하는 영상의학과 교수지만 보건의료정책에 관심이 많다. 보건의료정책에 관심을 갖게 된 계기가 몇 가지 있다. 첫 번째는 2002년에, 전문의로서 첫 직장이었던 분당차병원을 떠나 강릉아산병원으로 이직한 것이다. 같은 대한민국 국민인데 도시와 비(非)도시 지역주민 간에 의료서비스에 대한 접근성이 차이가 있다는 것을 실감했다. 두 번째 계기는 2010년부터 국가(유방)암검진 질관리사업에 참여한 것이다. 그당시 필자가 대한유방영상의학회 수련이사를 맡고 있었기 때문에 자연스럽게 유방암검진 판독의사(영상의학과 전문의) 질관리교육을 담당하게 되었는데 일을 하면 할수록 '도대체 누가 의료정책을 이따위로 만들었는지' 분개했다. 그 당시에는 정책입안자들이 임상현장을 너무 모른다는 사실에 경악했다. 세 번째 계기는 2013년에 이규식 교수님(연세대학교 보건행정학과 명예교수, 의료기관평가인증원 초대원장)을 만난 것이다. 그 당시 필자는 대한영상의학회 수련간사를 맡고 있었는데 임태환 회장님(울산대학교 명예교수)이 학회임원들에게 의료정책을 공부하라고 대한의사협회 의료정책최고위과정에 보내셨고 거기에서 이규식 교수님의 강의를 처음 들었다. 내용을 완전히 이해하지는 못했지만 '바로 이거다'라는 느낌이 왔다.

그 이후 이규식 교수님을 통해서 의료보장의 이념과 원리 등 주로 거시적인 관점과, 우리나라 의료보험(건강보험) 제도의 역사 및 변천과정을 계속 공부하고 있다. 지금도 여전히 어렵고 모르는 것이 많지만 처음에는 강의 내용이 정말 어려웠다. 필자가 명색이 의사고, 교수인데도 무슨 말인지 제대로 알아들을 수가 없을 정도였다. 처음 접하는 내용인데다 용어가 생소해서 더 그랬던 것 같다. 공부를 하고 시간이 지나면서 의사들이 의료정책을 정말 모른다는 현실을 깨달았고, 의료정책가와 의사들 사이에서 통역(?) 내지는 가교역할을 해야겠다는 꿈을 갖게 되었다.

그래서 의료정책을 좀 더 체계적으로 공부할 목적으로 2019년에 연세대학교 보건대학원에 입학했고, 지도교수님으로 박은철 교수님을 만나게 되었다. 보건대학원에서는 우리나라의 의료제도를 좀 더 미시적인 관점에서 배울 수 있었다. 이처럼 지난 20년 동안 몇 번의 계기와 기회를 통해서 보건의료정책을 접했고, 지금도 공부를 계속하고 있다.

2014년부터 환자들의 이야기를 노트에 적기 시작했다. 환자를 진료하다 보면 다양한 사연들을 많이 접하게 되는데 환자들의 이야기를 언젠가 책으로 쓰고 싶다는 생각을 막연하게 했기 때문이다. 대한민국에서 특히, 대학병원에서 교수가 환자 한 명에게 10분 이상 온전하게 할애할 수 있고, 환자와 자유롭게 대화를 나눌 수 있는 분야는 아마 유방초음파검사가 유일할 것이다. 다른 분야는 진료시간이 짧거나, 시간이 길더라도 여러 가지 이유로 환자가 말을 하기가 어렵기 때문이다. 초음파검사를 하는 내내 환자와 이야기를 하는 것은 아니지만, 검사를 시작할 때 '어떻게 오셨어요?', "이전에는 어디에서 검사하셨어요?"라는 질문을 항상 하기 때문에 대화(?)의 물꼬를 틀 기회가 늘 존재한다. 검사실에 들어가기 전에 판독실에서 환자의 의무기록을 보고 병력이나 기왕력을 파악하지만 그래도 환자에게 매번 직접 묻는다. 이유는 두 가지인데 하나는 대화를 하면서 환자의 긴장을 풀어줄 수 있고, 두 번째는 의무기록에 있는 것보다 좀 더 자세한 정보를 얻는 경우가 많으므로 영상소견을 해석하고 판독하는데 도움이 되기 때문이다.

처음에 환자들의 이야기를 모으기 시작했을 무렵에는 수필 형식으로 책을 쓰려고 했었다. 그런데 의료정책을 공부하다 보니 환자들의 이야기 이면에 있는 보건의료정책이나 복지정책의 불합리한 점들이 점점 보이기 시작했다. 그래서 2017년쯤부터는 좀 더 구체적으로, 그러나 조심스럽게 가족관계나 가정형편 같은 것을 물어보기 시작했다. 환자가 대답을 회피하는 경우가 간혹 있기는 했지만 대부분은 이야기를 잘 해주었다. 그래서 글의 형식을 수필이 아니라 환자의 이야기를 먼저 사례로 들고, 관련 제도와 상황을 설명하고, 연구보고서 등을 요약한 후, 필자가 평소에 생각하던 개선방향을 제시하는 형식으로 글을 구성했다.

그런데 문제가 하나 있었다. 환자들에게 자신의 이야기를 책으로 써도 되겠는지 사전동의를 받지 않았다는 점이다. 그 당시에는 책을 정말로 쓸 수 있을지 확신이 없었기 때문에 동의를 받기도 애매한 상황이었다. 그래서 개인정보에 해당하는 내용은 책에서 전혀 언급하지 않았다. 의무기록이나 영상기록을 조회하더라도 어느 환자인지 역추적할 수 없도록 진료시기와 나이를 최대한 두루뭉술하게 표현했다. 모든 의료기관이 진료나 연구 목적 외에 환자기록을 조회하는 것을 금지하고 있으므로 설령 우리 병원 직원이라도 누구 이야기인지 알 수 없을 것이다. 그럼에도 불구하고 아주 특징적인 상황을 가진 몇몇 환자인 경우는 혹시 본인이 이 책을 읽는다면 자신의 이야기라는 것을 알아챌 수도 있다. 이 점이 사실 좀 걱정이지만, 그분들이 필자의 의도를 이해하고 너그럽게 받아들여 주었으면 한다.

이 책은 필자의 첫 번째 책인 《공공의료라는 파랑새(기파랑, 2021)》의 후속편이다. 《공공의료라는 파랑새》를 출간하게 된 직접적인 계기는 지난 문재인 정권이 건강보험 보장성 강화를 핑계로 공공의대 신설을 획책하는 것에 대한 분노였다. 따라서 공공의료에 대한 잘못된 인식을 바로잡는 것이 집필 목적이었다. 즉 건강보험의료가 바로 공공의료라는 것을 국민들에게 알리고, 건강보험 보장성 강화정책(소위, 문재인 케어)과 공공의대 설립 시도가 얼마나 기만적인 것인지 설명하고자 했다. 공공의대 신설이나 의대 증원 같은 공급확대 정책으로는 건강보험 보장성을 강화할 수 없으므로, 그보다는 의료보장의 원칙에 맞게 구조를 개선하는 정책이 먼저라는 점을 강조했다.

《공공의료라는 파랑새》는 내용이 좀 딱딱해서 일반인 입장에서는 접근성이 상대적으로 낮을 수 있는 반면, 이 책은 환자들의 사례로 시작하기 때문에 좀 더 흥미를 유발할 수 있을 것으로 기대한다. 그리고 《공공의료라는 파랑새》가 공공의료(건강보험의료)의 개념과 의료보장의 원칙 등 의료제도에 대해서 주로 설명했다면, 이 책은 의료제도뿐만 아니라 복지제도나 사회문제 등 좀 더 다양한 주제를 포함하고 있다.

이 책의 주제는 다섯 가지다. 국민건강보험, 국가(유방)암검진, 인구고령화, 코로나19, 그리고 일부 사회문제를 다루고 있다. 첫 번째, 국민건강보험에서는 우리나라의 의료보장제도인 건강보험이 의료보장의 원칙을 전혀 지키지 않아서 심각하게 병들어 있다는 것을 사례를 들어서 지적했다.

우리 세대뿐만 아니라 다음, 다다음세대까지 건강보험 혜택을 계속 누리려면 건강보험을 다시 건강하게 만들어야 하는데 이를 위해서는 의료보장의 원칙(특히 최소 수준의 원칙과 포괄적 제공의 원칙)을 지켜야 한다는 점을 설명했다. 즉 기본권의료를 제공하되, 이용자와 공급자가 도덕적 해이에 빠지지 않도록 건강보험의 범위와 대상자를 명확하게 재정의하고, 환자의뢰체계를 재도입하고, 요양기관 계약제로 전환해야 의료보장의 목적인 의료비 부담을 해소(건강보험 보장성 강화)할 수 있다.

두 번째, 국가암검진에서는 필자의 전공분야인 유방암검진을 사례로 들어 질관리의 중요성을 설명했다. 가장 먼저 유방촬영장비 숫자를 획기적으로 줄이고, 장비품질관리를 실질적으로 강화해야 한다. 또한, 판독자인 영상의학과 의사에 대한 질관리가 필요하다. 이와 동시에 사후관리를 위해서 자가의뢰(Self-referral)를 하지 않는 1차의사를 확보하고, 환자의료체계를 엄격하게 적용해야 한다. 그렇게 해야 유소견자들이 이리저리 헤매지 않고 적시에 적절한 검사를 받을 수 있고, 최종적으로 조기진단을 통한 유방암 사망률 감소라는 국가암검진사업의 목적을 달성할 수 있다.

세 번째, 인구고령화 문제에서는 2025년부터 시작될 초고령사회를 대비하기 위하여 노인장기요양보험사업을 정비하고, 커뮤니티 케어를 도입해야 한다는 점을 설명했다. 특히 지난 정권이 시작한 한국형 커뮤니티 케어라 할 수 있는 지역사회통합돌봄사업의 문제점을 지적하고, 원래의 목적(의료비 절감)에 맞게 커뮤니티 케어를 올바로 시행해야 한다는 점을 강조했다. 커뮤니티 케어는 최근 논란이 되고 있는 간호법 제정 시도와 맞물려 있다. 재가환자에 대한 방문간호가 좀더 활성화되어야 하는 것은 사실이다. 그러나 우리나라는 의학적 필요도가 아니라 환자의 수요에 따라 건강보험서비스가 제공되므로 의료이용이 과다한 데다, 1차의사가 부재한 상황에서 간호법이 제정된다면 건강보험 재정이 감당하지 못한다. 즉 완치되지 않는 재가 만성질환자의 간호수요에 부응하느라 완치가능한 암환자들의 치료비에 쓸 돈이 부족하게 된다. 이것은 의료비 절감이라는 커뮤니티 케어의 목적에 역행할 뿐만 아니라, 의료보장제도인 건강보험 자체를 붕괴시킬 것이다. 한편, 인구고령화와 직접적인 상관은 없지만 연명치료에 대한 문제도 설명했다. 인간의 존엄성을 지키면서 삶을 마무리하려면 어떻게 해야 할지 독자들이 생각해 볼 기회를 가지면 좋겠다.

네 번째 코로나19 문제에서는 방역 및 백신접종 정책이 비논리적이고 강제적이었다는 점, 그래서 암사망률 증가와 아동학대 등 다른 방향에서 국민들에게 큰 피해를 끼쳤다는 점을 지적했다. 마지막으로 사회문제에서는 결혼이주여성과 그 자녀를 우리 사회의 구성원으로서 받아들여야 한다는 점과, 정규직 전환의 그늘에 대해서 살펴보았다. 그리고 마지막으로, 영상의학과 의사로서 필자의 회환을 고백했다.

대한민국이 지금보다 좀 더 '건강'해졌으면 좋겠다. 세계보건기구(WHO)에 의하면 건강이란 '단지 질병이 없거나 허약하지 않을 뿐만 아니라 신체적, 정신적, 그리고 사회적으로 완벽하게 안녕한 상태'다(Health is a state of complete physical, mental and social well-being and not merely the absence of disease or infirmity). 그러나 현실에서 '건강'의 정의를 충족시키는 것-유토피아-은 불가능하다. 그렇지만 이 책을 읽은 독자들이 우리나라의 의료, 보건, 사회복지 정책에 어떤 문제가 있고 어떻게 바꾸어야 하는지 이해함으로써 건강한 대한민국을 만드는 작업에 다같이 동참하면 좋겠다.

이 책에서 직접 언급하지는 않았지만 강조하고 싶은 것이 두 가지 있다.

하나는 '너의 건강은 너의 책임(Your health is your responsibility)'이라는 것이다. 국가가 국민건강보험이라는 의료보장제도를 통해서 가난한 사람도 비용부담 없이 의료서비스를 받을 수 있도록 도와주지만 그 전에 국민 각자가 건강한 생활습관을 가져야 한다. 병이 이미 생긴 후에 치료하는 것보다 건강한 생활습관으로 질병을 예방하는 것이 훨씬 더 비용효과적이기 때문이다. 건강한 생활습관이란 유기농 음식이나 값비싼 헬스클럽을 말하는 것이 아니라 규칙적인 식사, 적절한 운동, 절주(節酒), 금연, 건강한 성생활 등이다.

두 번째는 가정의 중요성이다. 다시 가정으로 돌아가야 한다! 노인돌봄이나 장기요양을 위한 사회보험은 필요하지만, 돌봄의 1차적인 제공자는 타인(요양보호사)이 아니라 가족이어야 한다. 그것이 국가가 돌봄을 책임지는 것보다 더 인간적이고, 더 효율적이다. 정부의 역할은 가족이 부모를 돌볼 수 있도록 도와주는 것이지, 돌봄을 책임지는 것이 아니다. 국가가 돌봄을 책임진다는 말의 숨은 뜻은 가정을 해체하겠다는 것이다. 가정은 자녀를 돌보고(양육) 부모를 돌보는(봉양) 사랑의 공동체인데 국가가 돌봄을 책임진다면 가정을 꾸릴 이유가 없어지고, 여성은 한낱 애 낳는 기계로 전락할 것이다. 이것은 여성 '해방'이 아니라 '소외'다. 이렇게 여성이 소외되는 사회에서는 남성 역시 온전하게 존재하기 어렵다. 그러므로 가정의 역할을 회복해야 한다. 가정은 단지 물리적인 돌봄을 주고받는 소집단이 아니라, 정서적인 지지를 공유하고 인간의 존엄성을 지켜주는 소중한 공동체다.

윤석열 대통령은 2023년 신년사에서 "대한민국의 미래와 미래세대의 운명이 달린 노동, 교육, 연금 3대 개혁을 더 이상 미룰 수 없다"고 말한 바 있다. 지난 시절의 과오나 개인적인 호불호를 떠나서 올바른 방향이라고 생각한다. 인기가 없어도 개혁하겠다는 의지를 응원한다. 필자의 바람은 3대 개혁에 건강보험 개혁을 추가하여 4대 개혁이 되었으면 하는 것이다. 건강보험 개혁에는 의료이용 관리 및 병상수 감축, 1차의료 및 환자의 뢰체계 도입, 공급자시장 분리, 보험료 부과체계 일원화 및 가입자격 관리 외에도 노인장기요양보험 개혁과 커뮤니티 케어의 올바른 방향설정 등이 포함되어야 한다. 그러나 4대 개혁은 현실적으로 쉽지 않을 것이다. 그러므로 다음 정권이 건강보험 개혁을 추진할 수 있도록 국민들이 이 책을 통해서 개혁의 방향을 예습할 수 있으면 정말 보람이 있을 것 같다.

감사드릴 분들이 많이 있다. 가장 먼저 학교법인 동은학원(순천향대학교) 서교일 이사장님, 순천향대학교 중앙의료원 서유성 의료원장님, 순천향대학교 부천병원 신응진 원장님께 감사드린다. 필자는 지난 1년간 미국에서 장기연수 기간을 가졌는데 진료업무에서 벗어난 덕분에 수년간 모아두었던 환자들의 이야기를 정리하고 살을 붙여서 이 책을 쓸 수 있었다. 그리고 우리 병원 영상의학과 김하영 교수님과, 멀리 부천까지 출장진료를 와주신 순천향대학교 서울병원 영상의학과 장윤우, 이은지 교수님께 감사드린다. 필자가 없는 동안 유방센터를 지켜주신 덕분에 필자가 장기연수를 다녀올 수 있었고, 책 쓸 시간을 만들 수 있었다.

Carolinas Health Care System Charlotte Radiology의 이연희 선생님께 감사드린다. 선생님의 도움이 없었다면 필자가 연수를 가기 어려웠을 것이고, 이 책을 쓸 기회 역시 얻지 못했을 것이다. 플로리다대학교 보건대학원(University of Florida College of Public Health & Health Professions)의 조아라 교수님께도 감사드린다. 교수님이 청강을 허락해주신 덕분에 미국의 의료제도를 공부할 수 있었고, 우리나라 의료제도의 장단점을 좀 더 구체적으로 이해할 수 있었다. 플로리다대학교 어학원(UF English Language Institute)의 데비(Deborah A. Sakalla) 선생님께도 감사드린다. 선생님께 배운 학문적 글쓰기(Academic writing)의 기초가 보건대학원 청강과 책 집필에 많은 도움이 되었다. 조지(George E. Lewinnek) 선생님께도 감사드린다. 메사추세츠대학교 의과대학(University of Massachusetts Chan Medical School) 정형외과를 정년 퇴직하신 교수님이신데 필자가 미국에 체류하는 동안 토요일마다 한 시간씩 할애하여 필자의 세상 보는 시야를 넓혀 주셨을 뿐만 아니라, 이 책의 집필 방향에 대해서도 조언을 주셨다. 같은 대학의 영상의학과 김영환 교수님께도 감사드린다. 조지 선생님 소개 등 필자의 연수준비를 전반적으로 도와주셨다. Sincerely thank to Yeonhee, Ara, Debbie, George, and Young for your kind help!

멋진 책을 만들어 주신 북앤피플의 김진술 대표님께 감사드린다. 무한한 신뢰와 기도로 언제나 큰 힘이 되어주는 엄마와, 하늘나라에서 지켜보고 계실 아빠에게 감사드린다. 마지막으로, 모태에서부터 나를 택하시고, 올바른 가정과 올바른 교회에서 올바르게 성장할 수 있게 해주시고, 의사이자 교수로 만들어 주셔서 자유대한민국에 조금이나마 기여할 수 있도록 기회를 허락하신 나의 주, 나의 하나님께 가장 큰 감사를 드립니다.

2023년 6월 30일
대한민국이 바로 서고 다시 위대해지기를 바라며
복사골에서

차례

그림, 표

건강보험, 건강한가?

1
건강보험 이해하기

2021년 여름, 뉴질랜드에 거주하는 50대 여자 환자(한국인)가 유방암 수술을 위해 내원했다. 뉴질랜드 시민권자이지만 남편(한국인)이 한국에서 직장에 다닌다고 하니 직장가입자의 피부양자에 해당된다.

이 환자는 기왕력(Past History)이 약간 복잡했다.

2012년 우리나라에서 양쪽 유방성형수술을 받았다. 몇 년 후 오른쪽 보형물이 파열되었지만 아직 제거하지는 않은 상태다.

2014년 왼쪽 유방에 조직검사를 받았고 유방암의 전구 병변(Pre-cancerous Lesion)인 비정형 증식증(Atypical Ductal Hyperplasia)으로 진단받았다. 해당 병변은 뉴잘랜드에서 수술로 제거했다.

2021년 뉴질랜드에서 왼쪽 유방암(제자리암, Ductal Carcinoma In Situ)으로 진단받았다. 현재는 수술을 위해서 잠시 귀국한 상태다.

제자리암이므로 병기(Stage)로는 0기이지만 미세석회화가 광범위하게 분포하고 있어서 유방보존수술은 불가능한 상황이었다. 그래서 전절제수술을 받아야 했는데, 이 환자는 보형물 위치가 유선 뒤쪽(Retro-glandular) 이어서 전절제수술을 하려면 보형물도 같이 제거해야 되는 상황이었다. 그래서 유방암수술과 재건 및 성형수술을 같이 받고싶어 했다. 즉, 왼쪽은 전절제수술 후에 새 보형물을 삽입하여 유방을 재건(Reconstruction)하고, 오른쪽은 파열된 보형물을 제거하고 새 보형물로 교체하여 양쪽 유방을 거의 같은 모양으로 만들고 싶어했다.

"뉴질랜드는 무상의료니까 유방암 수술이 공짜 아닌가요?"

"그렇기는 한데, 그 나라 의료수준을 못 믿겠어요."

"그건 아닌 것 같은데요···."

뉴질랜드는 무상의료 국가다. 게다가 이 환자는 현지에서 민간의료보험을 별도로 가입하고 있다. 그럼에도 불구하고 굳이 한국에서 수술을 받으려는 이유는 유방재건수술이 건강보험 혜택(선별급여)에 해당되기 때문이다. 게다가 비급여에 해당하는 오른쪽 유방의 성형수술(보형물 교체) 비용도 뉴질랜드보다 저렴하다.

뉴질랜드 등 의료보장국가에서 일반적으로 유방재건수술은 무상의료나 공적 의료보험의 대상이 아니다. 생명에 지장이 없기 때문이다. 공적 의료제도뿐만 아니라 민간의료보험도 유방재건수술에는 보험 혜택을 제공하지 않는다. 그러나 우리나라는 유방재건수술을 건강보험 급여(선별급여)로 인정하고 있다. 그래서 이 환자는 건강보험 혜택을 누리고자 몇 년 만에 한시적으로 귀국한 것이다. 게다가 이 환자는 직장가입자의 피부양자이므로 건강보험료를 전혀 납부하지 않는다.

유방암 환자들은 수술로 인한 유방변형 때문에 '여성'으로서 심리적으로 많이 위축된다. 특히, 전절제수술을 받은 환자들은 대중탕에 가기가 쉽지 않다. 부부관계에 영향을 미치지 않을까 고심하는 경우도 매우 많다. 우리나라는 유방암 환자들의 이런 상황을 '장애'라고 포괄적으로 인정하고 심리적 지원을 위해서 2015년부터 유방재건수술을 건강보험 급여항목에 포함시켰다. 즉, 유방암 환자가 재건수술을 받는 경우는 '선별급여'에 해당되어 비용의 절반만 부담하면 된다. 재건수술이 급여화되면서 이전에 관행적으로 받던 수술비의 약 절반 수준으로 건강보험 급여수가가 결정된 데다, 선별급여는 본인부담률이 50%이므로 급여화 전 수술비의 1/4만 내면 재건수술을 받을 수 있게 되었다. 즉, 800만~1400만 원 수준이던 유방재건수술 비용이 선별급여가 되면서 400만~800만 원 정도로 수가가 책정되었으므로 환자들은 급여수가의 절반인 200만~400만 원만 내면 된다. 이 정도면 비행기값이 절대로 아깝지 않다.

재건수술 선별급여의 의도는 좋았다고 본다. 보건복지부 관계자는 "유방 절제수술 직후 재건수술은 물론, 시간이 지난 후 하는 재건수술, 재건수술 후 부작용 수술 역시 건강보험 혜택을 받을 수 있다"며 "1만 명 정도의 환자가 혜택을 받을 것"이라고 했다(머니투데이, 2015).

그러나 문제는 형평성이다. 유방재건 급여수가를 600만 원이라고 가정하면 환자가 절반을 부담하더라도 건강보험이 나머지 300만 원을 부담해야 하므로 건강보험 재정이 매년 300억 원 이상 추가로 필요하게 되었다. 그런데 한편으로는 재난적의료비로 고통받는 가정이 드물지 않다. 의료비를 부담하느라 거의 파산상태가 되는 '재난적의료비'를 경험하는 가구의 비율이 약 2.1%로 OECD 평균(0.5%)의 4배가 넘는다(정원정, 2020). 이런 현실에서 유방암 환자의 심리지원에 연간 300억 원 이상을 공적 재정(Public Fund)으로 지출하는 것은 절대로 형평적이지 않다. 게다가 재건수술은 기본권의료가 아니므로 이를 건강보험 급여에 포함시키는 것은 (선별급여라 하더라도) 최소 수준의 원칙에 위배된다. 형평성 문제에 대한 보건복지부의 해명이 궁금하다.

뉴질랜드에서도 수준 높은 유방암 치료를 받을 수 있다. 환자의 생각과 달리, 뉴질랜드는 그렇게 시시한 나라가 아니다. 미국 뉴욕 소재의 커먼웰스 기금(Commonwealth Fund)이라는 단체가 매년 11개 선진국을 대상으로 건강정책 설문조사를 시행하는데 뉴질랜드가 4위로 평가되었다(뉴질랜드 코리아타임스, 2017). 커먼웰스 기금이 보건관리 수속절차(Care Process), 접근성(Access), 행정업무 효율성(Administrative Efficiency), 형평성(Equity) 그리고 건강관리 결과(Health Care Outcomes) 등 5개 부문을 평가한 결과 뉴질랜드가 11개 선진국 중에서 4위를 차지한 것이다. 참고로, 뉴질랜드보다 우수한 평가를 받은 국가는 영국, 호주, 네덜란드의 순서였다.

뉴질랜드는 영국처럼 공영제 국가다. 국민보건서비스(National Health Services, NHS)라고도 한다. 영주권자나 시민권자는 등록된 1차 의료기관에서 1차의사(일반의나 가정의)로부터 무료로 진료를 받는다. 1차의사가 필요하다고 판단되면 환자를 전문의나 병원(입원치료)으로 의뢰한다. 공립병원에 입원하는 경우는 기본적인 치료비는 무료이고, 소득수준에 따라서 약간의 본인부담금이 있다. 이처럼 뉴질랜드의 의료제도가 나쁘지 않은데도 재건수술 혜택을 받기 위해 귀국했다는 말에 좀 얄미운 생각이 들었다.

그런데 이상하다. 뉴질랜드는 유방암 환자의 재건수술비용을 공적 의료제도에서 지원하지 않는데 우리나라는 왜 지원할까? 뉴질랜드가 잘못된 것일까, 우리가 잘못된 것일까? 건강보험 재정이 바닥이라며 보험공단은 해마다 건강보험료율을 인상하고, 건강보험심사평가원(심평원)은 의료기관이 보험공단에 청구한 비용을 매번 삭감하고 있다. 게다가 재난적의료비로 파산하는 가정이 드물지 않다. 이런 상황에서 다른 나라들과 달리 유방재건수술을 건강보험 급여항목에 포함시키는 것이 과연 공정한가?

의료보장국가 중에서 우리나라는 보장범위가 매우 포괄적(Comprehensively Covered)이다. 질병의 진단과 치료뿐만 아니라, 재활과 예방까지 폭넓게 건강보험이 부담한다. 여기까지는 그렇다 치더라도 안경, 휠체어같은 개인이 사용하는 의료관련용품이나 치과진료비까지도 건강보험이 지불한다. 대부분의 의료보장 국가는 소아에 한해서만 치과진료비를 부담한다. 무상의료(공영제) 국가뿐만 아니라 건강보험제 국가를 통틀어서 전 국민의 치과진료비(심지어 스케일링 비용까지)를 공적 재정으로 부담하는 나라는 필자가 알기로는 대한민국이 유일하다. 해외에서 생활한 경험이 있는 독자들은 알겠지만 다른 나라들은 개인이 별도로 구매하는 민간의료보험조차도 치과진료비에 대한 보험적용이 매우 제한적이다. 즉 우리나라는 건강보험 적용범위가 지나칠 정도로 넓다.

우리나라는 건강보험 재원이 다른 나라보다 적다. 건강보험료율과 국고지원 비율이 모두 다른 나라보다 낮기 때문이다. 우리나라의 건강보험료율은 2023년 기준으로 7.06%다. 그런데 독일은 무려 14.6%이고, 프랑스는 13.6%, 일본도 10.0%다(이규식, 2019). 이런 상황에서 다른 나라보다 훨씬 더 폭넓게, 많은 항목을 건강보험 급여에 포함하고 있으니 보장률이 높을 수가 없다. 건강보험 보장률이란 전체 의료비 중 건강보험공단이 부담하는 비율을 말한다. 즉 [공단부담금+법정 본인부담금+비급여 본인부담금] 중에서 공단부담금이 차지하는 비율이다. 우리나라 건강보험의 보장률은 61%에 불과하며 이는 OECD 평균인 74%에 훨씬 미치지 못한다(OECD, 2021). 브라질(41%), 멕시코(49%)를 제외하면 그리스(60%)와 함께 꼴찌 수준이다.

그렇다면 건강보험의 보장률을 높이려면 급여항목에 무엇이, 어디까지 포함되어야 할까? 건강보험 급여항목의 범위를 고민하기 전에 먼저 건강보험의 개념을 올바로 이해해야 한다.

건강보험 올바로 이해하기

건강보험은 의료보장제도의 한 유형이다. 의료보장이란 사회보장제도의 하나로서 가난한 국민이 돈이 없어서 치료를 제대로 받지 못하는 일이 없도록 국가가 공적 재정(Public Fund)을 이용하여 의료(비)를 보장하는 제도다(이규식, 2019). 즉, 국민의 기본권을 보호하는 차원에서 생명을 위협하는 질병에 대하여 모든 국민이 비용부담 없이 진료(진단과 치료)를 받을 수 있도록 국가가 조세나 보험료를 걷어서 국민들에게 의료서비스를 제공하는 제도다.

공적 재정을 조달하는 방법에 따라 공영제와 사회보험제로 나뉜다. 먼저, 공영제란 공적 재정을 조세로 조달하는 형태를 말한다. 이런 나라들은 국가(중앙정부 또는 지방정부)가 병원을 설립하여 국민들에게 의료서비스를 '직접' 제공한다. 이것을 국민보건서비스(National Health Service, NHS)라고 한다. 모든 병원은 정부 소유이고, 병원에 근무하는 의사(전문의)는 공무원이다. 영국이 대표적이고 뉴질랜드와 남유럽 국가들이 여기에 해당된다. 캐나다는 재정조달은 공영제 방식이지만, 실제 운영은 사회보험제 방식으로 하고 있다. 독자들은 공영제라는 용어보다 '무상의료'라는 용어가 더 익숙할 것이다. 그러나 진정한 의미의 '공짜'는 아니다. 관련 세금(사회보장세 등)을 납부하기 때문이다.

다른 하나는 보험료를 걷어서 공적 재정을 조달하는 사회의료보험(Social Health Insurance, SHI) 방식이다. 국가의료보험(National Health Insurance, NHI)이라고도 한다. 독일이 대표적이고 프랑스 등 서유럽 국가와 일본, 한국, 대만 등이 포함된다. 사회보험제는 질병금고나 건강보험공단과 '계약'을 체결한 의료기관을 통해서 '간접'적으로 국민들에게 의료서비스를 제공한다. 즉, 정부나 공공기관이 세운 공립 병원이든, 민간이 세운 병원이든 상관없이 건강보험공단과 '계약'을 체결한 의료기관은 동등하게 공공병원의 지위를 갖는다. 동일하게 공공의료(건강보험의료)를 제공하기 때문이다. 그러나 우리나라 국민들은 공공설립병원만 공공의료를 담당하는 것으로 알고 있다. 이런 식의 한국형 공공의료 개념은 틀린 것이다. 국제적으로 통용(Global Standard)되는 공공의료의 정의는 '공적 재정으로 생산되는 의료(Publicly Funded Health Care)'를 말하기 때문이다(이규식, 2019). 공공의료는 단지 공공병원의료만을 뜻하지 않는다. 우리나라는 사회보험제 방식의 의료보장국가이므로 우리나라에서는 건강보험의료가 바로 공공의료다(이규식, 2019).

> **공공의료=국민건강보험의료**
> **공공병원=국민건강보험 요양기관**(공공설립병원+건보공단과 계약한 민간설립병원)

이 두 가지 개념은 우리나라의 의료제도를 올바른 방향으로 개혁하기 위한 핵심이다. 이에 대해서 좀 더 자세하게 알고 싶은 독자들은 필자의 전작인 《공공의료라는 파랑새》를 참고하기 바란다.

기본권의료 vs 상품의료

건강보험은 생명과 관련되는 '기본권'의료를 제공한다. 그래서 '생명에 지장이 없는' 성형수술이나 대부분의 치과진료 등은 기본권의료의 범주를 벗어나므로 건강보험 급여에 포함되지 않는 것이 일반적이다. 기본권의료의 반대 개념은 '상품'의료이며 성형수술, 비만치료, 치아교정 등이 대표적이다. 그런 점에서 죽고 사는 문제와 관련이 없는 한방의료가 건강보험 급여에 포함되는 것은 이해하기 어렵다. 죽어가는 사람을 살릴 수 있는 외과계 수술 수가를 반려견 수술보다 헐값으로 책정하고, 숙박+간호+의사 회진이 종합적으로 제공되는 병실입원료(6인실 기준 42,052원)를 모텔비보다 싸게 책정하면서 사람을 살리지 못하는 한방에 건강보험 재정을 허비하는 보건복지부 공무원의 뇌 구조를 도저히 이해하지 못하겠다.

최근에는 '필수'의료라는 용어가 자주 사용된다. 이것과 반대되는 용어는 '부가'의료다. 그러나 필수의료라는 용어는 의료보장제도로서 건강보험의 본질을 무시하는 부적절한 용어다. 건강보험제 국가에서 필수의료를 보장하라는 주장은 건강보험이 기본권의료를 제공하지 않는다는 주장이기 때문이다. 이것은 사실이 아니다. 우리나라의 문제는 기본권의료를 보장하지 않는 것이 아니라, 유방재건수술 같은 필수적이지 않은 의료까지 건강보험이 제공하는 것이 문제다. 필수의료를 주장하는 배경은 이해하고도 남지만 용어 자체는 잘못되었다.

소위 필수의료로 분류되는 외과, 소아과, 산부인과 등 주요(Major) 진료과목의 공백이 우려된다. 그러나 구조(제도)가 엉망인 상황에서 공립병원을 더 짓거나, 공공의대를 신설하고, 의사 수를 늘린다고 해서 특정 진료과목의 공백문제가 해결되지는 않는다. 근본적인 구조의 문제를 그대로 둔 채 양적 확대만 추구한다면 악순환이 심화될 뿐이고, 그 피해는 고스란히 국민에게 돌아간다. 의사 숫자가 늘어난 만큼 의사 유인 수요(Physician-induced Demand)가 계속 증가하여 경상의료비를 급격하게 증가시키기 때문이다. 그래서 구조 개선이 먼저이고, 양적 확대는 나중이다. 우리나라

의료제도의 구조 개선에 관심있는 독자는 필자의 전작인 《공공의료라는 파랑새》를 참고하기 바란다.

기본권의료의 제공 범위: 최소 수준의 서비스를 포괄적으로

최소 수준의 서비스와 포괄적 서비스 제공은 의료보장의 4대 원칙 중 일부다(이규식, 2019). 최소 수준의 서비스란 의료보장 목적으로 제공되는 기본권의료에는 상급병실이나 로봇수술 같은 고급 서비스가 포함될 수 없다는 개념이다. 포괄적 서비스 제공이란 '유효성과 안전성'이 입증된 의료서비스를 보험자가 전문가 자문을 통하여 결정한 '필요도'에 입각하여 '공적 재정이 허락'하는 범위 내에서 가급적 보험급여로 제공하자는 개념이다.

건강보험 급여를 표괄적으로 제공하기 위해서 식약처(식품의약품안전처)와 한국보건의료연구원(National Evidence-based healthcare Collaborating Agency, NECA)이 신약과 신의료기술에 대하여 유효성과 안전성을 확인한다. 그러나 이게 입증되었다고 해서 모두 건강보험 급여에 포함되지는 않는다. 건강보험 재정이 한정되어 있기 때문이다. 유효성과 안전성이 입증된 신약이나 신의료기술을 건강보험 급여에 최대한 많이 포함시키려면 방법은 간단하다. 보험료를 많이 내면 된다. 그러나 보험료를 많이 내고 싶어하는 국민은 아무도 없다. 건강보험료나 세금을 많이 낼수록 가처분소득이 감소하므로 국민의 자유(=돈 쓸 자유)가 제한되기 때문이다. 그러므로 유방재건수술은 유효성과 안전성이 입증되었더라도 최소 수준을 벗어나므로 건강보험 급여에 포함되어서는 안 된다. 그 비용으로 차상위계층의 의료비 부담을 덜어주는 것이 의료보장정책의 '올바른' 방향이다. 다른 나라들은 그렇게 하고 있다.

그렇다면 최소 수준 원칙을 벗어난 유방재건수술이 어떻게 해서 건강보험 급여에 포함될 수 있었을까? 어느 유명한 유방외과 교수님의 기고문에서 그 배경을 알 수 있다. 유방암 환우회 등은 정부에게 유방재건술을 건강보험 급여에 포함시켜 달라는 청원을 여러 차례 거듭했다. 그 결과 2015년 4월부터 유방암으로 근치적 유방 전절제술을 받은 환자는 인공유방(Implant) 삽입술이든 근육피판(Muscle Flap)술이든 상관없이 건강보험 적용을 받게 된 것이다. 그러나 유방보존술을 받은 유방암 환자의 성형술은 제외되었는데 이런 환자도 성형이 필요한 경우가 있다. 그래서 유방암 환자들과 관련 의사들은 유방보존술을 받은 경우도 건강보험 혜택이 확대되어 삶의 질이 향상되기를 요구하고 있다.

개인의 입장에서는 삶의 질 향상이 중요하다. 그러나 공적 의료제도는 기본권의료를 제공하는 것이 목적이므로 삶의 질은 '최소 수준의 원칙'을 벗어난다. 그러므로 유방암 치료비가 아니라, 삶의 질을 향상시키기 위한 재건수술 비용을 전 국민에게 대신 부담시키는 것은 공정과 원칙을 무시한 '떼법'의 전형이자, 도덕적 해이의 전형이다. 이런 사례는 유방재건수술에만 국한되지 않는다. 이처럼 보건복지부와 건강보험공단이 의료보장의 원칙을 지키지 않는 탓에 국민들의 건보료 부담이 계속 증가하고 있다. 이런 식이면 로봇수술을 건강보험 급여에 포함시켜 달라는 전립선암 환자들의 요청도 들어주어야 한다. '양성평등'에 입각해서 말이다.

국가는 국민에게 기본권의료를 보장할 의무가 있다. 그러나 그 범위를 최소 수준으로 한정해야 건강보험 재정이 버틸 수 있다. 최소 수준의 범위를 벗어나 삶의 질이나 고급 서비스를 원하는 환자는 '남의 돈'이 아니라 '자기 돈'으로 해야 공정하다. 즉, 기본권의료에 해당하지 않는 진료행위는 건강보험에서 완전히 배제하여 환자 본인이 진료비 전액을 부담하도록 제도를 정비해야 한다. 그렇게 해야 건강보험료율을 매년 올릴 이유가 없어진다. 우리나라처럼 건강보험료율을 해마다 인상하는 의료보장국가는 없다. 우리나라는 고급 서비스를 원하는 환자에게 건강보험 급여액의 차액만 부담시키고, 재정이 부족하다며 보험료율을 매년 올리고 있다. 이런 식으로 의료보장의 원칙을 무시하는 나라는 전 세계에서 대한민국이 유일하다.

"좋은 게 좋은 거 아닌가요?"

"자기 돈이 아니니까 좋은 거겠죠."

기본권의료의 이용: 적정 이용을 위한 관리 필요

건강보험을 유지하려면 기본권의료를 '적정하게' 이용해야 한다. 과소 이용과 과다 이용 모두 바람직하지 않지만 우리나라는 과다 이용이 문제다.

"과다 이용이 왜 문제인가요? 의료서비스를 많이 이용할 수 있으면 좋은 거 아닌가요?"

"일부 비용만 내면서 과다 이용하는 것은 다른 사람을 착취하는 겁니다. 환자분이 내지 않은 의료비를 건강한 사람들이 메꾸고 있어요. 본인이 모든 비용을 부담한다면 상관없죠."

환자 측면 외에, 의료행위에 대한 보상체계는 공급자 측면에서 의료 이용도에 영향을 미친다. 일반적으로 포괄수가제(Diagnosis-Related-Group Payment System, DRG), 인두제(Per Capita Payment System), 일당제는 과소 이용을 초래하고, 행위별 수가제(Fee-For-Service Payment System, FFS)는 과다 이용을 초래한다. 우리나라 건강보험의 보상체계는 행위별 수가제를 근간으로 하고 있으며, 부분적으로 질병군별 포괄수가제와 일당제를 적용한다.

OECD 국가의 1인당 연간 외래 방문횟수: 2009년과 2019년 비교

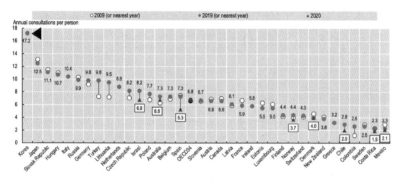

* 대한민국은 2009년 자료 미제출. 2017년에는 16.6이었음
 (출처: Health at a Glance 2021: OECD Indicators)

OECD 국가의 1인당 연간 평균 입원일수: 2009년과 2019년 비교

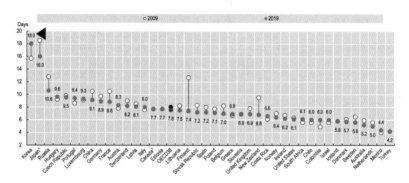

(출처: Health at a Glance 2021: OECD Indicators)

　의료'보장'국가에서는 의료이용 '관리'가 필수적이다. 우리처럼 행위별 수가제를 채택하는 나라는 더욱 그렇다. 의료이용을 적정 수준으로 관리 하지 않으면 공적 재정이 감당할 수 없기 때문이다. 의료이용을 관리하는

대표적인 장치는 1차의사(=주치의)의 문지기(Gate-Keeper) 기능과 환자의뢰체계(Referral System, 소위 의료전달체계)다.

그러나 우리나라는 1998년 이후 환자의뢰체계가 없어진 것이나 마찬가지고, 환자와 의사 모두 1차의료에 대한 개념이 거의 없다. 그 결과 1차의사가 의학적으로 필요하다고 인정한 경우에 한해서 전문의 진료를 받는 것이 아니라, 처음부터 바로 전문의를 만날 수 있다. 의사가 마음에 들지 않거나 조금이라도 미심쩍으면 여러 병(의)원을 전전하며 자유롭게 닥터쇼핑을 즐긴다. 상급종합병원에서 진료를 받으려면 진료의뢰서가 필요하지만 의뢰서가 없어도 가정의학과를 거치면 원하는 전문과목의 진료를 받을 수 있으니 진료의뢰서는 유명무실하다.

이처럼 행위별 수가제를 채택하면서 의료이용을 전혀 관리하지 않으므로 의사 유인 수요 역시 과다 이용을 유발하고 있다. 대표적인 것이 쪼개기 진료와 과잉 진료다. 예를 들어, 6개월이나 일주일 후에 다시 오라고 해도 되는데 3개월이나 3일 후에 다시 오라고 해서 진료횟수를 늘리는 행태가 다반사다. 그리고 지금 당장 반드시 필요하지는 않지만, 해서 환자에게 해가 되지는 않은 의료행위를 권하는 경우도 많다. 예를 들어 감기로 내원한 환자에게 영양제 주사를 놓거나, 자궁수술을 위해서 입원한 환자에게 유방초음파검사를 처방하는 경우다.

우리나라처럼 수가가 낮고, 의료이용을 관리하지 않으면서, 비급여진료를 허용하는 경우는 의사 유인 수요에 의해서 과잉진료가 거의 무한대로 늘어날 수 있다. 수가가 낮으니 환자 입장에서는 비용부담이 없고, 의사 입장에서는 박리다매 전략으로 대응하기 때문이다. 급여수가로 임대료, 직원 인건비, 각종 세금, 본인 생활비 등 운영비용을 충당하려면 진료량을 늘릴 수밖에 없다. 이런 행태는 의원이나 병원이나 큰 차이가 없다.

그 결과 우리나라의 의료이용량은 전세계 No.1이다. 1인당 연간 외래 방문횟수는 OECD 평균보다 2.5배 많고(17.2회 vs. 6.8회), 1인당 연간 평균 입원일수도 OECD 평균보다 2.4배 많다(18.0일 vs. 7.6일) (OECD, 2021). 게다가 우리나라는 OECD 국가 중에서 유일하게 지난 10년간 1인당 연간 입원일수가 증가했다.

그런데 이런 의사 유인 수요 및 과잉진료 행태를 무조건 공급자 탓으로 돌리기도 어렵다. 우리나라는 의료사고의 후폭풍이 의사에게 매우 치명적이기 때문에 스스로를 보호하기 위한 목적도 있기 때문이다. 즉, 의사 유인 수요 중에는 방어진료(특히, 각종 검사들)가 목적인 경우도 많다. 이처럼 의사와 환자 간의 불신도 과다 이용의 원인이다.

과다 이용의 결과는 의료비 증가다. 의료서비스를 많이 이용하면 본인부담금이 아무리 소액이라도 무시할 수 없다. 가랑비에 바지 젖는 것과 비슷하다. 결국 국가 전체의 의료비(경상의료비) 부담이 증가할 수밖에 없다. 그러므로 의료이용을 관리하지 않으면 보험급여 수가를 아무리 낮게 책정하더라도 급여지급 총액이 증가하고, 본인부담금도 증가하고, 보험료율도 증가하고, 경상의료비도 증가한다.

$$C(\text{Cost; 의료비})=P(\text{Price; 가격})\times Q(\text{Quantity; 이용량})$$

이 공식은 보건경제학의 핵심이라고 생각한다. 필자가 보건대학원에서 배운 내용 중에 수천만 원의 학비가 결코 아깝지 않다고 생각했던 몇 가지 중 하나다. 우리나라 건강보험 문제의 원인과 해결책이 이 공식에 모두 담겨있다. 즉 적정수가와 적정이용이 어우러져야 건강보험 재정이 유지된다. 그러나 보건복지부와 건강보험공단은 거수기 역할을 하는 건강보험

정책심의위원회(건정심)를 이용하여 급여수가(P)를 최대한 억제하고 있지만 의료이용량(Q)은 전혀 관리하지 않는다. 그렇다면 건정심은 건강보험 급여수가를 어느 정도로 억제하고 있을까?

OECD 국가의 의료서비스 가격 수준(2017년 기준)

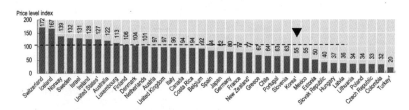

* OECD 평균=100; 대한민국은 병원 기준
(출처: Health at a Glance 2021: OECD Indicators)

우리나라 건강보험 수가는 OECD 평균의 절반 수준이다. 구매력 기준으로 OECD 평균을 100이라고 했을 때 우리나라 병원급 기관의 수가는 55에 불과하다(OECD, 2021). 수가 수준이 OECD 평균을 상회하는 나라는 스위스(172), 아이슬란드(167), 노르웨이(139), 스웨덴(132), 이스라엘(131) 등이다. 우리와 비슷한 나라는 멕시코(55)와 에스토니아(50)이고, 우리보다 낮은 나라는 터키, 콜롬비아, 체코 공화국, 폴란드, 리투아니아 등이다. 즉, 우리나라 경제수준에 비해서 수가가 낮다.

우리나라는 1977년 의료보험제도 도입 이후 일관되게 저수가 기조를 유지하고 있지만 국민들의 의료이용(Q)은 제한이 없다. 그나마 있던 환자 의뢰체계마저도 김대중 정부가 건강보험을 통합하기 위해서 1998년에 중진료권 제도를 폐지하면서 없앴다. 즉, 두더지 잡기 게임처럼 건보공단이 '수가' 두더지가 튀어 나오지 못하도록 계속 때리고 있지만 다른 구멍에서

'이용량' 두더지가 엄청나게 튀어나오고 있다. 그런데도 보건복지부는 의료이용량을 관리하지 않는다. 좌우 정부를 막론하고 표(表)를 의식했기 때문이다. 의사 13만 명만 핍박(?)하면 훨씬 더 많은 표를 얻을 수 있으니 정치인의 시각에서는 수가를 계속 억제하고 국민들의 의료이용 자유도를 최대로 올리는 것이 답이다. 그러나 의료이용을 관리하지 않으면서 동시에 요양기관의 비급여진료를 허용하기 때문에 건강보험 급여수가를 아무리 억제해도 의료비 총액은 증가하게 되어 있다.

최종적으로는 국민들이 제일 손해다. 반면에 가장 이익을 보는 것은 정치인들이다. 마치 사탕장수가 아이들에게 사탕을 계속 파는 것과 비슷하다. 사탕장수는 돈(表)을 벌었지만, 아이들은 용돈을 다 털리고 이가 썩는다. 썩은 이를 치료하느라 명절에 받은 새뱃값도 날아간다. 사탕이 달콤하더라도 적당하게 한두 개만 먹어야 하고, 먹고 나서 양치질을 해야 한다. 의사들은 (몸은 고달프지만) 박리다매를 통해서 그럭저럭 살 수 있다. 그러나 국민들은 별 것도 아닌 병으로 스스로 환자가 되어 그 모든 비용을 부담하고 있다. 정말 안타깝다.

갑상선암 발생률 전 세계 1위는 과다 이용의 결과

우리나라는 갑상선암 발생률이 전 세계에서 가장 높은데 이는 과다 이용의 대표적인 사례다(안형식, 2014). 그런데 갑상선암이 다른 나라보다 더 많이 '발생'하는 것이 아니고 더 많이 '발견'되는 것이다. 이 경우 표면적으로는 의사가 과다 이용 유발자다. 의학적으로 필요해서 갑상선암 검사를 하는 경우보다는 의사가 권해서 검사가 이루어지는 경우가 많기 때문이다. 이런 것을 의사 유인 수요(Doctor-induced Demand)라고 한다.

그러나 의사만 욕할 수는 없다. 보건복지부와 건보공단이 '저수가'와 '혼합진료'라는 근본 원인을 제공했기 때문이다. 혼합진료란 건강보험 요양기관이 급여진료만 해야 하는데(최소 수준의 원칙) 그렇게 하지 않고 비급여진료를 같이 하는 형태를 말한다. 게다가 환자들은 대부분 실비보험이 있으므로 비급여라 하더라도 비용부담이 별로 없다. 즉, 의료이용을 관리하지 않아서 환자들이 의학적 필요도와 상관없이 자유롭게 닥터쇼핑을 하는 상황에서, 급여수가가 낮으니 비급여인 초음파검사를 많이 하게 되었고, 검사를 많이 하다 보니 물혹이 엄청 많이 발견되었고, 행위별 수가제에 힘입어 그 많은 물혹을 '일일이' '수시로' 찔러서 확인하다 보니 그중 일부가 암으로 판명된 것이다. 그런데 분모(찌른 물혹 수)가 워낙 크다 보니 일부만 암이 나와도 인구 대비 환자 수로 계산하면 전 세계 1등이 되는 것이다. 다른 나라들은 의사를 만나는 것 자체가 힘들고, 의사들이 우리처럼 검사를 많이 할 이유가 없기 때문에 우리 같은 물량이 절대로 나올 수가 없다.

문제는 갑상선암으로 사망하는 경우가 많지 않다는 것이다. 갑상선암 중 수질암(Medullary carcinoma)과 미분화암(Anaplastic carcinoma)은 예후가 나쁘지만 각각 0.5%, 0.2%에 불과하고, 예후가 좋은 유두상암(Papillary carcinoma)이 96.4%를 차지한다(출처: 국가암정보센터). 암등록통계에 의하면 2020년에 우리나라에서 가장 많이 발생한 암은 갑상선암이었지만(2만 9,180명), 갑상선암의 5년 상대생존률은 무려 100.0%였다(국립암센터. 2022). 참고로, 최근 5년간(2016년~2020년) 진단받은 모든 암환자의 5년 상대생존율은 71.5%다. 5년 상대생존율이 100%라는 의미는 5년 동안 갑상선암으로 사망한 사람이 0명이라는 의미가 아니라, 암환자의 생존율이 암이 없는 사람의 생존율과 같다는 뜻이다. 즉, 갑상선암에 걸렸다고 해서 암에 걸리지 않은 건강한 또래보다 더 많이 사망하지는 않는다. 사람들이 암을 두려워하는 이유는 암에 걸리면 죽기 때문인데 갑상선암은 대부분 그렇지가 않다.

그런데 수술 이후가 더 문제다. 갑상선암으로 진단받기 전에는 아무 증상도 없었지만 수술을 받고나면 죽을 때까지 계속 갑상선호르몬 약을 먹어야 일상생활이 가능하다. 멀쩡하던 사람이 어느 날 갑자기 약 없이는 살수 없는 진짜 '환자'가 된 것이다. 게다가 생존율이 높다 보니 갑상선암 유병자(생존자) 수(48만 9,688명)는 전체 암 유병자의 21.5%를 차지한다(국립암센터. 2022). 즉, 암 생존자 5명 중 1명은 갑상선암 환자다. 이들은 수술 후 최소한 5년 동안 정기적으로 진료를 받아야 하는데 중증질환 산정특례에 해당되므로 총비용의 5%만 부담하면 된다. 나머지 95%는 건강한 사람들이 대신 낸다. 그것도 모자라서 매년 보험료가 인상된다.

"아니, 그러면 암이라는 데 수술을 안 받고 그냥 있으라는 건가요?"

"검사를 안 받으시면 됩니다. 갑상선 물혹의 일부만 암인데 물혹 여러 개 있어도 살아가는 데 아무 지장 없습니다."

모르는 게 약이고, 긁어 부스럼 만들 필요가 없다. 그래서 필자는 갑상선 초음파검사를 받지 않는다. 이것은 코로나19도 마찬가지다. 노인이나 기저질환자를 제외하면 코로나19는 거의 대부분 무증상이거나 감기 정도의 가벼운 증상으로 끝난다. 그런데 무증상 비율이 높기 때문에 검사를 많이 할수록 비례해서 확진자가 늘어난다. 검사를 하지 않으면 모르고 그냥 넘어갈 텐데 굳이 혈세를 들여서 지하철역 앞에 천막을 차려 놓고 대량으로 선별검사를 했다. 무증상 확진자가 한 명 나오면 주변에 있던 모든 사람들이 검사를 받아야 했고, 그중 일부는 추가로 무증상 확진자가 된다. 그 확진자의 주변인을 선별검사로 탈탈 털면 또 다른 무증상 확진자가 나온다. 도미노 게임이 따로 없다. 문제는 우리나라가 이런 도미노 짓을 무려 3년이나 줄기차게 했다는 점이다. 코로나19에 대해 객관적 사실이 궁금한 독자는 필자의 전작인 《코로나는 살아있다》와 《아이들에게 코로나백신을 맞힌다고?》를 참고하기 바란다.

국민건강보험과 민간의료보험의 이용 실태

한국보건사회연구원이 발표한 의료이용 합리화를 위한 연구보고서에 의하면 젊고 건강하고 경제적 여유가 있는 사람들이 민간의료보험에 더 많이 가입하고, 가입군이 미가입군보다 비급여진료를 더 많이 받는 것으로 나타났다(김남순, 2015).

2013년 기준으로 우리나라 국민의 민간의료보험 가입률은 71.4%였는데 그 중 정액형에만 가입한 경우는 16.9%, 실손형에 가입한 경우는 35.3%, 둘 다 가입한 경우는 47.8%였다. 후속 보고서는 찾지 못했지만 아마 지금은 민간의료보험 가입율이 훨씬 더 높을 것이다. 또한, 소득수준이 높을수록 가입률이 높았는데 최저 1분위의 가입률은 23.7%인 반면, 7분위 이상은 80%를 상회했다. 월평균 보험료는 33만 원이었는데 이는 건강보험 월 보험료 평균인 9만 4000원(2015년 기준)보다 무려 3.5배나 많은 수준이다.

그러나 응답자의 대부분은 건강보험료를 현재 수준으로 유지하기를 원했다. 민간의료보험료로 건보료의 3.5배를 낼 여력이 있는데도 건보료 인상을 반대하는 이유가 궁금하다. 건보료를 2배로 올리면 건강보험 보장성을 OECD 수준 이상으로 올릴 수 있을 텐데 반대하는 논리를 이해하기 어렵다. 아마 우리 국민들이 민간보험료는 자신을 위해서 쓰는 비용으로 생각하지만 건보료는 그냥 버리는 돈이라고 인식하기 때문이 아닐까?

같은 자료에서 전체 응답자의 73.0%는 건강보험의 역할이 민간의료보험의 역할보다 더 크다고 인식하고 있었으나 응답자의 절반 이상(53.6%)은 민간의료보험이 필요하다고 응답했다. 응답자의 대부분은 국민건강보험의 보장성과 보험료를 현재 수준으로 유지하는 것을 선호했으나 민간의료보험 미가입 응답자는 건강보험의 역할과 기능에 더 많은 기대를 하고 있는 것으로 나타났다.

어떻게 할 것인가?

유방재건수술의 선별급여 이야기에서 시작해서 먼 길을 돌아왔다. 그러면 어떻게 할 것인가? 간단하다. 건강보험은 기본권의료를 비용부담 없이 제공하기 위한 의료보장제도이므로 의료보장의 원칙에 충실하면 된다. 즉, 의학적 필요도에 기반하여 유효성과 안전성이 입증된 의료서비스를 포괄적으로 건강보험 급여항목에 포함하되, 최소 수준으로 제공해야 의료비 폭증을 피할 수 있다.

최소 수준의 관점에서 보면 유방암수술은 기본권의료에 해당하지만, 유방재건수술은 그렇지 않다. 만약 유방암 환자의 심리적 위축을 '장애'로 평가하여 유방재건수술을 건강보험 급여에 포함시키려면 보험료율 인상에 대한 국민적 합의가 필요하다. 독일은 우리보다 건강보험료율이 두 배 이상 높지만 유방재건 비용을 건강보험이 부담하지 않는다. 다른 나라들은 최소 수준을 유지하는데 우리만 원칙을 어기고 고급 서비스를 급여로 제공하면 건강보험 재정이 버틸 수 없다. 이 환자처럼 해외에 거주하는 한국인도 건강보험 혜택을 누리기 위해서 몰려들게 된다. 부뚜막에 놓인 생선을 먹었다고 고양이를 탓할 것이 아니라, 부뚜막에 생선을 놓지 말아야 하는 것과 같은 이치다.

우리나라 국민 중 거의 대부분이 암보험이나 실비보험에 가입하고 있다. 그 보험금으로 본인부담금, 재건수술 비용, 치료기간 동안 생활비(상병수당 개념)로 쓰면 된다. 유방재건수술을 건강보험 급여에 포함시키기 보다는 기본권의료에 해당하는 암수술, 항암제, 방사선치료 등의 급여수가를 현실화하는 것이 바람직한 방향이다.

예를 들어, 수술 수가가 현실화되면 한 명의 외과의사가 하루에 무리하게 많은 수술을 할 필요가 없다. 그러면 환자 한 명, 한 명에게 더 집중해서 수술할 수 있으니 당연히 수술 결과가 더 좋을 것이다. 항암제 수가를 현실화하면 효과가 더 좋거나 부작용이 더 적은 항암제가 보험급여 항목에 포함될 수 있으니 당연히 항암치료 결과가 더 좋아질 것이다. 방사선치료 수가를 현실화하면 방사선종양의학과 의사가 하루에 여러 명의 치료계획(Simulation)을 세우지 않아도 되므로 한 명, 한 명에 더 집중해서 치료부위를 설정할 수 있고, 더 정교한 장비를 사용할 수 있으므로 정상조직이 방사선 조사범위에 포함되어 손상될 가능성이 감소한다. 당연히 치료효과는 올라가고 부작용이 감소할 것이다.

또한, 간호수가(입원료 중 간호관리료)가 현실화되면 적정 수의 간호사와 간호조무사를 고용할 수 있으므로 모든 병동에서 간호간병통합서비스를 제공할 수 있다. 그러면 보호자가 병원에 상주하지 않아도 되고, 재난적간병비에 시달리지 않아도 된다. 이런 일들이 건강보험의 원래 목적에 더 부합하는 것이라고 필자는 생각한다.

이 환자의 사례에서 우리가 배울 수 있는 것은 유효성과 안전성이 입증된 서비스는 건강보험 재정이 허락하는 범위 내에서 포괄적으로 재공하되, 최소 수준의 원칙을 지켜야 한다는 점이다. 그리고 생명과 직접적인 관련이 없거나 불필요한 의료서비스는 이용(Q)을 억제시키고 의학적으로 필요한 것에 집중(P)해야 한다는 것이다. 그렇게 하면 전체 비용(C)을 많이 증가시키지 않고도 전 국민이 비용부담 없이, 적시에, 적절한 품질의 의료 서비스를 누릴 수 있다. 선택과 집중이 필요하다.

참고문헌

머니투데이. 2015.03.28. 유방암 재건수술 건강보험 적용, 바빠진 병원들. https://news. mt.co.kr/mtview.php?no=2015032714043076597&outlink=1&ref=https%3A %2F%2Fsearch.daum.net

정원정, 김윤경, 박은철. 2020. 2018년 재난적의료비 경험률 현황 및 추이. 보건행정학회지 30(1):126-130.

뉴질랜드 코리아타임스. 2017.07.20. 2017년 뉴질랜드 의료제도 세계 4위 평가. https:// www.nzkoreapost.com/bbs/board.php?bo_table=news_all&wr_id=24414

이규식. 2019.01.25. 의료보장론: 이론과 제도 비교. 개정판. 계축문화사.

OECD. 2021. Extent of health care coverage, 2019. Health at a Glance 2021: OECD Indicators.https://stat.link/dqvn2i

OECD. 2021. Number of in-person doctor consultations per person, 2009, 2019 and 2020. Health at a Glance 2021: OECD Indicators. https://stat.link/54igmh

OECD. 2021. Average length of stay in hospital, 2009 and 2019 (or nearest year). Health at a Glance 2021: OECD Indicators. https://stat.link/0d9lv6

OECD. 2021. Price levels in the health care sector, 2017, OECD average = 100. Health at a Glance 2021: OECD Indicators. https://stat.link/m9ws2i

Hyeong Sik Ahn, Hyun Jung Kim, and H. Gilbert Welch. November 6, 2014. Korea's Thyroid-Cancer "Epidemic" – Screening and Overdiagnosis. N Engl J Med 2014; 371:1765-1767. https://www.nejm.org/doi/10.1056/NEJMp1409841

국가암정보센터. 갑상선암. 내가 알고 싶은 암. https://www.cancer.go.kr/

국립암센터. 2022.12.30. 2020년 암등록통계 및 2014-2018 지역별 암발생통계. https://ncc. re.kr/cancerStatsView.ncc?bbsnum=618&searchKey=total&searchValue=&pageN

um=1

김남순, 박은자, 전진아, 황도경, 이수형, 이희영 등. 2015.12.31. 의료이용 합리화를 위한 실태분
석과 개선방안. 한국보건사회연구원. https://www.kihasa.re.kr/publish/report/view?s
earchType=writer&searchText=%EA%B9%80%EB%82%A8%EC%88%9C&page=
3&type=all&seq=27691

2
건강보험의 천적은?

2021년 여름, 50대 중반의 여자 환자가 왔다.

예쁘장한 얼굴에다, 나이가 믿어지지 않을 정도로 젊고 화사하게 보인다. 다음 달에 유방성형수술을 받을 예정인데 수술 전 검사를 위해서 성형외과에서 유방촬영검사와 초음파검사가 의뢰된 환자다.

"유방성형수술 받을 때 물혹도 같이 제거하고 싶어요."

"뭐가 있다고 무조건 없앨 필요는 없는데요…."

이 환자는 출산경험이 없고, 남편이 연하다. 유방이 작아서 평생 동안 콤플렉스였다고 한다.

"누우면 유방이 하나도 없어요. 완전 납작해요. 이게 얼마나 비참한 느낌인지 겪어보지 않은 사람은 모를 거예요."

연하 남편이 혹시라도 한눈을 팔지 않을까 걱정하다가 큰맘 먹고 유방확대수술을 받기로 결정했다고 한다.

그런데 유방 물혹을 제거하는 것은 성형외과 분야가 아니다. 물혹 제거수술을 같이 하려면 유방외과 교수도 수술에 참여해야 한다. 그렇게 되면 두 명의 교수가 수술일정을 맞춰야 하는 등 절차가 여러 가지로 복잡하다. 그래서 성형외과 교수님은 유방수술이 필요한지 여부를 확실하게 알고 싶어 했다.

유방촬영검사는 괜찮았고, 초음파검사에서 오른쪽 유방에 아주 작은 물혹(Cyst)이 하나 있었다. 물혹은 유방암 가능성이 전혀 없는 양성(Benign) 병변이다.

　의사가 환자에게 '물혹'이라고 말할 때는 두 가지 의미가 있다. 하나는 병변 내부에 정말 순수하게 '물'만 들어있는 경우다. 이건 진짜로 별 것 아니다. 그냥 놔두면 된다. 다른 하나는 내용물이 순수한 물인지, 혼탁한 물인지, 아니면 작은 결절(Nodule, 살혹)인지는 확실하지 않지만 형태적으로 판단했을 때 유방암 가능성이 전혀 없는 경우다. 이것도 그냥 놔두면 된다. 즉, 내용물이 순수한 물이건, 뻑뻑한 물이건, 물혹이 아니라 작은 살혹이건 의학적으로는 차이가 없다. (단, 초음파검사를 제대로 했다는 전제 하에!) 사실 이런 병변은 매년 추적초음파검사를 할 필요도 없다. 그래서 의사들은 유방암 가능성이 없다고 판단되면 환자에게 병변의 성상을 복잡하게 설명하지 않고 그냥 '물혹'이라고 말하는 경우가 많다. 마치 두 사람이 언쟁을 할 때, "나를 물로 보는 거냐?"라고 말하는 상황을 상상해 본다면 물혹의 의미를 쉽게 이해할 수 있을 것이다.

　우리 병원에서 진료가 처음이고, 이전 검사영상이 없어서 비교는 불가능하지만 환자의 진술(?)을 고려할 때 수년 동안 별 변화가 없는 상태인 것 같다. 물혹 자체가 별 것 아닌 데다, 수년간 변화가 없다면 그런 병변이 유방암일 가능성은 진짜로 0%다.

　"그런데요… 그 초음파검사를 받기 전에 다른 산부인과에서 초음파검사를 받았을 때는 괜찮다고 했거든요. 그렇다면 그 사이에 새로 생긴 거겠죠?"

　"그건 확실하게 알기 어려워요."

　"그러니까 없애고 싶어요. 암일 수도 있잖아요!"

이전 검사를 필자가 한 것도 아니고, 환자가 이전 검사영상을 챙겨온 것도 아니어서 새로 생긴 병변인지 여부는 알기 어려웠다. 설령 외부 영상을 가지고 왔더라도 새로 생긴 병변인지 확인하는 것은 불가능하다. 초음파검사는 실시간(Real-time)으로 진행되므로 기록된 영상은 유방 전체의 아주 극히 일부만 보여주기 때문이다. 극단적인 예를 들자면, 유방암이 있는 환자도 정상 부위만 영상으로 남기면 제3자가 그 영상만 봤을 때는 정상이라고 판단하게 된다. 그래서 초음파검사는 검사자와 판독자가 일치해야 한다. 다른 사람이 시행한 초음파검사를 자기 이름으로 판독하는 것은 '대리 처방'이나 '면허 대여'만큼 위험천만한 일이다.

암튼 이 환자에서 중요한 것은 "물혹은 유방암 가능성이 없으므로 새로 생겼는지 여부는 의학적으로 중요하지 않다"는 것이다. 궁금할 수는 있지만….

"진짜로 유방암이 아닌 게 확실해요? 조직검사를 해봐야 확실하지 않을까요? 근데 조직검사는 아플까 봐 하기 싫어요. 성형수술 받을 때 마취한 김에 제거해달라고 할래요. 그러면 마취를 했으니까 전혀 아프지 않을 것 같아요. 흉터도 안 남고…."

"유방암도 아니고 의심병변도 아닌데 '마취한 김에' 같이 수술해달라고요? 그건 절차가 복잡해요. 그리고 이건 제거할 필요가 없는 거예요."

게다가 이 환자는 물혹이 아주 작기 때문에 수술로 제거하려면 수술 전에 병변 위치를 가느다란 의료용 강선(Wire)으로 표시하는 시술을 해야 한다. 여기에도 건강보험 재정이 소모되고, 필자 같은 전문가의 시간이 소모된다. 필자는 화~금요일 아침 8시~9시에 유방암 위치를 표시하는 시술(Wire Localization)을 하는데 시술할 수 있는 시간이 한정적이므로 환자 수도 제한되어 있다. 즉, 물혹 환자의 위치를 표시하느라 위치 표시가 필요한 유방암 환자의 수술이 다음 날로 밀릴 수도 있다. 이런 상황을 환자에게 설명했지만 본인이 하고 싶다는데 도대체 뭐가 문제냐는 반응이었다.

결국 성형외과 교수님이 환자를 설득해서 수술 대신 조직검사를 하기로 했다. 그나마 다행이기는 하지만 조직검사도 할 필요가 없다. 속으로 투덜투덜하면서 초음파화면을 보면서 조직검사를 하는데 바늘이 들어가지 마자 물혹이 없어졌다. 조직검사 바늘에 찔려서 터진 것이다. 즉, 진짜로 순수한 '물혹'이었다. 조직검사 결과도 암이 아니었다. 당근이지!

그러나 불필요한 조직검사를 하느라 건강보험 재정이 낭비되었다. 본인도 시간 쓰고 돈(본인부담금)을 썼다. 게다가 응급으로 검사해달라고 떼쓰는 바람에 정작 유방암 의심환자의 조직검사는 다음 날로 순서가 밀렸다. 정말 민폐다.

도덕적 해이(Moral Hazard)

성형수술 때문에 마취한 김에 물혹도 같이 없애 달라는 '일타쌍피' 요구는 도덕적 해이(Moral Hazard)다. 도덕적 해이는 의료보장제도의 치명적 단점이자, 인간의 본성이다. 의료보장제도는 의료서비스의 가격기능을 제한함으로써 이용자의 비용부담을 없앴기 때문에 도덕적 해이가 발생하기 쉽다.

원래는 의료서비스를 이용하려면 비용을 지불해야 한다. 그렇지 않으면 의료서비스를 이용할 수 없다. 이것을 '배제성'이라고 한다. 그런데 비용을 지불하지 않아도 의료서비스를 이용할 수 있도록(비배재성) 비용부담을 인위적으로 없앤 것이 의료보장제도다. 그러므로 환자 입장에서는 만족 극대화를 위해서 의료서비스를 많이 이용하려는 욕구(수요)가 발생한다.

이것을 도덕적 해이라고 한다. 그런데 의료보장제도 하에서 환자는 진료비 전액이 아니라 일부만 지불하므로 자유시장의 소비자처럼 만족 극대화를 추구할 수 없고, 추구해서도 안 된다.

비용만 문제가 아니다. 의사 숫자는 제한되어 있고, 의사의 시간도 한정되어 있다. 즉, 환자 한 명이 의사에게 진료를 받거나 병상을 차지하고 있으면 동시에 다른 환자가 그 의사에게 진료를 받거나 그 병상에 입원할 수 없다. 앞 사람이 진료를 끝내거나 퇴원할 때까지 기다려야 한다. 이런 것을 '경합성'이라고 한다. 국가가 아무리 부자여도 의료자원은 한정되어 있다. 그러므로 경합성 문제를 해결하기 위해서는 누구에게 어떤 의료서비스를 우선적으로 공급할지 기준을 정해야 한다. 그 기준은 바로 '의학적 필요도 (Needs)'다. 환자의 요구사항이나 '수요'가 아니다. 우선순위를 정해야 의료서비스를 비경합적으로 즉, 기다리지 않고 받을 수 있다.

의료보장제도 같은 공적(Public) 의료에서는 의료서비스가 환자의 수요에 따라 제공될 수 없고, 제공되어서도 안 된다. 수요에 따라 의료서비스가 공급되는 것은 영리병원 같은 사적(Private)의료다. 사적의료에서는 의료서비스가 상품(Private Goods)으로 거래되므로 환자가 비용 전액을 지불하고, '시장'이 성립한다. 즉, 수요자와 공급자가 모두 존재한다. 반면에 의료보장제도에서는 의학적 필요에 따라 의료서비스가 제공(=배분)되고, 보험공단이 의료서비스를 구매하며, 환자는 비용의 일부만 부담한다. 즉, 수요자시장은 없어지고 공급자시장만 존재한다. 그래서 의료보장제도에서 환자는 수요자가 아니라 '이용자'다

건강보험의 급여수가는 가격이 아니다. 이용자가 전액을 부담하지 않을뿐더러, 시장에서 결정되는 것이 아니라, 건보공단이 인위적으로 결정하기 때문이다. 또한, '가격'에는 초과이윤이 포함되지만 의료보장제도는

공급자에게 원가만 보장할뿐 추가이윤을 허용하지 않는다. 그러므로 급여수가는 '가격'이 아니라 '진료보수'의 의미이다. 정상적인 시장에서는 가격에 따라 수요와 공급이 조절되지만 의료보장제도에서는 '누군가'가 의료이용을 '관리'해야 한다. 도덕적 해이가 인간의 본성이므로 '누군가'가 '관리'를 '제대로' 하지 않으면 건강보험 재정이 감당할 수 없기 때문이다. 그 '누군가'는 바로 건강보험공단과 보건복지부다. 문제는, 이들이 의료이용을 관리하려는 의지가 없다는 것이다. 필자가 보기에는 능력도 없는 것 같다.

대다수의 국민은 의사 수를 늘리면 의료서비스의 경합성 문제가 해결된다고 생각한다. 즉, 의사가 '충분히' 많으면 기다릴 필요가 없다고 생각한다. 그런데 과연 얼마나 많아야 '충분'한지 판단하기가 쉽지 않다. 게다가 (예를 들어) 유방수술을 할 수 있는 의사를 양성하려면 시간과 돈이 많이 든다. 곰은 100일 동안 마늘과 쑥만 먹고 사람이 되었다지만, 외과 전문의 한 명을 만들려면 최소한 15년~16년이 걸리고 매우 다양한 인적, 물적 자원이 아주 많이 투입되어야 한다. 의대 6년, 인턴과 레지던트 5년, 전임의(펠로우) 기간 1년~2년, 여기에 군의관 기간 3년이 필요하다. (군의관과 공보의는 기초 군사훈련 3주를 포함하여 복무기간이 총 38개월이어서 복무기간이 일반 사병의 두 배가 넘는다)

유방수술만 전문으로 하는 세부·분과전문의가 된 후에도 만족스러운 결과를 만들어 내려면 여기에서 추가로 더 많은 '숙성의 시간'이 필요하다. 그런데 현재 시점에 이 정도 늘리면 '충분'하리라고 계산한 수치가 15년 후에 충분할지, 너무 많을지는 예측하기가 매우 어렵다. 그래서 10년~20년 이상 앞을 내다보는 의료계획이 반드시 필요하다. (그러나 우리나라는 경제개발계획과 달리 의료계획은 세운 적이 없다)

그런데 의사양성에 투입되는 모든 '비용'을 결국 국민들이 의료비로 부담해야 한다. 국민들은 이 점을 전혀 모른 채 의대정원 늘리고 공공의대 만들자는 정당과 국회의원에게 표를 준다. 이렇게 늘어난 의사들이 비급여진료에 몰두하여 의사 유인 수요가 지금보다 더 늘어난다면 의료비 증가는 걷잡을 수 없다. 그것도 국민들이 수습해야 한다. 그런데도 국민들은 앞뒤 재지 않고 무조건 의사를 늘리라고 요구하고 있다. 과연 지불의사(Willingness to Pay)는 있는지 물어보고 싶다.

우리나라 건강보험 가입자들은 납부한 보험료보다 더 많은 급여서비스를 이용하고 있다. 2021년 기준으로 건강보험 적용대상자 한 명이 납부한 건강보험료는 약 120만 원이지만 연간 급여비는 140만 원이었다(국민건강보험공단, 2021). 2021년 한 해만 그런 것이 아니라 그전에도 납부한 보험료보다 이용한 급여비가 더 많았다.

1인당 연간 건강보험료 및 연간 급여비: 2017년-2020년 (단위: 원, %)

구분	2017년	2018년	2019년	2020년	2021년
1인당 연간 보험료	991,349	1,056,782	1,154,212	1,228,802	1,352,083
1인당 연간 급여비	1,079,340	1,238,582	1,346,744	1,385,612	1,492,698

1인당 연간보험료는 개인 및 사업주가 부담한 보험료 기준. 국고지원금, 담배부담금 제외
(출처: 국민건강보험공단)

도덕적 해이의 대표적인 예는 의료급여 수급자와 일부 외국인이다. 건강보험료를 내지 않는 의료급여 수급자는 2021년 기준으로 약 150만 명이며 전 국민의 2.9%에 해당하지만, 이들이 사용하는 의료급여 총액은 약 9.8조 원으로 건강보험 급여비 총액 약 71.6조 원의 약 13.7%에 해당한다(국민건강보험공단, 2021). 또한, 본인부담금이 면제되는 1종 의료급여 대상자가 2021년에 사용한 의료급여 비용은 1인당 약 640만 원이었는데 이는 건강

보험 가입자 1인당 보험급여 비용 약 150만 원에 비해서 4.3배나 많다.

의료보장 적용 현황(2021년 말 기준)

구분 적용		인구(천 명)	비율(%)
계		52,929	100.0
건강보험	직장	37,180	70.2
	지역	14,232	26.8
	소계	51,412	97.1
의료급여		1,517	2.9

(출처: 국민건강보험공단)

　의료급여 수급자의 대부분이 고령층이어서 기저질환이 있고, 의료급여 재정이 건강보험 재정과 별도이기는 하지만 이들이 일반 국민에 비해서 지나치게 많은 의료비를 사용하는 것은 문제가 있다. 전체 인구의 3%도 안 되는 사람들이 쓰는 의료비가 전 국민이 사용하는 건강보험 급여비 총액의 13.7%에 해당한다는 것은 결코 정상이 아니다. 보험료 부담이 전혀 없고 본인부담료도 없거나(1종) 낮기(2종) 때문에 의료이용도가 극심하게 높은 것이다. 취약계층을 돕는 것은 국가가 할 일이지만 도덕적 해이가 발생하지 않도록 제도를 만들고 관리하는 것도 국가가 할 일이다.

　거의 대부분의 환자(국민)는 도덕적 해이를 깨닫지 못한다. 하긴 의사조차 개념이 제대로 없으니 환자(국민)만 탓할 수도 없다. 제도를 제대로 만들고, 제대로 관리해야 한다. 그런데 유방 성형수술을 하면서 물혹도 제거하겠다는 환자의 요구를 의사가 받아들이면 그 의사는 환자의 도덕적 해이에 동참하여 이익을 얻을 수 있다는 것이 문제다. 우리나라는 행위별 수가제를 채택하고 있으므로 의료행위를 많이 할수록 수입이 늘어나기 때문이다. 그렇다면 도적적 해이는 왜 발생하는 것일까?

도덕적 해이는 건강보험의 천적

건강보험 이용자가 전체 비용의 일부만 부담하는 것이 도덕적 해이의 출발점이다. 이용자가 지불하지 않는 나머지 비용은 건강보험을 이용하지 않는 건강한 사람들이 '보험료'의 형태로 대신 부담한다. 십시일반 개념이다. 그런데 아무리 십시일반으로 돕더라도 건강보험 재정은 한정적이므로 환자의 요구(수요)를 다 들어줄 수 없다. 따라서 건강보험은 환자가 원하는 '수요'가 아니라, 의학적으로 '필요'한 서비스만 제공해야 한다. 이것은 의료보장제도에서 아주 중요한 개념이다.

만약 환자가 원하는 대로 편의를 모두 제공한다면 건강보험 재정이 감당하지 못한다. 그래서 도덕적 해이(Moral hazard)는 건강보험의 천적이다. 이 환자의 요구처럼 본인의 궁금증과 건강염려증(암 걱정)을 해소하고 유방에 추가적인 흉터를 남기지 않기 위해 성형수술 부위를 통해서 물혹을 제거하는 것은 공적 영역(=건강보험, 기본권의료)이 아니라, 사적 영역(=민간보험, 상품의료)이다.

그런데 불행하게도 우리나라는 의료서비스의 사적 영역을 법으로 금지하고 있다. 전 세계 의료보장국가 중에서 사적의료(민간의료)를 허용하지 않는 나라는 일본과 우리나라가 유일하다. 의료보장 방식 중 건강보험제도는 보험공단이 의료기관과 '계약'을 체결해서 의료서비스를 공급하는 방식이지만 우리나라는 그렇게 하지 않는다. 모든 의료기관이 건강보험 요양기관으로 당연(=강제)지정되기 때문이다. 그래서 모든 민간설립 의료기관도 공공의료(=건강보험의료)를 제공하고 있으므로 민간설립 의료기관은 있지만 민간의료는 존재하지 않는다.

이 환자처럼 유방 성형수술과 물혹 제거수술을 동시에 받고자 하는 욕구(=수요)가 있는 경우는 공적의료의 영역이 아니므로 사적의료로 보내야 한다. 즉, 수술과 관련된 모든 비용을 본인이 전액 부담하도록 만들어야 한다. 그런데 우리나라는 민간의료가 허용되지 않기 때문에 보형물 비용만 본인이 부담하고 그 외 진찰비, 입원 관련 검사비, 입원비 등은 모두 건강보험이(=국민들이) 부담하고 있다. 건강보험 재정이 줄줄 새고 있는 것이다. 건강보험공단이 이런 사실을 모른다면 모두 옷을 벗어야 마땅하다. 이를 알고도 방치한 채 보험료율만 올리고 있다면 월급(=국민들의 혈세)을 받을 자격이 없다. 이처럼 건강보험공단과 보건복지부가 일을 제대로 하지 않아서 이런 환자가 생기는 것이니 환자만 나무랄 수도 없다. 환자는 몰라서 그럴 수 있기 때문이다.

우리나라 건강보험이 요양기관 당연지정제를 채택한 것은 일본의 영향이라고 생각된다. 일본은 독일의 건강보험제도를 도입하면서 요양기관 계약제가 아니라 당연지정제를 택했고, 환자의뢰체계는 빠뜨렸다. 언론은 우리 국민의 상당수가 반일감정을 갖고 있다고 보도하지만 의외로 의료정책은 매우 '친일(?)'적이다. 1977년 의료보험제도가 도입될 때부터 보건복지부는 '일본 따라하기'에 열심이다. 더 심각한 문제는, 일본은 이미 한참 전부터 정신을 차리고 제도를 정비하고 있지만 우리는 아직도 정신을 못 차렸다는 점이다.

도덕적 해이를 막으려면

의료보장제도는 경제적인 부담 때문에 치료를 제대로 받지 못해서 죽는 환자들이 발생하지 않도록 '시장가격' 대신 정부가 임의로 '보험급여수가'를 정한 것이다. 그런데 환자들은 비용부담이 없어졌기 때문에 의료서비스를 더 많이 이용하려고 하므로 이를 방지하는 제도적 장치가 두 가지 필요하다.

첫째는 환자의뢰체계다. 환자의 요구(수요)에 따라 의료서비스를 제공하는 것이 아니라, 의학적으로 필요한지 여부를 의사가 판단하여 우선순위에 따라 제공하는 것이다. 의학적으로 필요하다면 건강보험 재정이 허락하는 범위에서 다양한 서비스를 포괄적으로 제공하되, 최소 수준을 유지해야 한다. 건강보험 재정과 의료자원이 한정되어 있기 때문이다.

둘째는 요양기관 계약제다. 이 환자처럼 의학적 필요도를 벗어난 의료서비스를 원하는 경우는 건강보험에서 완전히 배재하여 모든 비용을 본인이 부담하도록 만들어야 한다. 이렇게 하려면 건강보험 요양기관과 비(非)요양기관이 분리되어야 하는데 이것이 바로 요양기관 계약제다. 본인부담금조차 부담스러운 국민이 있는 반면, 고급 서비스를 구매하려는 국민도 있으므로 건강보험 재정 건전성과 국민의 선택권이라는 두 마리 토끼를 모두 잡으려면 공급자시장을 분리해야 한다.

일부의 우려와 달리 요양기관 계약제는 저소득층에게도 도움 된다. 우리나라는 전 국민이 건강보험에 당연(=강제)적용되므로 이용 여부에 상관없이 건강보험료를 내야 한다. 그러므로 일부 국민이 보험료만 내고 민영의료기관으로 빠져나간다면 이들이 납부한 건보료는 저소득층의 의료비 부담을 줄여주는 데 쓸 수 있기 때문이다. 요양기관 계약제는 의료보장국가에서 시행하는 제도이므로 당연지정제를 계약제로 전환한다고 해서 의료민영화가 되지는 않는다. 오히려 요양기관 계약제를 억지로 막고 있기 때문에 의료영리화가 매우 심각한 실정이다. 요양기관 계약제에 대한 자세한 설명은 필자의 전작인《공공의료라는 파랑새》를 참고하기 바란다.

유방 성형수술을 하는 김에 물혹 제거수술도 같이 해달라고 요구하는 사례를 통해서 도덕적 해이가 건강보험을 망친다는 것을 설명했다. 그런데 도덕적 해이는 인간의 본성이므로 이를 방지하기 위한 제도적 장치가 필요하다. 즉 환자의뢰체계를 재확립하고, 요양기관 계약제로 전환해야 '기본권의료'와 '국민의 선택권'을 동시에 보장할 수 있다. 국가는 저소득층을 비롯한 모든 국민에게 비용부담 없이, 기다리지 않고, 양질의 서비스를 받을 수 있도록 기본권의료를 보장해야 한다. 동시에 의학적 필요도를 벗어난 상품의료를 전액 부담하여 구매하려는 국민에게도 선택의 기회를 보장해야 한다.

참고문헌

국민건강보험공단-건강보험심사평가원. 2022.11.09. 2021 건강보험통계연보. https://www.nhis.or.kr/nhis/together/wbhaec06300m01.do?mode=view&articleNo=10829400&article.offset=0&articleLimit=10

국민건강보험공단-건강보험심사평가원. 2022.10.26. 2021 의료급여통계연보. https://www.nhis.or.kr/nhis/together/wbhaec06500m01.do?mode=view&articleNo=10828945&article.offset=0&articleLimit=10

3
상급종합병원은 그런 곳이 아닙니다

2021년 가을, 60대 여자 환자가 왔다.

다른 기관에서 시행한 유방초음파검사에서 이상소견이 있다고 한다. 그런데 6년 동안 매년 그 기관에서 초음파검사를 받았고 그동안 변화가 없었다는데 왜 우리 병원(상급종합병원)에 왔을까?

"대학병원에서 검사를 받은 적이 한 번도 없어서 한 번 받아보려고 왔어요."

유방촬영검사는 괜찮았고 초음파검사에서 5mm 크기의 고형 결절(Solid Nodule) 소위, 물혹이 하나 있었다. 형태적으로는 양성추정(Probably Benign; BI-RADS Category 3)병변에 해당하고 유방암 가능성은 2% 미만이다. 그런데 환자의 진술에 의하면 6년 동안 변화가 없었다고 하므로 양성(Benign; BI-RADS Category 2)병변으로 간주할 수 있다. 이 경우 유방암 가능성은 0%다. 그런데 환자가 외부 영상을 가져오지 않아서 비교할 수 있는 객관적 근거가 없으니 원칙대로 양성추정병변이라고 판독할 수밖에 없다.

양성추정병변인 경우 교과서적으로는 6개월 후에 추적초음파검사를 시행하는 것이 원칙이다. 유방암의심병변이 아니므로 조직검사는 필요하지 않다. 이 환자는 사실 6개월 추적검사도 필요없다. 비록 물증은 없지만, 6년 동안 가지고 있던 병변을 이제 와서 새삼스럽게 단기 추적검사를 할 이유가 없기 때문이다. 그러나 결론적으로 이 환자는 6개월 후에 단기 추적검사를 받았고, 두 번의 검사 모두 건강보험 급여로 적용을 받았다.

두 가지 선택

이 환자의 상황에서 의사의 이해관계(?)에 따라 추적초음파검사 간격이 1년이 될 수도 있고 6개월이 될 수도 있다. 초음파검사를 '직접' 시행하는 영상의학과 의사 입장에서는 1년 후에 검사해도 충분하다고 생각한다. 유방초음파검사는 노동집약적이어서 상당히 힘든 데다, 검사를 많이 한다고 해서 월급쟁이 의사한테 대단한 인센티브가 주어지는 것도 아니다. 진료실적 인센티브가 전혀 없는 것은 아니지만 그걸 바라고 불필요한 의료행위를 하려는 월급쟁이 의사는 별로 없다. 환자에게 '필요'한 일이라면 인센티브에 상관없이 일을 하지만 이 환자는 그런 경우가 아니다. 사실 이 경우는 추적초음파검사 자체가 필요없다.

반면에, 환자를 책임지는 외과 교수님은 6개월 후 추적검사를 처방한다. 외과 의사는 유방암 가능성을 최대한 배제하고 싶어하기 때문이다. 모든 외과 의사를 대표하지는 않지만 필자와 같이 일했던 외과 교수님들은 대체로 그랬다. 원장님도 6개월 후 추적검사를 선호한다. 의료행위를 많이 할수록 수입이 증가하기 때문이다. 지출(의사 월급)은 동일하지만 수입이 늘어나니 수익이 증가하는 셈이다. 본인이 직접 하는 것도 아니니 단기 추적검사를 마다할 이유가 없다.

게다가 환자도 6개월 후 추적검사를 선호한다. 비용부담이 없기 때문이다. 2016년 이후 유방초음파검사가 급여화되면서 본인부담금이 현저하게 줄었다. 즉, 초음파검사의 급여수가가 이전 관행수가(=비급여수가, 시장가격)의 절반 이하로 책정된 데다, 본인부담률이 의료기관 종별에 따라 30~60%이므로 환자 입장에서는 이전 검사비의 1/4 정도만 부담하면 된다.

건강보험 급여 본인부담율

구분	의료기관 종별 구분	본인부담율
외래	상급종합병원급	60%
	종합병원급	50%
	병원급	40%
	의원급	30%
입원	구분 없음	20%

(출처: 건강보험심사평가원)

필자가 알기로는 유방초음파검사가 비급여였을 때 경기도 소재의 대학병원들은 검사비를 20만 원 정도로 책정하고 있었다. 그 당시 개인의원의 검사비는 5~10만 원 수준이었다. 그랬는데 급여수가가 9.5만 원 정도로 책정되었다. 의료기관 종별에 따라 수가가 약간 차이는 있지만 의원급과 상급종합병원급의 수가 차이가 4~5천 원 수준이니 차이가 없는 것이나 마찬가지다. 그러나 의료기관 종별에 따라 본인부담율이 다르기 때문에 환자가 실제로 지불하는 금액은 의료기관 종별에 따라 3~5만 원 수준이다. 환자 입장에서는 검사비에 대한 부담이 줄었으니 초음파검사에 대한 '수요'가 증가하는 것이 당연지사다.

원래는 '유방암이 의심'되는 경우에 한해서 초음파검사가 급여로 인정된다. 그러나 그런 단서조항을 제대로 알고 있는 국민은 별로 없다. '초음파검사 급여화'만 적극적으로 홍보했지 단서조항은 보험약관처럼 깨알같이 써놨기 때문이다. 그래서 환자가 수납할 때 원무과 직원이 건강보험 급여에 해당이 안 된다고 하면 외래에 올라와서 항의를 하거나 (특히, 힘 없는 간호사를 괴롭힌다) VOC(Voice of Customers, 고객의 소리)를 투척한다. 그런데 불필요한 수요를 차단(=의료이용을 관리)하지 않으면 건강보험 재정이 낭비되고, 유방암 환자의 검사대기 기간이 늘어난다. 게다가 검사량이 증가할수록 의사의 피로도가 증가하므로 작은 유방암을 놓칠 수도 있다. 그런데도 건강보험공단은 이제까지 그랬듯이 의료이용을 관리하지 않고 방치했다.

초음파검사 급여화는 대학병원 쏠림 현상을 심화시켰다. (MRI검사도 마찬가지다) 급여화 전에 개인의원에서 5만 원을 내고 초음파검사를 받았는데 급여화 이후는 같은 돈으로 대학병원에서 검사를 받을 수 있게 되었으니 죄다 대학병원으로 몰리는 것이다. 의원급에서 5만 원 내고 받던 검사를 이제 3만 원만 내면 되니 "돈 굳었다"고 생각하는 환자도 있지만, 같은 값이면 다홍치마라고 대학병원으로 가는 환자가 적지 않다. 1인당 국민소득 3만 달러 시대에 5만 원은 그렇게 큰돈이 아니기 때문이다. 그 결과 전국의 대학병원에 있는 유방전문 영상의학과 의사들은 수년째 중노동에 시달리고 있다. 검사를 해도 해도 끝이 없다. 원래도 업무량이 많았지만 지금은 도저히 감당할 수 없는 수준이다. 마치 6·25 때 중공군의 인해전술 한복판에 소총 한 자루 들고 서 있는 기분이다.

의사는 기계가 아니어서 업무량이 일정 이상 증가하면 집중도가 떨어질 수밖에 없다. 집중도가 떨어지면 오진이나 환자안전사고가 증가한다. 즉, 의료의 질이 떨어진다. 보건복지부는 비급여의 급여화에만 관심있지, 요양기관의 비급여진료 금지나 의료의 질에는 관심이 없는 것 같다. 질관리에 관심 있는 척 흉내만 내고 있다.

상급종합병원은 중증환자가 포괄적인 진료를 받는 곳

상급종합병원은 물혹 (=경증) 환자가 자유롭게 오는 곳이 아니다. 자유롭게 오도록 방치해서도 안 된다. 그런데도 보건복지부와 건강보험공단은 이 문제를 제대로 해결하지 않고 있다. 상급종합병원은 단순히 '대학교수가 진료하는 곳'이 아니라, '중증환자들이 포괄적인 진료를 받는 곳'이다. 중증환자와 경증환자가 받는 의료서비스는 평등할 수도 없고 평등해서도 안 된다. 중증환자의 급여패키지와 경증환자의 급여패키지가 다르기 때문이다. 이것은 질병의 경중에 따라 '차이'를 둔다는 뜻이지 환자를 '차별'한다는 의미가 아니다.

상급종합병원의 대표적인 업무는 증증환자의 진료, 교육, 그리고 연구다. 고난이도의 기술을 필요로 하는 중증질환을 가진 환자, 치사율이 높거나 합병증 발생 가능성이 높은 질환을 가진 환자, 여러 진료과목과 특수한 시설·장비가 필요한 환자, 희귀·난치성 질환을 가진 환자, 다른 의료기관으로부터 의뢰받은 환자, 합병증 등 다른 질환을 동반하여 입원, 수술 등이 필요한 환자에게 포괄적인 의료서비스를 제공하는 곳이다. 또한 상급종합병원은 의사와 간호사 등 의료인을 교육하는 '수련기관'이자, 의료 발전을 위해서 노력하는 '연구기관'이다.

특히, 우리 국민들이 상급종합병원이나 대학병원이 '수련기관'이라는 것을 반드시 이해해야 한다. 상급종합병원이나 대학병원은 모두 수련병원이므로 교수만 있는 것이 아니다. 의대생도 있고, 전공의와 전임의(전문의이지만 아직 교수는 아닌 단계)도 있다. 이들을 각각 의사, 전문의, 세부전문의로 키워내려면 강도 높은 교육과 훈련이 필요하다. 그러나 환자들은 이런 사실을 무시한 채 교수만 원한다. 처음부터 끝까지 교수가 모두 해주기를 바란다.

의료기관 종별 표준업무

종류	대상	표준업무
의원	외래환자	1. 간단하고 흔한 질병에 대한 외래진료 2. 질병의 예방 및 상담 등 포괄적인 의료서비스 3. 지역사회 주민의 건강 보호와 증진을 위한 건강관리 4. 장기 치료가 필요한 만성질환을 가진 환자로서 입원할 필요가 없는 환자의 진료 5. 간단한 외과적 수술이나 처치 등 그 밖의 통원치료가 가능한 환자의 진료 6. 다른 의원급 의료기관으로부터 의뢰받은 환자의 진료 7. 병원, 종합병원, 상급종합병원의 표준업무에 부합하는 진료를 마친 후 회송받은 환자의 진료
병원 종합병원	입원환자	1. 일반적인 입원, 수술 진료 2. 분야별로 보다 전문적인 관리가 필요한 환자의 진료 3. 장기 치료가 필요한 만성질환을 가진 환자로서 입원할 필요가 있는 환자의 진료 4. 당해 의료기관에 입원하였던 환자로서 퇴원 후 당해 의료기관에서 직접 경과의 관찰이 필요한 환자의 진료 5. 의원 또는 다른 병원, 종합병원으로부터 의뢰받은 환자의 진료. 6. 합병증 등 다른 질환을 동반하여 당해 의료기관에서 입원, 수술 등이 필요한 환자의 진료 7. 상급종합병원으로부터 회송받은 환자의 진료 8. 장기입원이 필요한 환자의 진료
상급 종합병원	중증 질환자	1. 수술, 시술 등 고난이도의 치료기술이 필요로 하는 중한 질병의 진료 2. 치사율이 높고 합병증 발생 가능성이 높은 질환을 가진 환자의 진료 3. 다수 진료과목의 진료와 특수 시설·장비의 이용이 필요한 환자의 진료 4. 희귀·난치성 질환을 가진 환자의 진료 5. 중증질환에 대한 전문진료 분야별 전문진료센터의 운영 6. 당해 의료기관에 입원하였던 환자로서 퇴원 후 당해 의료기관에서 직접 경과의 관찰이 필요한 환자의 진료 7. 의원, 병원, 종합병원 또는 상급종합병원으로부터 의뢰받은 환자의 진료 8. 합병증 또는 다른 질환을 동반하여 당해 의료기관에서 입원, 수술 등이 필요한 환자의 진료 9. 의료인 교육, 의료에 관한 연구와 개발 등 의료의 발전과 확산

(자료: 보건복지부 고시 제2020-140호. 의료기관의 종류별 표준업무규정)

실습 중인 의대 4학년 학생이 환자증례를 발표하기 위해 환자의 신체를 진찰하는 것은 요즘은 꿈도 꿀 수 없는 일이다. 환자가 실험쥐냐며 항의하기 때문이다. 증례발표를 위해서 의무기록 내용을 환자에게 다시 자세하게 묻거나, 추가로 질문하는 것도 눈치가 보인다. 전공의도 사정이 비슷하다. 최소한 전임의는 되어야 그나마 기를 펴고(?) 환자를 대할 수 있다. 그런데 이런 식으로는 학생과 전공의를 제대로 가르칠 수 없다. 학생실습도 문제지만 전공의 수련은 정말 심각하다. 학생과 전공의가 독립적으로 행동하는 것이 아니라 뒤에 반드시 지도교수가 있다는 사실을 국민들이 이해하면 좋겠다. 설령 그 자리에 없을지라도 학생과 전공의의 모든 행위는 교수의 감독하에 이루어진다.

만약 환자가 경험 많은 교수(급 의사)에게 진료받고 싶은데 학생, 전공의, 전임의 등이 진료에 참여하는 것이 싫다면 상급종합병원이나 대학병원 같은 수련병원(건강보험 요양기관)으로 가서는 안 된다. 그런 환자는 영리병원으로 가야 한다. 거기에는 경험이 많은 전문의가 처음부터 끝까지 직접 환자를 진료한다. 다만 진료비가 엄청나게 비쌀 뿐이다. 그런데 우리나라는 요양기관 당연지정제이므로 영리병원이 원천적으로 불가능하다.

전공의를 거부하는 유방암 환자가 수련병원에서 진료를 받으면 환자가 불편하거나 전공의가 소외된다. 둘 다 바람직하지 않지만 후자가 더 심각하다. 수련병원에서는 전공의가 초음파를 먼저 보고, 교수가 재차 보면서 확인한다. 그런데 가끔 남자 전공의를 거부하는 여자 환자가 있다. 그런 환자는 필자 역시 거부하고 싶다. 남자 전공의는 수련을 받는 의사이지, 잠재적 성범죄자가 아니다! 의사가 진료를 거부할 수 없듯이 환자가 성별 등을 이유로 의사를 거부해서는 안된다. 그러므로 의사의 성별을 고르고 싶거나, 고급 서비스를 원하는 환자는 그에 합당한 지불을 해야 한다. 또한 국가는 그런 국민에게 선택의 자유를 보장해야 하고, 수련을 받아야 하는 전공의에게는 적절한 수련환경을 보장해야 한다. 그것이 건강보험 재정을 아끼고, 의료의 질을 높이는 길이다. 그런데 우리나라는 요양기관 당연지정제를 고수하기 때문에 건강보험 재정을 낭비하고, 수련의 질을 저하시키고 있다. 전공의 수련환경 개선은 단지 급여인상이나 근무시간 제한이 아니라, 빡세게 가르치되 수련과 무관한 잡일을 시키지 않는 것이다.

의료보장국가가 국민에게 기본권의료를 제공하기 위해서 마땅히 지원해야 하는 일이 있다(이규식, 2017). 첫째, 의사 수련에 필요한 비용을 지원해야 한다. 의료보장국가가 아닌 미국도 이렇게 하고 있다. 그런데 우리나라는 마땅히 해야 하는 일은 하지 않고 뜬금없이 공공의대를 만들려고 한다. 기존의 모든 의대가 건강보험 요양기관에서 근무할 의사를 양성하고 있으므로 실질적으로 공공의대의 역할을 하고 있는데 기존 의대는 내버려 둔 채 공공의대를 신설하여 지원하겠다는 것은 명백한 차별이자, 숨은 의도가 있는 것이다(이은혜, 2021). 둘째, 건강보험 요양기관 설립이나 고가장비 구입 등의 자본비용을 정부가 지원해야 한다. 그렇게 하면 요양기관이 급여수가를 받아서 인건비 등 운영비만 해결하면 되므로 자본을 축적할 필요가 없으니 영리를 추구하지 않게 된다. 셋째, 공공설립이든 민간설립이든 상관없이 건강보험 요양기관의 재산세나 법인소득세를 면제해야 한다. 이러한 혜택에 상응하는 규제정책으로 급여수가를 통제하고, 의료의 질을 관리해야 한다. 동시에 진료권을 설정하고 환자의뢰체계를 수립하여 의료이용을 관리해야 한다. 그런데 우리나라는 수가통제만 열심이다.

환자의 도덕적 해이: 닥터쇼핑

유방암이 아니라는 것을 이미 알고 있지만 단지 대학병원이 궁금하다는 이유로 상급종합병원에 오는 환자가 놀랍다. 아마 몰라서 그랬겠지만 이것은 명백하게 도덕적 해이다. 상급종합병원은 궁금하다고, 환자가 원한다고 마음대로 가는 곳이 아니다. 상급종합병원이나 대학병원은 유방암 등 '중증환자'들에게 의원이나 소규모 병원에서 제공하기 어려운 다양하고 전문적인 진료를 포괄적으로 제공하는 곳이다. 유방분야를 예로 들면, 유방암을 진단받고 수술이 필요한 환자나, 유방암이 의심되는 증상이나 영상검사 소견이 있어서 유방암 여부에 대한 확진이 필요한 환자들이 의사로부터 '의뢰'를 받아서 오는 곳이다. 환자가 의사에게 진료의뢰서를 써 달라고 졸라서 마음대로 상급종합병원이나 대학병원을 돌아다니는 일은 의료보장국가에서 일어나면 안 된다.

건강보험은 기본권의료를 비용부담 없이 이용할 수 있도록 만든 제도이므로 의학적으로 필요하지 않은 진료는 건강보험에서 배제해야 한다. 이 환자처럼 의학적 필요도와 상관 없이 본인의 호기심이나 궁금증을 충족시키기 위한 진료는 기본권의료가 아니라 상품의료이므로 건강보험 요양기관이 받아주면 안된다. 이런 환자가 상급종합병원을 마음대로 들락거리도록 방치하는 것은 의료보장국가로서 수치스러운 일이다.

게다가 경증(물혹)환자가 상급종합병원이나 대학병원에 마음대로 와서 중증(물혹)환자와 섞이면 의료서비스가 경합적이 되므로 중증환자가 충분한 의료서비스를 받을 수 없게 된다. 경증환자는 진료가 미흡해도 생명에 지장이 없지만, 중증환자는 진료가 미흡하면 생존기간이 단축된다. 즉, 경증환자가 상급종합병원을 자유롭게 이용하는 도덕적 해이는 중증환자의 생명을 빼앗는 잔인한 결과를 초래한다.

이 환자처럼 경증환자의 상급종합병원 이용을 줄이기 위해서 상급종합병원의 외래진료 본인부담율을 인상하고, 경증질환의 약제비 본인부담율을 인상하는 정책을 시행하고 있다(김상현, 2022). 그 결과 경증질환으로 상급종합병원 외래를 이용한 환자가 2008년 3.0%에서 2019년 1.7%로 감소했지만 근본적인 해결책은 아니다. 게다가 문재인 정권 시절에 시행했던 비급여의 급여화 정책으로 인해 검사와 관련된 경증환자가 증가하고 있다. 문재인 케어를 비판하는 대부분의 사람들은 건강보험 재정이 낭비된 것만 걱정한다. 그런데 더 중요한 것은 경증환자들 때문에 충분하게 진료받지 못하고 소외되는 중증환자들이다.

의사의 도덕적 해이: 과잉진료

작은 물혹을 가지고 6년 동안 계속 추적검사를 했다는 의사(개인의원 원장님)도 놀랍다. 이 환자는 무증상이었고, 치밀유방 소견도 없었으므로 유방촬영검사만으로 충분했다. 그런 점에서 6년간의 초음파검사는 과잉 진료라는 비난을 피하기 어렵다. 그런데 과잉진료를 하게 된, 또는 할 수밖에 없는 배경이 있다. 급여수가가 원가미만인 상황에서 2018년 이전에는 초음파검사가 비급여였고, 검사를 많이 하면 진료수입이 증가하는 데다, 초음파검사는 환자에게 위해가 없기 때문이다. 아마 같은 상황(개원)이었다면 필자도 그랬을 가능성이 높다. 그렇게 하지 않고 교과서적으로 진료한다면 급여수가만으로는 임대료, 직원 인건비, 각종 세금, 본인 생활비 등을 충당할 수 없기 때문이다.

과잉진료보다 필자가 지적하고 싶은 것은 따로 있다. 6년 동안이나 변화가 없는 작은 물혹을 가진 환자에게 "유방병변이 있으니 상급기관의 진료가 필요하다"는 진료의뢰서를 써줬다는 점이다. 상급종합병원에서 진료를 받기 위해서는 상급종합병원을 제외한 요양기관에서 먼저 진료를 받은 후, 상급기관의 진료가 필요하다는 의사 소견이 기재된 요양급여의뢰서를 발급받아야 한다. (건강검진 결과서도 요양급여의뢰서와 동일한 역할을 한다) 이 절차를 위반하면 상급종합병원 진찰료 전액을 환자가 부담해야 한다.

이런 환자한테 대학병원에 가보라고 의사가 먼저 말을 꺼냈을 리는 없고… 아마도 환자가 요구하는데 거부하기 어려우니까 그냥 써준 것 같다.

환자와 입씨름하기 싫고, 혹시라도 환자가 악의를 품고 불친절한 의사라고 SNS에 소문이라도 내면 큰일이니 환자가 요구하는 대로 다 해주는 것이다. 우리 사회에 만연한 "좋은 게 좋은 거다"라는 취지에서…. 필자 역시 대학병원 교수나 되니까 소신진료를 하자고 떠들지 개원의라면 그렇게 하기 어려울 것이다. 이것이 우리나라의 현실이다. 사람만 문제인 것이 아니라, 환경과 제도가 근본적인 문제이므로 사람만 비난해서는 근본문제가 해결되지 않는다. 그런데 그 원장님은 본인이 그동안 시행했던 초음파검사 영상을 동봉하지 않았다. 환자를 의뢰할 때는 검사소견을 비교할 수 있도록 이전 검사자료를 같이 보내는 것이 관례인데 그렇게 하지 않은 이유는 아마 이런 환자를 대학병원에 보낸다는 것이 양심에 찔려서 그랬던 게 아닐까….

닥터쇼핑과 과잉진료가 만나면

한국보건사회연구소가 발표한 의료이용 합리화에 대한 연구보고서에서 닥터쇼핑과 과잉진료가 만나면 어떻게 되는지 객관적인 자료를 볼 수 있다. 척추질환 환자가 진료를 위해 방문한 의료기관 개수는 평균 약 4.3개였으며, 조사대상자의 77.1%는 거주지역이 아닌 다른 지역의 의료기관을 이용한 경험이 있었다(김남순, 2015). 응답자의 대부분이 거주지역 내 의료기관보다 대도시에 위치한 대형병원을 선호했다. 이는 병·의원 및 지방에 위치한 의료기관의 전문성에 대한 신뢰도가 낮기 때문이다. 응답자 5명 중 한 명은 과잉진료를 받은 경험이 있다고 응답했는데 특히 필요한 것보다 더 많은 검사를 받은 것으로 인식하였다.

의료보장국가에서 경증환자가 상급종합병원을 자유롭게 이용하도록 방치하는 것은 정상이 아니다. 그러나 경증환자가 의학적으로 필요하지 않은 진료나 고급 서비스를 원할 수도 있으므로 이들의 수요를 충족시켜 주는 '시장'도 필요하다. 즉 기본권의료를 제공하는 건강보험 요양기관이 아닌, 상품의료를 제공하는 영리 목적의 의료기관이 존재할 수 있어야 한다. 그러나 우리나라는 이를 허용하지 않는데 이것은 국민의 선택권을 제한할 뿐만 아니라, 건강보험 재정을 악화시키고, 의료비를 증가시킨다. 경증환자에게 의학적으로 불필요한 서비스를 제공하느라 건강보험 재정을 소모하는 바람에 중증환자에게 의학적으로 필요하고, 유효성과 안전성이 입증된 의료서비스를 포괄적으로 제공하기 어렵다. 즉, 환자의 수요에 의한 닥터쇼핑과 의사의 수요에 의한 과잉진료를 방치하면 건강보험료율을 아무리 올려도 건강보험 보장성은 향상되지 않고 의료비만 증가한다. 밑 빠진 독에 물 붓기다.

상급종합병원을 올바로 이용하려면

환자와 의사의 도덕적 해이를 줄이려면 '기준'을 명확하게 하고 '시스템'을 제대로 만들어야 한다. '기준'은 환자의 수요나 희망사항이 아니라 '의학적 필요도'다. 상급기관 진료가 필요한지 여부를 환자가 아니라 의사가 판단해야 한다. '시스템'은 환자의뢰체계를 재정립하고, 요양기관의 혼합진료를 금지하며, 요양기관 계약제로 전환하는 것이다.

환자를 처음 만난 의사(1차의사)가 전문의진료나 입원치료가 필요하다고 판단되거나, 의뢰받은 전문의가 세부전문의나 상급기관 진료가 필요하다고 판단되면 환자의뢰체계 내에서 순차적으로 환자를 의뢰해야 한다. 이때 진료의뢰서와 검사자료를 전자문서로 보내서 중복검사를 가급적 피해야 한다. 환자를 의뢰받은 (세부)전문의나 상급기관은 필요한 진료가 끝나고 환자의 문제가 해결되면 1차의사에게 환자를 회송해야 한다. 그리고 건강보험공단은 1차의사의 환자의뢰가 적정한지, 환자를 의뢰받은 (세부)전문의나 상급기관이 환자를 적절하게 회송하는지 모니터링하고 피드백을 주어야 한다.

이렇게 해야 환자와 의사의 도덕적 해이를 줄일 수 있고, 건강보험 재정을 효율적으로 쓸 수 있고, 중증환자가 상급의료기관에서 비용부담 없이 기다리지 않고 포괄적인 진료를 받을 수 있다. 그리고 고급 서비스를 원하거나 전공의를 거부하는 환자들은 영리병원에서 전액 본인부담 진료를 선택할 수 있다. 이렇게 해야 의료비 증가속도를 늦출 수 있다.

6년간 변화 없는 물혹 환자가 단지 대학병원 진료를 받고 싶다는 이유로 불필요하게 상급종합병원에서 건강보험 재정을 낭비한 사례를 통해서 우리 국민들이 상급종합병원을 남용(Overuse)하고 오용(Misuse)한다는 것을 설명했다. 경증환자의 이런 행태는 중증환자를 위험에 빠트리고, 건강보험 보장성을 악화시킨다. 지난 정권이 만든 건강보험 보장성 강화정책(문재인 케어)이 상급종합병원을 급속하게 망가뜨리고 있다. 상급종합병원이 중증환자에게 집중할 수 있도록 환자의뢰체계 재정립, 요양기관 혼합진료 금지, 요양기관의 계약제 도입이 필요하다.

참고문헌

건강보험심사평가원. 건강보험 본인부담기준 안내. https://www.hira.or.kr/dummy.do?

pgmid=HIRAA030056020100

이규식. 2017.12.31. 공공의료의 올바른 정의와 발전방향. 대한공공의학회지 제1권 1호 79–97쪽. https://www.pha.or.kr/journal/view.php?number=19

이은혜. 2022. 우리나라 공공의료의 쟁점과 해결책. 의학교육논단 제24권 1호 10–17쪽. http://kmer.or.kr/pds/journal/thesis/20220302140055-LTBDH.pdf

김상현, 김명화, 김록영, 장 준, 전인혜. 2022. 상급종합병원 경증질환자 의료이용 분석 및 효과평가 연구. 건강보험심사평가원. https://www.hira.or.kr/ra/trend/study/getReportInfo.do?pgmid=HIRAA030095000000

김남순, 박은자, 전진아, 황도경, 이수형, 이희영 등. 2015.12.31. 의료이용 합리화를 위한 실태분석과 개선방안. 한국보건사회연구원. https://www.kihasa.re.kr/publish/report/view?searchType=writer&searchText=%EA%B9%80%EB%82%A8%EC%88%9C&page=3&type=all&seq=27691

누구를 위한
건강보험인가?

4
대한민국 국민이 아닌데-조선족 환자

꧁

2017년 봄, 40대 중반의 여자 환자가 왔다. 유방에 종괴가 만져진다고한다. 억양이 튀어서 물어보니 조선족이다. 우리나라에 온 지 10년이 넘었지만 대한민국 국적을 취득하지 않아서 여전히 중국인이다.

"외국인이 10년 넘게 계속 살 수 있어요?"

"비자가 만료되면 잠깐 중국에 들어갔다가 재입국하면 돼요."

한국에 입국하고 3개월 후부터 건강보험을 이용했다고 한다. 현재 국민건강보험공단 홈페이지에는 "6개월 이상 체류한 외국인과 재외국민은 2019년 7월 16일부터 건강보험 지역가입자로 당연 가입되며, 대한민국 국민과 동일한 보험급여 혜택을 받게 됩니다"라고 친절하게 명시되어 있다. 그러나 체류기간 요건이 2019년 7월 전까지는 3개월이었다. 이 환자는 지역가입자이고 한 달 보험료로 약 9만 원을 낸다.

비자 때문에 얼마 전에 중국에 잠시 있었는데 그때부터 유방에 종괴가만져졌다. 그러나 중국은 의료비가 한국보다 비싸고, 의사들 실력도 한국보다 못하므로 진료를 받지 않고 버텼다. 그래서 한국에 재입국하려고 최대한 서둘렀고, 3개월을 기다렸다가 내원한 것이다.

대한민국 국민은 아니지만 한국인과 '차별 없이' 내원 당일에 유방촬영검사와 초음파검사를 시행했다. 검사에서 유방암의심소견이 있어서 역시 한국인과 '차별 없이' 당일 조직검사를 시행했고, 유방암으로 진단되었다. 액와부 임파선 전이 가능성이 있어서 임파선 조직검사를 추가로 시행했고 전이암으로 진단받았다.

초음파검사는 그 당시 비급여였지만 외과 진료, 유방촬영검사, 조직검사는 모두 국민건강보험의 적용을 받았다. 유방암으로 진단받은 후부터는 한국인과 '동일하게' 중증질환 산정특례 혜택을 받았다. 임파선 조직검사를 비롯해서 각종 혈액검사, 심전도검사, 흉부촬영검사 등 수술 준비를 위한 일반적인 검사들, 유방 자기공명영상(Magnetic Resonance Imaging, MRI)검사, 양전자방출단층촬영(positron emission tomography CT, PET-CT,)검사, 유방암 수술비와 입원비 등이 모두 중증환자 산정특례에 포함된다.

이 환자는 우리 병원에 온 지 열흘 만에 유방암 수술을 받았고, 수술 후에 항암치료와 방사선치료까지 받았다. 항암제 치료비와 방사선 치료비를 포함해서 향후 5년간 추적검사 및 진료비 등등 급여비의 단지 5퍼센트만 부담하면 된다.

액와부 조직검사를 위해서 두 번째로 만났을 때 환자가 했던 말이 충격적이었다.

"금액을 상관하지 말고 진료를 잘 해주세요."

"환자분이 진료비를 다 낼 건가요?"라는 말이 목구멍까지 올라왔지만 인내력을 발휘해서 참았다.

환자 말에 의하면 중국인 여권에는 한족인지, 조선족 등 기타 민족인지 표시가 있다고 한다. 중국 공산당이 한족인지, 그 외 소수민족인지 구분해서 차별 대우한다며 분개했다. 그럼에도 불구하고 여전히 중국 국적을 유지하고 있다.

"한족은 한국에서 장기 체류가 불가능하지만 조선족은 가능해요."

본인이 조선족이라는 것이 자랑스럽다는 어조로 말했다. 그러나 한국인이 되고 싶지는 않은 모양이다. 조선족 버전의 안미경중(안보는 미국, 경제는 중국)인 셈이다. 정체성은 중국인, 혜택은 한국인?

건강보험을 누구까지 적용할까?

필자는 솔직히, 그 조선족 환자가 얄미웠다. 대한민국 국민과 차별 없이 평등하게 진료를 해주었지만 '외국인'에게 필자의 시간과 노력, 그리고 무엇보다 건강보험 재정이 소모되었다는 사실이 불편했다. 필자가 인도주의 정신이 부족한 '적폐' 의사여서 그런 것일까? 그 외국인을 검사하는 동안 대한민국 국민 한 명이 유방암으로 진단받는 것이 늦어진다는 사실이 짜증난다.

그 환자가 10년 동안 한국과 중국을 왔다 갔다 하며 납부한 건강보험료는 그 또래의 한국인이 10년 동안 납부한 보험료보다 적을 것이다. 보험료 납부액수를 떠나서 더 중요한 것은, 대한민국 국민이 아님에도 불구하고 대한민국 국민과 동일하게 건강보험을 이용하고, 중증질환 산정특례 혜택까지 아무런 차등 없이 누린다는 것이다. 이것이 과연 공정한가? 대한민국의 주적은 북한이고, 김정은의 핵위협 배후는 중국공산당이므로 중국은 우리의 적대국이다. 그런데 전 세계 어느 나라가 자국민의 주머니를 털어서 적대국 국민에게 기본권의료를 보장하는가?

소위, 무상의료를 제공하는 영국은 외국 국적자에게도 기본권의료를 제공한다지만 영국은 체제를 위협하는 적대국이 없고, 영국과 우리나라는 의료제도가 다르다. 무상의료는 '기다림'과 동의어이다. OECD 자료에 의하면 영국은 백내장수술이 필요한지 안과 전문의에게 진료를 받기 위해서 3개월 이상 대기하는 비율이 35%다. 무릎관절 치환수술이 필요한지 정형외과 전문의에게 진료를 받기 위해서 3개월 이상 대기하는 비율은 무려 54%다. 게다가 시간이 지날수록 대기기간이 증가하고 있다. OECD 평균(각각 44일, 64일)보다는 양호하다지만 대한민국 국민은 이런 기다림을 절대로 받아들이지 못할 것이다.

OECD 국가의 백내장수술 여부 판정을 위한 안과 전문의 진료대기 기간: 2014년과 2019년 비교

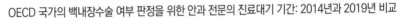
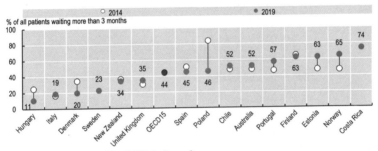

(출처: Health at a Glance 2021: OECD Indicators)

무릎관절 치환수술 여부 판정을 위한 정형외과 전문의 진료대기 기간: 2014년과 2019년 비교

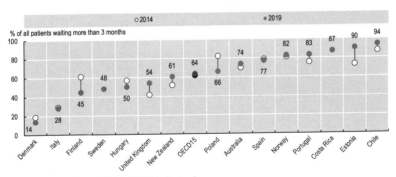

(출처: Health at a Glance 2021: OECD Indicators)

영국 환자들이 전문의를 만나기 위해서 3개월 이상 기다려야 하는 이유는 영국 정부가 외국인에게 자국민과 동등한 의료혜택을 주기 때문이다. 즉, 외국인을 '보호'하기 위해서 자국민을 '소외'시키고 있다. 자국민 소외 현상은 더 있다.

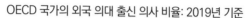

OECD 국가의 외국 의대 출신 의사 비율: 2019년 기준

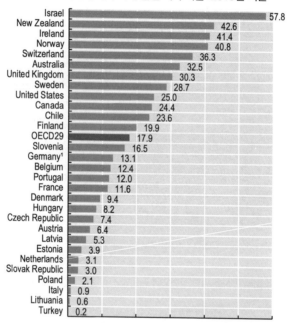

(출처: Health at a Glance 2021: OECD Indicators)

영국인을 진료하는 의사의 30%가 외국 의대 출신이다. 이 수치는 OECD 평균의 거의 두 배이고, 전 세계에서 인재가 몰린다는 미국(25%)보다도 높은 수준이다. 똑똑한 영국 의사들은 죄다 미국으로 간다고 한다. 영국으로 가는 외국 의사들은 주로 인도나 파키스탄 등 예전 영연방 국가 출신이므로 언어 장벽이 낮은 편이니 그나마 다행이다. 그런데 우리나라

는 사정이 다르다. 일부에서는 의사들이 의대 증원을 반대하니 외국에서 의사를 수입하라고 요구한다. 그런데 언어 장벽이 없는 의사를 수입하기가 쉽지 않다. 북한 의사? 조선족 의사?

필자의 의대 동기 중에 우루과이 교포가 한 명 있다. 인턴(1994년)을 하는데 하루는 뜬금없이 산부인과 병동에서 호출이 왔다고 한다. 스페인어 할 줄 아는 사람이 필요하다는 것이다. 병동에 가보니 남미에서 온 산모가 누워 있었다. (남미는 브라질만 제외하고 모두 스페인어를 사용한다) 그 산모는 겨우 인턴에 불과한 필자의 동기를 붙잡고 이제야 말이 통하는 의사를 만났다며 그간의 서러움에 눈물을 펑펑 흘렸다. 그 사건 이후 그 동기는 전공의 수련을 마칠 때까지 모든 병동을 돌아다니며 스페인어를 통역했다. (그렇게 많지는 않았지만…)

환자 입장에서 의사소통 여부는 매우 중요하다. 말이 안 통하면 아픈 것보다 더 서럽다. 그런데 외국도 아니고 자기 나라에서 말이 안 통하는 의사에게 진료를 받아야 한다면 어떤 기분일까?

의사뿐만 아니라 간호사도 사정이 비슷하다. 영국에서 일하는 간호사 중 15%가 외국 간호대학 출신이고, 이 수치는 OECD 평균과 미국의 두 배가 넘는다(출처: OECD, 2021). 간호사는 환자를 가장 가까이에서 대하는 '밀착형' 의료인인데 의사소통이 완벽하지 않는다면 환자가 느끼는 좌절감이 어떨까? 이런 사실을 알고도 영국식 '무상의료'가 좋다고 할 대한민국 국민이 과연 있을지 모르겠다.

의료보장제도란 국가가 '국민'에게 기본권의료를 비용부담 없이 제공하는 것이다. 그런데 자국민이 이용하기에도 충분하지 않은 건강보험 재정과 의료자원을 외국인에게 마구 낭비해도 되는 것인가? GDP에 기여하고 근로소득세를 내는 합법적인 외국인 근로자라면 몰라도 6개월 이상 거주한다는 이유(?)만으로 건강보험 혜택을 이렇게 남발해도 되는가? 외국인을 '차별'하자는 것이 아니라, 외국인과 자국민을 '구분'하자는 것이다!

그러나 현실은 황당하다. 우리나라는 이미 2011년부터 재외국민과 외국인에게 건강보험 혜택을 주고 있다(국민건강보험공단, 2022). 2019년 7월부터는 '외국인·재외국민 건강보험 당연 가입제도'를 시행하고 있다. 따라서 외국인과 재외국민이 국내에 6개월 이상 거주하는 경우는 국민건강보험에 의무적으로 가입해야 한다. 실제는 가입하겠다고 신청할 필요도 없다. 별도의 신고절차 없이 공단에서 일괄적으로 가입 처리하기 때문이다. 얼마나 친절한 건강보험공단인지 모르겠다.

게다가 체류기간이 만료되거나 강제퇴거 명령을 받아서 건강보험 적용대상에서 제외되어도 건강보험을 계속 이용할 수 있다. 의료기관에서 일일이 수진자격 조회를 하지 않으므로 당사자가 제외대상 '신고'를 하지 않는다면 불법체류자 신분임에도 불구하고 건강보험 혜택을 계속 누릴 수 있다.

법률의 취지 자체는 그럴듯하다. 외국인이나 재외국민이 건강보험 혜택이 필요할 때만 지역가입자로 가입한 후 고액의 진료를 받고 출국하는 식으로 건강보험제도를 악용하고 있으므로 이를 개선하겠다는 것이다. 그러나 대한민국 '국민'도 아니고, 제대로 된 세금(근로소득세)을 내는 것도 아닌 외국 국적자를 '국민'건강보험에 가입시키는 것은 합리적이지 않다. 그러므로 건강보험 요양기관이 아닌 외국인전용 의료기관이 필요하고, 이를 위해서 요양기관 계약제와 민간의료보험이 필요하다.

외국인(외국국적 보유자)은 알겠는데 재외국민은 어떤 사람일까? 재외국민은 외국에 장기간 체류하고 있지만 대한민국 국적을 유지하는 한국인을 말한다. 예를 들어 한국인이 미국에서 계속 살지만 미국 시민권을 획득하지 않았다면 재외국민이고, 한국 국적을 포기하고 시민권을 받았으면 외국인이다. 한국계 미국인도 외국인이다. 2020년 말 기준으로 건강보험에 가입된 외국인과 재외국민은 총 약 126만 명(1,264,427명)이다(국민건강보험공단, 2022). 그중 외국인은 약 124만 명(1,237,275명)이고, 재외국민은 2.7만 명(27,152명)이다. 이 수치는 2020년과 비교하면 각각 55,018명, 54,934명, 84명 증가한 것이다. 코로나 사태로 인해서 출입국이 제한되는 와중에도 외국인 가입자가 1년 사이에 5만 5천 명이나 늘어났다. 체류신고를 한 숫자가 이 정도이니 불법체류자를 포함하면 실제 외국인은 이보다 더 많을 것이다. 불법체류자는 아프거나 다쳤을 때 타인의 건강보험자격을 도용해서 진료를 받을 가능성이 매우 높다.

외국인은 건강보험 가입여부와 상관없이 우리 국민의 부담을 증가시킨다. 피부양자 때문이다. 근로소득세를 내는 합법적인 외국인 근로자라면 국민건강보험에 포함시킬 수 있지만 (그런 나라는 많다) 피부양자의 범위를 제한해야 한다. 체류기간이 한정되어 있는 외국인 근로자가 몇 년 동안 근로소득세와 건강보험료를 낸다고 해서 그들에게 대한민국 국민과 똑같이 피부양자 무임승차 혜택을 줄 이유는 없다. 사실은 한국인이든 외국인이든 피부양자 무임승차제도 자체를 없애야 한다. 전 국민이 건강보험에 가입하고 있는데 무임승차가 왠 말인가?

건강보험을 포함하여 모든 사회보험의 원칙은 "가입자=보험료 납부자" 개념이다. 그러므로 피부양자의 무임승차를 허용하는 것은 사회보험의 원칙을 훼손하는 것이다. 국민소득 3만 달러에, 전 세계 10위의 경제대국이 피부양자 무임승차를 허용하는 것은 '격'에도 맞지 않다. 필자가 알기로 피부양자 무임승차를 허용하는 나라는 전 세계에서 우리와 일본이 유일하다. 그런데 보건복지부는 시도 때도 없이 OECD 평균을 인용하면서 이런 내용은 무시한다. 국민을 우롱하는 처사다.

재외동포의 출입국과법적지위에관한 법률(약칭, 재외동포법)

재외동포의 출입국과법적지위에관한 법률은 1992년에 제정되었다. 원래는 적용대상이 "대한민국국적을 보유하였던 자 또는 그 직계비속으로서 외국국적을 취득한 자 중 대통령령이 정하는 자"였다(출처: 한국민족문화대백과사전). 즉, 처음에는 1948년 8월 15일 대한민국 건국 이전에 중국·구소련·일본·미주 등 해외로 이주한 동포 가운데 현지 국적을 취득한 동포와 그 후손, 그리고 조선적(朝鮮籍)을 보유한 재일동포 등은 제외되었다.

그러나 2001년 11월 29일 헌법재판소는 "합리적 이유 없이 정부수립 이전 이주동포를 차별하는 자의적인 입법이어서 헌법 제11조의 평등원칙에 위배된다"고 판결하였고, 이에 따라 법무부는 법률을 개정하였다(출처: 한국민족문화대백과사전). 즉, 2004년 3월 5일 법 제2조 제2호를 "대한민국의 국적을 보유하였던 자(대한민국정부수립 이전에 국외로 이주한 동포를 포함한다) 또는 그 직계비속으로서 외국국적을 취득한 자 중 대통령령이 정하는 자"로 개정한 것이다.

제1조(목적)

이 법은 재외동포(在外同胞)의 대한민국에의 출입국과 대한민국 안에서의 법적 지위를 보장함을 목적으로 한다.

[전문개정 2008.3.14]

제2조(정의)

이 법에서 "재외동포"란 다음 각 호의 어느 하나에 해당하는 자를 말한다.

1. 대한민국의 국민으로서 외국의 영주권(永住權)을 취득한 자 또는 영주할 목적으로 외국에 거주하고 있는 자(이하 "재외국민"이라 한다)

2. 대한민국의 국적을 보유하였던 자(대한민국정부 수립 전에 국외로 이주한 동포를 포함한다) 또는 그 직계비속(直系卑屬)으로서 외국국적을 취득한 자 중 대통령령으로 정하는 자(이하 "외국국적동포"라 한다)

[전문개정 2008.3.14]

그래서 이 환자는 '외국국적동포'에 해당하므로 '재외동포'다. 즉, 중국 국적이지만 외국인으로 간주되지 않는다.

재외동포=재외국민+외국국적동포

필자가 보기에 헌법재판소의 판결과 법무부의 개정은 대한민국이 1948년에 수립되었다는 역사적 사실을 전면으로 부정하는 행위다. 대한민국 정부가 수립되기 전에 해외로 이주한 동포를 "대한민국의 국적을 보유하였던 자"에 포함시켰기 때문이다. 대한민국이 수립되기 전에 한반도에 살았던 사람 즉, 일제시대 신민이나 조선시대 백성은 대한민국 국민이 아니다. 이런 판결을 보면 헌법재판소와 법무부에 대한민국의 존재를 부정하는 자들이 많이 있는 것 같다. '대한민국' 국민들이 내는 세금으로 월급과 연금을 받으면서 '대한민국'의 존재를 부정하다니 모순 그 자체다. 재외동포 보호가 목적이라 하더라도 역사적 사실을 부정하는 행위는 정당화될 수 없다.

대한민국은 조선을 '계승'한 나라가 아니다. 게다가 대한민국 건국 전에 해외(특히 만주)로 이주한 동포 중 일부는 대한민국에게 해를 끼쳤다. 중국 공산당에 가입했고 6·25 때 북괴군과 함께 쳐들어왔기 때문이다. 그럼에도 불구하고 한 핏줄이어서 보호해야 한다면 김씨왕조 하에서 신음하는 북한동포에게는 왜 무관심한가?

제10조(출입국과 체류)

①재외동포체류자격에 따른 체류기간은 최장 3년까지로 한다.
[개정 2008.12.19] [시행일 2009.6.20]

②법무부장관은 제1항에 따른 체류기간을 초과하여 국내에 계속 체류하려는 외국국적동포에게는 대통령령으로 정하는 바에 따라 체류기간 연장허가를 할 수 있다. 다만, 제5조제2항 각 호의 어느 하나에 해당하는 사유가 있는 경우에는 그러하지 아니하다.

③국내거소신고를 한 외국국적동포가 체류기간 내에 출국하였다가 재입국하는 경우에는 「출입국관리법」 제30조에 따른 재입국허가가 필요하지 아니하다.

④대한민국 안의 거소를 신고하거나 그 이전신고(移轉申告)를 한 외국국적동포에 대하여는 「출입국관리법」 제31조에 따른 외국인등록과 같은 법 제36조에 따른 체류지변경신고를 한 것으로 본다.

⑤재외동포체류자격을 부여받은 외국국적동포의 취업이나 그 밖의 경제활동은 사회질서 또는 경제안정을 해치지 아니하는 범위에서 자유롭게 허용된다.

[전문개정 2008.3.14]

인도주의적 지원이라는 그럴듯한 명목하에 북한으로 달러를 보내고,

쌀을 보내고, 밀가루를 보내도 그것은 굶주린 '북한동포'에게 가지 않는다. 김정은의 비자금이 되고, 핵무기를 만드는 데 쓰이고, 평양 시내에 거주하는 '선택된 인민'에게만 전달된다. 상황이 이런데도 소위, 인도주의적 지원을 계속 할 것인가? 대한민국이 없어지면 인도주의가 무슨 소용인가?

재외동포의 체류기간은 처음에는 2년이었으나 3년으로 연장되었다(출처: 한국민족문화대백과사전). 체류기간이 최장 3년이지만 이 환자처럼 한국과 중국을 오가며 장기체류가 가능하다. 그리고 법무부장관이 체류기간을 연장할 수 있고, 체류기간 만료 전에 출국했다가 재입국하면 별도의 허가가 필요없으므로 체류기간은 사실상 무제한이다. 법무부장관의 재외동포 체류기간 연장권한은 어쩌면 2020년 총선을 앞두고 2019년에 조모 교수가 기를 쓰고 법무부장관이 되려고 했던 이유의 일부일 수도 있다.

외국국적동포는 사회질서 또는 경제안정을 해치지 않는 범위에서 모든 경제활동이 자유롭게 허용된다. 그러므로 이 환자가 지역가입자라는 의미는 국내에서 경제활동을 하지만 소득세를 내지 않는다는 뜻이다. 이처럼 국내에서 돈을 벌면서 세금도 제대로 안 내고, 건강보험료도 띠엄띠엄 내는, 사실상 외국인에게 대한민국 국민과 동일하게 건강보험 혜택을 주는 이유는 무엇일까? 누구를 위한 국민건강보험인가?

외교부 자료에 의하면 2020년 기준으로 전 세계 193개국에 거주하는 재외동포 숫자는 약 732만 명이다. 그 중 외국국적동포(시민권자)는 481만 명, 재외국민은 251만 명이다. 그런데 외교부는 재외동포의 정의에 위에 언급한 「재외동포법」 외에 「재외동포재단법」(2020.11.27. 시행)도 적용하고 있다. 이 법에 의하면 '재외동포'란 대한민국 국민으로서 외국에 장기체류하거나 외국의 영주권을 취득한 사람 또는 국적에 관계 없이 '한민족(韓民族)의 혈통'을 지닌 사람으로서 외국에서 거주·생활하는 사람으로 정의되므로 재외동포는 더욱 늘어날 전망이다.

21세기에 혈통 운운하다니 매우 전근대적이다. 이런 식이면 같은 아랍 혈통인 중동 국가들은 모두 사우디아라비아 국민과 동등한 법적 지위를 가져야 하고, 종교가 달라서 원수지간인 인도와 파키스탄은 형제 국가이니 핵무기를 내려놓아야 한다. 반면에 이란은 페르시아 혈통과 아제르바이잔 혈통으로 분단되어야 하고, 중국은 조각조각 흩어져야 하고 미국은 공중분해되어야 한다. 도대체 무슨 의도로 이따위 법률조항을 만들었을까?

재외국민이 가장 많이 거주하는 국가는 미국이다(약 110만 명). 전체 재외국민의 44.0%를 차지한다. 두 번째는 일본이다(약 43만 명; 17.3%). 반면에 소위 한민족 혈통이지만 외국 국적자인 사람은 중국인이 가장 많다(약 210만 명). 재외동포 중 외국 국적자의 43.5%를 차지한다. 두 번째는 미국인이다 (약 153만 명; 31.8%).

재외동포 현황(2021년 기준) (단위: 명)

지역별 / 거주자격별		재외국민				외국국적 (시민권자)	총계
		영주권자	일반체류자	유학생	계		
		1,018,045	1,322,133	171,343	2,511,521	4,813,622	7,325,143
동북 아시아	일본	342,839	78,953	13,082	434,874	383,991	818,865
	중국	8,979	213,822	34,074	256,875	2,093,547	2,350,422
남아시아태평양		94,355	285,457	38,020	417,832	71,588	489,420
북미	미국	434,458	626,005	43,459	1,103,922	1,529,855	2,633,777
	캐나다	60,269	19,114	17,357	96,740	140,624	237,364
중남미		41,200	8,910	320	50,430	39,859	90,289
유럽		34,344	65,405	23,497	123,246	553,910	677,156
아프리카		1,470	7,356	500	9,326	145	9,471
중동		131	17,111	1,034	18,276	103	18,379

(출처: 외교부)

정리하면 재외국민보다 외국 국적자가 약 두 배 많은데 외국 국적자의 거의 절반이 중국인이다. 결국 현행법 상 건강보험 혜택을 가장 많이 누리는 외국 국적자는 중국인인 셈이다. 그렇다면 재외동포법과 재외동포재단법은 중국 국적자 즉, 조선족을 염두에 두고 만들었다고 추론할 수 있다.

외국인과 재외국민 관련 건강보험법 변천(출처: 국민건강보험공단)

2011.12.31 재외국민 및 외국인 피부양자의 요건 신설

2016.03.22 재외국민 및 외국인의 건강보험 가입 요건 및 보험료 부과·징수에 관한 사항 규정

2019.01.15 외국인·재외국민이 일정 요건을 충족할 경우 지역가입자로 당연가입 되도록 하고, 외국인·재외국민인 지역가입자가 외국 보험 등의 적용을 받아 건강보험 가입이 불필요할 경우 가입 제외를 신청할 수 있도록 함

2020.04.07 보험료 면제 사유 중 국외 체류 사유에 해당하는 경우에는 1개월 이상의 기간으로서 대통령령으로 정하는 기간 이상 국외 체류하는 경우에만 보험료를 면제받을 수 있도록 함

동포 여부를 떠나서 외국 국적자가 대한민국 국민과 동일하게 건강보험 혜택을 누리는 가장 큰 이유는 건강보험이 우리나라의 유일한 의료제도이기 때문이다. 모든 의료기관이 건강보험 요양기관이므로 이들이 의료서비스를 받으려면 건강보험 안으로 들어올 수밖에 없는 구조다. 그러므로 건강보험이라는 공적 의료제도(공공의료) 외에 사적 의료제도가 필요하다. 이를 위해서는 요양기관 당연지정제를 계약제로 전환해야 한다.

국민건강보험의 적용대상은 바로 '대한민국 국민'이다. 혈통이나 민족을 따지자는 것이 아니다. 귀화하여 대한민국 국적을 취득한 외국인도 역시 대한민국 국민이다. (대신 귀화시험에서 한국어와 대한민국 역사의 비중을 더 늘려야 한다. 조선이 아니라 대한민국의 역사를 알아야 대한민국 국민이 될 자격이 있다) 대한민국 국민은 대한민국의 건국이념에 동의하고 이를 한국어로 설명할 수 있는 사람이어야 한다. 대한민국의 건국을 부정하거나 태어나서는 안 될 나라라고 생각하는 사람은 대한민국 국민이 아니다. 국민건강보험을 이용할 자격이 없다.

재외국민은 대한민국 국민이므로 필요한 경우 일시적으로 귀국하여 건강보험 혜택을 받을 수 있어야 한다. 단, 그동안 밀린 건강보험료를 납부해야 한다. 그러나 외국 국적자를 '동포'라는 전근대적인 이름으로 포장해서 건강보험 적용대상에 포함시키는 것은 잘못된 일이다. 정치적 의도가 의심된다. 독립투사의 후손이라는 주장만 하지 말고, 6·25 때 한국군의 적이었다는 역사적 사실도 직시해야 한다. 대한민국 정부가 예우해야 하는 대상은 '조선'을 위해서 독립운동한 사람들의 후예가 아니라, '대한민국'을 지키기 위해서 전사한 사람들의 후예다.

외국 국적자이지만 재외동포라는 자격으로 우리나라에서 건강보험 혜택을 누리는 유방암 환자의 사례를 통해서 건강보험의 적용대상에 대해서 살펴보았다. 작은 구멍 하나에 둑이 무너지듯이 잘못된 제도로 인해 국민의 기본권의료가 침해받을 수 있다. 그러므로 대한민국 국민을 위한 공적 의료보험 공급자(건강보험 요양기관)와 외국인을 위한 사적 의료보험 공급자(민간보험 계약기관, 영리병의원)로 분리해야 한다. 공급자와 재정을 분리해야 외국 국적자 때문에 대한민국 국민이 소외되는 일이 일어나지 않는다.

대한민국 정부는 국민의 생명과 재산과 주권을 보호할 의무가 있다. 그 것이 바로 국가의 존재 이유다. 그러므로 보건복지부는 국민건강보험의 적용대상을 대한민국 국민으로 재정의하라!

참고문헌

OECD. Waiting times for elective surgery. Health at a Glance 2021: OECD Indicators. https://www.oecd-ilibrary.org/sites/ae3016b9-en/1/3/5/12/index.html?itemId =/content/publication/ae3016b9-en&_csp_=ca413da5d44587bc56446341952c2 75e&itemIGO=oecd&itemContentType=book

OECD. International migration of doctors and nurses. Health at a Glance 2021: OECD Indicators. https://www.oecd-ilibrary.org/sites/ae3016b9-en/1/3/8/11/index. html?itemId =/content/publication/ae3016b9-en&_csp_=ca413da5d44587bc564 46341952c275e&itemIGO=oecd&itemContentType=book

국민건강보험공단, 건강보험심사평가원. 2022.11.09. 2021 건강보험통계연보. https://www. nhis.or.kr/nhis/together/wbhaea01600m01.do?mode=view&articleNo=10829438 &article.offset=0&articleLimit=10&srSearchVal=2020+%EA%B1%B4%EA%B0%9 5%EB%B3%B4%ED%97%98%ED%86%B5%EA%B3%84%EC%97%B0%EB%B 3%B4

LAWnB. 2022.12.13. 재외동포의 출입국과 법적지위에 관한 법률. https://www.lawnb. com/Info/ContentView?sid=L000001999

한국민족문화대백과사전. 재외동포의출입국과법적지위에관한법률. https://100.daum.net/ encyclopedia/view/14XXE0073369

외교부. 재외동포 정의 및 현황. https://www.mofa.go.kr/www/wpge/m_21507/contents.do

5

대한민국 국민이 아닌데-외국인 피부양자

　2021년 봄, 30대 후반의 러시아 여성이 내원했다. 한국어를 전혀 못해서 통역이 필요했다.

　지난 달 러시아에서 유방암으로 진단받았지만 본국에서 치료를 받지 않고 한국행을 선택했다. 코로나 사태가 한창이었으나 최대한 서둘러 입국했고, 격리기간이 끝나고 바로 내원했다.

　엄마가 한국계 러시아인이다. 조부모가 사할린으로 이주한 조선인이라고 한다. 엄마가 한국에서 호텔(?)에 근무하고 있어서 건강보험 직장가입자의 피부양자로 신청했다고 자랑스럽게 말한다. 엄마가 대한민국 국적을 취득했는지 여부는 물어보지 못했다.

　진행된 유방암이어서 바로 수술하지는 못하고 선행 항암요법을 시행한 후에 수술을 하기로 결정되었다. 수술 전 검사를 여러 가지 시행하다가 우연히 갑상선암이 추가로 발견되었다. 급한 것은 아니어서 유방암 수술을 받을 때 갑상선암 수술을 같이 받기로 했다. 수술을 두 가지나 해야 하고, 유방암 수술 전후에 항암치료도 필요하고, 유방보존수술 예정이므로 수술 후에 방사선치료도 필요하다. 그러나 중증질환 산정특례를 적용받으므로 급여비의 5%만 부담하면 된다. 본인부담 상한제 역시 대한민국 국민과 동일하게 적용된다.

본인부담 상한제란 과도한 의료비로 인한 가계부담을 줄이기 위하여 건강보험 본인부담금이 개인별 상한액을 초과하는 경우 그 초과금액을 건강보험공단에서 부담하는 제도다(출처: 국민건강보험). 그러나 비급여, 선별급여, 전액 본인부담, 임플란트, 상급병실(2~3인실)입원료, 추나요법, 상급종합병원 경증질환 외래 재진 본인일부부담금 등은 제외된다.

본인부담 상한액(2021년 기준)

요양병원 입원일수	연평균 보험료 분위(저소득→고소득)						
	1분위	2~3분위	4~5분위	6~7분위	8분위	9분위	10분위
120일 이하	83만원	103만원	155만원	289만원	360만원	443만원	598만원
120일 초과	128만원	160만원	217만원				

(출처: 국민건강보험)

우리 병원의 러시아어 통역사는 카자흐스탄 출신의 결혼이주여성(대한민국 국적 취득)인데 자신의 일처럼 기뻐했다. 거의 공짜로 치료받을 수 있으니 정말 다행이라고…. 문제의식이 전혀 없다.

이 환자는 가정주부인데다 한국어를 전혀 못 하니 취업을 못 한다. 취업 생각 자체가 없고 치료받는 것에 집중하고 싶어 했다. 수술 전후 항암치료가 필요하므로 체류기간은 1년 정도다. 체류기간 동안 러시아에 남아있는 남편과 자녀를 한국으로 초청하는 방법을 알아보려고 한다. 안되면 러시아로 돌아가야겠지만 가능하다면 가족과 같이 한국에서 살고 싶다고….

외국인 근로자의 피부양자

외국인 근로자는 2006년부터 건강보험 적용을 받고 있다. 외국인이나 재외국민이 건강보험 적용 사업장에 근무하거나, 공무원 또는 교직원으로 근무하는 경우는 국민건강보험의 의무가입 대상이다. 이 경우 외국인 등록 또는 국내거소신고 등록이 필수이므로 외국인 근로자라 하더라도 불법체류자는 건강보험 적용대상이 아니다.

외국인 지역가입자는 (2019년 7월 16일부터) 체류기간이 6개월을 경과해야 건강보험에 가입되지만 외국인 피부양자는 지역가입자와 달리 입국 즉시 건강보험을 이용할 수 있다. 보건복지부는 외국인 피부양자도 입국 6개월이 경과한 후부터 건강보험을 적용하겠다고 밝힌 바 있다(중앙일보, 2022). 그러나 필자가 알기로는 관련법이 아직 개정되지 않았다.

건강보험은 사회보험이므로 모든 가입자가 보험료를 납부하는 것이 원칙이다. 보험료 납부에 대한 반대급부로 의료서비스를 제공받기 때문에 '급여'라고 부른다. 그러므로 피부양자의 무임승차를 허용하는 것은 건강보험의 취지에 어긋난다. 이것은 외국인뿐만 아니라 자국민도 마찬가지다. 필자가 알기로는 피부양자의 무임승차를 허용하는 나라는 일본과 한국밖에 없다.

우리 국민도 문제지만 외국인의 피부양자 무임승차가 더 문제인 이유는 외국인은 피부양자 숫자가 상대적으로 많기 때문이다. 우리나라는 이미 핵가족화가 진행되어 부양가족이 많지 않다. 직장가입자의 부양률은 2017년 1.19명에서 2021년 0.95로 감소했다(출처: 국민건강보험).

건강보험 적용인구(2021년 말 기준) (단위: 천 명, 천 세대)

구분	2017년	2018년	2019년	2020년	2021년
합계	50,941	51,072	51,391	51,345	51,412
직장	36,899	36,990	37,227	37,150	37,180
가입자	16,830	17,479	18,123	18,543	19,090
피부양자	20,069	19,510	19,104	18,607	18,090
부양률(명)	1.19	1.12	1.05	1.00	0.95
지역	14,042	14,082	14,164	14,195	14,232
세대수	7,786	8,053	8,377	8,590	8,817
세대원	7,501	7,404	7,207	7,062	6,739

(자료: 국민건강보험)

건강보험료를 내지 않는 피부양자 수가 지난 5년 동안 감소했으나 외국인 피부양자 수는 오히려 증가했다. 국민건강보험 자료에 의하면 가입자 중 피부양자는 2017년 약 2천만 명에서 2021년 1천8백만 명으로 꾸준히 감소하는 추세다. 반면, 외국인 피부양자 수는 2017년 약 18만 명에서 2021년 약 19만 명으로 소폭(1.3p%)이지만 증가했다(머니투데이, 2022).

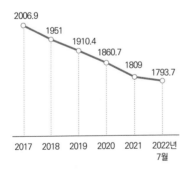

건강보험 피부양자 수:
2017년-2022년 상반기(단위: 만명)

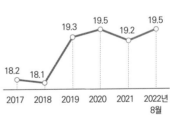

외국인 피부양자 수:
2017년-2022년 상반기(단위: 만명)

(출처: 머니투데이. 원자료: 국민건강보험)

피부양자 무임승차 폐지해야

외국인 피부양자에 투입되는 건강보험 재정은 더 많이 증가했다. 2017년 1,860억 원에서 2021년 2,772억 원으로 49%나 늘어났다. 외국인 피부양자 한 명에게 투입된 급여비도 2017년 102만 원에서 2021년 144만 원으로 41%나 증가했다. 2021년 기준으로 건강보험 적용인구 5,141만 명 중 외국인은 124만 명이다. 외국인 비율이 2.4%에 불과하지만 급여비는 지난 5년간 49%씩 증가했다. 저출산율 때문에 외국인의 유입을 피할 수 없는 상황인데 외국인 피부양자의 무임승차가 계속 되면 보험 재정이 괜찮을까?

건강보험에서 피부양자의 무임승차제도를 없애야 한다. 외국인은 물론이고 대한민국 국민이라도 무임승차를 허용하면 안 된다. 직계존속과 직계비속 중 소득이 없는 가족만 피부양자로 인정하고, 피보험자의 보험료를 감안하여 소득이 없는 배우자와 성인자녀의 숫자만큼 보험료를 부과해야 한다. 대만도 그렇게 하고 있다. 한편 미성년 피부양자의 건강보험료는 국가가 대납 또는 지원해야 한다. 이것은 저출산 문제를 해결하기 위해서도 필요하다.

대만 건강보험의 피부양자

한국의 건강보험 이름은 국민건강보험이고 대만의 건강보험 이름은 전민건강보험이다. 대만도 피부양자 개념은 있지만 우리와 달리 보험료를 부과한다.

대만의 피보험자는 6가지 유형이 있다(김계현, 2020). 우리는 보험료 부과

방식이 직장가입자와 지역가입자가 서로 다르지만 (의료보장의 원칙에 위배됨) 대만은 우리와 달리 월소득에 근거한 표준소득등급표(10계층 54등급)를 전 국민에게 동일하게 적용하여 보험료를 부과한다. 월소득이 불규칙적인 자 영업자와 농민은 일정 등급을 적용한다.

대만 전민건강보험의 피보험자 유형과 피부양자

유형	피보험자	피부양자
제1군 임금근로자	① 공무원, 정부기관·공사립학교 교직원 ② 공공·민영사업 또는 기관의 근로자 ③ 근로자 ④ 고용주 또는 고소득 자영업자 ⑤ 전문직업인 및 기술자	① 배우자 ② 직계존속 ③ 직계비속: 20세 미만이거나 무직 혹은 20세 이상인 생활무능력자 또는 학생
제2군 자영업자	① 일정한 고용주가 없거나, 자영업자로서 직업별 노조에 가입한 자 ② 선원노조 총연합회에 가입하거나 선장동업조합의 회원인 선원	
제3군 농어민	① 농민협회 회원 또는 만15세 이상으로서 실제로 농업에 종사하는 자 ② 일정한 고용주가 없거나 자영 작업을 하며 어민협회 회원이거나, 만15세 이상으로서 실제로 어업에 종사하는 자	
제4군 직업군인	① 병영에서 복무하는 병역의무자, 국군군사학교 및 군장학생, 국방부의 인정을 거친 무의탁 군인가족 및 구제기간의 군인 유가족 ② 병역 복무 대체 기간의 병역 적령기 남자	위와 동일하나 직계비속은 피보험자의 동거인만 적용
제5군 저소득층	사회보장법의 규정에 부합하는 저소득 세대 구성원	① 배우자 ② 직계존속 ③ 방계혈족 또는 피보험자의 동거인
제6군 퇴역군인·기타	① 제대 군인·제대 군인 유족의 세대주 ② 제1-5군 및 6-①의 피보험자로 분류되지 않는 세대주	1,2,3군과 동일

(출처: 김계현, 2020)

보험료는 피보험자, 사용자, 정부가 공동으로 부담하는데 유형에 따라 분담비율이 다르다(김계현, 2020). 예를 들어 제1군 중 공무원은 피보험자와 고용자(정부)가 30:70으로 부담하고 교원은 피보험자, 사용자, 정부가 30:35:35의 비율로 부담한다. 근로자는 피보험자, 사용자, 정부가 30:60:10의 비율로 부담한다. 그 외의 제1군은 피보험자가 100% 부담한다. 자영업자는 피보험자와 정부가 60:40으로 부담하고, 농어민은 피보험자와 정부가 30:70으로 부담한다. 군인, 저소득층, 퇴역군인은 정부가 100% 부담한다. 대만은 정부의 부담율이 우리보다 높고 피보험자와 사용자의 부담율은 우리보다 낮다.

우리는 직장가입자만 피부양자를 인정하지만 대만은 모든 유형에 피부양자를 인정한다. 그러나 피부양자도 피보험자와 동일한 액수의 보험료를 납부하는 점이 우리와 다르다. 피부양자 수의 제한이 있는 것도 우리와 다르다. 최대 3명까지 인정하지만 실제로는 맞벌이 가구가 많아서 가구당 평균 피부양자는 0.7명에 불과하다. 우리는 2021년 기준으로 0.95명이며 대만보다 피부양자가 많다.

대만의 피부양자 정책이 바람직하다. 피부양자에게 보험료를 부과하려면 1) 직장가입자든 지역가입자든 상관없이 동일하게 소득 기반의 보험료 부과체계를 만들고, 2) 소득구간을 만들고, 3) 소득구간에 따라 보험료율을 적용하면 된다. 현재는 보험료 부과체계가 이원화되어 있어서 직장가입자는 소득기준, 지역가입자는 소득과 재산 기준으로 부과하고 있다.

우리나라는 건강보험료 부과가 형평적이지 않은 것이 문제다. 건강보험료를 20구간으로 나누었을 때 2021년 기준으로 하위 1분위(5% 저소득층)의 월 평균보험료는 1만 9,988원이고, 상위 20분위(5% 고소득층)는 48만 9,211원이다(출처: 국민건강보험) 즉, 상위 5% 국민은 하위 5% 국민보다 건강보험료를 24배나 많이 납부하고 있다.

보험료분위별 건강보험료(2021년 기준)

구분	세대수(세대)	최대보험료(원)	평균보험료(원)	적용인구수(명)
계	27,083,098	3,523,950	120,603	49,924,719
1분위	1,354,154	34,300	19,988	1,937,389
2 분위	1,354,155	50,900	32,428	1,943,917
3 분위	1,354,154	61,600	42,479	2,114,567
4 분위	1,354,156	63,450	47,191	1,963,396
5 분위	1,354,155	67,170	49,046	1,858,768
6 분위	1,354,154	70,310	52,336	1,990,563
7 분위	1,354,156	75,460	57,014	2,040,970
8 분위	1,354,154	81,310	63,378	2,025,946
9 분위	1,354,155	86,650	70,856	2,140,221
10 분위	1,354,156	94,250	79,747	2,219,156
11 분위	1,354,154	102,880	90,047	2,299,634
12 분위	1,354,155	111,130	100,771	2,378,198
13 분위	1,354,154	122,100	113,596	2,519,309
14 분위	1,354,156	135,910	126,216	2,544,311
15 분위	1,354,155	151,740	141,917	2,813,608
16 분위	1,354,154	176,110	161,804	2,996,763
17 분위	1,354,156	209,150	186,349	3,227,406
18 분위	1,354,154	254,090	219,472	3,509,594
19 분위	1,354,155	326,830	268,217	3,675,956
20 분위	1,354,156	3,523,950	489,211	3,725,047

주) 1. 2121년 12월말 기준
　　2. 직장인 산정보험료 기준이며, 지역은 부과보험료 기준
　　3. 직장보험료는 임의계속보험료 및 소득월액보험료 제외
(출처: 국민건강보험)

상당수 국민은 고소득자가 건강보험료를 많이 내는 것이 뭐가 문제냐고 생각할 것이다. 그러나 건강보험은 소득재분배의 수단이 아니다. 사회보험 제도는 건강을 매개로 보험료를 공동부담하여 사회연대(Social Solidarity)를 이루는 제도이므로 인당 정액제로 보험료를 부과하는 것이 원칙이다. 건강보험료에 소득재분배 기능을 약간 가미하여 정률제(소득비례)로 부과할 수는 있지만 정률제라 하더라도 소득수준별 보험료의 차이가 과도하면 안 된다.

대부분의 국가는 최고보험료와 평균보험료의 차이를 3-4배 정도로 정한다. 즉 고소득자인 경우 본인의 보험료 외에 2~3인의 보험료를 추가로

부담하는 수준에서 사회연대의 범위를 설정한다. 그런데 우리나라는 그 차이가 29배 이상이다. 평균보험료가 120,603원인데 최대보험료는 무려 3,523,950원이기 때문이다. 국민건강보험법 시행령 제32조에 의하면 최고보험료의 상한을 평균보험료의 30배로 정하고 있다(출처: LAWnB). 이는 고소득자라는 이유로 '징벌적 보험료'를 부과하는 것이다. 그들은 이미 소득세를 통해서 소득재분배에 기여하고 있으므로 건강보험료를 징벌적으로 부과하는 것은 사유재산을 침해하고, 경제적 자유를 제한하는 것이다. 우리나라처럼 징벌 수준의 건강보험료를 부과하는 의료보장국가는 없다. 독일의 경우 최고보험료는 평균보험료의 1.2배에 불과하다(Busse and Blümel, 2014)

이런 상황에서는 피부양자 무임승차를 폐지하기가 어렵다. 예를 들어, 현재 상위 5%의 고소득자는 월 평균보험료가 약 49만 원인데 배우자가 전업주부이고, 미취업 자녀(대학생, 대학원생)가 두 명 있다면 피부양자에게 보험료를 부과하는 경우 건강보험료를 매월 200만 원 내야한다. 소득이 아무리 많아도 이것은 공정하지 않다. 대한민국 국민의 약 40%가 세금을 내지 않는 상황에서 이들은 이미 소득세를 40%나 내고 있기 때문이다.

소수에게 과도하게 부담을 지우기보다는 전원이 골고루 부담하는 것이 바람직하다. 대한민국 국민이 부러워하는 복지국가 스웨덴이 복지수준을 유지할 수 있는 이유는 핀셋 같은 부자 과세정책이 아니라, 중산층과 저소득층에 대한 폭넓은 과세정책이다(박지우, 2022). 바로 티끌 모아 태산 개념이다.

피부양자에게 보험료를 부과하려면 건강보험료 구간을 줄이고 보험료 차이를 줄여야 한다. 그렇게 해야 사회연대가 가능하다. 이와 더불어 근로자가 아닌 외국인을 건강보험에서 배제해야 한다. 그들은 사회연대의 대상이 아니기 때문이다.

　외국인 근로자의 피부양자 무임승차 사례를 통해서 건강보험료의 부과 방식에 대해서 살펴보았다. 합법적인 외국인 근로자뿐만 아니라 우리 국민도 피부양자에게 건강보험료를 부과해야 한다. 다만 미성년 자녀의 보험료는 국가가 부담해야 한다.

　우리나라는 건강보험료 부과체계가 이원화되어 있고, 직장가입자의 피부양자에게 무임승차를 허용하는 반면, 높은 소득세율을 적용받는 고소득층에게 징벌적 보험료를 추가로 부과함으로써 사회연대라는 건강보험의 기본정신을 훼손하고 있다. 따라서 보험료 부과체계를 단일화하고 공정하게 만들어야 피부양자 무임승차를 없앨 수 있다. 그렇게 해야 사회연대의 결속력과 건강보험 재정건전성을 높일 수 있다.

참고문헌

국민건강보험. 본인부담상한제. 의료비지원. https://www.nhis.or.kr/nhis/policy/wbhada
　　14200m01.do
중앙일보. 2022.12.08. 韓 오자마자 건보 9000만원 혜택…외국인 장인 '먹튀' 막는다. 2022.
　　12.08. https://www.joongang.co.kr/article/25124134
국민건강보험공단, 건강보험심사평가원. 2022.11.09. 2021 건강보험통계연보. https://www.
　　nhis.or.kr/nhis/together/wbhaea01600m01.do?mode=view&articleNo=10829438
　　&article.offset=0&articleLimit=10&srSearchVal=2020+%EA%B1%B4%EA%B0%9
　　5%EB%B3%B4%ED%97%98%ED%86%B5%EA%B3%84%EC%97%B0%EB%B
　　3%B4
머니투데이. 2022.10.11. 5년간 건보 피부양자 줄었는데…외국인은 늘었다. https://news.

mt.co.kr/mtview.php?no=2022101114345727880

이은혜. 2021.02.15. 건강보험의료가 공공의료다. 공공의료라는 파랑새. 기파랑.

김계현. 2020. 한국 일본 대만의 건강보험제도. 의료정책연구소.

Busse and Blümel. 2014. Health Care Systems in Transition: Germany, European Observatory on Health Care Systems and Policies, Copenhagen: WHO Europe.

박지우 2022.01.15. 세상에서 가장 불편한 세금의 진실. 행복한 나라의 불행한 사람들. 추수밭.

LAWnB, 국민건강보험법 시행령. https://www.lawnb.com/Info/ContentView?sid=L000002813#P32

6

대한민국 국민이 아닌데 - 외국인·재외국민의 건강보험료

2022년 초, 북쪽 말씨를 쓰는 80대 여자 환자가 내원했다.

3개월 전에 중국에서 유방촬영검사를 했는데 이상소견이 발견되었다. 유방암검사는 그게 처음이었고 유방암을 의심할만한 증상은 없다.

"한국에는 어떻게 오신 거예요? 가족이 있으세요?"

"아들이 셋이나 한국에 살아요."

이 할머니는 조선족이고 중국에서 혼자 살고 있다. 말이 계속 바뀌어서 확실하지는 않지만 아들들이 현재는 한국에 체류하지 않는 것 같다. 아무튼 그 환자는 본인이 한국에서 진료받을 '자격'이 충분하다는 것을 필자에게 어필하고 싶어하는 것 같았다.

이상소견이 있다는 말을 듣고 놀라서 한국에 있는 딸에게 전화를 했다. 한국이 의료비가 싸고 의사들 실력이 좋으니 건너오라고 했다. 중국 의사는 못 믿는다며….

환자의 딸은 부천 소재 유아교육기관에서 주방일을 하고 있다. 그래서 이 환자는 건강보험 직장가입자의 피부양자다.

한국에 입국해서 2주간 자가격리를 하고, 외국인등록증을 발급받고, 코로나19 백신접종을 완료하는 데 두 달이 걸렸다고 한다.

유방촬영검사에서 오른쪽 유방에 비대칭 음영(Asymmetry)이 있었다. 초음파검사에서는 고형 종괴였고 형태를 감안했을 때 유방암 가능성이 약간 의심되는 병변(Low Suspicion for Malignancy)이었다.

초음파 유도하에 조직검사를 시행했고 비정형 유두종(Atypical Papilloma)으로 진단되었다. 유두종은 암은 아니지만 조직소견이 다양해서 종괴 일부에 암세포를 포함하고 있을 가능성이 있다. 그래서 수술로 제거하는 것이 일반적이다. 그 결과 암으로 판명되면 정식으로 유방암 수술을 한다.

그러나 환자가 매우 고령이어서 기대여명이 길지 않거나, 기저질환으로 전반적인 건강상태가 나빠서 전신마취를 했을 때 합병증이 발생할 가능성이 있다면 수술 대신 추적검사만 할 수도 있다.

수술 외의 대안

수술 말고 맘모톰(Mammotome; Vacuum-assisted Breast Excision) 시술로 제거할 수도 있다. 맘모톰 시술의 장점은 입원이나 전신마취가 필요 없는 데다, 흉터가 거의 없다는 점이다. 그래서 흉터를 걱정하는 젊은 여성들이 양성 종괴를 없앨 목적으로 맘모톰 시술을 많이 받는다. 그런데 맘모톰 시술은 '최소 수준'을 벗어나므로 기본권의료가 아니다. 비급여진료 즉 '상품의료'에 해당하므로 환자가 시술비 전액을 부담해야 한다.

맘모톰 시술은 의원급에서 주로 시행된다. 필자의 짐작으로는 맘모톰 시술이 개원한 외과 의사의 상당수를 먹여 살리는 것 같다. 그러나 이런 현상을 무조건 비난하기는 어렵다. 외과 의사가 전공의 4년 동안 수술하는 것을 배워도 (수련)병원을 벗어나 개원의가 되면 낮은 건강보험 급여수가로는 마취과 의사, 수술실 간호사, 병동 간호사, 병실 유지비 등을 감당할 수 없는 비참한 현실에 직접 부딪히기 때문이다. 그래서 외과 의사 입장에서는 맘모톰 시술이 전공을 그나마 살리면서 의원 운영에도 도움이 되는 효자 아이템이다.

환자 입장에서도 맘모톰 시술이 나쁘지 않다. 목돈을 지불하기는 하지만 실손의료보험에 청구하면 거의 대부분 돌려받을 수 있기 때문이다.

실손보험 등 민간보험은 보험료가 건강보험보다 더 비싸다. 한국보건사회연구원의 보고서에 의하면 실손보험에 가입한 응답자 중 63.3%가 월평균 건강보험료보다 민간보험료를 더 많이 내고 있다(김남순, 2015). 실손보험료는 인상률도 더 높다. 실손보험 인상률은 2021년 10~12%, 2022년 14.2%였는데 같은 기간 동안에 건강보험료 인상률은 각각 6.86%, 6.99%였다(한국보험신문, 2022; 국민건강보험). 2023년 실손보험료는 정부의 압박에 의해 평균 8.9% 인상되지만 건강보험료는 7.09% 인상에 그쳤다.

이 환자는 당뇨병과 고혈압이 있었지만 전신마취가 위험한 정도는 아니었고, 환자도 수술로 제거하기를 원했다. 게다가 이왕 왔으니 중국에 돌아가지 않고 한국에서 계속 살고 싶어 했다. 중국에서는 당뇨병과 고혈압 치료를 제대로 받지 못했으니 한국에서 치료받고 싶어 했다. 그래서 내분비내과와 심장내과 교수가 환자를 진료했고, 몇 가지 검사를 시행한 후 한 달 치 약을 처방했다. 이 모든 것에 대해서 건강보험을 적용받았다. 처방약도 마찬가지다.

직장가입자의 피부양자는 건강보험료가 면제된다. 보험료를 한 푼도 내지 않았고 앞으로도 내지 않을, 그러나 앞으로 아플 일만 남은 외국 국적자가 대한민국 국민과 동일하게 건강보험 혜택을 받느라 건강보험 재정이 축나고 있다. 필자는 공공의료(=건강보험의료) 종사자로서 대한민국 '국민'을 위해서 일하고 싶지, '외국 국적자'를 위해서 일하고 싶지 않다. 인도주의 정신을 발휘하라고? 전쟁 중에 다친 것도 아니고, 죽고 사는 문제도 아닌데? 게다가 중국에 제류하는 대한민국 국민은 이런 혜택을 못 받는데 왜 우리만?

외국인·재외국민의 건강보험료

6개월 이상 국내에 체류한 외국인과 재외국민 중 건강보험 미가입자(=직장가입자가 아니거나, 직장가입자의 피부양자가 아닌 사람)는 2019년 7월 16일부터 건강보험 지역가입자로 당연가입되어, 대한민국 국민과 동일하게 보험급여 혜택을 받는다(출처: 국민건강보험).

지역가입자인 재외국민의 건강보험료는 소득 및 재산에 따라 개인(가족) 단위로 산정된다. 즉, 지역가입자의 건강보험료는 가입자의 소득, 재산(전월세 포함), 자동차 등을 기준으로 보험료 부과점수를 합산하고, 여기에 점수당 금액(2023년 기준 208.4원)을 곱하여 보험료를 산정한 후, 경감률을 적용한다(출처: 국민건강보험). 산정된 보험료가 전년도 11월의 전체가입자 평균보험료(143,840원)보다 적은 경우는 평균보험료를 적용한다. 건강보험료 경감대상 및 경감율은 섬·벽지 50%, 농어촌 22%, 노인·장애인·한부모가족 10~30% 등이다.

외국인은 본국의 재산이나 소득을 파악하기 어려우므로 평균보험료를 부과한다. 난민은 평균보험료를 적용하지 않고 내국인과 동일하게 소득 및 재산에 따라 보험료 산정하는데 이것은 건강보험료를 경감해 준다는 의미다. 요즘 난민은 비행기로 입국하지만 그런 난민도 부동산이나 자동차 등 재산은 없기 때문이다. 현찰은 있겠지만… 그래서 난민에게는 연소득 336만 원 이하인 지역가입자에 준해서 월별 보험료 하한액인 19,780원이 '부과'된다. 그러나 실제 납부액은 이보다 적다.

외국인과 재외국민 중 소득금액이 360만 원 이하이면서 재산과표가 1억 3,500만 원 이하인 경우(유학생, 연수생 등)는 건강보험료의 50%(2023년 기준)를 경감해준다(출처: 국민건강보험). 같은 조건이면서 종교(D-6), 인도적체류허가자(G-1-6) 및 그 가족(G-1-12)은 30%를 경감해 준다. 섬·벽지에 거주하거나 (준)농어촌에 거주하면 대한민국 국민과 동일하게 각각 50%, 22%를 경감해 준다.

외국인과 재외국민은 대한민국 국민과 달리 건강보험료를 한 달 선납한다. 즉, 다음 달 보험료를 매월 25일까지 미리 납부하는 것이다. 보험료를 체납하는 경우에는 납부기한 다음 달 1일부터 완납할 때까지 의료기관 이용 시 건강보험 혜택에 제한을 받는다. 그러나 현실에서는 의료기관이 환자의 건강보험 자격을 일일이 확인하지 않는 경우가 많고, 미납자가 지인의 명의를 도용하여 진료를 받는 사례도 적지 않다.

외국인이 건강보험 재정을 축내는 것이 아니라 오히려 흑자 재정에 기여한다는 주장이 있다. 외국인이 건강보험료로 낸 돈보다 보험급여를 적게 받는다는 것이다(연합뉴스, 2022). 기사에 의하면 2021년 국내 거주 외국인이 낸 보험료는 1조 5,793억 원이었지만 건강보험 급여 총액은 1조 668억 원이었으므로 건보공단은 5,125억 원의 재정수지 흑자를 봤다고 주장한다. 2021년 한해만 그런 것이 아니라 2018년 2,255억 원, 2019년 3,658억 원, 2020년 5,729억 원 등 최근 4년간 총 1조 6,767억 원의 누적 흑자를 냈다는 것이다.

건강보험에서 외국인 재정수지: 2018년–2021년 (단위: 명, 억원)

연도	보험료부과(A)			급여비(B)			차이 (A-B)
	계	직장	지역	계	직장	지역	
2021	15,793	11,145	4,648	10,668			5,125
2020	14,915	10,424	4,491	9,186			5,729
2019	12,530	9,907	2,623	8,872			3,658
2018	9,733	8,584	1,149	7,478			2,255

(자료: 연합뉴스, 국민건강보험공단)

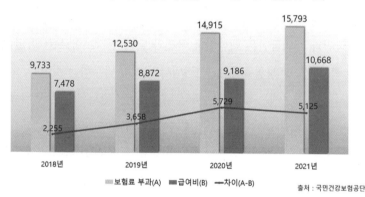

외국인 가입자 건강보험 재정수지 현황: 2018년–2021년(단위: 억원)

(자료: 연합뉴스, 국민건강보험공단)

그러나 이런 주장은 세 가지 측면에서 문제가 있다. 첫 번째는 유물론적이다. '돈'만 고려했지 '사람'은 전혀 고려하지 않았다. 의사와 간호사 등 의료인은 한정된 인적자원인데 외국인이 건강보험 서비스를 받으면 그만큼 대한민국 국민이 소외된다. 외국인 때문에 우리 국민의 진료순서가 뒤로 밀리더라도 돈이 축난 것은 아니니 괜찮다는 말인가?

두 번째는 지역가입자와 직장가입자를 섞어서 본질을 호도했다는 것이다. 기사에 의하면 2022년 7월 말 기준 외국인 가입자는 약 128만 명이고 이 중에서 직장가입자는 50만 명, 피부양자는 20만 명, 지역가입자는 약

58만 명이다. 보험료를 내는 사람은 직장가입자 50만 명과 지역가입자 58만 명이고 이들이 납부한 보험료는 각각 1조 1천 145억원과 4,648억 원이다. 지역가입자가 숫자가 더 많지만 보험료는 절반에도 미치지 못한다. 피부양자를 합쳐도 직장가입자가 보험료를 더 많이 낸다. 그런데 직장가입자는 대개 젊기 때문에 건강보험을 이용할 일이 적다. 이들의 피부양자와 지역가입자가 주로 건강보험을 이용한다. 특히, 지역가입자가 문제다.

그래서 건보공단 관계자는 "외국인 지역가입자 의무가입 조치 이후 그간 상당한 적자 상태였던 외국인 지역가입자 재정수지도 점차 개선되고 있다"고 실토했다(연합뉴스, 2022). 즉, 문제는 외국인 지역가입자이고 이들은 예전부터 건강보험 재정을 과도하게 소모했고 지금도 여전하다. 그런데도 건보공단은 지역가입자의 재정적자를 은폐하기 위해서 직장가입자와 지역가입자를 같이 엮었다. 지역가입자가 직장가입자보다 건강보험 재정을 더 많이 사용하는 것은 우리 국민 역시 마찬가지다. 그러나 우리 국민은 사회연대를 위해서 그럴 수 있다고 하더라도, 외국인까지 포함해서 사회연대를 이뤄야 하는 이유는 없다. 도대체 이들은 누구를 위해서 외국인을 변호하는가?

세 번째는 코로나 사태를 전혀 고려하지 않았다는 점이다. 건강보험은 2017년까지 계속 흑자를 내면서 적립금을 쌓아왔지만 문재인 케어가 시작된 2018년부터 적자가 발생했다. 당기수지 적자규모는 2018년 1,778억이었고 2019년에 2조 8,243억으로 적자가 10배 넘게 넘게 증가했다. 그러나 코로나 사태의 영향으로 2020년에는 당기수지 적자가 3,531억으로 감소했고, 2021년에는 2조 8,229억의 당기수지 흑자를 기록했다(연합뉴스, 2023). 2022년에는 3조 이상의 흑자가 예상된다고 한다. (그럼에도 불구하고 건강보험료를 올리는 이유는 문재인 케어를 하느라 준비금을 많이 까먹어서 법이 정한 기준에 미달하기 때문이다) 즉, 외국인 건보료가 2020년과 2021년에 흑자를 낸 것은 코로나 사태라는 교란 변수의 영향이 크다.

그런데도 건보공단과 언론은 이 모든 것을 종합적으로 고려하지 않고 단지 수치(돈)만 강조하고 있다. 맨날 '사람이 먼저'라고 떠들면서 외국인 (특히, 중국인)만 사람이고, 그들 때문에 진료순서가 밀리는 대한민국 국민은 사람이 아닌가? 외국 국적자를 진료하느라 업무량이 늘어나는 의사와 간호사는 사람이 아닌가?

조선족은 누구인가?

조선족은 우리와 같은 '혈통'이기는 하지만 중국인이다. 한국계 중국인이라고 부르든, 재중동포라고 부르든, 아무튼 대한민국 국민은 아니다. 대한민국 헌법 제3조는 대한민국의 영토를 '한반도와 그 부속도서'라고 명시하고 있으므로 헌법적으로는 조선족이 아니라 북한 주민이 대한민국 국민에 포함된다.

조선족은 중국에서 법적으로 소수민족의 지위를 갖는다. 전체 소수민족 중 1.61%(13위)를 차지하고 있으나 인구가 감소하고 있다. 1992년 한중 수교 이후에 한국 정부의 특별 대우로 상당수가 대한민국으로 이주했기 때문이다. 한중 실크로드국제교류협회에 의하면 현재 약 80만 명의 조선족이 한국에 거주하고 있다(연합뉴스, 2022). 이는 중국 거주 조선족보다 더 많은 수치다.

조선족의 조상들이 일제시대에 만주에서 독립운동을 했으니 그 자손들을 당연히 예우해야 하는 것일까? 소설 《백 년 동안의 침묵(박정선, 2011)》이나 《이회영과 젊은 그들(이덕일, 2009)》을 보면 만주로 이동했던 사람들의 상당수(또는 최소한 일부)는 독립운동과 관련이 있다. 그런데 그들이 원했던 "독립"은 이씨 조선의 독립이었지 대한민국이 아니었다. 만주나 러시아로 이동했던 상당수는 공산주의자나 무정부주의자가 되기도 했다. 게다가 그들은 자유대한민국이 건국된 후에도, 중국 공산당이 집권(1949년)한 후에도 대한민국으로 돌아오지 않았다. 그들은 설날에 한복을 입고 세배를 하지만 한민족의 정체성보다는 중국인의 정체성이 더 강하다(BBC 코리아, 2022).

6·25 전쟁 때 모택동이 보낸 인민해방군의 주력이 바로 만주에 거주하던 조선족이었다(안동 MBC RADIO, 2020). 6·25 전쟁을 취재한 미국인 종군기자 마거릿 히긴스가 조선족 출신의 중공군 병사들을 인터뷰한 자료에 의하면 국공내전 당시 중공 인민해방군 소속의 조선족 숫자는 5~6만 명이었고 전투력이 매우 높아서 독립부대로 활동하고 있었는데 그 부대가 그대로 6·25 전쟁에 투입되어 최선봉에 섰다. 그 후에 한국군이 서울을 탈환하고 압록강을 향해 북진하고 있을 때 이를 저지하기 위해서 모택동이 내려보낸 인해전술 부대에도 조선족이 많았다. 즉, 조선족은 갓 탄생한 대한민국의 생존을 위협하고, 한반도의 통일을 물리적으로 방해한 '행동대원'의 후손들이다. 그들은 동포이기도 하지만 반(反)대한민국 세력의 후예라는 이중 정체성을 가지고 있다.

그런데도 이들에게 대한민국 국민과 동일한 혜택을 주는 것이 바람직한가? 재외동포법 제11조에 의하면 국내거소신고를 한 외국국적동포는 군사시설보호구역 등을 제외하고 국내에서 부동산을 취득·보유·이용 및 처분할 때에 '대한민국 국민과 동등한 권리'를 갖는다. 외국 국적자가 자유롭게 부동산을 취득하도록 허용하는 나라가 전 세계에 얼마나 있을까? 또한 제16조에 의하면 외국국적동포는 '대한민국 국민과 동등하게 「국가

유공자 등 예우 및 지원에 관한 법률」 또는 「독립유공자예우에 관한 법률」
에 따른 보훈급여금을 받을 수 있다. 만주 등지에서 독립운동을 했다는 사
람들의 상당수는 공산주의자였고, 그들이 지향했던 독립은 자유대한민국
을 위협했다. 그런데도 대한민국 국민의 혈세로 그들과 그 후예를 독립유
공자로 예우하는 것이 과연 옳은지 의문이다.

외국인 참정권 문제

대한민국은 2005년부터 외국인에게 참정권을 허용하고 있다. 아시아
국가 중 최초이자 유일하다. 전 세계를 통틀어도 흔한 일은 아니다. 국내
에 거주하는 외국인 중 만 18세 이상이면서 영주권을 취득한 지 3년 이상
지나면 지방선거에 투표를 할 수 있다. 즉, 특별시장, 광역시장, 도지사 등
광역단체장과 시장, 군수, 구청장 등 기초단체장을 선출할 수 있다. 그 외
에 시·도의원(광역), 시·군·구의원을 선출할 수 있고 시·도교육감 선거도 참
여할 수 있다.

2020년 말 기준으로 건강보험에 가입된 외국인은 약 124만 명이다
(국민건강보험공단, 2022). 그리고 대한민국에 장기체류하는 외국 국적자의
43.5%가 조선족을 포함한 중국인이다(출처: 외교부). 문제는 중국이 우리와
같은 자유민주주의국가가 아니라는 점이다. 공산당이 독재하는 사회주의
국가에서 태어나고 자라서 한민족이라는 정체성보다 중국인이라는 정체
성을 더 중요하게 생각하는 사람들에게 투표권을 준다는 것은 국가의 안
보를 위협하는 매우 위험한 행위다. (필자는 대한민국의 주적이 북한뿐만 아니라 중
국 공산당이라고 생각한다)

외국인에게 참정권을 부여하는 것은 '상호주의' 원칙에 위배된다. 2022

년 3월 기준으로 6·1 지방선거의 외국인 유권자는 약 13만 명이고, 그중 중국인이 약 10만 명으로 약 80%(78.9%)를 차지하고 있다(경향신문, 2022). 우리나라는 양당구조여서 대부분 박빙으로 승부가 갈라진다. 특히 지방선거는 불과 몇 백 표 차이로 당락이 결정된다. 이런 상황에서는 6·25 전쟁이 항미원조전쟁이고, 스스로를 중국인이라고 생각하는 외국인이 캐스팅 보트 역할을 하는 것이 바람직한가?. 외국인이 투표결과에 미치는 영향을 배제하더라도, 한국인은 중국에서 투표를 할 수 없는데 중국인은 한국에서 투표할 수 있다는 것은 상식적이지 않다. 중국에는 선거제도 자체가 없는데 자기 나라에서도 못하는 선거를 왜 남의 나라에 와서 하도록 허용하는가?

대한민국의 정치제도는 기본적으로 미국의 제도에 기초하고 있다. 바로 대통령제, 공화제, 삼권분립 등이다. 미국은 영주권자에게 투표권을 허용하지 않는다. 영주권이 있어도 대통령과 상·하의원 선거 등 연방 관련 투표를 할 수 없다(이투데이, 2023). 지방선거 참여도 제한적이다. 미국은 각 주가 지방선거 재량권을 갖는데 영주권자에게 지방선거 투표권을 주는 곳은 캘리포니아, 메릴랜드 등 10여 개 주에 불과하다. 최근 법무부 장관이 상호주의 원칙에 입각하여 외국인 참정권을 개편하겠다는 말을 했는데 듣던 중 반가운 소리다(파이낸셜뉴스, 2022).

외국 국적자가 동포이자 건강보험 직장가입자의 피부양자 자격으로 건강보험의 혜택을 누리는 것은 상식적이지 않다. 고령이고, 기저질환자라면 건강보험 재정에 부담이 된다. 무임승차를 허용한다면 더욱 그렇다. 대한민국의 건강보험은 자국민을 위해서 존재해야 한다. 그리고, 동포이지만 중국인의 정체성을 가진 사람들이 선거권을 통해서 대한민국 국민의 의사를 왜곡할 수 있다. 인간은 호의가 계속되면 권리라고 착각하는 존재라는 것을 잊지 말자.

참고문헌

김남순, 박은자, 전진아, 황도경, 이수형, 이희영 등. 2015.12.31. 의료이용 합리화를 위한 실태분석과 개선방안. 한국보건사회연구원. https://www.kihasa.re.kr/publish/report/view?searchType=writer&searchText=%EA%B9%80%EB%82%A8%EC%88%9C&page=3&type=all&seq=27691

한국보험신문, 2022.12.26. 2023년도 실손의료보험료 평균 8.9% 올라. https://www.insnews.co.kr/design_php/news_view.php?num=72541&firstsec=1&secondsec=11

국민건강보험. 직장가입자 보수월액보험료. 건강보험 보험료. https://www.nhis.or.kr/nhis/policy/wbhada01800m01.do

국민건강보험. 외국인·재외국민 건강보험제도. 건강보험의 이해. https://www.nhis.or.kr/nhis/policy/wbhada02500m01.do

연합뉴스. 2022.08.31. 외국인 건보 '먹튀'?…지난해 외국인 재정수지 5,125억 원 흑자. https://www.yna.co.kr/view/AKR20220830093100501?input=1179m

연합뉴스. 2023.02.21. 너무 많이 남았나…3조 원 이상 당기흑자에 건보공단 '골머리' https://www.yna.co.kr/view/AKR20230220078000501?input=1179m

연합뉴스. 2022.09.05. 80만 재한 조선족, 한중 가교 역할 중요해질 것. https://www.yna.co.kr/view/AKR20220905070400371?input=1179m

박정선. 2011.09.20. 백 년 동안의 침묵. 푸른사상.

이덕일. 2009.12.25. 이회영과 젊은 그들. 역사의아침.

BBC 코리아. 2022.02.17. 그래서 조선족은 한국인인가 중국인인가? https://www.bbc.com/korean/features-60342568.amp

안동 MBC RADIO. 2020.08.07. 6·25 한국전쟁 70주년 특별기획 라디오드라마 낙동강 전선 제31화 이념이 만든 분단 조국의 후예들! https://andongmbc.co.kr/main/original/original_view.php?no=6235

국민건강보험공단, 건강보험심사평가원. 2022.11.09. 2021 건강보험통계연보. https://www.nhis.or.kr/nhis/together/wbhaea01600m01.do?mode=view&articleNo=10829438&article.offset=0&articleLimit=10&srSearchVal=2020+%EA%B1%B4%EA%B0%9

5%EB%B3%B4%ED%97%98%ED%86%B5%EA%B3%84%EC%97%B0%EB%B3%B4

외교부. 재외동포 정의 및 현황. https://www.mofa.go.kr/www/wpge/m_21507/contents.do

경향신문. 2022.05.07. 지방선거 '외국인 유권자' 느는데 투표율 하락세…이유는? https://www.khan.co.kr/politics/election/article/202205071303001

이투데이. 2023.01.11. 풀어야 할 숙제 '외국인 투표권'…'0.29%' 이주민 권리, 16년째 뒷걸음. https://www.etoday.co.kr/news/view/2211132

파이낸셜뉴스. 2022.12.01. 국내 10만 중국인 투표권 박탈되나… 한동훈 "외국인 참정권 개편 필요" https://www.fnnews.com/news/202212011906261022

건강보험 보장성 강화

7
한 달이 아닙니다

2021년 겨울, 50대 중반의 여자 환자가 내원했다.

집 근처 산부인과의원에서 시행한 유방초음파검사에서 이상소견이 발견되어 의뢰된 환자다. 외과 교수님이 유방촬영검사, 초음파검사, 초음파 유도하 조직검사를 처방했다. 그런데 환자는 왼쪽 유방에 종괴가 있다고 알고 있지만 환자가 가져온 초음파검사 영상을 보니 유방 종괴가 아니라 액와부 임파선이 커져 있었다.

필자가 초음파검사를 해 보니 그 사이에 임파선 크기가 약간 줄어든 상태였다. 유방암 환자가 아니고, 유방암을 의심할 만한 소견도 없었으므로 코로나19 백신접종에 의한 부작용으로 생각되었다. 환자에게 물어보니 한 달 전에 왼쪽 팔에 백신을 맞았다고 한다. 코로나 백신접종 후 임파선 비후는 일반적이고 일시적인 현상이다.

환자는 처음에 '유방' 종괴가 있다는 말을 듣고 유방암일까 봐 몹시 두려웠다. 그래서 개인의원 원장님이 한 달 후에 다시 검사를 받으러 오라고 했지만, 대학병원에 가고 싶으니 진료의뢰서를 써 달라고 원장님을 졸랐다. 원장님은 진료의뢰서에 유방 종괴가 있다고 썼다. 그래서 외과 교수님이 조직검사 처방을 같이 낸 것이다.

환자에게 자초지종을 설명했다. 유방 종괴가 아니라 액와부 임파선 비후이며, 코로나 백신을 맞으면 이런 소견이 흔하게 보이고, 시간이 지나면 크기가 저절로 감소하므로 굳이 조직검사를 할 필요가 없다고 차근차근 설명을 했다. 외과 외래에 연락해서 조직검사 처방을 취소하고 환자를 보냈다.

조직검사를 할 필요가 없다고 했을 때 환자의 반신반의하는 표정이 아직도 기억난다. 조직검사비를 환불받고 돌아갔지만 어쩌면 그녀가 원하는 대로 '군말 없이' 조직검사를 해주는 다른 의사를 찾아갔을지도 모르겠다. 암튼 그 환자는 우리 병원에 다시 오지 않았다.

이 환자는 임파선에 암이 전이된 것이 아니라, 코로나 백신접종 때문에 반응성(Reactive)으로, 일시적으로 커진 것이므로 의학적으로는 조직검사를 할 필요가 없다. 이런 경우에 단지 환자를 안심시키기 위해서 불필요한 조직검사를 하고 건강보험을 적용하는 것이 합리적인가?

세 가지 문제

이런 일이 생긴 이유는 처음 초음파검사를 했던 의사에게 세 가지 문제가 있기 때문이다.

첫째는 유방 종괴와 액와부 임파선을 구분하지 못했다. 영상의학적 지식이 부족한 탓이다. 만약 유방 종괴가 아니라 액와부 임파선이라고 환자에게 제대로 알려줬다면 환자의 두려움이 덜했을 것이다.

둘째는 초음파검사의 이상소견과 코로나 백신의 연관성을 전혀 몰랐다.

코로나 백신접종 후에 액와부 임파선이 커진다는 내용은 영상의학 분야의 최신지견이다. 2021년 3월에 대한영상의학회와 대한유방영상의학회는 코로나19 백신접종 후 발생한 액와부 임파선 종대에 대한 권고안을 발표했다. 전문과목마다, 관심분야마다 최신지견이 다르다. 그래서 이런 내용은 유방을 전공하는 영상의학과 의사는 알지만 타과 의사는 알기 어렵다.

셋째는 한 달 후에 다시 검사하자고 권유한 것이다. 진료과목에 따라 추적검사 간격이 다르다. 유방영상에서 추적검사 간격은 두 가지다. 이상소견이 보이지 않거나 양성질환이면 1년이고, 양성추정병변이면 6개월이다. 유방암이 의심되면 추적검사가 아니라 조직검사를 시행한다. 조직검사 대상이지만 환자가 거부하는 경우는 2~3개월 후에 해당 부위만 다시 검사하기도 하지만 원칙은 아니다.

반면에 산부인과는 추적검사 간격이 대개 1~2개월이다. 초음파검사에서 난소 물혹이 우연히 발견되는 경우가 많은데 대부분 생리주기 및 호르몬의 영향에 의한 단순 물혹(실제로는 난포-Follicle)이고, 이런 것들은 한두 달 내에 자연적으로 없어지기 때문이다. 그래서 한두 달 후에 다시 검사해서 없어지면 물혹이고, 계속 있으면 단순한 물혹이 아닐 가능성이 높으므로 제거를 고려한다. 그러나 유방 물혹(Cyst)은 단기간에 자연 소실되지 않는다. 호르몬 대체요법과 관련된 경우는 약을 끊으면 대부분 크기가 감소하거나 소실되지만 이런 변화도 한두 달만 내에 일어나지는 않는다. 그래서 유방영상에서는 한두 달만에 추적검사를 하지 않는다. 만약 그런 의사가 있다면 자신이 없거나, 영리 목적(쪼개기 진료)이다.

연습이 대가를 만들지만

영상의학과 의사가 아니라도 경험을 아주 많이 쌓는다면 초음파검사를 잘할 수 있다. 필자는 고등학교 시절에 제2외국어로 독일어를 배웠는데 기억나는 것이 딱 두 문장이다. "Ich liebe Dich(나는 너를 사랑해)"와 "Übung macht den Meister(연습이 대가를 만든다)"다. 그렇다. 연습하면 대가가 될 수 있다.

영상의학과 의사가 아니어도 엄청나게 노력하고 아주 많은 환자를 검사하면 영상의학과 의사와 비슷한 실력을 가질 수는 있다. 그러나 영상의학과 전문의가 전공의 시절 동안 지도교수에게 직접 배운 것과 타과 전문의가 독학으로 배운 것이 같을 수 없으므로 한 끗발의 차이가 존재한다. 필자가 유튜브를 보고 백종원의 레시피를 따라할 수는 있지만 결코 같은 맛일 수가 없는 것과 비슷하다. 손맛의 차이가 있기 때문이다.

그런데 환자는 음식재료가 아니다. 음식재료를 잘못 손질했다면 버리고 다시 하면 되지만 환자는 그럴 수 없다. 타과 의사가 영상의학과 의사와 비슷한 수준이 되려면 초음파검사를 아주 많이 해야 하므로 그 환자들은 죄다 마루타로 쓰인 셈이다. 전공의가 지도교수의 지도와 감독 하에 수련을 하는 것과, 타과 전문의가 혼자 연습 삼아 환자를 보는 것은 절대로 동일하지 않다. 게다가 연습삼아 하는 검사라도 공짜가 아니다. 국민들이 건강보험료와 본인부담금을 내야 한다.

장비가 있다고 해서 아무나 초음파검사를 하는 것은 잘못됐다. 아니, 할 수는 있겠지만 건강보험이 그런 행위에도 동일하게 급여수가를 지급하는 것은 잘못이다. 제일 잘할 수 있는 의사가 한번만 검사하는 것이 가장 좋다. 환자도 이익이고, 건강보험 재정도 이익이다. 그러나 보건복지부는 실력이 턱없이 부족한 의사도 자유롭게 초음파검사를 할 수 있도록 허용했다. '초음파검사의 급여화'가 바로 그것이다. 목수의 망치와 판사의 망치를 동급으로 만든 셈이다.

우리나라는 의료행위에 대한 지불보상체계가 주로 행위별 수가제이기 때문에 의사(특히 개원의)가 의료행위를 많이 할수록 급여수가와 본인부담금을 많이 받을 수 있다. 어떤 자격을 가진 의사가 했는지, 제대로 했는지 묻지도 따지지도 않는다. 그런데 대한민국 의사들이 본인의 진료과목과 상관없이 초음파검사를 하는(할 수밖에 없는) 이유는 건강보험공단과 보건복지부가 자신들의 진료과목을 존중하지 않기 때문이다. 그런 점에서 저수가 정책의 가장 큰 피해자는 의사가 아니라 국민이다. 의사(특히 비급여진료를 많이 하는 의사)는 돈을 벌었고, 공무원들은 정권의 입맛에 맞는 정책을 만들어 승진의 기쁨을 누렸지만 환자들은 돈과 시간을 소모했기 때문이다.

내 돈은 아니지만

황당한 이유를 가지고 진료의뢰서를 들고 상급종합병원으로 오는 환자들이 상당히 많다. 필자는 일개 의사에 불과하지만, 검사를 할 때마다 이것이 의학적으로 꼭 필요한 검사인지 매번 생각한다. 불필요한 의료행위를 하지 않으려고, 건강보험 재정을 아끼려고, 환자의 본인부담비용을 줄여주려고 노력한다. (필자가 착해서가 아니라, 대학병원에 있기 때문에 가능한 일이다. 게다가 필자가 근무하는 병원은 사립대학병원임에도 불구하고 돈 많이 벌라는 압박이 거의 없는 편이다) 전공의한테도 이것이 필요한 검사인지 아닌지 항상 설명한다.

그러나 필자의 고민이나 노력이 별 의미가 없는 것처럼 느껴질 때가 대부분이다. 심지어 초음파검사를 하는 의사가 불친절하다며 민원이 들어오기도 한다. 환자에게 좀더 친절하게, 좀 더 부드러운 말로 설명하지 못한 필자의 잘못이지만 필자도 사람인지라 억울할 때가 많다.

필자가 조직검사 처방을 취소해달라고 요청하면 외과 교수님들은 필자의 의견을 전적으로 존중해준다. 그런 면에서 필자는 좋은 동료들을 만난 셈이다. 그런데 환자가 일주일 후에 결과를 들으러 왔을 때 사태를 순조롭게 마무리하는 것은 오로지 외과 교수님의 몫이다. 예를 들어 산부인과 원장님이 유방 종괴라고 했는데 영상의학과 교수는 왜 아니라고 하는지, 본인(외과 교수님)의 의견은 어떤지, 조직검사가 정말 필요 없는지 등등 외과 교수님이 죄다 수습해야 한다. 그래서 가끔은 민폐를 끼치는 것이 미안해서 불필요한 검사지만 눈 딱 감고 그냥 할 때도 있다. 민폐는 안 끼쳤지만, 환자도 원하는 검사를 받아서 만족하지만 건강보험 재정이 낭비되었다는 사실에 마음이 편하지 않다. 내 돈은 아니지만….

비용을 온전하게 지불한 사람만이 선택의 '자유'나 소비자의 '권리'를 요구할 수 있다. 그러나 이런 사실을 환자들은 전혀 모른다. 배운 적이 없어서 그런 것 같다. 그래도 그렇지, 남의 돈이라고 그렇게 낭비하면 안 된다. 이런 식이면 우리 국민들은 사회보험이나 복지제도를 누릴 자격이 없다.

스웨덴의 복지제도가 유지될 수 있는 이유는 국민들이 세금을 엄청나게 많이 내는 것도 있지만 다들 도덕적 해이를 절제하기 때문이다. 그러나 그것도 옛날 이야기다. 무슬림 난민들이 대거 유입되면서 도덕적 해이가 증가하고 있다. 그래서 복지제도를 이용하기만 하는 외국인 난민과 세금으로 그것을 유지하는 스웨덴 국민 사이에 갈등이 커지고 있다(박지우, 2022).

스웨덴은 국민과 난민 사이의 갈등인데 비해서 우리나라는 국민 내부의 갈등이다. 저수가 탓에 아직 겉으로 드러나지 않을 뿐이다. 건강보험료를 한 달에 50만 원 내지만 의료기관을 거의 이용하지 않는 사람이 있는 반면, 한 푼도 내지 않거나 2만 원 미만으로 내면서 연간 의료기관 이용일이 1,000일을 초과하는 사람도 많다. 1년 365일 중에서 주말과 공휴일을 제외하면 250일 정도 남으니까 연간 의료기관 이용일이 1,000일이라는 것은 하루도 빠짐없이 매일 의료기관을 네 군데씩 이용한다는 뜻이다. 경제활동을 하는 사람이라면 도저히 불가능한 행태다. 즉 놀고먹는(?) 사람들이 건강보험료도 제대로 안 내면서 단지 몸이 조금 불편하다는 핑계로 건강보험을 오남용하고 있다. 그러나 의료기관 이용률에 비례해서 건강수준이 향상되는 것이 아니므로 이런 행태는 건강보험 재정을 길바닥에 버리는 것이나 마찬가지다.

저소득층이나 취약계층이 비용부담 없이 진료를 받을 수 있도록 의료보장제도는 반드시 필요하다. 그리고 많이 버는 사람들이 그들을 위해서 보험료를 좀 더 많이 내는 것도 수긍할 수 있다. 그러나 우리나라는 주된 비용부담자와 주된 의료이용자 사이에 '양극화'가 심각하다.

건강보험료 양극화

건강보험료를 내지 않는 의료급여 수급자가 152만 명이고, 월 평균보험료로 1.9만 원을 내는 사람이 194만 명인 반면, 49만 원을 내는 사람은 373만 명이다(출처: 국민건강보험). 게다가 최대 보험료를 비교하면 1분위는 매달 3만 4천 원을 내지만 20분위는 352만 원을 낸다. 무려 103배 차이다. 이것이 과연 공정한가? 건강보험의 목적은 소득재분배가 아니다!

그런데도 건보료 양극화 문제가 사회적인 이슈가 되지 않는 이유는 세가지다.

첫째는 제도적으로 의료접근성이 너무 좋기 때문이다. 이것은 반론의 여지가 없다. 보건복지부 공무원들이 '글로벌 스탠다드'라며 시도 때도 없이 들고 나오는 OECD 자료가 증명한다(출처: OECD 2021). 2019년 기준으로 우리나라는 의사방문(외래진료) 횟수가 연간 17.2회로 OECD 평균(6.8회)보다 2.5배 많다. 연간 입원일수는 18.0일로 OECD 평균(7.6일)보다 2.4배 더 길다. 인구 천 명당 병상수는 12.4개로 OECD 평균(4.4개)보다 2.8배 많다. 1위인 일본(12.8개)과는 근소한 차이다. 한편, 인구 천 명 당 의사 수(의사밀도) 차이는 0.5명으로 OECD 평균(1.8명)과 비교해서 1/3에 불과하다. 1위인 일본(0.2명)과 근소한 차이다. 우리나라의 의사밀도는 2016년에 도시 2.5명, 농어촌 1.9명이던 것이 2019년에는 각각 2.6명과 2.1명으로 증가했다. 의대 정원은 늘어나지 않았지만 인구가 줄어서 의사밀도가 증가한 것이다. 이처럼 의료접근성은 명실공히 전 세계 최고다.

의료접근성 비교: OECD 평균 vs. 한국(2019년 기준)

	OECD 평균	한국	OECD 평균 대비 한국
연간 외래진료 횟수	6.8회	17.2회(1위)	+2.5배
연간 입원일수	7.6일	18.0일(1위)	+2.4배
인구 천명 당 병상수	4.4개	12.4개(2위)	+2.8배
인구 천명 당 의사밀도 차이	1.8명	0.5명(2위)	−3.6배

(출처: Health at a Glance 2021: OECD Indicators)

OECD 국가의 도시와 농어촌 의사밀도*(2019년 기준)

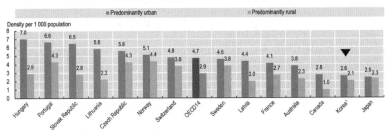

*의사밀도: 인구 천명 당 의사 수
(출처: Health at a Glance 2021: OECD Indicators)

접근성이 전 세계 최고인 대신 의사 업무량도 전 세계 최고다. 2019년 기준으로 대한민국 의사는 연간 약 7천 회(6,988회) 진료했다. OECD 평균(약 2천 회)의 3.5배다. 2위와 3위를 차지한 터키와 일본은 5천 회 수준이다(각각 5,033회와 5,011회).

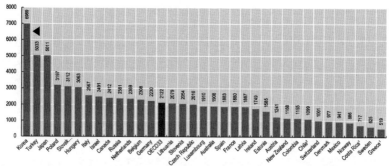

OECD 국가의 의사 1명 당 연간 대면진료 횟수(2019년 기준)

(출처: Health at a Glance 2021: OECD Indicators)

대한민국 의사들이 이렇게 중노동(?)을 하면서 왜 의대 증원을 반대할까? 이유는 건강보험 수가가 낮기 때문이다. 즉, OECD 평균보다 환자를 3.5배나 많이 진료를 해야(박리다매) 의료기관을 유지할 수 있는 구조인데 인구가 감소하는 상황에서 의사가 늘어나면 진료량을 유지하기가 어렵다. 이를 만회하려면 비급여진료, 과잉진료를 지금보다 훨씬 더 많이 해야 하는데(국민들은 의료비 부담이 증가) 아직은 양심이 남아있어서 그렇게까지는 하고 싶지 않기 때문이다. 이를 두고 좌파들은 밥그릇 싸움이라고 비난한다. 그런데 밥그릇 싸움이 왜 나쁜가?. 직업을 갖는 가장 큰 이유가 먹고 살기 위해서 아닌가? 돈보다 생명이 중하다면서 의사나 간호사에게 이슬만 먹고 살라고 요구하는 것은 모순이다. 이것은 마치 조선시대 사대부들이 백성들에게 안빈낙도를 가르치면서 자기들은 온갖 비리를 저지르고 자손대대로 부를 독점하는 것과 비슷하다.

일을 많이 하고 싶은 사람은 없다. 그러나 대부분의 우리나라 의사들은 환자를 많이 보지 않으면 본인과 직원의 생계를 유지할 수 없다. 필자를 포함한 대한민국 의사의 절대다수가 유럽 국가들 수준으로 환자를 볼 수 있기를 희망한다. 이를 실현하는 방법은 의료이용을 관리하고 수가를 현실화하는 것이다. 이것은 건강보험료를 엄청나게 올리지 않아도 충분히 가능하다. (다음에 기술하겠다)

의사가 이슬만 먹고 살아야 한다면 똑똑한 학생들이 의대에 가지 않을 것이다. (그렇지만 요즘처럼 의대 경쟁률이 공대보다 압도적으로 높은 것은 잘못됐다. 그러니 정치인들이 자기 자식들을 보내려고 공공의대를 만들려는 것이다.) 그래서 의사의 소득수준이 낮은 사회주의국가는 의료 수준이 낮다. 의사 소득이 낮으니 의대 입학이 어렵지 않기 때문이다. 예를 들어 쿠바는 일반 대학에 떨어져도 의대에 갈 수 있다. 필자가 흥미롭게 읽었던 《쿠바 리포트》의 본문 일부를 그대로 인용한다(김해완, 2019).

"의대에 입학하는 쿠바 학생들 대부분은 좋은 의사가 되겠다는 동기가 없었다. 의사 신분이 되면 쿠바를 더 쉽게 떠날 수 있다는 이유, 오로지 그 이유 때문에 이들은 의학을 선택했다. 게다가 쿠바에서 가장 낮은 수능 점수로 입학할 수 있는 학과가 바로 의학이다. 가령, 심리학과에 입학하려면 100점 만점에 최소 92점은 맞아야 한다. 그러나 의대는 70점이 안 되어도 입학이 가능하다고 한다. 사정이 이렇다 보니, 의대는 엘리트가 아니라 '어중이떠중이'가 몰리는 장소가 되고 말았다."

독자들에게 《쿠바 리포트》 일독을 권한다. 글쓴이가 작가지망생 출신이어서 읽는 재미도 쏠쏠하다. 리포트를 읽으면 21세기의 무상의료와 사회주의가 어떤 상황인지 생생하게 알 수 있다. 대한민국 국민들에게 과연 쿠바 같은 의료 수준을 원하는지 묻고 싶다. 자기 몸이 소중하다면서 공짜 진료를 바라는 것은 지극히 이율배반적이다. (그러나 슬프게도 인간은 원래 이율배반적인 존재다) 사회주의 국가들이 무상의료제도를 시행하는 이유는 사람을 귀하게 여겨서 그런 것이 아니라, 사람의 생명을 소중하게 여기지 않기 때문이다. 그런데 우리 국민들은 이 사실을 모른다.

의사와 간호사는 바늘과 실 같은 존재다. 그러므로 의사 업무량이 많다는 것은 간호사 업무량도 많다는 의미다. 우리나라 의료기관에서 실제로 일하는(환자를 보살피는) 임상간호사 숫자는 인구 천명 당 7.9명으로 OECD 평균(10.0명)에 비해서 80% 수준이다. 그런데 간호사 수 자체가 부족한 것은 아니다. 우리나라 간호대학 졸업자(=간호사면허 취득자) 숫자는 인구 10만 명 당 100.2명으로 OECD 평균(44.5명)에 비해서 2.3배나 많다. OECD 국가 중 세 번째로 많은 수준이다.

OECD 국가의 인구 천명 당 임상간호사 수: 2000년과 2019년 비교

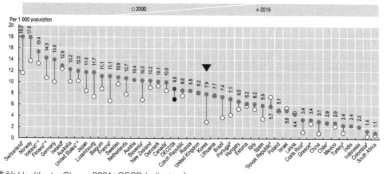

(출처: Health at a Glance 2021: OECD Indicators)

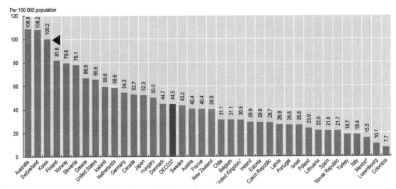

OECD 국가의 인구 10만명 당 간호대학 졸업자 수(2019년 기준)

(출처: Health at a Glance 2021: OECD Indicators)

독자들이 하나만 생각해보면 좋겠다. 병상수, 진료건수, 입원일수가 전 세계에서 가장 많은데 임상간호사 숫자가 OECD 평균에 미치지 못하면 간호사 업무량이 어떨까? 많은 간호사들이 임상 현장을 떠나는 이유가 바로 그것이다. 그런데 소위, 「간호법」은 간호사 처우나 근무환경을 근본적으로 개선하지 못한다. 그것이 목적이 아니기 때문이다.

우리나라에 주 의료이용자와 주 비용부담자 사이에 양극화가 심각한데도 사회적 이슈가 되지 않는 두 번째 이유는 사회가 어떻게 지탱되는지에 대해서 국민들이 무관심하기 때문이다. '누가' 비용을 내는지는 관심이 없고, '내가' 누릴 수 있는지 여부에만 관심이 있다. 필자는 이것을 조선시대 노비근성이라고 생각한다. 노비는 '돈'이나 '비용'에 관심이 없다. 사유재산이 없기 때문이다. '밥'을 먹을 수 있는지에만 관심있다. 내가 먹을 밥만 있다면 아무 문제가 없다. 밥을 얻어먹으려면 주인이 시키는 대로 말을 잘 듣고 눈치만 잘 보면 된다. 우리는 대한민국 국민이지만 정신은 아직도 조선시대에 머물러 있다. 운동권 출신 정치인들만 그런 것이 아니라(유성운,

2021; 김은희, 2022) 국민들도 마찬가지다. 남 탓하지 말아야지. 필자도 반성 중이다.

세 번째는 소수만 억압하면 다수가 행복하기 때문이다. 소수를 착취해서 다수가 이득을 취한다. 이것이 표와 연결된다는 점이 민주주의의 맹점이다. 정당이나 정치인 입장에서는 소수를 억압해야 표를 얻을 수 있다. 국민들도 비열하기는 마찬가지다. 자기 돈은 아까워하면서 남의 돈은 아까운 줄 모르고 펑펑 쓴다. 이런 국민의식으로 과연 선진국이 될 수 있을까? GDP가 높다고 선진국이 되는 것이 아니다. 그것은 매우 천박한, 유물론적인 관점이다. 대한민국이 진정한 선진국이 되려면 우리 모두가 정신적 귀족이 되어야 한다.

정치인들은 '다같이' 잘사는 사회를 만들자고 떠들지만 실상은 '자기들끼리만 다 같이' 잘사는 세상을 만들기 위해서 일한다. 국민들이 그 점을 모른다는 것이 슬프다.

그런데 모든 것은 '끝'이 있게 마련이다. 주 의료이용자와 주 비용부담자와 사이에 양극화가 심각한데도 문제가 수면 위로 떠오르지 않고 이렇게 잠잠하다는 점에서 필자가 보기에는 건강보험의 수명이 얼마 안 남았다.

유방 병변인지, 액와부 병변인지도 제대로 구분 못하는 의사한테 초음파검사를 받고 유방암일까봐 걱정하는 환자의 사례를 통해서 보건복지부가 유방초음파검사를 아무 의사나 하도록 내버려 두는 것이 문제라는 것을 설명했다. 지금 시대는 초음파가 청진기 역할을 한다지만 자신의 진료과목에 한해서 그런 것이다. 만약 초음파검사 수가가 0원이라면 하려고 들지 않을 것이다. 그러므로 의사들이 각자의 진료과목에 충실할 수 있도록 제도를 정비해야 한다. 지금처럼 저수가와 비급여진료를 방치하면 환자들은 건강보험료, 본인부담금, 실비보험료 등 돈은 돈대로 쓰고, 여러 군데 다니느라 시간 쓰고 (그것도 돈이다), 스트레스까지 받는다.

의사들이 각자의 진료과목에 충실하도록 하려면 가장 먼저, 급여수가를 현실화하고 불필요한 의료이용을 억제(병상수 감축 포함)해야 한다. 이것을 동시에 해야 의료비 부담을 줄일 수 있다. 의사도 문제지만 간호수가(병실료 중 간호관리료) 현실화도 시급하다. 그리고 기본권의료를 제공할 의사 및 의료기관(건강보험 공급자)과 상품의료를 제공할 의사 및 의료기관(민간의료 공급자)을 분리해야 한다. 또한 건강보험료 부과체계를 일원화하여 건강보험료 부담의 양극화를 해결하고 건강보험 재정을 공정하게 조달해야 한다. 그런데도 보건복지부는 근본문제를 해결하지 않고 땜질처방만 일삼고 있다.

참고문헌

대한영상의학회/대한유방영상의학회. 2021.03.16. 코로나-19(COVID-19) 백신접종 후 발생한 림프절 종대와 관련한 영상검사 시행과 해석에 대한 대한영상의학회/대한유방영상의학회 권고안. https://www.radiology.or.kr/news/notice.html?mode=view&uid=2740&no=122&gubun=1&page=1

대한영상의학회/대한유방영상의학회. 2022.07.13. 코로나-19(COVID-19) 백신접종 후 발생한 림프절 종대와 관련한 영상검사 시행과 해석에 대한 대한영상의학회/대한유방영상의학회 수정 권고안.

박지우 2022.01.15. 사회 통합의 위기. 행복한 나라의 불행한 사람들. 추수밭

국민건강보험공단, 건강보험심사평가원. 2022.11.09. 2021 건강보험통계연보. https://www.nhis.or.kr/nhis/together/wbhaea01600m01.do?mode=view&articleNo=10829438&article.offset=0&articleLimit=10&srSearchVal=2020+%EA%B1%B4%EA%B0%95%EB%B3%B4%ED%97%98%ED%86%B5%EA%B3%84%EC%97%B0%EB%B3%B4

OECD. Access: Affordability, availability and use of services. Health at a Glance 2021:

OECD Indicators. https://www.oecd-ilibrary.org/sites/ae3016b9-en/1/3/5/index.
html?itemId=/content/publication/ae3016b9-en&_csp_=ca413da5d44587bc5644
6341952c275e&itemIGO=oecd&itemContentType=book

OECD. Physician density, urban vs. rural areas, 2019(or nearest year). Health at a Glance
2021: OECD Indicators. https://stat.link/qt6e5w

OECD. Estimated number of in-person consultations per doctor, 2019 (or nearest year).
Health at a Glance 2021: OECD Indicators. https://stat.link/7f90he

김해완. 2019. 04. 30. 엘람(ELAM) 선배들의 충고. 쿠바 리포트. https://bookdramang.com/2059

OECD. Practising nurses per 1 000 population, 2000 and 2019 (or nearest year). Health
at a Glance 2021: OECD Indicators. https://stat.link/mjae80

OECD. Nursing graduates, 2019(or nearest year). Health at a Glance 2021: OECD
Indicators. https://stat.link/ebor9c

유성운. 2021.06.28. 사림, 조선의 586. 이다미디어.

김은희. 2022.03.4. 신양반사회. 생각의힘.

8

암 치료비가 부담되요

2015년 봄, 80대 유방암 환자가 내원했다.

이 환자는 수년 전에 다른 의료기관에서 국가암검진을 받았고 이상소견이 발견되어 유방암으로 진단받았다. 그러나 그 당시에는 수술을 받지 않았다. 그러다가 종괴가 계속 커져서 피부를 거의 뚫고 나올 지경이 되어서야 우리 병원에 왔다.

현재 경구용 항암제만 투여하는 완화적(Palliative) 치료를 받고 있다. 보호자의 의견을 감안하여 수술이나 근치적(Curative) 항암치료는 하지 않기로 결정된 상태다. 이 환자는 남편이 사망했고 아들 하나, 손자 하나와 같이 살고 있는데 보호자인 아들이 수술에 동의하지 않았다. 다행히 항암제가 잘 들어서 암이 아주 조그맣게 줄어든 상태로 유지하고 있다.

이 환자의 아들은 50대 초반이고 오래 전에 이혼했다. 자영업을 하고 있는데 술과 담배를 달고 산다. 고혈압이 있어서 약을 먹고 있다. 손자는 20대 중반인데 우울증 환자다. 그러나 항우울제 치료를 거부하고 방에 틀어박혀서 컴퓨터 게임만 하고 있다.

항암제 때문에 식사를 제대로 못 해서 힘들다. 그러나 본인이 아니면 집안일을 할 사람이 없다. 입맛도 없고 기력도 없지만 아들과 손자를 위해서 밥을 짓고, 빨래를 하고, 청소를 한다. 항암제를 안 먹으면 입맛이 돌아와서 지내기가 훨씬 낫지만 약을 끊으면 암이 다시 커질까 봐 겁난다. 죽는 것 자체는 두렵지 않지만 죽지는 않고 고생만 오래 할까 봐 무섭다. 그래서 시키는 대로 항암제를 계속 먹고는 있는데 약 때문에 식사를 못 하니 기력이 없고, 기력이 없으니 집안일을 하는 것이 힘들다. 도와줄 식구도 없고….

아들은 장사하느라 바쁘니 손자라도 집안일을 좀 도와주면 좋으련만 우울증으로 자신만의 세계에 빠져 있다. 최근에는 경기가 나빠져서 아들이 하는 장사가 잘 안된다. 환자의 걱정이 더 늘었다. 아들이 건강도 안 좋은데 술, 담배를 끊지 못한다. 저러다가 쓰러지기라도 할까 봐 매일 가슴을 졸인다. 아들한테 무슨 일이라도 생기면 치료비도 걱정이지만 당장 생계가 막막하다. 아들이 측은하고 환자 자신도 딱하다.

암환자는 중증질환 산정특례에 적용되므로 본인부담률이 5%에 불과하다. 진료비도 그렇고, 유방촬영검사와 초음파검사를 받아도 본인부담금이 2만 원이 안 될 것이다. 경구용 항암제의 본인부담금도 그렇게 많지 않을 테고, 본인부담상한제가 있으니 치료비 부담이 아주 크지는 않을 것이다. 그러나 이 환자는 그 돈도 부담스러워했다. 아들한테 미안해서….

이 환자는 지팡이를 사용한다. 보행장애가 있어서 그런 것이 아니라 기력이 없어서 혹시 넘어질까 불안해서다. 그러나 식사를 제대로 못 해서 기력이 없는 것을 제외하면 대체로 건강한 편이다. 고혈압이나 당뇨병 같은 기저질환이 없고, 치매 증상도 없다.

만약 처음에 유방암 수술을 받았더라면 지금은 완치되어 건강하게 살 가능성이 높은데 치료시기를 놓쳐서 정말 안타깝다. 2009년부터 중증질환 산정특례라는 의료비 감면제도가 생겨서 암, 심장질환, 뇌혈관질환 등은 본인부담률이 5%에 불과하다. 그런데 처음 진단받았을 당시에는 환자와 보호자가 이런 제도를 몰랐던 것 같다. 수술비가 부담스럽고 간병할 가족이 없어서 치료를 포기했다고 한다.

이 환자는 가사부담에서 벗어나 홀가분하게 치료받고 싶어 했다. 그래서 요양병원에 입원하기를 원했다. 이 환자의 희망사항은 암환자도 뇌졸증이나 치매환자처럼 요양등급을 받아서 요양병원에 무료로 입원하는 것이다. (이 점은 환자가 잘못 알고 있다. 요양등급을 인정받아서 가는 곳은 요양병원이 아니라 요양원인데 요양원은 돌봄서비스를 제공하는 곳이지 의료서비스를 제공하는 곳이 아니다. 그리고 의료급여 수급자 외에는 본인부담금이 있다) 중요한 것은 이 환자가 처음부터 '치료'받기를 원했고, '살고' 싶어했지만, 그렇게 하지 '못했다'는 점이다. 아들한테 부담될 것이 미안해서 본인이 원하는 바를 제대로 말할 수가 없었다.

우리나라는 1989년부터 국민건강보험제도를 운영하고 있다. 전 국민이 비용부담 없이 치료를 받을 수 있도록 마련한 의료보장제도다. 거기에 더해서 의료비 부담을 줄여주기 위해 중증질환 산정특례와 본인부담금 상한제를 시행하고 있다. 그런데도 의료비 부담 때문에 치료를 포기하는 국민이 여전히 존재한다. 무엇이 문제일까?

답은

1. 건강보험 보장성이 낮다(=비급여항목이 많다).

2. 보장성 강화정책이 잘못됐다.

건강보험 보장성이 왜 낮은지, 보장성 강화정책의 어디가 문제인지, 해결책은 무엇인지 차근차근 알아보자.

건강보험 보장성이란?

건강보험 보장성 또는 보장률이란 전체 진료비 중 건강보험공단이 보장(=부담, 지불)하는 비율을 말한다.

건강보험 보장률=[공단부담금/(공단부담금+법정 본인부담금+비급여 본인부담금)]×100

진료비 명세서를 자세히 보면 세 가지 항목이 있는데 공단부담금, 법정 본인부담금, 비급여 본인부담금이다. 세 가지 항목의 합이 전체 진료비인데 그 중 환자가 의료기관에 내는 돈은 법정 본인부담금과 비급여 본인부담금이다. 전체 진료비 중 나머지 차액은 건강보험공단이 부담한다. 건강보험의 재원은 대부분 국민이 내는 건강보험료다. 그리고 건강보험료 수입의 20%를 정부가 지원한다.

우리나라는 건강보험 보장률이 낮다. 2019년 기준으로 우리나라의 보장률은 60%인데 이는 OECD 평균(71%)보다 낮은 수준이다(OECD, 2021). 그런데 OECD에는 60%로 되어있는데 국내 문건에는 64.2%로 되어있다. 같은 2019년인데 수치가 다른 이유는 모르겠다. 아무튼 중요한 것은 우리나라의 의료보장률이 OECD 평균보다 낮다는 것이다.

건강보험환자 진료비 실태조사에 의하면 2021년 기준으로 건강보험 보장률이 64.5%로 올라갔지만 여전히 OECD 평균에는 미치지 못한다(현대성 등, 2023). 한편 2019년 '건강보험제도 국민인식조사'에 의하면 우리나라 국민들이 '희망'하는 건강보험 보장률은 73.1%였다(경승구 등, 2019).

OECD 국가의 전체 의료비 대비 공적부담 비율

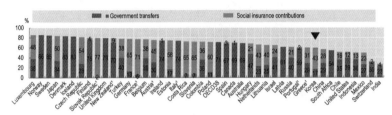

(출처: Health at a Glance 2021 : OECD Indicators)

건강보험의 전체 보장률은 낮지만 중증질환으로 국한하면 보장률이 상당히 높다. 건강보험환자 진료비 실태조사에 의하면 2021년 기준으로 암을 포함한 4대 중증질환의 보장률은 무려 84.0%다(현대성 등, 2023). 즉, 4대 중증질환만 본다면 OECD 평균뿐만 아니라, 우리 국민들의 희망 수준을 한참 상회한다. 환자 입장에서는 감기 등을 포함한 전체 보장률보다 중증질환 보장률이 실질적으로 훨씬 더 중요한데 이게 84%나 되는 것이다. 이정도면 납부한 보험료 수준에 비해서 아주 훌륭하다. (이것이 가능한 이유는 급여수가가 낮기 때문이다)

중증질환에 국한한다면 보장률 84.0%는 전 세계 최고 수준인데도 우리 국민들은 별로 실감하지 못하고 있다. 2019년 기준으로 OECD 국가 중 보장률이 80%를 넘는 나라는 룩셈부르크와 노르웨이 86%, 스웨덴 85%, 일본 84%, 덴마크와 아이슬란드 83%, 핀란드 80% 정도다(OECD, 2021).

다만 그 나라들은 '전체' 보장률이 80% 이상이고, 우리는 4대 중증질환에 '국한'해서 84%인 점이 다르다.

그러나 고보장 국가의 국민들은 건강보험료(또는 사회보장세)를 우리보다 훨씬 더 많이 낸다. 건강보험 보장률이 80%를 넘는 나라들 중 보험료율이 가장 낮은 나라가 일본인데 일본만 해도 직장건강보험 기준으로 보험료율이 협회건보는 10.00%, 조합건보는 9.11%(2016년 기준)다(출처: 국민건강보험 홈페이지). 같은 시기에 우리나라는 직장가입자 기준으로 6.12%였고, 2023년 현재는 7.09%다(출처: 건강보험연구원). 우리 국민들이 내는 건강보험료 수준을 고려한다면 건강보험 전체 보장률 64.5%는 합리적인 수준이고, 4대 중증질환 보장률 84.0%는 엄청난 수준이다.

4대 중증질환 산정특례대상자 건강보험 보장률 추이: 2010년-2021년(단위: %)

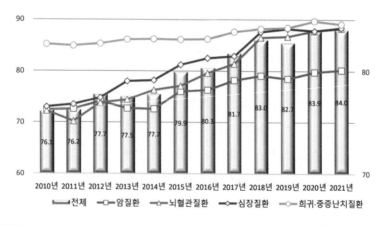

(출처: 2021년 건강보험환자 진료비 실태조사)

4대 중증질환의 보장률이 예상외로(?) 높은 것은 문재인 케어 덕분이 아니다. 물론 문재인 케어로 인해 4대 중증질환 보장률이 전반적으로 향상된 것은 맞다. 그러나 엄청난 돈을 비효율적으로 쏟아부은 데다, 지속가능하지도 않다. 임기 때만 반짝한 것이다. 중증질환 보장률은 문재인 케어가 시행되기 전인 2015년부터 이미 80% 수준이었다(현대성 등, 2023). 그런데 문재인 케어 이후 심장질환이나 뇌혈관질환에 비해서 암질환은 보장률이 조금밖에 올라가지 않았다. 그래서 건강보험환자 진료비 실태조사에 의하면 2021년 기준으로 질환별 보장률은 희귀·중증난치질환 89.1%, 심장질환 88.4%, 뇌혈관질환 88.3%, 암질환 80.2%의 순서다(현대성 등, 2023). 즉, 문재인 케어는 암환자들을 '소외'시켰다.

OECD 국가의 1인당 의료비 지출(구매력 대비, 2019년 기준)

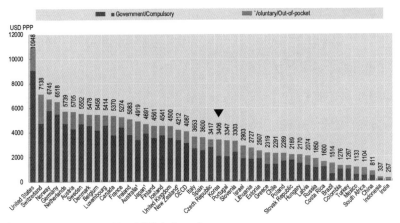

(출처: Health at a Glance 2021 : OECD Indicators)

우리나라 건강보험의 보장률이 낮은 가장 큰 이유는 국민들이 보험료를 적게 내기 때문이다. 뿌린 만큼 거둔다는 아주 간단한 원리지만 국민들은 이것을 모른다. OECD 국가의 1인당 의료비부담을 보면 구매력 기준으로 우리나라는 $3,406로 OECD 평균인 $4,087의 83.3% 수준이다(OECD, 2021).

앞에서 언급한 'OECD 국가의 전체 의료비 대비 공적부담 비율'을 보면, 2019년 구매력 기준으로 우리나라의 공적부담액은 $2,077인데 이는 OECD 평균인 $3,118의 66.6%에 불과하다(OECD, 2021). 그 앞에서 언급한 보장률 80% 이상인 나라들의 공적부담액은 구매력 기준으로 우리나라의 거의 두 배다. 노르웨이 $5,788, 스웨덴 $4,712, 룩셈부르크 $4,600, 덴마크 $4,562, 일본 $3,937, 아이슬란드 $3,764, 핀란드 $3,550이다.

공적부담금은 건강보험료와 조세(정부지원금)로 구성되므로 이것도 결국 국민이 내는 돈이다. 국민의 주머니에서 '바로' 나가는지(=본인부담금), 보험료 또는 사회보장세, 그리고 조세의 형태로 '우회'해서 나가는지(=공적부담금) 경로만 다를 뿐이다. 정부는 건강보험료 예상 수입액의 20%에 상당하는 금액을 공단에 지원해야 하는데 이는 국고지원금 14%와 건강증진기금 6%로 구성된다. 국민건강보험법 제108조에 의하면 국가는 매년 예산의 범위에서 해당 연도 보험료 예상 수입액의 14%에 상당하는 금액을 국고에서 지원해야 하며, 국민건강증진법 부칙 제6619호 ②항에 의하면 건강증진기금에서 6%를 지원하도록 되어 있다(출처; LAWnB). 참고로 건강증진기금은 담뱃세(담배부담금)로 조성된다. 국고지원 비율 14%는 건강보험제 국가들 중에서 독일(5.2%)을 제외하고 가장 낮은 수준이다. 그러나 정부지원율 20% 마저도 제대로 이행되지 않고 있다. 이명박, 박근혜 대통령 시절에도 각각 16.4%, 15.3%에 불과했고, 문재인 대통령 시절에는 13.7%로 감소했다(의협신문, 2021). 이처럼 좌우를 막론하고 대한민국 정부는 의료보장제도인 건강보험을 그동안 외상으로 운영해온 것이나 다름없다.

이런 총체적 난국 하에 보장률이 이 정도라도 나올 수 있는 것은 전적으로 저수가 덕분이다. 문제는 저수가가 이제 부메랑이 되어 국민의 생명을 위협하고 있다는 점이다.

보장률을 올리려면 건강보험료율을 올리면 된다. 간단하다. 그러나 현행 건강보험법에 의하면, 직장가입자 기준으로 건강보험료율이 소득의 8%를 초과할 수 없다(출처: LAWnB). 보험료율은 OECD 평균 수준으로 올릴 수 없는데 국민들은 OECD 평균 수준의 보장률을 원한다. 이것은 미션 임파서블이다. 그러나 우리가 누구인가? '배달'의 민족 아닌가? 답이 전혀 없는 것은 아니다. 의료'전달'체계(=환자의뢰체계)를 손보면 된다. 구조를 개혁하고, 무임승차를 없앤다면 법정 보험료율 최대한도를 지키면서도 전체 보장률을 지금보다 더 올릴 수 있다. 만약 건강보험료율을 OECD 평균 수준으로 올리고 이용관리를 철저하게 한다면 보장률을 OECD 평균 수준 이상으로 올릴 수도 있을 것이다.

보장성 강화정책

앞에서 말했듯이 우리나라는 건강보험 보장성이 OECD 평균보다 낮다. (건강보험료를 OECD 평균보다 적게 내므로 당연한 결과다) 그래서 OECD 평균 수준으로 보장률을 올리려고 하는데 이것을 보장성 강화정책이라고 한다.

건강보험 보장성 강화정책이 시작된 것은 2005년이다. 그 당시 건강보험 보장성은 61.3%였고, 특히 암환자의 급여율(=보장성)은 47%였다(출처: 국민건강보험 정책홍보관). 따라서 1차 기간(2005년~2008년)에는 중증환자들이 고액 진료비로 인해 가계가 빈곤층으로 전락하는 '재난적의료비' 상황을 주로 해결하고자 했다. 재난적의료비란 가계소득에서 의료비가 차지하는 비중이 40%를 초과하는 경우를 말한다.

2차 기간(2009년~2013년)에는 중증질환자 및 희귀난치성질환자의 진료비 부담과 저소득·취약계층의 진료비 부담을 좀 더 완화했다. 이에 힘입어

4대 중증질환의 보장률이 2010년 76.0%에서 2012년 77.8%로 개선되었다. 그러나 전체적인 보장률은 2008년 62.6%에서 2012년 62.5%로 계속 정체되고 있었으므로 전체 보장률을 높일 수 있는 정책이 필요했다.

건강보험 보장성 강화정책: 연도별 보장성 강화 주요 내용

구분	기간	내 용

1차	2005 -2008	1. 중증환자에 대한 의료비 부담 경감
		  - 암·뇌혈관질환·심장질환 법정본인부담률 20%→10%로 인하
		  - 항암제 급여기준 확대
		2. 암, 뇌혈관질환 등에 MRI 건강보험 적용
		3. 저소득층 본인부담상한제 확대

2차	2009 -2013	1. 중증질환자 및 희귀난치성질환자 진료비 부담 완화
		  - 암, 심장질환, 뇌혈관질환 본인부담률 10%→5%로 인하
		  - 희귀난치성질환자 본인부담률 20%→10%로 인하
		  - 중증질환군에 중증화상 포함, 희귀난치질환에 결핵 포함
		2. 저소득·취약계층에 대한 진료비 부담 완화
		  - 소득수준별 본인부담상한액 차등적용 확대
		  - 전동스쿠터 장애인 보조기기 급여확대 및 전동휠체어 소모품 보험적용
		3. 진료비 부담이 큰 비급여 항목의 급여전환
		  - 척추 및 관절질환 MRI 보험급여 확대
		  - 필수 진단검사인 초음파검사 보험 적용

3차	2014 -2018	1. 중증환자 부담이 큰 3대 비급여의 해소와 건강보험 적용
		  - 2017년까지 선택진료제도 폐지
		  - 일반병상 기준 확대 및 의무 확보비율 상향
		  - 포괄간호서비스 도입 및 건강보험 적용
		2. 의료비 부담이 큰 고가 검사의 보험적용 확대
		  - 임산부·간질환 등에 초음파검사 건강보험 확대
		  - 척추 및 관절질환 MRI 검사 급여 확대
		3. 비급여의 합리적 관리를 위한 공적관리기반 강화
		  - 비급여 의료비용 고지체계 강화 및 정보공개 확대
		  - 4대중증질환 중심으로 선별급여 제도 도입
		4. 취약계층과 사회적 약자에 대한 의료지원 강화
		  - 장애인에 대한 보조기기 지원 강화
		  - 필수 재가치료에 대한 건강보험 지원 확대
		  - 저소득층과 취약지에 대한 건강보험 지원 강화

건강보험 보장성 강화대책	2017.8 -2022	1. 의학적 비급여의 완전한 해소로 국민이 체감하는 보장성 강화
		  - 치료에 필요한 비급여의 건강보험 적용 확대
		  - 암 질환 등 중증질환자에서 초음파검사가 의학적으로 필요한 경우 초음파 보험 적용 확대
		  - 암 질환 등 중증질환자에서 MRI검사가 의학적으로 필요한 경우 MRI 보험 적용 확대
		2. 국민 부담이 큰 3대 비급여 실질적 해소
		  - 선택진료비 폐지
		  - 상급종합·종합병원 2·3인실에 대한 건강보험 적용
		  - 간호·간병 통합서비스 병상 확대
		3. 노인, 아동, 여성, 장애인 등 취약계층 대상자별 의료비 부담 완화
		4. 의료안전망 강화
		  - 재난적의료비 지원 확대로 긴급위기 상황 지원 강화
		  - 개인 의료비 부담 상한액 적정 관리

(출처: 국민건강보험 정책홍보관)

이에 3차 기간(2014년~2018년)에는 생애주기별 핵심 건강문제에 대한 필수의료 보장 강화정책을 시행했다. ('필수의료'라는 K-용어가 이때부터 등장했는데 우리나라는 건강보험제도를 통해서 모든 국민에게 기본권의료를 제공하는 의료보장국가이므로 필수의료라는 용어는 '역전 앞' 같은 중복 개념이자, 기본권의료를 비용부담 없이 제공한다는 건강보험의 목적을 망각한 부적절한 용어다) 필수의료 보장정책 외에 이 시기에는 비급여 억제정책과 취약계층 및 사회적 약자에 대한 의료지원이 강화되었다.

2017년 8월부터 건강보험 보장성 강화대책(소위, 문재인 케어)이 시작되었다. 그동안 보장성 강화를 위해 노력했지만 건강보험이 부담하지 않는 비급여 항목이 여전히 많았고, 경상의료비 중 국민이 직접 부담하는 비율이 선진국에 비해 매우 높았기 때문이다(2020년 기준 27.8% vs. 18.1%). 또한, 비급여진료가 빠르게 증가하여 건강보험 보장률이 10년째 계속 60% 수준에서 정체되어 있었다. 따라서 특단의 대책이 필요하다고 판단하여 '비급여의 급여화' 정책을 만들었다.

2005년 이후 시행된 보장성 강화정책 중 중요한 몇 가지를 살펴보자.

본인일부부담금 산정특례 제도(중증질환 산정특례)

본인일부부담금 산정특례는 의료비 지원제도 중 하나다. 이것은 진료비 부담이 높은 암 등 중증질환자와 희귀질환자, 중증난치질환자가 외래 또는 입원하여 해당 상병과 관련된 진료를 받을 때 요양급여비용의 일부만 부담하도록 본인부담률을 경감해주는 제도다(출처: 국민건강보험 홈페이지). 다만, 선별급여와 비급여 항목은 산정특례에서 제외된다는 것이 한계다.

본인일부부담금 산정특례에 해당하는 질환 중 암, 뇌혈관질환, 심장질환, 희귀·중증난치질환을 '4대 중증질환'이라고 한다. 암환자의 본인부담율이 5%가 된 것은 2009년 이후다.

본인일부부담금 산정특례: 지원대상, 기간, 본인부담율

구분	대상	기간	본인부담율
중증질환	암환자가 해당 상병으로 진료를 받은 경우	등록(확진)일로부터 5년	5%
	뇌혈관질환자, 급성기 중증 뇌출혈환자, 급성기 뇌경색증 환자가 고시에 해당하는 진료를 받은 경우	수술 또는 입원 진료 회당 최대 30일	
	심장질환자가 해당 상병의 치료를 위하여 고시에 해당하는 치료를 받은 경우	수술 또는 약제 투여 회당 최대 30일 (복잡 선천성 심기형질환 수술 또는 심장이식술을 받은 경우 최대 60일)	
	중증화상환자	확진일로부터 1년 (등록기간 종료 후 2년 이내에 해당 수술을 받는 경우 1년간 재등록 가능)	
	권역외상센터에서 입원한 중증외상환자	최대 30일	
희귀질환	혈우병 등 희귀질환, 극희귀질환, 기타염색체이상질환자, 상세불명희귀질환자	등록(확진)일로부터 5년 (상세불명희귀질환은 1년)	10% (에이즈는 전액 정부 지원)
중증난치질환	만성신부전증, 장기이식, 조현병 등 정신질환, 에이즈 등 인체면역결핍바이러스병, 파킨슨병, 류마티스성 관절염, 중증 아토피 등	등록(확진)일로부터 5년	
중증치매	알츠하이머병 등	확진일로부터 5년	10%
결핵	항결핵제 내성 환자	진료 당일에 대해 완치 또는 사망 때까지	본인부담 제외
	잠복결핵감염자	확진일로부터 1년 (등록기간 종료 후 담당의사의 의학적 판단 하에 6개월 연장 가능)	

(출처: 국민건강보험, 본인일부부담금 산정특례에 관한 기준)

　　암환자는 특례기간을 연장할 수 있다. 특례기간 5년이 종료되는 시점에 잔존암이나 전이암이 있거나, 재발암이 조직검사 등을 통해서 추가로 확인되어 계속 치료 중인 경우는 재등록이 가능하기 때문이다. 재등록을 위해서는 등록신청일 또는 적용종료일 기준으로 6개월 이내에 시행한 검사기록을 제출해야 한다.

그러면 이 환자는 어떻게 되었을까? 중증질환 산정특례가 적용되는 2015년부터 5년 동안은 진료를 받았지만 그 이후는 내원하지 않았다. 코로나19 때문일 수도 있지만 의료비 부담 때문일 가능성이 더 높다고 생각한다.

암환자의 본인부담율 5%는 건강보험 '급여항목'에만 적용된다. 다음에 설명할 본인부담상한제 역시 '급여항목'에만 적용된다. 그러나 진료내역 중에는 비급여항목이 존재하기 마련이다. 그러므로 의료비 지원제도가 있음에도 불구하고 환자나 보호자가 '실제로' 부담하는 비용은 가계사정에 따라 매우 부담스러울 수도 있다. 아마 이 환자도 그런 경우였던 것 같다.

본인부담상한제

본인부담상한제

연도		요양병원 입원일수	연평균 보험료 분위(저소득→고소득)						
			1분위	2~3분위	4~5분위	6~7분위	8분위	9분위	10분위
2009년~2013년			연간 200만원(하위 50%)			300만원(중위 30%)		400만원(상위 20%)	
2014년			120만원	150만원	200만원	250만원	300만원	400만원	500만원
2015년			121만원	151만원	202만원	253만원	303만원	405만원	506만원
2016년			121만원	152만원	203만원	254만원	305만원	407만원	509만원
2017년			22만원	153만원	205만원	256만원	308만원	411만원	514만원
2018년	120일 이하		80만원	100만원	150만원	260만원	313만원	418만원	523만원
	120일 초과		124만원	155만원	208만원				
2019년	120일 이하		81만원	101만원	152만원	280만원	350만원	430만원	580만원
	120일 초과		125만원	157만원	211만원				
2020년	120일 이하		81만원	101만원	152만원	281만원	351만원	431만원	582만원
	120일 초과		125만원	157만원	211만원				
2021년	120일 이하		81만원	101만원	152만원	282만원	352만원	433만원	584만원
	120일 초과		125만원	157만원	212만원				
2022년	120일 이하		83만원	103만원	155만원	289만원	360만원	443만원	598만원
	120일 초과		128만원	160만원	217만원				
2023년	120일 이하		87만원	108만원	162만원	303만원	414만원	497만원	780만원
	20일 초과		134만원	168만원	227만원	375만원	538만원	646만원	1,014만원

(출처: 국민건강보험 홈페이지)

본인부담상한제 역시 과도한 의료비로 인한 가계부담을 줄여주는 의료비 지원제도 중 하나다. 연평균 건강보험료 20개 분위 중 하위 10개 분위를 대상으로 건강보험 본인부담금이 개인별 상한액을 초과하는 경우 건강보험공단이 초과금액을 대신 부담한다.

이 환자가 우리 병원에 처음 왔을 당시인 2015년을 기준으로 생각해보자. 보험료 납부액이 1분위에 해당하는 환자는 본인부담금이 연간 121만 원 이상인 경우, 2~3분위에 해당하는 환자는 본인부담금이 연간 151만 원 이상인 경우는 건강보험이 초과 비용을 모두 부담한다(출처: 국민건강보험 홈페이지).

소득분위별 본인부담상한액과 월별 기준보험료(2020년 기준)

소득분위별 본인부담상한액		본인부담상한액 월별 기준보험료	
소득분위	본인부담상한액	직장가입자	지역가입자
소득 1분위	81만 원(125만 원)	4만 7,810원 이하	1만원 이하
소득 2~3분위	101만 원 (157만 원)	4만 7,810원 초과~ 6만 6,450원 이하	1만원 초과~ 1만 8,980원 이하
소득 4~5분위	152만 원 (211만 원)	6만 6,450원 초과~ 8만 9,360원 이하	1만 8,980원 초과~ 5만 7,720원 이하
소득 6~7분위	281만 원	8만 9,360원 초과~ 13만 120원 이하	5만 7,720원 초과~ 11만 4,870원 이하
소득 8분위	351만 원	13만 120원 초과~ 16만 5,410원 이하	11만 4,870원 초과~ 15만 9,430원 이하
소득 9분위	431만 원	16만 5,410원 초과 22만 6,270원 이하	15만 9,430원 초과~ 23만 28,000원 이하
소득 10분위	582만 원	22만 6,270원 초과	23만 28,000원 초과

(　)은 요양병원 120일 초과 입원한 경우의 본인부담상한액

(출처: IT동아, 2021; 원 자료: 보건복지부)

이 환자는 신청만 했다면 본인부담상한제 혜택을 받을 가능성이 매우 높지만 아마 이 환자의 아들은 이런 의료비 지원혜택을 잘 몰랐던 것 같다. 어머니를 치료하고자 하는 의지가 부족했던 것은 아닐 것이다. 그래도 만약 2015년에 치료의지를 갖고 입원을 했다면 길이 열릴 수도 있었는데 매우 안타깝다.

입원을 하면 담당 간호사가 '간호정보조사'를 통해서 환자상황을 파악하고, 가정형편이 어려운 환자들을 사회사업실로 연결해준다. 사회사업실 직원은 환자가 받을 수 있는 혜택이 하나라도 있는지 열심히 살펴보고, 해당사항이 있으면 신청하는 것을 도와 준다. 해당사항이 없으면 사회사업실이 보유한 기금으로 치료비를 대납해주기도 한다. 가끔은 병원 홈페이지를 통해서 모금활동을 하거나, 독지가를 찾아서 연결해 주는 경우도 있다. 우리 병원뿐만 아니라 전국의 모든 대학병원이 이런 사회사업실을 운영하고 있다.

그런데 본인부담상한제에 적용되지 않는 본인부담금이 있다. 건강보험이 적용되지 않는 비급여진료의 본인부담금이다. 예를 들어 MRI 검사비, 선택진료비, 상급병실료 차액, 본인부담액 전액을 환자가 부담하는 진료비, 기타 비급여 진료비, 보험료 체납 후 진료, 선별급여의 본인부담금, 경증환자가 상급종합병원 외래에서 재진을 받는 경우 등의 본인부담금은 연간 본인부담총액을 계산할 때 제외된다(출처: 국민건강보험 홈페이지).

닭이 먼저인지 달걀이 먼저인지

보건복지부와 건강보험공단에 의하면, 2020년 기준 우리나라의 경상 의료비 지출은 GDP 대비 8.4%로 OECD 평균(9.7%)보다 낮지만, 증가율이 매년 가파르게 증가하고 있으므로 가계의 의료비 부담을 줄이기 위해서 보장성 강화가 필요하다고 주장한다. 틀린 말은 아니지만 잘못된 강화정책 때문에 오히려 의료비가 더 증가하는 결과를 초래했다.

GDP 대비 경상의료비: 한국과 OECD 평균 비교, 2015년-2020년(단위: %)

연도	2015년	2016년	2017년	2018년	2019년	2020년
대한민국	6.7	6.9	7.1	7.5	8.2	8.4
OECD 평균	8.7	8.8	8.7	8.8	8.8	9.7

경상의료비=공적의료비+민간의료비+공중보건·예방사업비용+행정관리비용
공적의료비=건강보험 급여+의료급여+산재 급여+노인장기요양보험 급여
민간의료비=실손의료보험비+비급여본인부담금+법정 본인부담금
(출처: 건강보험 보장성 강화 개요; 원 출처: 2022년도 OECD 보건통계)

보건복지부와 건강보험공단은 우리나라의 의료비 증가율이 왜 다른 나라보다 더 가파른지에 대해서는 설명하지 않는다. 몰라서 안 할 수도 있고, 알면서 안 할 수도 있다. 둘 다 문제다. 중요한 것은 의료비 증가율이 다른 나라보다 유독 높은 이유를 설명하지 않기(못하기) 때문에 정책이 산으로 가고 있다는 점이다.

GDP 대비 경상의료비 연평균 증가율: 2010년-2020년

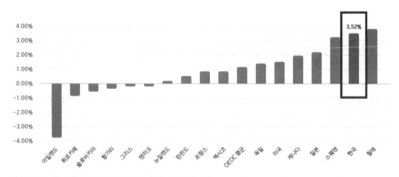

(출처: 국민건강보험 홈페이지 건강보험 보장성 강화 개요)

우리나라의 의료비 증가율이 매우 높은 이유는 건강보험 요양기관 당연지정제를 하면서 비급여진료를 전면적으로 허용한데다, 의료이용을 관

리하지 않으면서 환자의뢰체계마저 없앴기 때문이다. 건강보험제도를 가진 다른 나라들은 요양기관 계약제를 하고, 비급여진료를 금지하고, 환자의뢰체계를 엄격하게 지키면서 의료이용을 관리한다. 또한, 국민들에게 건강보험료를 적정 수준으로 부담시키고, 공급자들에게 진료보수(급여수가)를 적정 수준으로 지급한다. 그렇기 때문에 건강보험 보장성을 적정 수준으로 유지할 수 있다. 이런 정책의 차이가 결과(=의료비 증가율)의 차이를 만든 것이다. 그런데 보건복지부와 건강보험공단은 20년이 넘도록 근본적인 문제(정책의 차이)를 덮어둔 채 곁가지 정책으로 땜질처방만 일삼고 있다. 그러니 재정을 아무리 쏟아부어도 밑 빠진 독에 물 붓기다.

일부 OECD 국가의 GDP 대비 의료비 지출 추이: 2005년-2020년

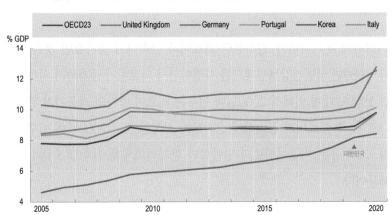

(출처: Health at a Glance 2021 : OECD Indicators)

우리나라와 OECD의 GDP 대비 의료비 증가를 시계열로 추적해보면 증가속도가 얼마나 가파른지 실감할 수 있다. 2005년부터 2020년까지 OECD 평균과 다른 나라들은 비슷한 패턴(=기울기)으로 의료비가 상승하는

데 비해서 우리나라는 패턴 자체가 다르다.

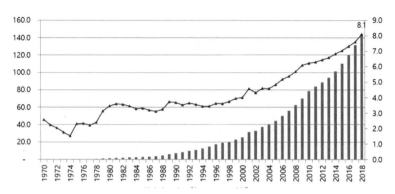

경상의료비와 GDP 분율 추이: 1970년-2018년

(출처: 연세대학교 보건정책 및 관리연구소; 원 출처: OECD Health Data)

그런데 우리나라가 원래부터 의료비가 급속하게 증가했던 것은 아니다. 1989년 국민건강보험제도를 시행하면서 의료비가 증가하기 시작했지만 1990년대에 비해서 2000년대 이후는 의료비 증가의 기울기가 완전히 다르다. 즉 의료비가 급속하게 증가하기 시작한 것은 2000년대 이후부터다. 그 이유는 비급여진료의 일반화와 환자의뢰체계(=의료전달체계)의 붕괴 때문이다

사실 우리나라는 애시당초 의료보험(=건강보험)을 시작할 때부터 문제가 있었다. 요양기관의 수입원이 이원화되어 있었기 때문이다(이규식, 2019). 건강보험 요양기관의 수입원은 급여진료비 한 가지뿐이어야 하지만 급여진료 외에 비보험과 비급여진료를 허용한 것이다. 이것을 혼합진료라고 한다. 그런데 급여수가가 낮았기 때문에 사실 혼합진료를 허용할 수밖에

없었다. 게다가 의료보험제도를 시작했던 1977년에는 요양기관 계약제였으나 의료보험 환자가 증가하면서 공급자가 부족할 것을 우려하여 1979년부터 요양기관 당연지정제로 전환했는데 여기에서 문제가 더 커졌다. 즉 전국의 모든 의료기관이 비급여나 비보험진료를 할 수 있게 된 것이다.

혼합진료는 의료보장제도의 중요한 원칙인 최소 수준의 원칙을 위반하는 것이다. 그러나 수출경쟁력을 유지하기 위해서 '저부담' 원칙을 고수했기 때문에 혼합진료를 허용할 수밖에 없었다. 즉 근로자의 인건비 상승을 우려해서 건강보험료를 적정 수준으로 책정할 수 없었고, 그러다 보니 급여 수가를 낮게 산정할 수밖에 없는데, 낮은 급여수가로는 의료기관이 유지될 수가 없으니 급여진료 외에 비보험·비급여진료를 허용한 것이다.

그나마 1990년대까지는 보건복지부가 비급여진료를 매우 엄격하게 관리했으므로 의료비 증가폭이 아주 크지는 않았다. 의료기관이 비급여진료를 하려면 일일이 보건복지부 장관의 허가를 받아야 했기 때문이다. 그러나 비급여진료가 제한적으로 시행되었음에도 불구하고 비보험진료가 가능했기 때문에 당시는 건강보험 보장률이 40%에도 미치지 못했다.

그러던 것이 김대중 정부 시절인 2000년에 건강보험을 통합하면서 『국민건강보험법』에 비급여서비스를 명시함으로써 비급여진료를 공식적으로 인정했다(이규식, 2019). 따라서 의료기관이 자유롭게 비급여진료를 할 수 있게 되었고, 진료행위뿐만 아니라 진료재료도 비급여로 청구할 수 있게 되었다. 그 후 전국의 거의 모든 의료기관이 비급여서비스를 일상적으로 제공하기 시작했고, 이로 인해 의료비가 급격하게 증가한 것이다

요양기관에게 비급여진료를 허용하면 의료비 증가는 당연지사다. 급여수가는 건보공단의 통제를 받지만 비급여진료는 건강보험의 통제를 받지 않으므로 의료기관들이 각자 알아서 가격을 책정하기 때문이다. 즉 비급

여진료는 상품의료이므로 가격을 원가보다 높게 책정할 수 있고, 이를 통해서 초과이윤을 내는 것이 가능하므로 영리추구 행위가 가속화된다.

의료기관이 건강보험 급여서비스만 제공한다면 초과이윤을 낼 수 없다 (이규식, 2022). 대신 원가보전 수준의 적정 이윤은 보장되므로 인건비와 운영비를 충당하는 것은 문제가 없다. 유럽의 의료보장국가들은 이런 방식으로 건강보험을 운영한다. 그리고 병원 건립이나 고가장비 도입 등의 자본비용을 정부가 지원하므로 초과이윤을 내려고 노력할 이유도 없다. 그러나 우리나라는 저수가 기조를 계속 유지하는 바람에 급여수가만으로는 요양기관을 유지할 수 없었다. 그래서 우리나라 의료기관들은 '박리다매'의 길을 선택했다. 앉아서 굶어 죽는(=병원이 망하는) 대신 공급량(=진료량)을 늘려서 수지를 맞춘 것이다. 이런 상황에서 김대중 정부가 비급여진료를 공인했으니 의료비가 급격하게 증가할 수밖에 없었다.

특히 비급여서비스 개발이 용이한 민간 대형병원의 약진이 두드러졌다. 이들은 모두 비영리 법인이어서 설립자가 이윤을 가져갈 수 없는 구조이므로 비급여진료로 벌어들인 초과이윤을 모두 병원에 재투자하여 시설을 개·보수하거나 새로운 고가장비를 구입했다. 이를 통해 새로운 비급여 서비스를 다양하게 제공하게 되었고 이는 다시 초과이윤과 의료비 증가로 이어졌다. 이것이 가능할 수 있었던 것은 소득이 증가하면서 국민들이 고급 서비스에 대한 욕구가 생긴 데다, 이를 감당할 경제력이 뒷받침되었기 때문이다.

즉 비급여진료 전면 허용→의료기관의 영리추구 및 자본축적→고가장비 도입 및 새로운 비급여항목 개발→의료기관의 자본축적→최신 고가장비 도입 및 새로운 비급여항목 추가 개발→의료기관의 자본축적… 이런 식의 순환구조가 성립되면서 의료비가 계속 증가했다. 이런 과정을 거치면서 비급여서비스를 다양하게 제공할 수 있는 민간설립병원들이 공급자 시장을 선도하게 되었다.

그런데 의료기관이 비급여진료를 통해서 영리를 추구하는 행위는 민간 설립병원에만 국한된 것이 아니다. 서울대병원을 비롯하여 전국의 거의 모든 공공설립병원들도 비급여서비스를 제공하고 있다. 몇몇 병원만 제외하면 운영을 제대로 하지 못해서 초과이윤을 내지 못할 뿐이다. 그런 점에서 의료기관 양극화의 주범은 민간설립의료기관이 아니라, 멍석을 깔아준 김대중 정부다. 동일한 멍석 위에서 민간설립기관은 효율적인 경영을 통하여 몸집을 계속 늘린 반면, 공공설립기관은 그렇게 하지 못했다.

건강보험 요양기관은 원칙적으로 비급여진료를 할 수 없다. 요양기관은 건강보험이 인정하는 급여진료만 해야 한다. 그런데도 김대중 정부가 건강보험의 원칙을 무시하고 비급여진료를 허용했다는 것은 공급자의 영리 추구행위를 허용했다는 것과 같은 의미다. 왜 그랬을까?

첫 번째는 몰라서 그랬을 가능성이다. 그 당시 의료정책에 관여한 인사들은 자신들이 무슨 짓을 하고 있는지 인지하지 못했을 수 있다. 그들은 자신들의 '염원'인 건강보험 통합과 의약분업을 달성하고자 했다. 특히 의약분업을 시행하려면 의사들에게 줄 당근이 필요했는데 의사들은 그전부터 비급여진료를 자유롭게 하고 싶어 했다. 그래서 비급여진료를 제한하던 빗장을 풀어준 것이다. 그러나 그 당시 관련 인사들은 이에 대한 장기적인 결과는 고려하지 않은 것 같다. 자신들의 이념(또는 이익)을 실현하기 위해서 임기응변식으로 정책을 만든 것이므로 비난받아 마땅하다.

둘째는 알고도 그랬을 가능성이다. 국민들 앞에서는 의료기관의 영리 추구 행위를 비난하면서 뒤에서는 의료기관이 자유롭게 영리를 추구할 수 있도록 멍석을 깔아준 것이다. 이것은 좌익들이 겉으로는 공교육 강화를 외치면서 실상은 사교육시장을 점점 과열시키는 것과 비슷하다. 이처럼 표리부동한 행태는 좌익의 특징이다. 자신들의 이념이나 이익을 실현하기 위해서라면 국민의 의료비나 경제적 부담 따위는 안중에도 없다.

인간은 불완전한 존재이므로 도덕적 해이에 쉽게 유혹당한다. 건강보험제도를 통해서 의료비 부담을 없애주면 그것에 감사하고 만족하는 사람도 있지만 더 많은 서비스를 원하는 사람이 더 많다. 특히 상대적으로 지불 능력이 있는 사람일수록 같은 돈(=본인부담금)으로 더 많은 서비스, 더 고급 서비스를 원하기 마련이다. 이런 도덕적 해이는 인간의 본성이다.

그러므로 건강보험이라는 공적 의료제도를 제대로 유지하기 위해서는 도덕적 해이를 차단하는 장치가 반드시 필요하다. 이것이 환자의뢰체계다. 즉, 환자의뢰체계를 통해서 이용자들의 단순한 수요(=욕구)를 배제하고 의학적으로 필요한 환자만 건강보험 혜택을 받도록 의료이용을 관리해야 한다. 그렇게 해야 의료서비스가 필요한 상황이 되었을 때 오래 기다리지 않고 적시에, 비용부담 없이, 양질의 서비스를 받을 수 있다.

그런 면에서 환자의뢰체계는 건강보험이라는 의료보장제도를 유지하기 위해서 필수적인 제도다. 그런데 김대중 정부 시절에 건강보험을 통합하면서 그나마 있던 중진료권 설정을 국민들이 불편하다는 핑계로 없애 버렸다.

환자의뢰체계가 부재한 상황에서 보장성 강화정책을 시행하게 되면 누구 할 것 없이 더 많은 서비스, 더 고급 서비스를 원하게 된다. 비용부담이 더 줄었기 때문이다. 따라서 보장성 강화정책을 시행하기 전에 실질적인 환자의뢰체계를 먼저 만들었어야 했다. 그렇게 하지 않으면 의료이용이 걷잡을 수 없이 증가하므로 결국은 필요한 사람이 제 때에 적절한 진료를 받을 수 없게 된다. 의료비 증가는 덤이다. 이런 상황이 되면 의료보장제도의 취지는 공중분해되고 다시 원점으로 돌아간다. 따라서 2000년 이후, 특히 문재인 케어 이후 건강보험이 적자를 낼 정도로 의료이용이 증가한 이유는 환자의뢰체계의 붕괴 및 의료이용 관리의 부재와 직접적인 관련이 있다.

문케어는 실패한 보장성 강화정책

앞에서 말한 대로 문재인 케어 이후 4대 중증질환의 보장률이 향상된 것은 맞다. 그러나 대통령 공약을 실천하느라 건강보험의 누적 준비금을 축냈을 뿐만 아니라, 『국민건강보험법』을 위반했다. 현행법을 위반하지 않고는 시행이 불가능할 정도로 문재인 케어가 비현실적인 정책이었다는 뜻이다.

건강보험은 문재인 케어 시행 전까지 흑자 재정을 유지했다. 누적 준비금을 약 20조까지 쌓았으나 법에 명시된 수준에는 아직 미달이었다. 『국민건강보험법』에 의하면 그 해 건강보험 재정의 절반에 해당하는 금액을 준비금으로 보유해야 한다(출처: LAWnB). 건강보험 통계연보에 의하면 2017년 당시 건강보험 급여총액이 약 55조였으므로 누적 준비금이 27.5조가 있어야 하지만 실제로는 20조 원에 불과했다. 이런 상황에서 누적 준비금 일부를 문재인 케어에 투입하겠다는 것은 『국민건강보험법』38조 1항을 명백하게 위반한 것이다.

제38조(준비금)

① 공단은 회계연도마다 결산상의 잉여금 중에서 그 연도의 보험급여에 든 비용의 100분의 5 이상에 상당하는 금액을 그 연도에 든 비용의 100분의 50에 이를 때까지 준비금으로 적립하여야 한다.

② 제1항에 따른 준비금은 부족한 보험급여 비용에 충당하거나 지출할 현금이 부족할 때 외에는 사용할 수 없으며, 현금 지출에 준비금을 사용한 경우에는 해당 회계연도 중에 이를 보전(補塡)하여야 한다.

③ 제1항에 따른 준비금의 관리 및 운영 방법 등에 필요한 사항은 보건복지부장관이 정한다.

연도별 건강보험 재정현황: 2016년-2021년(단위: 원)

	2016	2017	2018	2019	2020	2021
재정수입	56,459,878,174	58,818,071,225	62,715,795,218	69,173,265,702	75,114,982,734	81,708,157,705
재정지출	53,740,831,942	58,022,559,280	65,978,340,945	72,097,239,316	73,618,774,336	78,951,093,547
당기차액	2,719,046,232	795,511,945	-3,262,545,727	-2,923,973,614	1,496,208,398	2,757,064,158
이월금	6,949,876,824	4,671,207,676	664,572,167	-2,077,502,816	2,250,238,186	5,425,613,895
누적법정준비금	16,980,057,170	20,065,657,170	20,773,357,170	20,595,513,967	17,771,260,551	17,418,125,038

재정수입=보험료+정부지원금+기타; 재정지출=보험급여비+관리운영비+기타; 당기차액=재정수입-재정지출
(출처: 2021 건강보험통계연보)

　문재인 케어 시행 첫해인 2017년에는 건강보험 당기차액이 전년도의 1/3 이하로 감소했고, 2018년과 2019년에는 2년 연속 적자를 냈다(출처: 2021 건강보험통계연보). 즉, 국민들이 낸 보험료와 정부지원금을 모두 쓰고도 모자라서 준비금에서 꺼내 쓰는 바람에 누적 준비금이 약 17조로 줄어들었다. 준비금을 꺼내서 쓰고 보전하지 않았으므로 『국민건강보험법』 38조 2항도 위반했다. 그러다가 코로나 사태로 인해 국민들이 의료기관 이용을 기피하는 바람에 다행히 2020년과 2021년에는 수입 대비 지출이 감

소했다. 그 결과 2020년부터 당기차액이 흑자로 돌아섰고, 2022년에는 누적 적립금이 문재인 케어 시행 전인 20조로 회복되었다(연합뉴스, 2023).

　2022년에 누적 준비금이 문재인 케어 이전 수준으로 돌아갔지만, 누적 준비금의 부족분이 더 커졌다. 문재인 케어를 하느라 그 사이에 건강보험 급여액이 급격하게 증가했기 때문이다. 즉 2012년부터 2016년까지 5년 간은 보험료 수입이 약 36조 원에서 약 44조 원으로, 급여지출이 약 38조 원에서 약 46조 원으로 각각 8조 원 정도 증가했다. 그래서 2016년 기준으로 누적 준비금은 약 23조 원이 있어야 했지만, 실제로는 약 17조 원이 있었으므로 부족분이 약 6조 원이었다. 반면에 2017년부터 2021년까지 5년간 건강보험료 수입은 약 50조 원에서 약 69조 원으로 증가했고, 급여 지출은 약 55조 원에서 약 77조 원으로 증가하여 각각 19조 원, 22조 원 정도 증가했다. 수입보다 지출이 더 많아진 데다, 2021년 기준으로 누적 준비금이 38.5조 원이 있어야 했지만 실제로는 17조 원만 있었으므로 준비금 부족분이 11.6조로 약 두 배가 된 것이다.

　인구고령화와 의료기술 발전으로 인해 시간이 지날수록 건강보험 재정 규모가 커지기 마련이다. 그러나 이러한 자연증가를 감안하더라도 문재인 케어를 시행하느라 5년만에 건강보험 급여지출이 46조 원에서 77조 원으로 31조 원이나 늘어난 것은 정말 심각하다. 게다가 건강보험 보장률은 2017년 62.7%에서 2021년 64.5%로 겨우 1.8%포인트 증가하는 데 그쳤다(현대성 등, 2023). 만약 코로나 사태가 발생하지 않았고, 우리 국민들이 평소처럼 의료기관을 이용했더라면 누적 준비금은 문재인 대통령의 임기 중에 거덜났을 것이다. 그런 점에서 지난 정권은 코로나19와 중국 공산당에게 넙죽 엎드려 큰 절을 해야 한다.

그런데 여기에서 반론이 있을 수 있다. 국민이 낸 건보료로 그동안 흑자를 내서 20조 원의 누적 준비금을 만들었는데 그것을 국민을 위해서(?) 사용한 것이 무슨 문제냐는 지적이다. 답변은 보건복지부 장관이 『국민건강보험법』을 위반했다는 점이다. 보복복지부 장관은 해당 연도 건강보험 급여비용의 5%를 해당 연도 급여비용의 절반에 이를 때까지 준비금으로 적립해야 하고, 준비금을 사용했다면 해당 연도 내에 채워 넣어야 하는데 이 두 가지를 모두 위반했다.

해상사고가 대통령의 책임이고, 압사사고가 행정안전부 장관의 책임이라면, 위법행위를 지휘한 보건복지부 장관은 명백하게 대통령의 책임이다. 만약 아픈 국민을 위해서 건강보험 준비금을 쓴 것이니 아무 문제가 없다는 논리라면 배고파서 빵을 훔친 장발장도 무죄다.

이처럼 현행법을 어기지 않고는 실현이 불가능할 정도로 무리한 대통령 공약을 꼭 실행하고 싶었다면 먼저 『국민건강보험법』을 개정했어야 했다. 준비금을 적립할 필요도 없고, 대통령이나 보건복지부 장관이 마음대로 꺼내 쓸 수 있다고 말이다. 그런데 뭐가 그리 급했는지 죄다 무시하고 그냥 밀어붙였다. 그렇게 해놓고 책임지는 사람이 아무도 없다. 수습은 국민들의 몫으로 남았다.

최근 건강보험료율 인상이 발표되었다. 2022년 6.99%에서 2023년 7.09%로 인상되었다. 2021년부터 건강보험이 다시 흑자라면서 왜 보험료율을 올리는 것일까? 이유는 『국민건강보험법』 제38조 1항을 지키기 위해서다. 2021년 기준으로 건강보험 급여비가 약 76.7조 원이므로 38.4조 원의 준비금이 필요한데 아직 20조 원밖에 안 되기 때문에 건강보험료 인상은 한동안 불가피하다. 건강보험료 인상 외에 다른 방법이 없는 것은 아니다. 의료이용을 정말 획기적으로 줄일 수 있다면 건강보험료율 인상 없이도 누적 준비금을 메꿀 수 있다. 사실 이것이 우리가 가야하는 방향이다. 그러나 아쉽게도 윤석열 정부는 그런 결기를 보여주지 않고 있다. 아마 노동, 교육, 연금을 개혁하느라 여기까지 신경 쓸 여력이 없을 것이다. 이해는 하지만 늦어질수록 국민들이 수습할 몫이 점점 더 늘어난다.

정리하면, 의료비 부담이 증가하여 보장성 강화정책이 필요했지만 보장성 강화정책은 오히려 의료비 부담만 증가시켰을 뿐 보장성은 그다지 강화되지 않았다. 이것은 '제도적 모순' 때문이다. 즉 요양기관 당연지정제 하에서, 2000년 건강보험을 통합하면서 비급여진료를 공인하여 혼합진료가 확대되었고, 이로 인해 의사들의 영리추구 행태가 보편화되면서 의료비가 급격하게 증가했는데 근본적인 제도적 모순(요양기관 당연지정제+혼합진료)을 그대로 둔 채 급여항목과 대상을 늘리는 방향으로 보장성 강화정책을 시행했기 때문에 별 효과를 거두지 못한 것이다.

그리고 김대중 정부가 환자의뢰체계를 없애는 바람에 환자들의 욕구와 도덕적 해이를 관리할 수 있는 제어장치가 완전히 없어진 것도 보장성이 올라가지 않는 이유 중 하나다. 즉, 건강보험 보장성이 향상되지 않는 이유는 제도적 모순(구매자 또는 보험자 요인)과 도덕적 해이(이용자와 공급자 요인) 때문이다. 이처럼 건강보험제도를 구성하는 3개의 축(구매자, 이용자, 공급자)이 모두 문제이니 누적 준비금까지 털어서 재정을 쏟아부어도 밑 빠진 독에 물 붓기다. 그런데 그 물을 계속 길어와야 하는 것은 바로 국민들이다. 지금이라도 물 붓기를 잠시 멈추고 독을 보수하든지, 버리고 새로 만들어야 한다.

보장성을 강화하려면 근본문제를 해결해야

건강보험 보장성을 OECD 평균 수준으로 올리려면 먼저 구조적인 문제를 해결해야 한다. 즉 요양기관 당연지정제와 혼합진료가 공존하는 제도적 모순을 해결하는 것이 최우선이다. 그리고 보장성 강화 대상과 재원에 대해서 선택과 집중을 해야 한다. 또한 국민들이 OECD 평균 수준으로 적정 부담을 하는 것도 필요하다.

첫째, 제도적 모순을 해결하려면 요양기관 당연지정제를 계약제로 전환하고 요양기관의 혼합진료를 금지해야 한다. 건강보험 보장성이 낮은 근본적인 이유는 급여항목이 적기 때문이 아니다. 급여항목을 아무리 늘려도 비급여진료가 같이 늘어나기 때문에 보장성이 올라가지 않는 것이다. 그러므로 비급여를 급여화하더라도 현재처럼 혼합진료를 계속 허용하면 이제까지 그랬듯이 또 실패한다. 오락실의 두더지 게임처럼 기존 비급여를 급여화하면 새로운 비급여가 계속 생기는 데다, 이용자 관리를 하지 않기 때문이다. 그러므로 요양기관 계약제를 통해서 공급자시장을 분리한 후, 건강보험 요양기관은 급여진료만 하도록 구조를 개선함으로써 요양기관의 비급여진료를 원천 봉쇄해야 한다.

요양기관이 급여진료만 할 수 있으려면 즉, 급여진료 수입만으로 인건비와 운영비를 충당할 수 있으려면 수가를 원가보전 수준으로 현실화해야 한다. 정부와 언론은 항상 수가 '인상'이라고 표현하는데 이것은 정말 사악한 프레임이다. 초과이윤을 위한 '인상'이 아니라, 원가보전을 위한 수가 '현실화'가 반드시 필요하다. 대신 (환자의뢰체계를 통해서) 의료이용을 관리하면 수가를 현실화해도 의료비 총액은 크게 증가하지 않는다. '의료비=수가×이용량'이라는 공식을 기억하자. 이제까지는 수가만 통제했기 때문에 보장성은 제자리를 맴돌면서 의료비만 증가했다. 그러므로 급여수가 현실화와 의료이용 관리를 병행해야 큰 폭의 의료비 증가 없이 보장성을 강화할 수 있다.

수가를 현실화하면 의사(의료기관)만 더 좋아지는 것 아니냐고 반문할 수도 있다. 그렇지 않다. 의사나 의료기관만 더 좋아지는 것이 아니라 간호사도 더 좋아지고, 무엇보다 국민들이 지금보다 더 좋아진다. 의사나 의료기관이 좋아지는 비율보다 간호인력과 국민이 좋아지는 비율이 더 크다. 이제까지 국민을 극단적으로 보호하려다 보니 저수가가 부메랑이 되어서 의사와 간호사가 건강보험 현장을 떠나버렸다. 의사들은 급여진료 비중이 높은 내과, 외과, 소아과, 산부인과 등을 버리고 비급여진료인 피부관리, 쌍꺼풀수술, 비만관리 등에 매달리고 있다. 경력간호사들이 3교대 근무를 포기하는 바람에 전국의 병동을 신규간호사들이 채우고 있다. 신규간호사는 아직 환자 파악이 서툴고, 정맥주사 같은 술기도 능숙하지 않다. 본인이 극심한 스트레스에 시달리고 있으니 환자의 마음을 헤아리고 따뜻하게 손을 잡아 줄 여유가 없다. 시간이 흘러 병동업무가 익숙해질 무렵이면 열악한 현실을 비관하며 나이팅게일의 꿈을 접는다. 더 심각한 문제는 앞날이 창창한 나이에 스스로를 패배자, 실패자로 낙인 찍는다는 것이다. 간호대학 입학하기가 쉽지 않은데 이런 재원들을 4년이나 가르치고도 내팽개치는 셈이다. '사람이 먼저'라면서 사람을 진료하는 의사와 간호사의 수고에 그렇게 박하게 구는 것은 심각한 모순이다.

만약 수가를 현실화해서 환자들의 이익보다 의료인이나 의료기관의 이익이 더 커질까 봐 걱정이라면 '총액계약제'를 적용할 수도 있다. 그러나 총액계약제는 의료접근성을 떨어뜨리고 진료대기가 늘어날 수 있으므로 신중할 필요가 있다. 세상에 완벽한 제도는 없다. 조금 덜 나쁜 제도가 있을 뿐이다. 그런 점에서 다른 건강보험제 국가들이 요양기관 계약제를 채택하는 것은 합리적인 이유가 있기 때문이다. 요양기관 당연지정제를 하는 나라는 일본과 대한민국뿐이다. "NO JAPAN"이 일상인 나라에서 일본의 잘못된 점을 그대로 따라 하는 것도 참으로 모순이다.

좌익은 요양기관 계약제를 의료민영화라고 호도한다. 이것은 무식하거나, 국민을 기만하거나, 아니면 둘 다다. 요양기관 계약제를 시행하면 건강보험 요양기관으로 계약하지 않은 의료기관은 영리병(의)원 된다. 그러나 영리병(의)원을 허용하는 것과 의료민영화가 되는 것은 완전히 다른 이야기다. 이유는 요양기관 계약제는 의료보장국가에서만 가능하기 때문이다. 즉, 의료사회화가 사회주의 의료와 완전히 다르듯이, 요양기관 계약제는 의료민영화와 완전히 다르다. 즉 우리나라는 이미 국민건강보험이라는 전국민 의료보장제도를 시행하고 있으므로 영리병원을 허용하더라도 가난한 사람이 요양기관에서 기본권의료를 받지 못하는 상황은 일어나지 않는다. 요양기관 계약제와 의료민영화의 차이가 궁금한 독자들은 필자의 전작인《공공의료라는 파랑새》를 읽어 보기를 권한다.

일부 국민은 영리병원을 허용하면 아산병원이나 삼성병원같은 대형병원이 영리병원이 될 것이므로 일반 국민이나 가난한 사람은 갈 수 없을 것이라고 짐작한다. 그것은 오해다. 요양기관 계약제를 시행하고 있는 대만의 예를 들자면 우리나라의 (상급)종합병원에 해당하는 의료기관은 100% 건강보험 요양기관이다(박지은, 2018). 건강보험과 계약하지 않은 영리기관은 의원급에만 있었고 10.3%에 불과했다. 반면에 영리기관 비율은 중의병원(한방병원)이 20%로 가장 높았고, 그 다음이 중의원(한의원)으로 6.9%였다.

대만의 예에서 보듯이, 현실적으로 대형병원은 영리병원이 되기 어렵다. 그 많은 병상을 100% 본인부담 환자로 채우는 것이 불가능하기 때문이다. 아산병원과 삼성병원 두 개만 합쳐도 병상 수가 약 5,000개다. 병원을 엄청 럭셔리하게 리모델링해서 병상수를 1,000개로 줄인다고 해도 우리나라 인구규모로는 영리병원의 비싼 진료비를 부담할 수 있을 정도의 부자 중에 아파서 입원해야 하는 사람이 매일 1,000명씩 나올 수가 없다. 대체로 부자들은 가난한 사람들보다 더 건강하고 덜 아프기 때문이다. 그 병상을 중국 공산당 간부들이나 백만장자들로 채울 수는 있겠지만 우리 국민의 반중정서를 감안할 때 그런 일은 일어나지 않을 것 같다.

대만 전민건강보험의 의료기관 계약현황(2016년 기준)

구분	계	병원	의원	중의병원	중의원	치과의원
전체기관수	22,330	475	11,403	10	3,745	6,697
계약기관수	20,759	475	10,229	8	3,487	6,560
계약률(%)	92.96	100.00	89.70	80.00	93.11	97.95

(출처: 대만 총액계약제의 현황과 시사점)

그리고 가난한 사람이 (상급)종합병원에 갈 수 없다는 주장은 건강보험제도를 모욕하는 것이다. 건강보험은 가난한 사람을 차별하지 않고, 차별해서도 안 된다. (상급)종합병원에 갈 수 없는 사람은 가난한 사람이 아니라, 경증환자다.

요양기관 계약제로 전환하고, 급여진료비만으로 병원운영이 가능하도록 수가를 현실화하면 건강보험료율을 많이 올리지 않고도 보장률을 지금보다 더 높일 수 있다. 또한, 요양기관이 급여진료만 하는 상황에서 중증환자 산정특례와 본인부담상한제를 결합한다면 환자들 특히, 저소득층 환자의 부담이 현저하게 감소할 것이다.

둘째, 건강보험 보장성을 강화하려면 강화 대상과 재원에 대한 선택과 집중이 필요하다. 즉 보장률을 일률적으로 올리기보다는 좀 더 필요하거나, 더 많이 부족한 부분을 선택해서 집중적으로 재원을 투입해야 한다. 먼저, 재원 문제다. 4대 중증질환에는 암, 심장질환, 뇌혈관질환처럼 치료를 받으면 다시 건강을 되찾고 생산활동에 복귀할 수 있는 질환도 있지만, 희귀·중증난치성 질환처럼 완치가 불가능하여 현상을 유지하거나 악화를 늦추는 것이 최선인 질환도 있다. 대체로 후자가 전자보다 치료비 부담이 더 크고, 건강보험 보장률도 더 높다. 암질환 보장률이 80.2%인 반면 희귀·중증난치질환은 89.1%다(현대성, 2023). 따라서 이들의 재원을 분리한다면 건강보험료를 더 효율적으로 사용할 수 있고, 보장률을 더 올릴 수 있다.

희귀·중증난치성 환자들을 포기하자는 말이 아니라, 별도의 재원을 마련하여 이들의 치료비를 지원하자는 것이다. 희귀·중증난치성 치료비는 환자 한 명이 적게는 연간 수천만 원, 많게는 수억 원에 달하는 경우가 많다. 일 회 주사비가 1억이 넘는 치료제도 있다. 이 정도의 금액은 건강보험이 목표하는 '사회연대'의 수준을 벗어난다. 희귀·중증난치성질환의 과도한 치료비 부담을 건강한 국민들에게 대신 부담시키는 것은 정부가 할 일을 국민들에게 떠맡기는 격이다. 그러므로 희귀·중증난치성질환을 위한 재원은 건강보험료 말고 조세로 마련하는 것이 바람직하다.

그렇다면 희귀·중증난치성질환을 위한 재원을 어디에서 조달할 것인가? 세금을 더 걷을 필요 없이 현재의 예산을 재편성하면 된다. 예를 들어 성인지 예산의 일부를 희귀·중증난치성질환을 위한 재원으로 변경하면 된다. 즉, 건강보험료와 기존의 정부지원금은 암환자 등 일반 국민을 위한 건강보험 급여비용으로 지출하고, 성인지 예산을 활용한 별도의 정부지원금은 특수(?) 국민이라 할 수 있는 희귀·중증난치성질환자를 위한 진료비로 분리하여 지출하는 것이다.

이렇게 하면 보험료 수입으로 건강보험 보장성을 더 올릴 수 있다. 또한 경제규모가 커져서 조세규모가 증가하면 정부지원금도 증가하므로 희귀·중증난치성질환자에 대한 혜택을 점차 늘려갈 수 있다. 합리적이지 않은가?

그렇다면 왜 성인지 예산인가? 2010년부터 성인지 예산이 도입되었는데 이미 수년 전부터 규모가 30조를 넘었다. 2023년도 성인지 예산은 32조 7,123억 원이고 38개 중앙관서에서 302개 사업을 진행한다(국민일보, 2023). 그런데 성인지 예산의 목적은 빌어먹을 성평등인데(양성평등이 아니다!) 성인지 사업 302개 중 직접적으로 관련이 있는 사업은 96개에 불과하다. 나머지 206개 사업은 대부분 '간접 목적' 사업이어서 사실상 관련이 없다. 예를 들어 과학기술정보통신부의 초등학생 과학교육 프로그램, 외교부의 개발도상국 해외봉사단 파견, 인사혁신처의 시공간 제약 없는 자기주도 학습 서비스, 문화체육관광부의 국립극장 운영 사업, 농림축산식품부의 농기계 임대 사업 등에 성인지 예산이 쓰이고 있다(오세라비, 2020; 국민일보, 2023).

성인지 예산 32.7조가 어느 정도의 규모인지 대부분의 독자들은 감이 없을 수도 있다. 2023년 정부 예산이 638.7조이므로 성인지 예산은 한 해 예산의 5.1%를 차지한다. 2021년 우리나라 건강보험료 총액이 69.5조였고, 정부지원금이 9.6조였다(국민건강보험공단, 2022). 한정된 국고에서 성인지 사업에 이 정도의 예산을 투입해야 하는지 의문이다. 성인지 교육을 핑계로 매년 30조 이상을 엉뚱한 곳에 쓰는 것보다 희귀·중증난치성질환 치료비로 쓰는 것이 훨씬 더 가치 있는 일이 아닐까?

누구를 대상으로 보장성을 강화할 것인지도 선택과 집중이 필요하다. 대체로 소득이 낮을수록 재난적의료비 상황에 처하는 가구의 비율이 높으므로 먼저 취약계층에 집중해서 재난적의료비를 해결해주어야 한다. 이렇게 해야 한정된 재원으로 실질적인 보장률을 올릴 수 있다.

모든 국민을 대상으로 일률적으로 보장성을 올리려면 많은 재원이 필요하다. 게다가 소득수준에 상관없이 일률적으로 보장률을 올리면 중산층 이상이 상대적으로 혜택을 더 많이 받는다. 보장률을 올리기 위해서 예를 들어 유방암 환자의 재건수술을 급여화하거나, 한 병에 수 백만 원짜리 항암제를 급여항목에 포함한다면 관련 비용을 자비로 부담할 수 있는 고소득층도 수혜자에 포함된다. 경제력이 있는 환자들에게 급여혜택을 주면 단지 '기분 좋은' 일이지만, 저소득층은 급여혜택이 충분하지 않으면 이 환자처럼 치료 자체를 '포기'해야 한다. 그러므로 일률적으로 보장률을 올리는 것보다 중위소득 미만인 가계의 재난적의료비를 해결해주는 것이 의료보장의 목적에 더 합당하고, 비용도 더 적게 든다.

문재인 케어를 시행하느라 건강보험 누적 준비금까지 축냈지만 그중 재난적의료비로 지원한 금액은 극히 일부다. 즉 2018년부터 2022년까지 5년간 재난적의료비를 지원하는데 사용한 예산은 총 3,622억 원(연 평균 722억 원)에 불과하다(출처: 여의도연구원). 이는 그전 5년간 지원한 금액(총 2,570억 원, 연 평균 515억 원)보다는 약 40% 늘어난 규모이지만, 보장성 강화 정책에 추가로 투입된 금액(=누적 준비금 사용액)의 약 2%에 불과하다.

그리고 지원대상이 중위소득 100% 이하(재산 5.4억 원 이하)로 제한되어 있고, 연간 지원한도가 최대 3천만 원에 불과하므로(2021년 9월 8일 기준) 충분한 수준으로 보기 어렵다. 만역 문재인 정권이 보장률 '수치'가 아니라 저소득층의 재난적의료비를 '실질'적으로 해결하는데 집중했더라면 누적 준비금을 17조 원이나 축낼 이유가 없었다. 게다가 문 케어 시행 첫 해에만 재난적의료비 지원예산을 많이(전 해의 약 3배) 집행했고, 그 이후로는 박근혜 정부 시절과 별 차이 없는 수준이었다. 결국 문 케어는 저소득층의 실질적 부담을 줄여주지 못했다. 소문난 잔치에 먹을 것이 없는 법이다.

한편, 보장성 강화정책에서 수혜자의 도덕적 해이를 줄이려는 노력이 반드시 필요하다. 즉 환자의뢰체계를 통해서 의료이용을 반드시 관리해야 한다. 본인부담금이 면제되는 의료급여 수급자는 건강보험 가입자보다 의료서비스를 훨씬 더 많이 이용한다. 의료이용을 관리하지 않기 때문에 도덕적 해이가 발생하는 것이다. 그러므로 취약계층의 의료비 부담을 확실하게 덜어주되, 도덕적 해이에 빠지지 않도록 관리하는 것이 필수적이다. 수혜자의 의료이용을 관리하지 않으면 건강한 국민이 납부한 건강보험료가 낭비된다. 이를 방치하는 것은 건강보험공단과 보건복지부의 중대한 직무유기다.

보장성 강화 대상을 제대로 선별하려면 건강보험 가입자의 소득을 가급적 정확하게 파악해야 한다. 즉, 취약계층을 제대로 선발(=선택)하고, 이들의 의료비 부담을 집중적으로 지원해야 재난적의료비를 해결할 수 있다. 또한, 건보 가입자의 소득을 정확하게 파악하는 것은 소득 기반의 단일 보험료부과체계를 도입하는데 필수적이다. 아마 국세청의 소득파악 능력은 충분할 텐데 건강보험료를 건보공단이 부과하다 보니 정보공유가 매끄럽지 않을 수 있다. 그래서 필자는 건보공단이 아니라 국세청이 건강보험료를 부과하고 징수해야 한다고 생각한다. 건강보험료는 거의 준조세이므로 국세청이 굳이 하지 않을 이유가 없다. 이렇게 하면 건보공단에서 보험료를 부과하고 징수하는 인력을 줄일 수 있으므로 운영비를 줄일 수 있고, 그 돈을 급여비에 보태서 보장성을 추가로 올릴 수 있다.

재난적의료비 지원관련 연도별 예산규모: 2013년-2022년(단위: 백만원)

	2013년	2014년	2015년	2016년	2017년	2018년	2019년	2020년	2021년	2022년(안)
연간예산	30,000	60,000	60,000	55,000	52,502	150,462	49,608	53,493	42,027	66,625
5년총액	257,502					362,215				
5년평균	51,500					72,443				

(출처: 여의도연구원, 원 자료: 보건복지부)

보장성 강화 대상의 선택과 집중이라는 측면에서 문재인 케어는 대상 선정과 순서가 틀렸다. 취약계층의 재난적의료비보다 전반적인 보장성 강화를 우선했기 때문이다. 결과는 독자들이 알다시피 실패다. 보장률은 약간 올라갔지만 지속가능하지 않은 데다, 의료비 부담을 느끼는 취약계층이 여전히 존재하기 때문이다.

셋째, 건강보험 보장성을 OECD 평균 수준으로 올리려면 국민들이 건보료를 OECD 평균 수준으로 부담해야 한다. 그러나 우리 국민들의 지불의지(Willingness to Pay)가 과연 그 정도가 될지 의문이다. 만약 국민건강보험법이 명시한 대로 보험료율 8%를 고수하고 싶다면 환자의뢰체계를 확실하게 지키고, 평소에 건강증진활동을 열심히 해서 의료이용을 최대한 줄여야 한다. 이것마저 싫다면 답이 없다. 필자가 보기에 건강보험의 수명은 10년도 안 남았다.

세상에 공짜 점심은 없다. 내가 내지 않으면 누군가 대신 값을 치러야 한다. 모두들 남이 대신 내주기를 바란다면 그 사회는 유지되지 않는다. 제2차 세계대전 당시 영국 수상이었던 처칠은 첫 의회 연설에서 "국민들께 드릴 수 있는 것은 피, 땀, 그리고 눈물뿐"이라고 했다. 우리 사회를 지탱하려면 돈이 필요하고 구성원의 노력도 필요하다. 그러므로 건강보험 보장성을 올리려면 보험료를 적정 수준으로 부담하든지 아니면 피, 땀, 그리고 눈물에 버금갈 정도로 의료이용을 줄여야 한다. 사실은 둘 다 해야 한다.

공짜가 있다고 믿는 사람은 공짜가 있다고 말하는 거짓말쟁이에게 속은 것이다. 이때 이득을 보는 것은 공짜가 있다고 믿는 사람(국민)이 아니라 공짜가 있다고 거짓말한 사람(정치인)이다. 그러나 거짓말은 들통나기 마련이다.

링컨이 변호사였던 시절에 '달빛 사건'을 맡았다. 링컨은 목격자를 자처하는 증인의 증언이 거짓말이라는 것을 밝혀내어 무고한 사람이 유죄로 판결받는 것을 막았다. 그 당시 링컨은 이런 말을 했다고 한다. "거짓말쟁이들은 많은 사람을 일정 기간 속일 수 있고, 몇몇 사람을 오랫동안 속일 수도 있다. 하지만 많은 사람을 오랫동안 속일 수는 없다. 정직이 유일한 방책(Honesty is the only policy)이다." 우리도 건강보험 앞에서 정직해야 한다.

치료비가 부담되어 시기를 놓친 유방암 환자의 사례를 통해서 건강보험 보장성 강화정책에 대해서 살펴보았다. 요약하면 건강보험 보장성 강화는 필요하지만 이제까지의 정책은 밑 빠진 독에 물 붓기, 핵심을 비껴가는 헛발질이었다. 보장성을 강화하려면 총론적으로는 근본원인을 해결해야 하고, 각론적으로는 선택과 집중을 해야 한다. 또한 국민들의 협조가 절대적으로 필요하다.

그러므로 요양기관 당연지정제를 계약제로 전환하고, 동시에 요양기관의 비급여진료를 금지하여 '건강보험 요양기관=급여진료', '영리병원=비급여진료' 공식을 탑재해야 한다. 보장률을 일률적으로 올리기보다는 보장성 강화 대상을 중위소득 이하 저소득층의 재난적의료비로 한정하되 집중적으로 지원해야 한다.

환자의뢰체계를 통하여 의료이용을 관리하고, 건강한 생활습관을 통하여 의료서비스 필요도를 줄여야 한다. 건강보험료를 적정 수준으로 올리는 것도 필요하다. 만약 국민들이 적극 협조하여 의료이용을 획기적으로 줄일 수 있다면 보험료율 8% 한도 내에서 보장률을 OECD 평균 수준으로 만들 수도 있지 않을까 기대한다.

한편 사회연대의 범위를 벗어나는 희귀·중증난치성질환은 건강보험료가 아닌 별도의 재원을 마련하는 것이 바람직하며 성인지 예산을 변경하는 방법이 있다.

이런 식으로 제도를 정비하고 도덕적 해이를 줄인다면 이 환자처럼 의료비가 부담되어 치료를 포기하는 비극적인 사례가 훨씬 감소할 것이다.

사탕은 달콤하지만 많이 먹으면 이가 썩는다. 사탕을 맛있게 먹고도 이가 썩지 않는 유일한 방법은 양치질을 열심히 하는 것이다. 우리 국민들은 그동안 양치질을 거의 하지 않았다. 그러나 늦었다고 생각할 때가 가장 빠른 때다. 지금이라도 썩은 이를 뽑아내고 양치질을 열심히 하면 된다. 우리가 지금부터라도 사탕을 아껴 먹고, 양치질을 잘하면 우리 자녀들도 달콤한 사탕을 먹을 수 있다. 그러나 사탕을 더 먹겠다고 계속 징징대면서 양치질을 거부하고 썩은 이를 뽑지 않는다면 당장은 사탕을 몇 알 더 먹을 수 있겠지만 그걸로 끝이다. 우리 세대뿐만 아니라 다음 세대도 사탕은 영영 이별이다.

참고문헌

OECD. Health expenditure from public sources as a share of total, 2019 (or nearest year).

Health at a Glance 2021: OECD Indicators. https://stat.link/fpmysx

현대성, 박영용, 이유진, 백지아, 최나영, 김민지. 2023.01.11. 2021년도 건강보험환자 진료비 실태조사. 국민건강보험 비급여관리실. https://www.nhis.or.kr/nhis/together/wbhaec08200m01.do?mode=view&articleNo=10831422&article.offset=0&articleLimit=10

경승구, 장소현, 서남규, 문성웅, 오하린. 2019.12.10. 2019년도 건강보험제도 국민인식조사. 국민건강보험공단 건강보험정책연구원. https://www.nhis.or.kr/nhis/about/wbhaec07810m01.do?mode=view&articleNo=135026&article.offset=0&articleLimit=10&srSearchVal=%EA%B1%B4%EA%B0%95%EB%B3%B4%ED%97%98%EC%A0%9C%EB%8F%84+%EA%B5%AD%EB%AF%BC+%EC%9D%B8%EC%8B%9D+%EC%A1%B0%EC%82%AC

국민건강보험. 직장가입자 보수월액보험료. 건강보험 보험료. https://www.nhis.or.kr/nhis/policy/wbhada01800m01.do

건강보험연구원. 외국의 건강보험제도-일본. 국민건강보험. https://www.nhis.or.kr/nhis/about/wbhada04300m01.do

OECD. Health expenditure per capita, 2019 (or nearest year). Health at a Glance 2021: OECD Indicators. https://stat.link/36exif

LAWnB. 2022.12.27. 국민건강보험법. https://www.lawnb.com/Info/ContentView?sid=L000001971#P38

의협신문. 2021.10.07. 건강보험 국고지원율 또 동결…법정 기준 20% 왜 안 지키나? https://www.doctorsnews.co.kr/news/articleView.html?idxno=141354

국민건강보험. 건강보험 보장성 강화 개요. 정책홍보관. https://www.nhis.or.kr/nhis/policy/wbhadd09000m01.do

국민건강보험. 연도별 보장성 강화 주요내용. 정책홍보관. https://www.nhis.or.kr/nhis/policy/wbhadd09000m02.do

국민건강보험. 본인일부부담금 산정특례 제도. 의료비 지원. https://www.nhis.or.kr/nhis/policy/wbhada15400m01.do

보건복지부. 2022.12.27. 본인일부부담금 산정특례에 관한 기준 고시 일부개정. http://www.mohw.go.kr/upload/viewer/skin/doc.html?fn=1672118786199_ 20221227142626.hwpx&rs=/upload/viewer/result/202302/

국민건강보험. 본인부담상한제. 의료비 지원. https://www.nhis.or.kr/nhis/policy/wbhada14200m01.do

IT동아. 2021.10.12. '의료비 부담 덜어드립니다', 본인부담상한제로 부담 없이 병원 가기. https://it.donga.com/32624/

OECD. Health expenditure in relation to GDP. Health at a Glance 2021 : OECD Indicators. https://stat.link/wknc80

이규식. 2019.01.25. 의료보장론: 이론과 제도 비교. 개정판. 계축문화사.

이규식. 2022.04.20. 국민건강보험의 발전과 과제. 계축문화사.

국민건강보험공단, 건강보험심사평가원. 2022.11.09. 2021 건강보험통계연보. https://www.nhis.or.kr/nhis/together/wbhaea01600m01.do?mode=view&articleNo=10829438&article.offset=0&articleLimit=10&srSearchVal=2020+%EA%B1%B4%EA%B0%95%EB%B3%B4%ED%97%98%ED%86%B5%EA%B3%84%EC%97%B0%EB%B3%B4

연합뉴스. 2023.02.02. 작년 건보재정 2조원 흑자"…누적 적립금 20조원 이상 추산. https://www.yna.co.kr/view/AKR20230201083700501?input=1179m

박지은, 김계현. 2018.04.13. 대만 총액계약제 현황과 시사점. 대한의사협회 의료정책연구소. https://www.rihp.re.kr/bbs/board.php?bo_table=research_report&wr_id=272&sfl= wr_subject&stx=%EB%8C%80%EB%A7%8C&sop=and

국민일보. 2023.02.08. 농기계 임대가 성인지 사업?… 막 갖다붙인 예산. https://news.kmib.co.kr/article/view.asp?arcid=0924286103&code=11151100&cp=du

오세라비, 안요한, 전혜성. 2020.12.21. 성인지 감수성 트러블. 가을밤.

장경수. 2021.09.24. 재난적의료비 지원사업 개요 및 지원 확대안 내용. 여의도연구원.

환자의뢰체계 재정립

9
꼬마 숙녀의 비극

2000년대 초반, 필자가 강릉아산병원에서 근무할 때의 일이다.

초등학교 저학년 여자아이가 유방초음파검사를 받으러 왔다. 의무기록을 보니 오른쪽 유두 아래에 뭐가 만져져서 종괴가 의심된다고 적혀 있었다. 초음파검사실 내부는 모니터가 잘 보이도록 조명을 어둡게 하기 때문에 꼬맹이가 혼자 검사를 받으면 무서워할 것 같아서 엄마도 같이 들어오라고 했다. 엄마의 얼굴은 수심에 가득 차 있었다.

검사를 해보니 유방 종괴는 없었다. 유두 아래에 만져지는 것은 정상적인(아직 완전히 발달하지는 않았지만) 유선조직이었다. 환자 나이를 감안하면 조기 유방 발육(Premature Thelarche)에 해당한다.

대개는 유방 발육과 2차 성징이 같이 나타나지만 2차 성징을 전혀 동반하지 않으면서 유방이 일찍 발육(Breast Budding)하는 경우가 있는데 이것을 조기 유방 발육이라고 한다. 그러나 유방 조기 발육은 성 조숙증(Precocious puberty)과 달리 질병이 아니므로 별다른 치료가 필요하지 않다.

다시 환자 이야기로 돌아가자.

반대쪽이 좀 이상했다. 약간 꺼져 있다는 느낌이 들었다. 검사를 할 당시에는 한쪽이 커져 있으니 반대쪽이 상대적으로 대비되어서 꺼져 있는 것처럼 보인다고 생각했다.

검사를 끝내고 보호자에게 "종괴는 아니니 너무 걱정하지 마세요. 자세한 결과는 외과 교수님한테 들으시면 됩니다"라고 말했다. 그런데 분위기가 좀 이상했다. 종괴가 아니라고 했으니 엄마 표정이 밝아져야 하는데 오히려 더 심각해진 것이다.

"선생님, 이게 정말 종괴가 아닌가요? 그런데…."

엄마가 뭔가를 말하고 싶어하는 것 같아서 일단 환아를 검사실 밖으로 내보냈다.

엄마가 들려준 사연은 이랬다.

강릉에서 멀지 않은 소도시에 사는데 1~2년 전에 반대편에도 비슷한 게 만져졌다는 것이다. 그래서 집 근처에 있는 외과의원에 갔었는데 진찰을 해보더니 유방 종괴라고 했고, 그래서 제거했다고 한다. 맙소사! 그래서 반대편이 완전 납작하게 꺼져 있었던 것이다.

그 엄마에게 뭐라고 말해야 할지 머릿속이 하얘졌다.

"외과 교수님이 설명해주실 거예요. 지금 바로 가서 들으실 수 있도록 빨리 판독해 드릴게요"

가여운 꼬마 숙녀를 위해서 필자가 할 수 있는 일은 그게 전부였다.

비겁한 말이지만 이럴 때는 영상의학과 의사가 편하다. 영상의학과 의사는 환자에게 검사결과를 직접 설명하지 않아도 되기 때문이다. 그것이 담당의사와 환자 간에 좋은 신뢰관계를 유지하는데 도움이 된다. 영상의학과 의사의 업무는 결과를 설명해주는 것이 아니라, 판독소견서를 정확하게 작성해서 담당의사가 환자에게 설명을 잘할 수 있도록 돕는 것이다.

검사 후에 환자에게 결과를 바로 알려주지 않는 이유는 그걸로 끝나지 않기 때문이다. 모든 환자가 바로 질문을 쏟아낸다. 그런데 환자에게 이야기하는 과정에서 의미가 잘못 전달될 수 있고, 그러면 환자가 담당의사를 만났을 때 문제가 생길 수 있다. 왜냐면 같은 말이라도 "아" 다르고 "어" 다른 데다, 영상의학과 의사는 초음파검사 외에 다른 검사결과나 기왕력 등은 모를 수도 있기 때문이다. 게다가 필자를 비롯해서 대부분의 영상의학과 의사는 환자를 다루는 데 익숙하지 않다. 전공의 수련기간 동안 환자가 아니라, 영상 다루는 것을 주로 배웠으니 당연한 일이다. 아무튼 영상검사를 의뢰하는 거의 모든 의사들은 본인이 직접 환자에게 검사결과를 알려주는 것을 선호한다. 아마 필자가 그 입장이라도 그럴 것이다.

그 꼬마 환자는 정말 딱하다. 간혹 환자들이 일명, '짝짝이' 유방이어서 대중목욕탕에 가기가 부끄럽다고 호소하는 경우가 있지만 그 꼬마는 차원이 다른 상황에 놓일 것이다. 왼쪽 유방의 싹을 없애 버렸으니 오른쪽 유방 크기에 맞춰서 왼쪽에 보형물을 삽입해야 한다. 그렇게 해도 양쪽 유방 모양이 자연스럽게 일치하기는 어려울 것 같다.

어째서 이런 일이 생겼을까? 그 꼬마 환자를 처음 진료했던 의사는 그게 유방 종괴가 아니라, 발육과정의 일부라는 것을 몰랐던 것 같다. 소아과 의사가 아니어서 그랬다고 하기에는 너무 안타까운 일이다.

필자는 1차의료의 부재가 이렇게 참담한 사연을 만들었다고 생각한다. 그렇다면 1차의료란 무엇이며, 어떻게 개선해야 할까?

1차의료란

1차의료란 건강을 위하여 환자가 가장 먼저 대하는 보건의료로서, 환자의 가족과 지역사회를 잘 알고 있는 주치의가 환자-의사 관계를 지속하면서, 보건의료 자원을 적절히 조정하고 주민들에게 흔한 건강문제들을 해결하는 분야를 말한다(황나미, 2013). 즉 1차의료란 환자가 처음(First) 접하는 의료서비스라는 의미이며, 지역사회를 기반으로 한다. 1차, 2차, 3차의료로 구성되는 환자의뢰체계(=의료전달체계)에서 가장 많은 사람들이 이용하고, 의학적 필요도 우선순위가 가장 높은 것이 바로 1차의료다.

그런데 우리나라 보건복지부는 1차의료를 일차의료(Primary Care)라고 잘못 번역해서 사용하고 있다. 1차의료와 일차의료는 다른 개념이다. 세계보건기구(WHO)나 서구에서 말하는 'Primary' Care는 '기본권'의료의 개념이므로 'Essential'의 의미다. '필수'의료라고 표현할 수도 있다. 우리나라는 건강보험을 통해서 전 국민에게 기본권의료를 제공하고 있으며, 의료서비스에 대한 접근성이 전 세계 최고다. 그러므로 우리나라는 일차의료(Primary Care, 기본권의료)가 부족한 것이 아니라, 지역사회를 기반으로 하는 1차의료가 부재한 상황이다.

1차의료의 특성은 다음과 같다. 첫째, '최초 접촉성'이다. 이것은 환자에게 신체적 또는 정신적인 건강문제가 발생했을 때 1차의사와 최초로 접촉해서 제공받는 것이 1차의료라는 의미다. 1차의사는 환자의 연령이나 성별에 상관없이 기본적이고 간단한 진료를 제공한다. 1차의료에 접근하기 위해서는 지역적 장애나 재정적 장애가 없어야 한다. 지역사회 내에 1차의사가 있어야 하고, 1차의료에 대한 비용부담이 없어야 한다.

둘째, '지속성'이다. 1차의사가 지역사회 주민의 주치의가 되어 그들의 건강상태를 지속적으로 점검하고 관리하면서 의사-환자 관계를 장기간 유지한다는 의미다. 1차의사는 의료서비스 외에 예방접종을 포함한 예방 서비스를 제공하며, 건강관련 상담서비스를 제공함으로써 지역주민이 건강한 생활습관을 유지하도록 건강증진 활동을 지속한다. 1차의사가 바뀌더라도 그동안 축적된 진료내용과 건강상태에 대한 정보가 공중으로 사라지는 것이 아니라, 새로운 1차의사에게 공유되어 의사-환자관계가 지속되도록 한다.

셋째, '조정성'이다. 이것은 의뢰와 회송으로 구성되며, 커뮤니티 케어와 관련이 있다. 즉 환자상태가 1차의료에서 제공가능한 서비스의 범위를 벗어나 전문적인 진료나 입원 등 포괄적인 서비스가 필요한 경우는 상급기관으로 '의뢰'하고, 상급기관으로 의뢰된 환자의 급성기 진료가 종료되면 환자를 '회송'받는다. 환자를 의뢰하고 회송받을 때는 진료의뢰서와 회송요약서 등을 통해서 1차의사와 (세부)전문의 간에 환자상태에 대한 정보가 공유된다. 1차의사는 공유받은 케어 플랜(Care Plan)을 토대로 회송환자의 회복을 도울 수 있는 의료서비스를 제공한다. 예를 들어 대장암 환자가 장루(Colostomy)를 가진 상태로 퇴원한다면 장루와 관련된 의료서비스를 제공하고 재활을 돕는 것이다. 이처럼 회송환자에게 적절한 1차의료를 제공하기 위해서는 방문간호사가 필요하고, 1차의사와 방문간호사 간에 원격진료가 필요하다.

우리나라는 OECD 국가 중에서 병원급 이상 의료기관의 비율이 높다. 이로 인해 외래중심의 통원치료보다는 병원중심의 입원치료가 보편적이다. 인구 고령화로 인해 의료이용이 자연적으로 증가하므로 기존의 입원 위주의 진료행태는 건강보험제도의 지속성을 위협한다. 그러므로 병원중심이 아니라, 외래중심으로 전환해야 하고 1차의료를 강화해야 한다. 그런데 20

세기 후반부터 1차의료 강화와 외래중심 전환이 전 세계적인 추세임에도 불구하고 우리나라는 반대 방향으로 달려왔다. 즉, 앞에서 언급했듯이 우리나라만 유일하게 최근 10년 동안 인구대비 병상수와 입원일수가 증가했다.

지역사회에서 1차의료를 제공하면서 건강관리와 건강증진 활동을 지속하면 노인 의료비와 만성질환 의료비가 급증하는 것을 막을 수 있다. 또한, 2차와 3차의 상급기관은 급성질환이나 중증환자에게 집중할 수 있으므로 재원을 효율적으로, 집중적으로 사용할 수 있다. 1차의료 수준이 높은 나라일수록 국민들의 건강상태가 좋고, 의료비 지출이 적으며, 만족도 역시 높다(황나미, 2013). 그렇다면 우리나라는 1차의료 수준이 어느 정도일까?

13개 선진국과 우리나라의 1차의료 수준과 의료비 비교

국가 일차의료수준 평가척도 (Starfield 1998)	국 명	일차의료 수준 점수	GDP대비 보건의료비 지출(2011) (%)
〈보건의료체계 요인 9가지〉	영국	1.9	9.4
①체계유형(합리적 규제정도)	덴마크	1.7	10.9
②재원조달 방식	핀란드	1.5	9.0
③일차의료 의사유형	네덜란드	1.5	11.9
④단과전문의 비율	스페인	1.4	9.3
⑤일차의료 의사의 소득수준	캐나다	1.2	11.2
⑥일차의료 서비스 본인부담	호주	1.1	8.9
⑦환자명부(주치의제도)	스웨덴	0.9	9.5
⑧24시간 서비스 보장 수준	일본	0.8	9.6
⑨의대 가정의학교실의 위상	미국	0.4	17.7
	독일	0.4	11.3
〈일차의료 내용특성(속성) 6가지〉	벨기에	0.4	10.5
① 최초접촉 ② 포괄성	프랑스	0.3	11.6
③ 조정기능 ④ 관계의 지속성	한국	0.3	7.4
⑤ 가족중심성 ⑥ 지역사회지향성			

원자료: 1) Starfield (1998). Primary Care: Balancing Health Needs, Services, and Technology. New York: Oxford University Press.

2) 안상훈 (2001). 우리나라 일차의료 수준의 평가 및 선진국들과의 비교 분석. 가정의학회지, 22, pp.483-497.

3) OECD (2013). OECD health data, 2013.

(출처: 저출산고령사회에서의 일차의료기관 모형개발, 2013)

1차의료기관 모형개발 관련 연구에 의하면 1차의료에 대한 평가점수가 높은 국가는 영국, 덴마크, 핀란드, 네덜란드 등이고 점수가 낮은 국가는 미국, 벨기에, 프랑스, 독일 등이다(황나미, 2013). 영국, 덴마크, 핀란드, 네덜란드 등은 다른 나라에 비해서 의료비 지출이 적음에도 불구하고 만족도가 상대적으로 높았다. 같은 기준을 적용할 때 우리나라의 1차의료 수준은 꼴찌다.

우리나라의 1차의료 수준이 낮은 가장 큰 이유는 1차의료에 대한 개념이 없기 때문이다. 이것은 의료정책을 만드는 보건복지부 공무원들이 공부를 제대로 하지 않은 탓이다. 1차(First)와 일차(Essential)도 구분을 못하니 제대로 된 정책이 나올 리가 만무하다. 그리고 1차의사가 부족한 것도 중요한 이유 중 하나다.

많은 국민들이 (심지어 의사들조차) '개원의=1차의사'라고 생각하는데 그렇지 않다. 우리나라 개원의는 1차의료 서비스를 제공하는 것이 아니라, 대부분 전문과목 진료를 하기 때문이다. 이렇게 된 배경은 우리나라가 전문의 비율이 높은 데다, 이들이 (종합)병원에서 근무하는 비율보다 개원하는 비율이 더 높다는 점과 관련 있다.

즉 개원한 전문의들은 각자의 전문과목진료나 비급여진료를 주로 하고, 건강상담이나 질병예방 같은 건강증진 서비스는 제공하지 않으므로 1차의사라고 할 수 없다. 또한 환자들이 환자의뢰체계 내에서 최초 접촉 의사를 만나는 것이 아니라, 마치 쇼핑하듯이 의사를 선택하고 있으므로 개원의에게 진료를 받더라도 1차의료라고 할 수 없다.

1차의료의 개념을 좀 더 쉽게 이해하기 위해서 선진국의 주치의 제도를 알아보자. 선진국에서 주치의(=1차의사)의 역할은 주로 문지기 기능이다. 그리고 지역주민이 주치의를 정해서 등록해야 한다. 그러나 우리가 흔히 생각하는 것과 달리 가정의학과의사만 주치의를 하는 것은 아니다.

선진국의 주치의 제도 특성

	영국	네덜란드	프랑스	독일
보건의료체계	국영제(무상의료)	건강보험	건강보험	건강보험
진료비 지불방식	인두제+성과급	인두제+성과급	행위별 수가제	행위별 수가제
문지기 시스템 등록 시스템	주민이 선호하는 주치의 최소 3명 신청	거의 모든 인구가 등록	주치의와 환자 간 자발적 계약 (주치의 변경 자유)	참여시 본인부담 40유로 이상 면제
문지기의 엄격성	엄격	엄격	예외 인정 위반 시 추가비용	예외 인정
주치의 자격	가정의	가정의	가정의, 전문의	가정의, 내과, 소아과
주치의 서비스	상담 86% 전화 10% 방문 4%	상담 1일 30명 전화 1일 12번 방문 1주 20회	-	-

(출처: 저출산고령사회에서의 일차의료기관 모형개발, 2013)

만약 이 꼬마환자의 최초 접촉 의사가 외과 전문의가 아니라 1차의사였다면 가슴에 뭐가 만져진다고 바로 제거하는 일은 일어나지 않았을 것이다. 즉 1차의료가 부재한 현실이 이런 비극을 만들었다.

보건복지부는 의사가 부족하다며 국민들을 선동하여 공공의대를 신설하려고(=높은 분들의 자제를 시험 없이 의대 보내려고) 노력 중이다. 우리나라는 1차의사가 부족하지만 공공병원을 늘리고 공공의대를 만든다고 1차의사가 만들어지는 것은 아니다.

1차의사가 필요하다

'주치의'로 표현되는 1차의사에 대해서 우리 국민들은 어떤 인식을 갖고 있을까? 1차의료기관 모형개발 관련 보고서에 의하면 응답자의 85.6%가 주치의가 필요하다고 응답했고, 최근 3개월간 진료경험이 있는 경우는 91.1%가 주치의가 필요하다고 응답했다(황미나, 2013). 주치의가 필요하다고 희망한 진료과는 내과 75.4%, 가정의학과 39.3%, 정형외과 20.9% 등의 순서였다. 그런데 주치의가 있는 의료기관으로 동네의원을 선호한 응답자는 23.4%에 불과했다.

동네의원을 선호하지 않는 이유는 '첨단 의료장비 및 기기가 적어 검사에 한계가 있기 때문', '질병이 악화되면 결국 치료하지 못하므로', '모든 진료과를 한 번에 이용할 수 없어', '다른 진료과 전문지식이 부족할 것 같아서', '의사가 자주 이직하고 의원이 폐쇄되어 진료기록이 없어지거나 관리가 안 되므로' 순이었다. 우리 국민들은 이처럼 동네의원에게 포괄적인 진료를 요구하고 있다. 즉 1차의료에 대한 개념이 전혀 없다는 뜻이다.

같은 자료에서 응답자의 40%는 의사가 치료목적 외에 질병 및 건강상담을 한다면 비용을 지불할 의사가 없다고 응답했다. 그러나 아프기 전에 건강을 관리하고 질병을 예방해야 의료비가 적게 든다. 예방비용이 치료비용보다 훨씬 더 적기 때문이다. 인구가 고령화되고 만성질환자가 많아질수록 1차의료는 선택이 아니라 필수다. 그런데도 우리나라는 사후 약방문처럼 예방활동은 도외시한 채 치료행위에만 중점을 두고 있다. 가장 대표적인 예시가 에이즈(후천성 면역결핍증; Acquired immunodeficiency syndrome, AIDS)다.

에이즈의 가장 흔한 발생경로는 동성 간 성행위 특히, 항문 성교다. 그러므로 에이즈를 예방하려면 건강한 성생활을 강조하고 에이즈의 실태를 알려야 한다. 그러나 우리나라는 에이즈 예방활동을 포기하고 치료에만 열중하고 있다. 예방활동을 하면 동성애자들이 차별을 받는다는 것이 이유다. 그 결과 에이즈가 어떤 병인지 잘 모르는 애꿎은 10대, 20대가 에이즈에 주로 걸리고 있다. 이런 잘못된 정책은 국민들의 의료비 부담을 증가시킨다.

영화 '보헤미안 랩소디'를 기억할 것이다. 프레디 머큐리는 에이즈에 걸린 후 얼마 되지 않아 사망했다. 그 당시는 치료제가 개발되기 전이라 에이즈에 걸리면 얼마 살지 못했기 때문이다. 그러나 치료제가 개발된 이후는 생존기간이 상당히 늘어나서 현재는 만성질환으로 취급된다.

우리나라는 에이즈 치료비가 전액 무료다. 만약 20대 동성애자가 에이즈에 걸리면 죽을 때까지 수십 년 동안 국민들이 대신 치료비를 부담해야 한다. 돈 문제를 떠나서 10대, 20대의 귀한 청춘들이 에이즈의 심각성을 알지 못해서 동성애에 빠진다면 정말 불행한 일이다. 죽지는 않지만 낫지도 않고, 일상생활이 불가능한 상태로 누워서 숨만 쉬고 살아야 한다니 얼마나 비참한가? 보건복지부 공무원들은 소수를 보호한답시고 절대다수를 위험에 빠뜨리고 있으니 무엇이 더 중요한지 모르는 것 같다.

다시 1차의사 이야기로 돌아가자.

우리 국민들의 건강수준을 올리고 의료비 폭증을 막기 위해서 1차의료가 필요하다면 1차의사가 얼마나 있어야 할까? 1차의사를 제대로 확보할 수는 있는 걸까?

1차의사라고 하면 흔히 일반의 또는 가정의학과 의사를 떠올린다. 그런데 우리나라는 일반의 비율이 낮다. 일반의와 전문의 비율이 OECD 평균은 대략 23대65인데 우리나라는 6대73이다(출처: OECD Health Statistics 2021). 일반의 비율이 낮은 것도 문제지만 전문의 비율이 높은 것이 더 문제다. 대체로 전문의가 일반의보다 급여수준이 높으므로 의료비를 더 많이 증가시키기 때문이다. 게다가 우리나라는 개원한 전문의가 많아서 환자들이 전문의를 쉽게 만날 수 있으므로 의료비가 쉽게 증가할 수 있는 구조다.

OECD 국가의 일반의와 전문의 비율(2019년 기준)

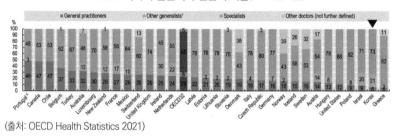

(출처: OECD Health Statistics 2021)

1차의사 한 명이 서비스의 질을 유지하면서 관리할 수 있는 환자(주민) 수는 1,500~2,300명이다(황미나, 2013). 우리나라 인구를 5천만이라고 가정하고, 계산의 편의를 위해서 1차의사 한 명이 2,000명을 커버한다고 가정하면 2만 5천 명의 1차의사가 필요하다. 우리나라 의사 수가 약 13만 명이므로 약 20%가 1차의료에 종사해야 한다. 그렇다면 기존의 일반의를 모두 투입해도 부족하므로 전문의 중 일부를 활용해야 한다.

필자는 1차의사를 일반의나 가정의학과에 국한할 필요가 없다고 생각한다. 가정의학과 의사가 상대적으로 1차의료에 유리하기는 하지만 우리나라 의사들은 1차의료가 생소한 개념이므로 어차피 추가교육이 필요하기 때문이다. 그런 점에서 희망하는 모든 개원의를 대상으로 1차의료에 대한 교육을 실시하고 인센티브를 주어서 1차의사로 변신하도록 유도하면 될 것 같다. 지역주민에게도 인센티브를 주어서 1차의료 안으로 들어

오도록 유도해야 한다.

1차의사를 양성하기 위해서 단기와 장기 계획이 필요하다. 단기 계획으로 가장 먼저 할 일은 개원의(전문의, 일반의)를 재구성하는 것이다. 즉 개원의를 1차의료 희망자와 2차의료(=전문과목진료) 희망자로 나누는 것이다. 1차의사 희망자가 관련교육을 이수하면 건강보험공단이 지역의사회를 통해서 자격을 관리하고, 지역주민에게 1차의사 목록을 제공하여 자신의 주치의를 신청할 수 있게 한다. 개원의가 없거나 부족한 지역은 공중보건의사를 교육하여 1차의사로 활용한다. 이렇게 하면 1~2년 내에 1차의사를 확보할 수 있을 것이다. 동시에 장기적으로는 의대교육 과정을 개편하여 의대생 시절에 1차의료에 대한 개념을 탑재할 수 있도록 교육한다.

만약 전문의가 1차의사를 희망한다면 전문과목진료나 자가의뢰(Self-referral)는 할 수 없다. 예를 들어 내과 전문의가 1차의사로 변신한다면 본인이 환자에게 내시경검사를 처방하고 직접 시행할 수 없다(건강보험 급여청구 금지). 반면에 전문의로 남기를 원하는 개원의는 지금처럼 행위별 수가제로 진료하면 된다. 그러나 1차의사로부터 의뢰받은 환자만 진료할 수 있으며, 1차의료에 해당하는 행위는 할 수 없다. 이를 위해서 전문과목 진료에 대한 수가 현실화를 병행해야 한다.

개원한 전문의는 1차의사가 될 수도 있고, 전문과목 진료를 계속할 수도 있으며, 두 가지 역할이 고정되지도 않는다. 즉 올해는 1차의사로 등록했지만 내년에는 전문의로 진료할 수도 있다.

1차의사에 대한 보상은 현재의 행위별 수가제를 기반으로 하고, 인두제를 추가로 적용한다. 인두제는 아동, 청소년, 청장년층, 노인 등 등록된 주민에 대해서 생애주기별 건강검진결과를 활용하여 교육과 상담 등 건강관리 활동을 하는 것에 대한 보상이며, 등록인원 숫자대로 적용한다. 등록된 주민이 아프지 않더라도 최소 연 1회는 상담 및 교육을 해야 한다.

또한 1차의사는 만성질환을 가진 노인이나 장애자 등 장기요양대상자의 케어 플랜(Care Plan) 작성 등 커뮤니티 케어를 총괄하고, 관련수가를 추가로 지급받는다. 1차의사에게 등록된 환자(주민)의 연간 의료이용이 감소하면 1차의사와 등록된 주민에게 건강증진 수당을 인센티브로 지급한다. 반면에 1차의사가 불필요한 의뢰를 많이 하면 인두제 수가를 일정비율 삭감한다.

전 국민은 세대 단위로 해당 지역사회 내에서 1차의사(주치의)를 신청 및 등록할 수 있는 권한을 가진다. 한번 주치의가 영원한 주치의는 아니다. 주치의가 마음에 들지 않거나 실력이 없으면 지역사회 내에서 1년이나 2년마다 주치의를 변경할 수 있다. 그리고 1차의사의 의뢰를 통해서 전문의 진료나 입원치료를 받으면 본인부담액을 감면받지만 반대로 의뢰 없이 전문의 진료를 받거나 입원하면 진료비 전액을 본인이 부담해야 한다.

국민들이 거부감없이 1차의료(와 환자의뢰체계)를 수용하기 위해서는 의료저축제도(Medical Saving Account)를 도입할 필요가 있다고 생각한다. 이것은 건강보험료 절반을 각자의 의료저축계좌에 강제로 적립했다가 본인부담금을 지불할 때 꺼내 쓰는 제도다. 의료비로 지출하고 남은 돈은 비과세로 상속할 수 있다. 이런 식으로 건강증진활동을 열심히 해서 아플 일(=의료이용)이 줄어들면 본인에게 직접적으로 금전적인 이익이 돌아가도록 해야 새로운 제도에 대한 저항과 도덕적 해이를 모두 줄일 수 있다. 의료저축제도에 대한 자세한 설명은 필자의 전작인 《공공의료라는 파랑새》를 참고하기 바란다.

1차의료와 1차의사를 통해서 무엇을 얻을 수 있을까?

1차의사는 '나'를 아는 의사다. 그러므로 등록된 주민이나 환자가 의료적인 문제가 생겼을 때 기본적인 진료를 해주는 것 외에, 전문적인 진료가 필요한 경우에 의료서비스를 효과적으로 이용할 수 있도록 '신뢰할 수 있는 도움'을 제안하고, 전문의나 병원으로 직접 의뢰한다. 그러므로 1차의사는 환자의뢰체계를 구성하는데 있어서 필수적인 존재다. 또한 건강증진 활동을 통해서 지역주민의 건강수준을 향상시킬 수 있다. 이를 통해 의료 이용 필요도가 감소하므로 장기적으로는 경상의료비 절감에 기여할 수 있다. 그리고 1차의사가 방문간호사와 협력하여 커뮤니티 케어를 담당함으로써 재가환자들의 삶의 질이 향상되고, 동시에 청장년 세대의 돌봄부담을 줄일 수 있다.

문제는, 그동안 우리 국민들이 '알아서 의사를 찾아가는' 방식에 이미 익숙해져 있다는 점이다. 그러므로 국민들이 적응할 시간이 필요하고 적당한 유인책(인센티브)도 필요하다. 필자가 생각하기에 가장 큰 유인은 이 꼬마 환자 같은 불행한 사태가 다시 일어나지 않는 것이다. 우리 국민들이 1차의료를 통해서 환자의뢰체계에 완전히 접목된다면 의료비 부담 감소와 건강수준 향상이라는 두 마리 토끼를 잡을 수 있다고 기대한다.

최초 접촉 의사가 정상적인 유방 발육과 유방 종괴를 구분하지 못하는 바람에 한쪽 유방을 통채로 잃어버린 꼬마 숙녀의 사례를 통해서 1차의사와 1차의료의 필요성을 설명했다. 나를 아는 1차의사로부터 신뢰할만한 조언을 듣고, 환자의뢰체계를 통해서 상급기관으로 의뢰된다면 꼬마 숙녀와 같은 비극이 재발하지 않을 것이다. 의료비 절감은 덤이다.

참고문헌

황나미, 채수미, 이재호, 정현진. 2013. 저출산고령사회에서의 일차의료기관 모형개발. 한국보건
　　사회연구원. https://www.kihasa.re.kr/publish/report/view?page=61&type=researc
　　h&seq=27562

OECD. Share of different categories of doctors, 2019 (or nearest year). Health at a Glance
　　2021 : OECD Indicators. https://stat.link/c6qlsd

윤강재, 오영호, 이수형, 신영석, 여지영, 하솔잎. 2014. 한국의료전달체계의 쟁점과 발전방향.
　　한국보건사회연구원. https://www.kihasa.re.kr/publish/report/view?searchText=
　　%EC%9D%98%EB%A3%8C%EC%A0%84%EB%8B%AC&page=1&type=all&s
　　eq=27648

10
같은 대한민국 국민인데…

필자는 2000년대 초반에 약 4년간 강릉아산병원에서 근무했다. 아무 연고가 없는 지역이었지만 새로운 기회(?)를 찾아서 강릉에 갔다. 필자의 세부전공이 처음에는 태아 및 산부인과영상이었는데 회의감이 많이 들었고, 과의 내부사정 때문에 병원을 옮기고 싶었다. 그러던 차에 강릉아산병원에서 유방영상 파트에 자리가 난 것이다. 그런데 세부전공을 바꾼 것이 개인적인 또는 미시적인 변화라면, 우리나라 의료제도에 대해서 관심을 가지는 계기가 되었다는 것은 거시적인, 매우 심대한 변화였다. 그런 의미에서 강릉아산병원은 의사로서 필자의 삶에서 매우 중요한 전환점이다.

강릉아산병원에 근무하던 아주 초기의 이야기다. 70대 정도의 여자 환자가 '응급' 유방초음파검사를 받기 위해 초음파실로 왔다.

외과 외래에서 응급검사 요청을 받고 유방암의심 환자라고 생각했다. 환자는 전형적인 꼬부랑 할머니의 모습이었다. 같은 70대라도 도시에 사는 70대와 시골에 사는 70대는 외모가 많이 달라서 또래로 보이지 않는 경우가 많다. 필자는 대구와 서울, 분당 등 도시에서만 살아서 그런지 이것도 강릉에서 얻은 경험 중 하나다.

"어떻게 오셨어요? 유방에 뭐가 만져지나요?"

알고 보니 유방암의심 환자는 아니었다. 유방암의심 환자도 아닌데 '응급'검사라니 처음에는 약간 짜증이 났지만 환자가 들려준 이야기는 상당히 충격적(?)이었다.

그 환자는 대관령 너머 어느 산골에 살고 있는데 우리 병원에 오기 위해서 이른 아침에 일어나 밥을 해 먹고 버스를 세 번이나 갈아타고 왔다고 했다. 그래서 버스가 끊기기 전에 진료를 끝내야 했기 때문에 외과 교수님이 응급검사를 요청한 것이다.

그 환자는 얼마 전에 '국가암검진'이라는 것을 처음 알게 되었다. 그래서 큰맘 먹고 버스를 두 번이나 갈아타고 강릉 시내로 나가서 산부인과의원에서 유방촬영검사를 받았다. 얼마 후에 집으로 결과통보서가 왔는데 치밀유방이니 초음파검사를 해야 한다는 내용이었다. 그래서 버스를 두 번 갈아타고 그 산부인과에 다시 갔는데 거기는 유방초음파검사를 할 의사가 없었다. 그래서 원장님이 환자를 우리 병원 외과로 의뢰했다.

의사를 만나기 위해서 꼭두새벽에 일어나서 산 넘고 물 건너 왔다고? 필자가 불과 몇 달 전까지 진료했던 환자들과는 매우 다른 상황이었다. 대구와 서울은 물론이고 분당 같은 신도시도 현관문만 열고 나가면 의사가 널리고 널렸는데 영동지역은 그렇지 않았던 것이다.

강릉이 시골지역이므로 어느 정도 예상은 했지만 실제 사례를 처음 접했을 때의 충격은 지금도 생생하다. 이게 무슨 상황이지? 같은 대한민국 국민이고, 똑같이 세금을 내고, 건강보험료를 내는데 의사를 만나는 과정이 이처럼 다르다는 현실을 처음으로 접한 것이다.

강원도가 전국 평균보다 건강보험료를 적게 내기는 한다(출처: 2021 지역별 의료이용 통계연보). 경북, 충북, 전북 지역도 강원도와 비슷한 상황이다. 2021년 기준으로 세대당 월평균 보험료가 직장가입자는 127,046원이고 지역가입자는 106,699원인데 이들 지역은 직장 및 지역가입자 모두 세대당 보험료가 전국 평균에 크게 미달한다.

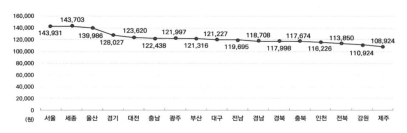

건강보험 직장가입자 당 월평균 보험료(2021년 기준)

(출처: 2021 지역별 의료이용 통계연보)

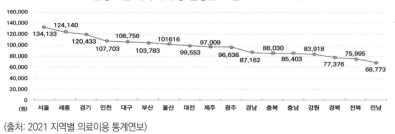

건강보험 지역세대 당 월평균 보험료(2021년 기준)

(출처: 2021 지역별 의료이용 통계연보)

그러나 건강보험료를 많이 내건, 적게 내건 상관없이 의료접근성에 큰 차이가 있어서는 안 된다. 건강보험 급여패키지는 납부한 보험료 '금액'과 무관하게, 질환이나 상황마다 의학적 '필요도'에 따라 결정된다. 급여패키지가 정해지면 소득이나 지역에 관계 없이 전 국민에게 동일하게 제공되어야 한다.

필자가 경험한대로 우리나라는 도시와 농촌 간에 의료접근성의 차이가 있다. 그런데 의료정책을 공부해보니 우리만 '헬조선'이어서 그런 것이 아니었다. 우리보다 더 잘 사는 나라들도 도농 간에 의료접근성의 차이가 존재하고, 그 차이가 우리보다 더 크다(125쪽 그림 참조). 놀랍지 않은가? 외려 우리나라는 도농 간의 격차가 매우 작은 편이고, 그 격차도 시간이 지남에 따라 계속 감소하고 있다.

OECD 국가 중 도농 간 의료접근성 차이가 가장 작은 나라는 일본이고, 두 번째가 우리다(출처: OECD, 2021). 인구 대비 의사 수가 우리보다 많은 나라들이 도농 간 의사밀도 차이는 우리보다 훨씬 더 크다. 그러므로 의대 정원을 늘리는 것과 농촌지역의 의사가 늘어나는 것은 별개의 문제다.

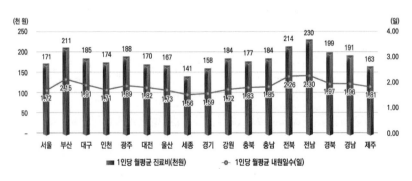

월평균 진료비 및 내원일수 현황(2021년 기준)

(출처: 2021 지역별 의료이용 통계연보)

농촌지역에 의사가 적으면 의료서비스를 이용하기가 불편한 것은 맞다. 그러나 농촌지역 주민들이 의료이용을 못 하고 있는 것은 아니다. 국민건강보험 자료에 의하면 2021년 기준으로 우리나라 국민의 월평균 진료비는 약 17만 8천 원이었고, 약국을 제외한 월평균 내원일수는 1.80일이었는데 강원도민의 월평균 진료비는 18만 4천 원이었고 내원일수는 일수는 1.72일이었다(출처: 2021 지역별 의료이용 통계연보). 반면에 서울시민은 각각 17만 1천 원과 1.72일이었으며, 경기도민은 각각 15만 8천 원과 1.59일이었다. 강원도를 예로 들었지만 의사 수가 적다고 해서 지방에 사는 국민들이 의료서비스를 이용하는데 심각한 제약이 있는 것은 아니다.

강원도민의 진료비가 수도권보다 더 높은 것은 노인인구의 비율이 높기 때문으로 생각된다. 노인인구가 증가할수록 의료비가 증가하는 것은 전 세계적으로 공통적인 현상이기 때문이다. 그러나 노인인구 비율이 비슷한 지역들끼리 비교해보면 도시지역 간에도 의료이용의 차이가 있고, 비(非)도시지역 간에도 의료이용의 차이가 크다. 이것은 다른 요인이 작용할 가능성이 있다.

가장 가능성이 있는 것이 의사밀도 차이다. 의사 수가 많을수록 의사유인 수요(Doctor-induced Demand)가 증가하기 때문이다. 예를 들어 강원도와 전라북도는 노인인구 비율이 21.4%와 21.9%로 비슷하지만 내원일수는 1.72일과 2.26일로 차이가 난다. 이것은 강원도가 전라북도보다 의사밀도가 낮은 것과 관련이 있을 수 있다(1.79명 대 2.03명). 인천과 광주도 노인인구 비율이 14.5%로 거의 비슷하지만 내원일수는 1.71일과 1.89일로 꽤 차이가 난다. 역시 인천이 광주보다 의사밀도가 낮은 것과 관련이 있을 것이다(1.72명 대 2.49명).

반면에 전북과 전남은 노인비율이 21.9%와 23.9%로 상당히 차이가 나는데도 내원일수는 2.26일과 2.30일로 비슷하다. 즉 전북이 노인인구에 비해서 의료이용을 상대적으로 많이 한다는 뜻이다. 이것도 전북이 전남보다 의사밀도가 높은 것과 관련이 있을 것이다(2.03명 대 1.72명). 즉 노인인구가 많거나, 의사밀도가 높으면 대체로 의료이용을 많이 한다.

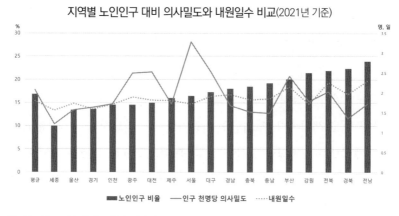

지역별 노인인구 대비 의사밀도와 내원일수 비교(2021년 기준)

(원 자료: 2021 지역별 의료이용 통계연보)

그러므로 OECD 평균보다 의사 숫자가 적다는 단순한 이유로 의대 정원을 늘리려는 시도는 의료비 증가 측면에서 위험할 수 있다. 우리나라는 다른 나라들보다 국토 면적이 좁아서 물리적 접근성이 좋은 데다, 의사들의 근무시간이 길기 때문에 의사 유인 수요로 인한 의료비 폭증이 명약관화하기 때문이다. 의사 숫자가 늘어나면 의료비가 증가한다. 이것은 필연적인 현상이고, 만국(사회주의 국가는 제외) 공통이다. 그러므로 의사를 늘리기 전에 국민들이 이 사실을 반드시 알아야 한다. 지금보다 의료비 지출이 더 늘어나는 것을 환영할 국민은 별로 없을 것이다. 그러므로 지불의사

(Willingness to Pay)에 대한 국민적 합의 없이 무턱대고 의사 숫자를 늘리는 것은 무책임한 정책이다.

지방이나 비(非)도시 지역의 의사밀도가 상대적으로 낮다고 해서 절대 다수의 주민이 의료이용을 위해서 서울 등 수도권으로 이동하는 것은 아니다. 2021년 기준으로 강원도민의 75%가 관내 요양기관을 이용했는데 이는 인천, 경남, 경기도와 비슷한 수준이다. 예상 외로 서울시민도 약 89% 정도만 관내 요양기관을 이용했다. 반면에, 타 지역의 주민이 강원도 내 요양기관을 이용한 비율도 24%나 된다. 제주, 충남, 인천, 부산, 충북도 강원도와 비슷한 수준이다.

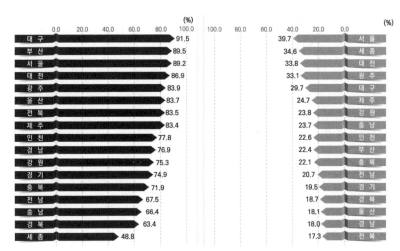

관내 요양기관 이용비율과 타 지역 환자 관내 유입비율 현황(2021년 기준)

(출처: 2021 지역별 의료이용 통계연보)

도시와 농촌 간의 의료이용 차이도 계속 감소하고 있다. 도농 간 미충족의료율을 비교해 보면 2016년~2021년 기간에 도시지역의 미충족의료율은 9.0%에서 6.8%로 2.2%P 감소한 반면, 농어촌 지역은 10.9%에서 6.3%로 4.6%P가 감소하여 도시지역보다 두 배 이상 감소했다(질병관리청, 2022). 같은 기간 동안 도농 간 의료이용 격차는 1.9%P에서 0.5%P로 현저하게 감소했다. 이는 국토 면적이 좁아서 물리적인 거리 자체가 짧은 것과 관련이 있을 것이다. 예를 들어 미국의 한 주에 불과한 플로리다의 면적이 170,311㎢인데 우리나라 전체 면적이 100,364㎢이다. 게다가 도로가 계속 확충되는 것도 관련이 있을 것이다. 그런 점에서 만약 이 환자가 자가운전이 가능했다면 유방초음파검사를 '응급'으로 할 이유도 없었을 것이다.

우리나라는 OECD 국가 중 의료접근성이 가장 높지만 그럼에도 불구하고 개선할 부분이 있다. 즉 도농 간 의료이용의 양적 격차가 아니라, 질적 격차를 줄이는 데 집중해야 한다. 예를 들어 비도시, 비수도권 지역주민들이 해당 지역이나 권역 내에서 진료를 완결하려면 중증질환을 포괄적으로 치료할 수 있는 상급종합병원이 필수적이다. 단순하게 의사 수, 의료기관 수, 병상 수가 중요한 것이 아니라 실력 있는 의사와 설비를 갖춘 상급종합병원의 존재가 실질적으로 더 중요하다.

비수도권 지역이라고 요양기관이 무조건 적은 것이 아니다. 2021년 기준으로 인구 10만 명당 의료기관 숫자는 평균 67.4개였는데 비수도권인 전북(69.2개)과 제주(68.7개)는 전국 평균을 상회했을뿐만 아니라, 인천(56.4개)이나 경기(55.8개)보다도 더 많았다. 그러므로 양을 더 늘리려고 할 것이 아니라, 질을 더 올려야 한다.

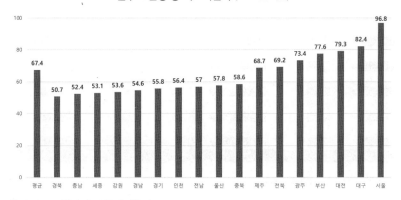

인구10만명 당 의료기관 수(2021년 기준)

(출처: 2021 지역별 의료이용 통계연보)

 건강보험공단 자료에 의하면 고혈압, 당뇨병, 관절염 등 만성질환자는 비도시지역에 많다. 또한, 국가암검진사업에 해당되는 6대암종 중 위암, 간암, 폐암, 대장암환자도 비도시지역에서 주로 발생했다. 이것은 비도시 지역이 노인인구 비율이 높은 것과 관련이 있을 것이다.

 만성질환은 급성 악화 사례를 제외하면 1차의료의 영역이므로 의원급 기관에서 진료가 가능하다. 2021년 기준으로 전국의 인구 10만 명당 의 원급 기관 수는 평균 64.1개다. 평균에 크게 미달하는 지역은 경북(47.6), 충남(49.7), 경남(49.9), 강원(50.3) 등이다. 이들 지역의 노인인구 비율은 전 국 평균을 크게 상회하므로(18.1%~22.4% vs. 16.8%) 이들 지역에 1차의료를 우선적으로 도입할 필요가 있다.

인구 10만명 당 만성질환자 많은 시도 TOP 5(2021년 기준)

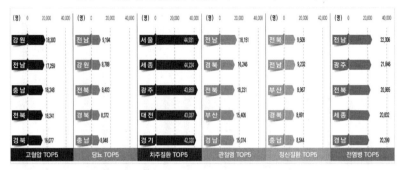

(출처: 2021 지역별 의료이용 통계연보)

인구 10만명 당 주요 암질환자 많은 시도 TOP 5(2021년 기준)

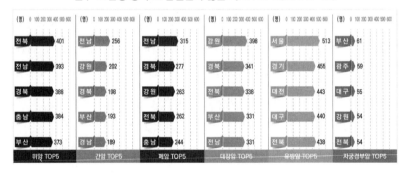

(출처: 2021 지역별 의료이용 통계연보)

암질환은 상급종합병원의 영역이다. 또한, 고령환자일수록 수술 직후 환자관리를 잘하려면 중환자실이 필요하다. 과연 중환자실이 전국에 골고루 분포하고 있을까? 2021년 지역별 의료이용 통계연보의 원 자료를 토대로 대도시를 포함하는 인근 지역을 권역으로 묶어서 상급종합병원 숫자와 중환자실 병상수를 비교해보았다. 대도시가 없는 제주, 충북, 전북, 강원지역도 같이 비교했다.

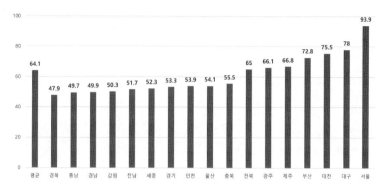

인구 10만명 당 의원급 의료기관 비율(2021년 기준)

(원 자료: 2021 지역별 의료이용 통계연보)

우리나라는 인구 백만 명 당 평균 0.85개의 상급종합병원이 있다. 수도권을 제외하면 평균 0.88개다. 즉, 예상과 달리 수도권에 상급종합병원이 '지나치게 많이' 몰려 있는 것은 아니다. 그러므로 소위, '수도권 쏠림' 현상이라는 표현은 우리나라 전체 인구의 절반이 수도권에 거주하는 현실을 전혀 고려하지 않은, 과장되고 선동적인 표현이다. 수도권에 인구가 많으니 의료기관이 많은 것은 지극히 당연한 일이기 때문이다. 그러므로 의료자원 수도권 쏠림현상의 근본적인 원인은 인구의 수도권 집중이라 할 수 있다. 그런데 수도권에 상급종합병원이 많지만 인구규모를 감안한다면 오히려 전국 평균에도 미치지 못한다.

제주지역에 상급종합병원이 전혀 없는 것은 문제다. 그러나 다행히 종합병원 숫자는 전국 평균 수준이다. 따라서 우수한 종합병원 중 하나를 선택해서 상급종합병원으로 승격될 수 있도록 보건복지부가 인적, 물적 지원을 해야 한다. 공공설립이건, 민간설립이건 상관없이 가장 실력 있고 효율성 높은 기관을 선정해서 키우면 된다.

제4기(2021년-2023년) 상급종합병원 목록

권역(병원 수)	병원명(병원 생략, 가나다 순)
서울(14개)	가톨릭대 서울성모, 강북삼성, 건국대, 경희대, 고려대 구로, 고려대 안암, 삼성서울, 서울대, 서울아산, 연세대 강남세브란스, 연세대 세브란스, 이화여대 목동, 중앙대, 한양대
경기(8개)	(서북부) 가톨릭대 인천성모, 길, 순천향대 부천, 인하대 (남부) 고려대 안산, 분당 서울대, 아주대, 한림대 성심
강원(2개)	강릉아산, 연세대 원주세브란스
충북(1개)	충북대
충남(3개)	단국대, 순천향대 천안, 충남대
전북(2개)	원광대, 전북대
광주전남(3개)	전남대, 조선대, 전남대 화순
대구경북(5개)	경북대, 계명대 동산, 대구가톨릭대, 영남대, 칠곡경북대
부산경남(7개)	동아대, 부산대, 인제대 부산백, 경상대, 성균관대 삼성창원, 양산부산대, 울산대

(출처: 보건복지부, 2020)

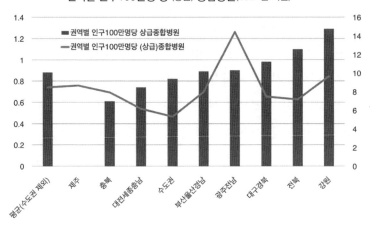

권역별 인구100만명 당 (상급) 종합병원(2021년 기준)

(원 자료: 2021 지역별 의료이용 통계연보)

대도시가 없는 충북지역도 인구대비 상급종합병원 숫자가 전국 평균보다 적다. 그러나 종합병원은 어느 정도 있으므로 그중 가장 우수한 기관을 선정하여 상급종합병원으로 키워야 한다. 충북지역은 인구대비 중환자실 병상수도 부족하므로 이에 대한 인적, 물적 지원이 필요하다. 다만, 우리 나라는 전 세계에서 인구대비 병상수가 가장 많으므로 전체 병상수가 늘어나지 않도록 해야 한다. 즉 중환자병상수를 늘리되, 전체 병상수는 줄여야 한다.

신생아 중환자실도 필요하다. 출산율이 전 세계 꼴찌인 상황에서는 아픈 채로 태어난 아기들을 즉각적으로 치료해서 살리는 것이 매우 중요하기 때문이다. 신생아 중환자실이 충분하지 않아 선천성 질환을 가진 아기들이 적시에 적절한 치료를 받지 못하면 장애나 심각한 부작용이 생길 가능성이 매우 높다. 이렇게 되면 우리 사회의 부담이 증가하므로 아픈 아기들이 제대로 치료받을 수 있는 신생아 중환자실을 권역마다 충분히 갖출 수 있도록 지원해야 한다. 이것은 미래를 위한 투자이기도 하다.

권역별 인구10만명 당 중환자실 병상수(2021년 기준)

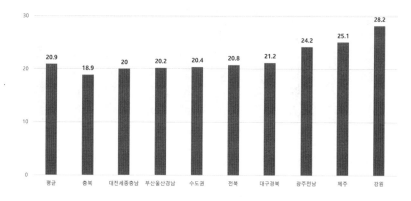

(원 자료: 2021 지역별 의료이용 통계연보)

우리나라는 0~4세 인구 10만 명당 약 250개의 신생아 중환자실 병상이 있다. 충북 및 제주지역과 광주·전남 권역은 다른 지역보다 영유아 인구대비 신생아 중환자실 병상이 크게 부족하다. 그러므로 이들 지역에서 신생아 중환자 병상수를 최소한 전국 평균 수준으로 갖출 수 있도록 인적, 물적 자원이 투입되어야 한다. 이를 위해서는 건강보험급여와 별개로 정부(보건복지부) 차원의 지원이 필요하다. 단, 전체 병상수는 줄여야 한다.

상급종합병원이 되고 중환자실을 제대로 유지하려면 시설뿐만 아니라 세부전문의와 병동(중환자실 포함)간호사가 충분히 있어야 한다. 그런데 이에 대한 자료를 찾을 수가 없어서 간단하게 전문의와 간호사 숫자만 지역별로 비교해보았다. 이 수치는 면허 기준이 아니고, 실제 근무자 기준이다.

권역별 0-4세 인구 10만명 당 신생아중환자실 병상수(2021년 기준)

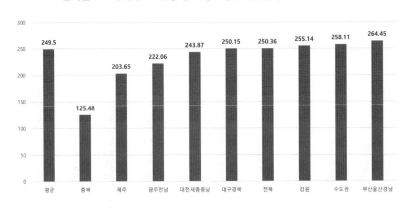

(원 자료: 2021 지역별 의료이용 통계연보)

우리나라 인구 10만 명당 172명의 전문의가 근무하고 있으며, 서울을 제외하면 153명이다. 인구대비 전문의 숫자가 타 지역에 비해서 크게 부족한 비도시 지역은 경북, 충남, 충북으로 118~130명 수준이다. 이들 지역은 노인인구 비율이 18.5%~22.4%로 전국 평균을 크게 상회하므로 의료이용 필요도가 높을 것이다. 따라서 보건복지부는 이들 지역에 전문의가 충분히 유입되도록 최우선적으로 지원해야 한다.

도시지역 중에는 세종과 울산이 인구대비 전문의 숫자가 적다. 그러나 다행히 이들 지역은 노인인구 비율이 10.0%와 13.5%로 전국 평균보다 낮으므로 의료이용 필요도가 크게 높지 않을 것으로 예상된다. 따라서 경북, 충남, 충북지역보다는 전문의 부족문제가 덜 심각하다고 생각된다.

인구대비 전문의 숫자가 적으면 관내 요양기관을 이용하는 비율이 대체로 낮다. 세종, 경북, 충남, 충북이 여기에 해당된다. 한 가지 특이한 사실은 세종과 울산의 대비다. 두 지역은 공통적으로 인구대비 전문의 비율이 낮고, 노인인구 비율도 전국에서 가장 낮다. 그러나 울산 지역은 관내 의료이용 비율이 83.7%로 상당히 높은 반면, 세종지역은 관내 의료이용 비율이 48.8%로 전국 최하다. 세종이 공공기관 위주의 신도시인 점을 감안할 때 주민들의 실질적 거주지가 세종이 아닐 가능성이 높다.

울산과 세종의 다른 차이점으로 상급종합병원의 유무를 생각할 수 있다. 울산은 상급종합병원(울산대병원)이 있지만 세종은 없기 때문이다. 그렇다고 세종에 상급종합병원을 유치하라는 말은 절대 아니다. 지척에 상급종합병원(충남대병원)이 있으므로 세종시 주민의 의료이용은 실제로는 별문제가 없다. 즉, 세종과 대전은 동일 생활권인데 단지 행정적으로 구분되어 있어서 착시현상이 일어난 것이다. 조금 다른 이야기지만 세종시를 새로 만들 것이 아니라 대전을 키웠다면 좀 더 효율적이었을 것 같다.

지역별 인구 10만명 당 전문의 수와 관내 의료이용 비율(2021년 기준)

(원 자료: 2021 지역별 의료이용 통계연보)

반면에 전남과 광주는 인구대비 전문의 수에 비해서 상대적으로 관내 의료이용 비율이 낮다. 전남과 강원은 인구 10만 명당 전문의 수가 140.5명과 142.1명으로 비슷하지만 관내 의료기관 이용율은 각각 67.5%와 75.3%다. 광주, 대구, 대전, 부산은 인구 10만 명당 전문의 수가 각각 210.8, 209.6, 205.5, 205.4명으로 비슷하지만 광주의 관내 의료이용 비율은 83.9%로 대구 91.5%, 부산 89.5%, 대전 86.9%보다 낮다. 참고로 상급종합병원 숫자는 대구(5), 부산(3), 광주(2), 대전(1) 순서로 많다.

그런데 상급종합병원이 2개인 지역끼리 비교해보면 광주가 관내 의료기관 이용율이 가장 높다. 즉 충남 66.4%, 강원 75.3%, 전북 83.5%, 광주 83.9%의 순이다. 이 순서는 인구 10만 명당 전문의 수가 많은 순서이기도 하다. 즉 충남 121.3명, 강원 142.1명, 전북 164.9명, 광주 210.8명이다. 그러므로 상급종합병원 숫자와 전문의 숫자가 관내 의료기관 이용률에 영향을 미친다고 대략적으로 추론할 수 있다. 즉 비수도권 지역 주민들의 관내 의료이용 비율을 높이려면 지역 또는 권역 내에 상급종합병원이 있어야 하고, 실력 있고 경험 많은 전문의가 충분히 있어야 한다는 것을 짐작할 수 있다.

그런데 문재인 정권 시절 더불어민주당과 보건복지부는 공공의대를 만들어서 전문의 취득 이후 몇 년간 지방근무를 의무화하려는 시도를 했다. 정권이 바뀌었지만 보건복지부의 정책은 크게 달라지지 않았다. 이런 엉터리 정책은 비수도권 지역에 거주하는 국민을 사실상 차별하는 것이다. 지방에 필요한 것은 신출내기 의사가 아니라 실력있는 전문의인데 정책은 반대방향으로 가고 있다. 공공의대의 문제점에 대해서 좀 더 자세하게 알고자 하는 독자는 필자의 전작인 《공공의료라는 파랑새》를 참조하기 바란다.

보건복지부는 공공의대 설립정책이 아니라 고급 의료인력 유인정책을 펴야 한다. 비수도권 지역의 상급종합병원에 전문의가 (그리고 경력간호사도) 충분히 유입되도록 지원해야 한다. 예를 들어 소득세 감면정책을 들 수 있다. 소득세 감면은 병원의 인건비 부담을 늘리지 않으면서, 정부가 고급 의료인력 유인책으로 쓸 수 있는 가장 현실적인 정책이라고 생각한다. 이것을 '고소득자' 감세정책이라고 비난할 것이 아니라, 비수도권 국민의 의료보장을 위한 지원정책으로 받아들일 수도 있지 않을까?

속초의료원이 응급실 전문의를 채용하는데 연봉 3억 원을 제시해도 지원자가 없어서 4억으로 올렸다(중앙일보, 2023). 의사들이 돈독이 올랐다며, 도대체 얼마를 받아야 만족하겠냐며 국민들의 비난이 하늘을 찌른다. 그런데 이 연봉은 세후가 아니라 세전이다. 즉 연봉 3억이면 월 세전 소득은 2천 5백만 원인데 여기에서 소득세율 38% 적용하고, 건강보험료 7.09% 와 국민연금 월보험료를 제외하면 세후 소득은 1천 3백만 원 정도다. 적은 돈은 아니지만 이 돈으로 두 집 살림을 해야 한다는 것이 문제다. 수도권이나 대도시에 살던 의사 가족인 경우 자녀교육을 위해서 아내와 자녀들은 남고, 남편만 가는 경우가 거의 대부분이기 때문이다. 의료원에서 사택을 제공하더라도 남자 혼자 사는 집이 어떨지 쉽게 상상이 될 것이다. 청소며, 빨래며, 밥을 해서 먹든, 나가서 사먹든 삶의 질이 열악할 것은 명약관화하다. 상황이 이러니 지원자가 없는 것이지 단순히 연봉이 적어서가 아니다. 그러나 만약 소득세를 감면해준다면 실질소득이 거의 두 배 늘어나는 효과가 있으므로 두 집 살림을 감내하려는 의사가 생길 것이다. 그런데 그보다 더 근본적인 해결책은 고교평준화를 폐지하고 교육의 질을 높여서 지방에서도 좋은 대학에 갈 수 있도록 만드는 것이라고 생각한다.

지역별 인구 10만명 당 간호사 수와 전문의 수(2021년 기준)

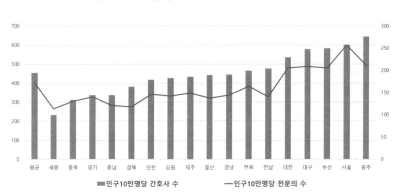

(원 자료: 2021 지역별 의료이용 통계연보)

상급종합병원이나 중환자실의 질을 유지하려면 간호사 역시 필수적인 존재다. 의사와 간호사는 바늘과 실 같은 관계이기 때문이다. 우리나라는 인구 10만 명당 454명의 간호사가 근무하고 있으며, 서울을 제외하면 429명 정도다. 비수도권 지역 중 세종시를 제외하고 인구대비 간호사 숫자가 타 지역에 비해서 크게 부족한 곳은 충북, 충남, 경북으로 각각

312.6명, 337.3명, 381.0명이다. 이들 지역은 전문의 숫자가 적은 지역과 정확하게 일치한다. 따라서 보건복지부는 이들 지역에 고급 의료인력이 유입되도록 지원정책을 만들어야 한다.

　도시지역 중에는 세종이 인구대비 간호사 숫자가 적었고(233.0명), 수도권 지역인 경기도도 간호사 숫자가 적었다(335.6명). 각각 대전과 서울이 인접해 있으므로 의료기관을 이용하는데 큰 어려움은 없을 것으로 생각된다. 그러나 의료 질 향상을 위해서 간호사 유입을 좀더 늘릴 필요가 있다.

　한편, 인구대비 간호사 숫자가 전국에서 가장 많은 지역은 서울이 아니라 광주였다. 서울이 600.8명인데 비해서 광주가 644.3명이나 된다. 이것은 광주에 간호사가 비정상적으로 많다기보다, 서울이 상대적으로 부족한 것으로 생각된다.

　간호사 수가 의사 수보다 많이 부족하다면 간호사 업무를 간호조무사나 다른 인력이 대체할 가능성이 높다. 이런 현실은 의사의 진료행위를 보조하는 것에만 영향을 미치는 것이 아니라, 환자안전과 감염관리에도 직접적인 영향을 미친다. 결국 환자들이, 우리 국민들이 적절한 품질의 의료서비스를 제대로 받지 못하게 된다. 그러므로 이런 현실을 개선하려면 간호법을 제정하는 것보다는, 간호사 인건비를 충당할 수 있도록 수가를 현실화하는 것이 더 바람직하다. 동시에 과잉 병상수를 줄여야 한다. 따라서 필자가 앞에서 이미 여러 차례 말했듯이 궁극적으로는 저수가 정책을 탈피해야 한다. 적정부담-적정수가 정책으로 전환하고, 여기에 추가로 지방을 위한 유인책을 투입해야만 고급 의료인력이 지역으로 유입될 것이다.

　한 가지 특이한 사실은 강원도가 경북, 충남, 충북 등 비슷한 상황의 농촌지역에 비해서 전문의와 간호사 숫자가 상대적으로 많다는 점이다. 특히 경북이나 충북과 비교할 만하다. 인구대비 전문의 숫자는 상급종합병원 숫자와 관련이 있고, 당연히 간호사 숫자에도 영향을 미친다. 상급종합병원을 제대로 운영하려면 2~3백 명의 전문의와 그보다 몇 배 더 많은 간호사가 필요하기 때문이다.

강원도는 상급종합병원이 원주세브란스기독병원과 강릉아산병원, 두 개가 있고, 충북은 충북대병원 한 개가 있지만 경북은 상급종합병원이 없다. 즉, 강원도가 같은 농촌지역인 경북이나 충북에 비해서 인구대비 전문의 숫자와 간호사 숫자가 많은 것은 상급종합병원이 두 개나 있는 것과 관련이 있을 것이다. 그런 면에서 경북은 소외된 지역이다. 만약 정부와 보건복지부가 경북지역을 배려했다면 두 번째 경북대병원을 칠곡(대구시 북구)이 아니라 경북(예를 들어, 안동이나 김천)에 지었어야 했다. 전남대병원도 약간 비슷하다. 두 번째 병원을 광주에 가까운 화순이 아니라 순천이나 목포에 지었다면 더 좋지 않았을까?

상급종합병원의 존재 여부는 지역주민이 중증질환 치료를 위해서 타지역으로 갈지 말지를 결정하는 데 있어서 핵심적인 요소 중 하나다. 원주세브란스병원은 오랫동안 지역주민을 위해서 포괄적인 의료서비스를 제공해왔다. 강원도(영동, 영서)뿐만 아니라, 충북 일부와 경북 일부 지역까지 커버하면서 응급진료와 중증환자 진료를 제공했기 때문이다. 그리고 강릉아산병원은 영동지역에서 핵심적인 역할을 하고 있다.

비수도권이나 비도시지역 주민들에게 중증질환진료와 시간을 다투는 응급진료를 제대로 제공하기 위해서는 상급종합병원이 필요하다. 그런데 정부가 수십 년째 손을 놓고 있는 사이에 원주세브란스병원이나 강릉아산병원 같은 민간이 그 역할을 해왔다. 그러므로 보건복지부와 좌익의 주장처럼 공공설립병원만 공공의료를 제공한다는 것은 명백한 거짓말이다. 만약 그들의 주장대로 공공설립병원이 제공하는 것만 공공의료라면 국립대병원이 상급종합병원이 아닌 강원도와 제주도 주민은 건국 이래 수십 년동안 2류 국민으로 취급받은 셈이니 민중봉기가 일어나야 마땅하다. 재차 강조하지만 공공의료는 국공립병원이 제공하는 의료가 아니라, 건강보험이 제공하는 의료다.

강릉아산병원 이야기를 해보자. 이 병원은 강릉 시내에서 차로 20분쯤 떨어진 사천면에 있다. 아산사회복지재단에서 기금을 조성해서 허허벌판에 건물을 짓고, 최신 설비와 검사장비를 들여왔다. 무엇보다 중요한 동력은 상당수의 의사를 서울아산병원에서 데려온 것이라고 생각한다. 서울에서 온 젊고 패기 넘치는 의사들은 서울아산병원에서 자신들이 보고 배웠던 진료환경과 수준을 강릉에 그대로 재현하기 위해서 노력했다. 노조의 태클이 전혀 없이, 진료에 필요하다고 생각하면 의사, 간호사, 행정직원이 합심해서 만들어냈다. 그런 서비스는 영동지역 주민들에게는 그야말로 신세계였다.

그리고 강릉아산병원은 필자가 직전에 근무했던 병원보다 급여가 많았다. 상당한 수준의 지방근무수당을 별도로 지급했고, 당직수당도 적지 않았다. 타 지역 출신의 전문의(교수)들에게는 식구 숫자에 따라 현대건설이 지은 사택(아파트)를 제공했고, 미혼 직원들에게는 기숙사(2인 1실)를 제공했다. (그러나 사택에 살던 교수들도 시간이 흘러 자녀가 초등학교에 입학할 때쯤에는 강릉 시내 학군 좋은 동네로 집을 사서 이사 나갔고, 중학생이나 고등학생이 될 무렵에는 서울로 유학을 보냈다. 그러므로 앞에서 말했듯이 수도권 쏠림현상의 가장 근본적인 원인은 바로 교육문제다)

강릉아산병원이 생기기 전에는 중증 응급환자가 생기거나 7번 국도에서 대형 교통사고가 발생하면 원주세브란스병원이나 서울로 가야만 했다.

강릉, 속초, 삼척에 지방공사 의료원이 있었지만 전혀 능력이 없었기 때문이다. 그 때는 험준한 대관령을 넘는 도중에 많은 환자들이 사망했다. 그러나 강릉아산병원이 생긴 후에는, 위급한 환자들이 대관령을 넘는 일이 훨씬 줄어들었다. 강릉에 살았던 약 4년 동안, 아산병원이 생겨서 정말 많은 사람의 생명을 구했다는 지역주민이자 병원직원들의 말을 여러 번 들었다. (아마 지금도 비슷할 것이다) 공공병원인 강릉의료원이 수십 년 동안 하지 못했던 일을 일개 민간병원이 불과 몇 년 만에 해낸 것이다. 원주세브란스병원 역시 마찬가지다.

필자가 근무하던 당시에 강릉아산병원은 강릉시청 다음으로 많은 숫자를 고용하고 있었다. (지금은 병원이 더 커졌으니 영동지역을 통틀어서 가장 많은 직원을 고용하고 있을지도 모르겠다) 극단적인 예일 수도 있지만, 서울시립 보라매병원보다 민간설립 강릉아산병원이 훨씬 더 공공의료에 부합했다고 생각한다. (둘 다 필자가 근무했던 병원이다) 강릉 시내도 아닌 허허벌판에 물적, 인적 자원이 대거 투입된 병원이 생긴 이후 영동지역의 주민들은 적시에 높은 수준의 진료를 받을 수 있게 되었다. 뿐만 아니라 지역사회에서 신규로 고용을 창출했고, 주변 땅값도 덩달아 올랐다. 대단하지 않은가? 그런데도 보건복지부와 좌익은 국공립병원만 공공의료를 제공한다는 거짓말로 국민을 기만하고, 민간설립병원을 차별하고 있다.

유방초음파검사를 받기 위해서 강원도 산골에서 새벽밥을 지어먹고 온 환자를 통해서 수도권이나 대도시와 지방 간에 의료접근성의 차이가 있다는 것을 처음 경험했다. 독자들은 어떤지 모르겠지만 도시에서만 살았던 필자로서는 상당히 충격이었다. 그러나 헬조선이어서 우리만 그런 것이 아니라 우리보다 잘 살고, 의사 숫자가 더 많은 나라들이 오히려 도농 간 의사밀도 차이가 더 크다.

권역별로 상급종합병원이 어느 정도 균형적으로 분포하고 있어서 다행이지만 제주, 경북, 충북, 강원 등 상대적으로 소외된 지역들이 있다. 이들 지역은 인구대비 전문의 수, 간호사 수, 중환자 병상수 등이 전국 편균에 미치지 못한다. 이것은 높은 관외 의료이용율로 연결된다. 그러나 강원도는 공공설립병원이 하지 못한 일을 원주세브란스병원이나 강릉아산병원 같은 민간설립병원들이 대신 감당했으므로 그나마 사정이 좀 낫다. 이들 지역에 고급 의료인력이 유입될 수 있도록 정부가 지원해야 한다. 그들도 대한민국 국민이기 때문이다.

해당 지역주민들에게 필요한 의사는 공공의대를 졸업하고 의무복무 기간을 채워야 하는 신출내기 의사들이 아니다. 실력 있는 전문의들과 경력 간호사들이 지방의 상급종합병원으로 모이도록 정책적 지원이 필요하다. 어떻게 하냐고? 강릉아산병원처럼 하면 된다.

다만 한 가지, 반드시 지켜야 하는 것이 있다. 내실 있는 상급종합병원을 지방에 육성하기 위해서 선택과 집중이 필요하지만 여기에 반드시 환자의뢰체계가 동반되어야 한다. 의료이용을 관리하지 않고 지금처럼 국민들이 건강보험서비스를 쇼핑하듯이 자유방임적으로 이용하도록 방치한다면 지방소재 상급종합병원에 아무리 지원을 쏟아부어도 밑 빠진 독에 물 붓기다.

마지막으로, 민간의 노력과 정부의 지원이 협력하여 결실을 맺으려면 결국은 지방에 수준 높은 교육 인프라가 필요하다. 그게 있어야 고급 의료 인력이 지방에 장기간 머무를 수 있다. 그런 점에서 이번 정권의 교육 개혁이 기대된다.

참고문헌

국민건강보험. 2022.10.26. 2021 지역별 의료이용 통계연보. https://www.nhis.or.kr/nhis/together/wbhaec06900m01.do?mode=view&articleNo=10829007&article.offset=0&articleLimit=10

OECD. Geographic distribution of doctors. OECD Health at a Glance 2021. https://stat.link/qt6e5w

질병관리청. 2022.12.30. 2021 국민건강통계. https://knhanes.kdca.go.kr/knhanes/sub04/sub04_04_01.do

보건복지부. 2020.12.29. 제4기(2021~2023년) 상급종합병원 45개소 지정. http://www.mohw.go.kr/react/al/sal0301vw.jsp?PAR_MENU_ID=04&MENU_ID=0403&page=15&CONT_SEQ=362710

중앙일보. 2023.02.21. "1억원 더" 속초의료원 응급실 의사 연봉 4억원 승부수 https://www.joongang.co.kr/article/25141951

11

말은 제주로, 환자는 수도권 상급종합병원으로?

2022년 초, 60대 중반의 여자 환자가 왔다. 부천지역 주민은 아닌데 자녀들의 손에 이끌려 왔다.

이 환자는 7년 전에 오른쪽 유방암을 진단받고, 거주 지역의 상급종합병원에서 유방보존수술을 받았다. 검사에서 우연히 발견되었으므로 크기가 작은 조기 유방암이었고, 액와부 전이도 동반되지 않았다. 수술 후 그 병원에서 정기적으로 진료를 받으며 그동안 잘 지냈다.

그런데 한 달 전에 오른쪽 액와부에 종괴가 새롭게 발견되었다. 수술 당시 병기가 0기였으므로 임파선 전이가 발생할 가능성은 매우 낮다. 초음파검사 소견도 임파선 전이가 아니라 양성 종양을 시사했다. 자기공명영상(MRI)검사에서도 양성(Benign) 신경종으로 추정되었다.

양성 신경종은 액와부에서 생길 수 있는 양성 종양이고, 악성으로 변하지 않는다. 유방암 재발이 의심되는 상황이 아니므로 담당 교수는 조직검사 대신 6개월 후에 추적 MRI검사를 하자고 권유했다. 그러나 이 환자는 담당 교수의 권유를 무시하고 우리 병원에 왔다. 자녀들이 모두 부천에 사는데 검사를 여기에서 한 번 더 받아보자고 권했기 때문이다.

자녀들의 걱정과 환자의 불안한 마음은 이해한다. 그러나 이런 행동은 건강보험 및 의료보장의 측면에서 본다면 전적으로 잘못된 것이다. 이런 식으로 단지 '걱정되어서', '확인 삼아' 마치 쇼핑하듯이 상급종합병원을 드나들면 안 된다. 이런 것을 도덕적 해이라고 한다. 만약 그런 이유로 의료서비스를 이용하고 싶다면 공적 재원(Public Fund=건강보험 재정)이 아니라, 100% 자기 돈으로 해야 한다.

그런데 도덕적 해이는 인간의 본성이다. 인간은 완벽하고 이성적인 존재가 아니라, 불완전하고 이기적인 존재이므로 도덕적 해이에 취약하다. 그러나 우리는 조선시대 '백성'이 아니라 대한민국 '국민'이므로 시민정신을 발휘해야 한다. 나도 절제하고, 너도 절제해야 한다. 우리 모두가 절제하고, 상대방의 절제를 기대할 수 있어야 건강보험 같은 사회복지제도가 유지될 수 있다. 남의 돈으로 나의 욕구(수요)를 채우려는 도덕적 해이를 방치한다면 선한 의도로 만들어진 건강보험이라는 제도는 결국 싼 비지떡으로 전락할 수밖에 없다.

건강보험은 전 국민(특히 저소득층)이 의료서비스를 비용부담 없이 이용할 수 있도록 가격기능을 제한하는 의료보장제도다. 그러나 심각한 부작용이 있다. 이용자(특히 상대적으로 여력이 있는 중산층)가 '비용부담이 없어'진 것을 '가격이 인하'된 것으로 인지하고, 본인의 '여력'이 되는 한도 내에서 최대로 만족을 추구하려고 하는 도덕적 해이 현상이다. 이것은 건강보험을 포함해서 모든 사회복지제도에서 필연적으로 발생하는 부작용이다. 그런데 도덕적 해이를 방치하면 사회복지제도를 유지할 수 없다.

의료보장 혜택은 주로 저소득층과 중산층이 누린다. (부자들은 대부분 건강한데다, 아프더라도 건강보험 유무에 상관없이 의료비가 부담되지 않는 사람들이므로 국가가 굳이 기본권의료를 보장할 필요가 없다) 저소득층은 '생존'을 위해서 의료보장이 절실하게 필요한 사람들이고, 중산층은 능력은 되지만 의료보장의 혜택을 같이 누리는 사람들이다. 그런데 이들이 의료보장 혜택을 '다 같이' 누리려면 절제와 도덕성이 반드시 필요하다.

유럽의 의료보장국가들을 무작정 부러워하기 전에 우리 국민들이 반드시 해야 하는 것이 있다. 바로 적정 부담과 적정 이용이다. 그렇지 않고 적게 내고 무제한 이용하려는 태도는 21세기 시민의식이 아니라 조선시대 노비근성이다. 노비에게는 절제와 도덕성이 요구되지 않기 때문이다. 대신 인간으로서 권리도 없다.

적정 이용이란 무엇인가? 의학적 필요도에 근거해서 국민들이 건강보험 서비스를 이용하는 것이다. 그런데 국민들은 의학적 필요도를 판단할 수 없으므로 의사들의 객관적이고 전문적인 판단이 중요하다. 대신 의사들이 이를 판단할 때 자신의 경제적 이익을 추구하지 않도록 제도를 잘 만들어야 하고, 의사와 환자 간에 상호 신뢰가 있어야 한다.

우리나라의 건강보험은 이제까지 '의료이용 절제'의 필요성을 국민들에게 알리지 않았다. 정권 유지나 선거 득표에 도움이 안 되기 때문이다. 오히려 보장성 강화라는 미명으로 불필요한 의료이용과 닥터쇼핑을 계속 부추겨 왔다. 이것은 보건복지부 공무원들의 도덕적 해이에 해당한다. 건강보험이 붕괴되든 말든, 높은 분들 입맛에 맞게 처신해서 승진하고 출세하고, 정년퇴직 후에 좋은 자리를 보장받는 것이 그들의 목적이기 때문이다.

국민+의사+공무원의 도덕적 해이가 한데 어우러진 채 수십 년 동안 방치된 결과 건강보험이 빠른 속도로 붕괴되고 있다. 다만 국민들은 따뜻한 물 속에서 익어가는 개구리처럼 이런 위협을 인지하지 못할 뿐이다. 게다가 문재인 정권의 소위, 보장성 강화정책은 여기에 터보(Turbo) 엔진을 달아준 셈이다. 의료이용 절제의 필요성을 깨달아야 한다. 이제라도 우리 모두가 도덕적 해이에서 벗어나지 않는다면 다음 세대는커녕 우리 세대에서, 그것도 앞으로 10년 내에, 건강보험이 붕괴될 것이다.

다시 환자 이야기로 돌아가자. 수술받은 지 5년이 넘었으니 중증질환 산정특례 기간은 지났지만 건강보험이 있으니 본인부담은 크지 않았을 것이다. 다니던 상급종합병원에서 외래진료, 유방촬영검사, 초음파검사를 합해서 본인부담금으로 15만 원 정도를 지출했다고 한다. (우리 병원도 비슷할 것이다) 두 번째 외래진료와 MRI검사에는 28만 원 정도 지출했다고 한다. 이 환자는 본인부담금이 너무 많다며 불만을 토로했는데 아마 중증질환 산정특례 기간과 비교해서 본인부담금이 많다는 의미인 것 같다. 참고로 이 환자가 내는 건강보험료는 월 10만 원 정도다. 즉 1년 치 건강보험료보다 더 많은 비용을 건강보험이 (사실은 다른 국민들이) 대신 부담했는데도 불만이라니 어이가 없다. "호의가 계속되면 권리인 줄 안다"는 말이 실감난다.

이 환자는 자녀가 세 명인데 모두 부천에 살고 있다. 상급종합병원 진료를 위해서 진료의뢰서를 받아오기는 했지만 원래 다니던 상급종합병원에서 발급된 것이 아니라 동네의원에서 발급된 것이어서 별 내용이 없었다. 당연히 영상검사 자료도 가져오지 않았다. 다른 상급종합병원에 가겠다고 담당 교수에게 진료의뢰서를 요구하지 않은 것을 보면 본인 스스로도 '이건 좀 아닌데' 싶은 마음이 있었던 것 같다.

암튼 이 환자는 자녀들이 원하니 본인도 못 이기는 척 우리 병원에 왔고, 유방촬영검사와 초음파검사를 다시 받았다. 헐렁한 의료기관도 아니고 상급종합병원에서 검사를 받은 지 한 달도 안 됐는데 똑같은 검사를 다른 지역의 상급종합병원에서 다시 받은 것이다. 유방암 재발이 아니라는 설명을 우리 병원에서 한 번 더 듣고서야 이 환자는 집으로 내려갔다. 결국 자녀들이 효도(?)하느라 건강보험 재정이 불필요하게 낭비된 셈이다. 문제는 남의 돈(건강보험 재정)으로 효도를 했다는 것이다. 효도를 하지 말라는 것이 아니라, 효도는 자식들이 내는 돈으로 해야 한다.

노인이 되면 자식들에게 심리적으로 의지하는 경우가 많다. 자식이 어렸을 때는 부모가 보호자였지만, 자식이 장성하면 부모의 보호자가 된다. 그래서 노인이 진료를 받을 때 자식(보호자)이 곁에 있어 주기를 바라고, 자식도 부모가 본인 곁에서 진료받기를 원한다. 그런데 자식들이 대부분 수도권에 거주한다는 것이 문제다. 서울을 포함한 수도권 인구가 우리나라 전체 인구의 약 절반이므로 인구분포 자체가 의료자원의 수도권 쏠림 현상의 중요한 원인 중 하나다.

지방에도 수준 높은 상급종합병원이 있는데 거주지에서 치료를 받게 하려면 어떻게 해야 할까? 필자의 생각에는 간호간병통합서비스를 확대하여 간병 때문에 자식 곁으로 가야 하는 필요를 확실하게 줄여야 할 것 같다. 그리고, 지방 소재 상급종합병원 의료진과 수도권에 사는 자식(보호자) 간에 화상통화 등을 이용하여 환자상태를 공유하고 서로 신뢰를 쌓을 수 있다면 도움이 될 것 같다. 이를 위해서 무슨 대단한 인프라가 필요한 것이 아니라 보호자 상담수가만 신설하면 된다. 궁극적으로는 지방 소재 상급종합병원의 의료서비스 질을 지금보다 더 높일 수 있도록 전폭적인 지원이 필요하다. 그런데 쓰라고 국민들이 세금을 내는 것이다.

그리고 닥터쇼핑을 막는 제도적 장치가 반드시 필요하다. 정부가 지방 소재 의료기관을 아무리 지원하더라도 지금처럼 자유롭게 의료기관을 이용하도록 방치한다면 밑 빠진 독에 물 붓기다. 그러므로 이 환자처럼 의학적 필요도와 무관하게 환자나 보호자가 원해서 타 지역이나 타 기관에서 진료를 받는 경우는 건강보험 적용에서 완전히 배제하여 진료비 전액을 본인이 부담하도록 만들어야 한다. 그리고 이런 경우는 중증질환 산정특례나 본인부담 상한제를 적용하면 안 된다. 우리 모두가 규칙을 지키지 않는다면 우리 모두를 위한 공공의료는 유지될 수 없다!

상급종합병원에서 매년 초음파검사를 받았는데 그동안 모르고 있다가 이제서야 종양을 발견했다는 내용에 독자들이 놀랐을 수 있다. 환자 입장에서는 신뢰에 금이 갈 수도 있다. 필자도 그 점이 좀 아쉽다. 그런데 진짜로 새로 생겼을 가능성보다는, 원래부터 있었지만 크기가 작아서 발견하지 못했을 가능성이 높을 것 같다. 왜냐면 신경종은 유방초음파에서 통상적으로 검사하는 부위에서 약간 벗어나는 위치에 생기는 경우가 많기 때문이다.

우리나라 현실에서는 충분히 있을 수 있는 일이다. 필자 역시 그런 실수를 할 수 있고, 했을 수도 있다. 왜냐면 상급종합병원에서 유방암 환자의 초음파검사를 하는 영상의학과 의사들은 모든 암환자에게 충분한 시간을 할애할 수 없기 때문이다. 그게 무슨 말이냐고? 상급종합병원에는 암(의심)환자들만 오는 것이 아니다. 정말로 별 것 아닌, 작은 물혹 하나 때문에 수심에 가득 차서, 또는 호들갑을 떨며 오는 환자가 엄청 많다. (유방초음파검사가 급여화된 후로 이런 현상이 더 심해졌다. 그야말로 재앙 수준이다)

게다가 독자들은 이해하기 어렵겠지만 일선에서 원장님들이 하는 유방초음파검사의 질적 수준은 그야말로 천차만별이다. 원장님(의사)이 검사를 했다면 그나마 다행이고, 현실에서는 무자격자가 하는 초음파검사도 상당히 많다.

유방초음파검사의 수준이 천차만별이므로 환자가 가져오는 진료의뢰서는 거의 요식행위에 가까울 정도로 별 도움이 안 되는 경우가 많다. 그러므로 제대로 된 장비로, 제대로 훈련받은 방사선사가 유방촬영을 제대로 하고, 제대로 수련받은 의사가 유방촬영을 토대로 초음파검사를 하기 전까지는 이 환자가 경증인지, 중증인지 알 수 없는 경우가 상당수다. 그런데 유방영상을 전공하는 의사 숫자가 제한적인데다, 경증환자들이 자유롭게 와서 검사를 요구하므로 상급종합병원의 초음파검사는 경합재로 변신한다. (의료보장제도에서는 의료서비스가 비경합재가 되어야 하지만, 환자의뢰체계가 없고 의료이용을 제한하지 않으면 경합재가 될 수밖에 없다) 결국 '오는 순서대로 평등하게' 시간을 할애해야 하므로 유방암 환자에게 충분한 시간을 할애하지 못하는 경우가 발생한다.

판독도 문제다. 초음파검사 후에 (특히 유방암 환자인 경우) 유방촬영, 초음파, CT, MRI, PET/CT 등 모든 영상검사를 종합적으로 판단해서 결론을 내려야 하지만 그럴 시간이 없다. 유방촬영검사와 초음파검사 두 가지만 보기에도 버겁다. 상황이 이러니 상급종합병원에 경험 많은 교수가 있더라도 암환자 한 명 한 명에게 할애할 수 있는 물리적인 시간이 절대적으로 부족하다. 그 이유는 경증환자들이 전혀 걸러지지 않고 상급종합병원으로 몰리기 때문이다. 그러므로 경증환자를 걸러주는 환자의뢰체계가 반드시 필요하다.

경증환자가 상급종합병원에 오지 못하도록 제도적 장치를 만들지 않으면 결국 암환자들이 소외된다. 경증환자는 소외되어도 별일이 일어나지 않지만, 중증환자가 소외되면 죽음을 초래한다. 이런 사실을 국민들이 이해해야 한다. 중증환자들이 필요할 때 적시에 적절한 진료를 받을 수 있으려면 경증환자들의 상급종합병원 이용을 금지해야 한다.

우리 병원에는 카자흐스탄과 우즈베키스탄에서 암환자들이 많이 온다. 자기 나라의 의료수준을 믿지 못하기 때문에 유방에 뭐가 만져지면 바로 비행기 타고 날아온다. 그런데 그런 행위는 어느 정도 먹고 살만한 사람들이나 가능하지 대부분의 그 나라 국민들은 수준 낮은 의료서비스에 만족할 수밖에 없다. 우리 국민들이 원하는 대한민국의 미래는 결코 그런 모습이 아닐 것이다. 그러므로 전 국민이 적시에 적절한 건강보험 서비스를 받으려면 우리 모두의 절제와 도덕성이 필수적이다. 우리는 더 이상 조선시대 노비가 아니라 대한민국 국민이므로 건강보험을 건강하게 만들 '책임'도 우리에게 있다. 이 책임을 다할 때 건강보험 혜택을 누릴 '권리'가 주어지는 것이다.

상급종합병원에서 검사를 받은지 한 달도 안 되어 다른 지역의 상급종합병원에서 같은 검사를 중복해서 받은 환자의 사례에서 수도권 쏠림 현상의 단면을 경험했다. 환자와 자식들의 도덕적 해이가, 의료이용 관리의 부재라는 건강보험제도의 미비점을 틈타서, '효심'이라는 이름으로 나타난 것이다. 이런 도덕적 해이를 방치한다면 건강보험 붕괴는 피할 수 없다. 그렇게 되면 대다수 국민들은 중증환자가 되었을 때 제대로 된 진료를 받지 못하게 될 것이다.

지금이라도 의학적 필요도에 기반한 환자의뢰체계를 갖추고 의료이용을 관리해야 한다. 동시에 상급종합병원이 수도권에 있든 지방에 있든 상관없이 동일한 품질을 갖추도록 보건복지부가 일을 제대로 해야 한다. 그것은 의료보장국가에서 정부의 책무다. 굳이 서울로, 수도권으로 갈 필요 없이 중증환자들이 각자의 지역(권역)에서 최적의 건강보험 서비스를 받을 수 있도록 상급종합병원의 상향 평준화가 필요하다. 이를 위해서는 보건복지부 공무원도 국민도, 의사도, 도덕적 해이에서 벗어나야 한다. 우리 모두가 자유시민으로서 절제와 도덕성을 갖추지 않는다면 사회보장제도는 유지될 수 없고, 공멸은 예정된 수순이다.

그러나 늦었다고 생각될 때가 가장 빠른 때다. 지금이라도 시작하면 된다.

너도 나도 전문가

12
전문가를 존중하지 않는 사회

2021년 겨울, 40대 후반의 여자 환자가 유두 분비물이 있어서 내원했다.

여름부터 증상이 있어서 외과의원을 방문했고 유방초음파검사에서 물혹이 있다고 하여 초음파 유도하 조직검사를 받았다. 조직검사 후에 원장님이 조직검사 바늘에 물혹이 찔려서 터졌다고 말했다.

그런데 물혹이 없어졌음에도 불구하고 유두 분비물이 계속 나왔다. 처음에는 맑은 색의 분비물이었으나 최근에는 피가 섞인, 붉은색의 분비물이 나왔다. 환자가 걱정이 되어서 그 외과의원을 다시 방문했다. 원장님이 초음파검사를 다시 시행했지만 별다른 이상소견을 발견하지 못했다. 그러면서 유두 분비물의 원인을 정확하게 알려면 유선조영술(Ductography)이라는 특수검사가 필요하다며 환자를 우리 병원으로 보냈다.

환자가 가져온 초음파검사 영상을 보니 조직검사를 했던 병변은 내부가 약간 지저분한 물혹(Complex Cyst)이었고 유두에서 상당히 떨어진 위치여서 유두 분비물과 연관성이 없어 보였다. 게다가 양성추정(Probably Benign)병변이어서 조직검사가 반드시 필요한 상황도 아니었다.

필자가 초음파검사를 다시 해보니 그 원장님의 말대로 물혹은 없어져서 보이지 않았다. 대신 유두 아래쪽을 유심히 보니 유관이 늘어나 있었고, 유관 내에 작은 결절이 하나 보였다. 병변의 위치와 특성을 고려할 때 이 병변이 유두 분비물의 직접적인 원인으로 생각되었고, 초음파검사에서 명확하게 잘 보였으므로 유선조영술을 시행할 필요는 없었다.

내원 당일에 초음파검사와 초음파 유도하 조직검사를 시행했고, 유관 내 유두종(Intraductal Papilloma)으로 진단되었다. 종양의 크기는 작았지만 증상이 지속되었기 때문에 절제수술을 받았다. 수술 후 최종 진단도 양성 유두종이었고, 그 후로는 혈성 유두 분비물이 나오지 않았다.

이 환자는 증상이 생긴 후 5개월 동안 세 번의 초음파검사와 두 번의 조직검사를 받았고, 최종적으로 제거수술을 받았다. 만약 처음에 초음파검사가 제대로 시행되었다면 즉, 환자의뢰체계에 의해서 검사를 제대로 할 수 있는 의사에게 의뢰되었다면 한 번의 초음파검사와 한 번의 조직검사만으로 충분했을 것이다. 환자가 소모한 시간과 정신적 스트레스도 덜했을 것이다.

사실 이런 사례는 너무나 많다. 거의 매일 이런 환자를 만난다. 이런 사례가 일상이 된 이유는 우리나라가 의사에 대한 진료비 지불제도로 행위별 수가제를 채택하면서 무한방임을 허용하기 때문이다. 즉, 환자의뢰체계가 없으므로 자가의뢰(Self-referral)가 자유롭고, 의사에 대한 질관리를 하지 않으므로 의사들은 본인의 전문과목에 상관없이 모든 의료행위를 할 수 있다. 그래서 위험하지 않으면서 돈이 되는 행위에 눈독을 들이는데 가장 대표적인 것이 초음파검사다. 그 결과 건강보험 재정이 비효율적으로 소모되고 있다. 그러므로 검사를 아무나 할 수 있도록 방치한 채로 저수가 정책을 고수할 것이 아니라, 검사하는 의사의 자격과 질을 엄격하게 관리하면서 적정수가를 책정해야 환자들에게 도움이 되고, 건강보험 재정을 효율적으로 사용할 수 있다.

외과 의사나 산부인과 의사도 유방초음파검사를 많이 하다 보면 실력이 늘 수 있다. 아주 기초적인 내용은 학생 때 배웠기 때문에 연습을 많이 하면 어느 정도는 할 수 있다. 그러나 유방촬영검사와 초음파검사를 연결(Correlation)해서 판단하는 능력이 없고, 영상을 해석하는 훈련을 체계적으로 받지 않았기 때문에 한계가 있다. 이런 현상을 설명하는 것이 '한계생산체감의 법칙'이다. 즉 처음에는 생산요소를 조금만 투입해도 생산량이 증가하지만 일정 수준이 되면 생산요소를 많이 투입하더라도 생상량이 조금밖에 증가하지 않는다(그레고리 맨큐, 2018).

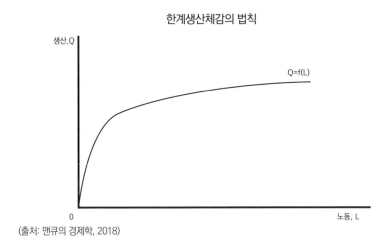

한계생산체감의 법칙

(출처: 맨큐의 경제학, 2018)

외과 의사나 산부인과 의사가 유방초음파검사를 일정 수준 이상으로 하려면 시간과 노력을 아주 많이, 영상의학과 의사보다 훨씬 더 많이 투입해야 한다. 그렇게 해도 실력이 조금밖에 늘지 않으며, 영상의학과 의사 이상으로 잘 하는 것은 거의 불가능하다. 그런데 현실에서는 외과나 산부인과 의사가 영상의학과 의사 이상으로 유방초음파검사에 시간과 노력을 투입할 수 없다. 게다가 출발선(=전공의 수련내용) 자체가 다르기 때문에 필자처럼 20년 동안 유방초음파검사만 하는 의사와, 수술하고 환자를 보면서 곁들이로 유방초음파검사를 하는 의사는 검사의 내용과 수준이 다를 수밖에 없다. 이 차이를 부정하는 것은 전문가의 영역을 인정하지 않는 것이다.

최근 간호법 관련해서 간호사가 의사 영역을 넘보려한다는 비난이 많았는데 필자가 보기에는 도긴개긴이다. 대부분의 의사들은 타 직역이 의사 영역을 넘보는 것에는 발끈하면서 자기들은 타 과의 전문영역을 아무렇지 않게 침범하기 때문이다. 그런 내로남불이 참으로 씁쓸하다. 그러나 이런 행태를 무조건 비난하기는 어렵다. 원인제공자가 따로 있기 때문이다. 그것은 바로 건강보험제도를 엉망으로 만들어 놓은 보건복지부 공무원들과 이념편향적인 일부 학자들이다.

한정된 재원으로 전 국민에게 의료서비스를 제공하려면 두 가지 선택지가 있다. 하나는 제대로 수련받고 실력이 검증된 의사에게 적정수가를 지급하는 것이고(질관리+적정수가), 다른 하나는 의사에게 모든 의료행위를 할 수 있도록 허용하고 저수가를 고수하는 것이다(자유방임+저수가). 이 두 가지 중에 어느 것이 더 효율적일까? 어느 것이 국민들에게 더 도움이 될까? 보건복지부와 건강보험공단 입장에서 분명한 사실은 후자가 압도적으로 일하기에 편하다는 것과, 힘들게 일하나 대충 일하나 월급이 동일하다는 점이다.

어느 영역이나 전문가와 비전문가 사이에 차이가 있기 마련이다. 물론 원숭이도 나무에서 떨어질 때가 있듯이 전문가도 실수할 수 있다. 그러나 나무에서 전문가가 떨어질 확률과 비전문가가 떨어질 확률은 절대로 동일하지 않다. 그러므로 의료보장국가가 환자들에게 제대로 된 의료서비스를 제공하려면 전문가의 영역을 인정함과 동시에 질관리를 계속 해야 한다. 그리고 환자들이 자유방임적으로 의료서비스를 이용하지 않도록 관리를 반드시 해야 한다. 새가 양쪽 날개로 날아야 안정적으로 멀리 날 수 있듯이, 보건복지부가 질관리와 이용관리라는 양쪽 날개 정책을 제대로 시행해야 국민들이 제대로 된 의료보장을 장기적으로 누릴 수 있다.

보건복지부가 질관리와 이용관리에 관심이 없는 배경은 우리 역사와 관련이 있다. 성리학의 잔재라고 생각한다. 우리나라는 민주주의가 도입된 기간이 짧은 데다, 국민들이 피흘려서 쟁취한 민주주의가 아니다. 조선시대에는 성리학에 찌들어 살다가, 그후에는 한일합방으로 눈치 보며 살다가, 어느 날 갑자기 이승만이라는 걸출한 인물이 나타나서 자유민주주의를 이식했다. 게다가 건국 직후 6·25 남침이 일어났고, 휴전 이후는 먹고 살기에 바빴다. 그러다가 먹고 사는 문제가 해결되면서 정치적 민주화는 이루었지만 국민들의 의식은 여전히 조선시대 성리학에 머물러 있다.

정치인들이나 공무원들의 성리학적 지향성은 일반 국민들보다 훨씬 더 심하다. 그들은 자신이 조선시대 양반, 사대부라는 의식에 사로잡혀 전문가를 조선시대 중인으로 취급하고, 국민을 백성으로 취급한다. 그러니 질관리나 이용관리를 하려고 노력할 하등의 이유가 없다. 또한 그들은 건강보험을 시혜적 제도라고 생각한다. 마치 흉년이 들었을 때 조선시대 임금이 백성에게 쌀을 내리듯이 건강보험을 경제성장의 과실로서 베푸는 제도라고 착각하고 있다. 그러나 건강보험의 근간은 수직적인 시혜나 구휼이 아니라, 수평적인 사회연대(Social Solidarity)다. 이처럼 우리 사회는 아직도 성리학의 영향에서 벗어나지 못한 탓에 공무원들이 전문가를 인정하지 않고, 질관리와 이용관리에 관심이 없다.

초음파검사는 의료행위이므로 우리나라에서 초음파검사를 할 수 있는 법적 주체는 '의사'다. 의료법에 의하면 의료인만 의료행위를 할 수 있고 면허종류별 범위에 한해서만 의료행위를 할 수 있다(출처: LAWnB).

의료인의 종별 임무와 의료행위의 주체

제2조(의료인)

①이 법에서 "의료인"이란 보건복지부장관의 면허를 받은 의사·치과의사·한의사·조산사 및 간호사를 말한다.

②의료인은 종별에 따라 다음 각 호의 임무를 수행하여 국민보건 향상을 이루고 국민의 건강한 생활 확보에 이바지할 사명을 가진다.

1. 의사는 의료와 보건지도를 임무로 한다.

2. 치과의사는 치과 의료와 구강 보건지도를 임무로 한다.

3. 한의사는 한방 의료와 한방 보건지도를 임무로 한다.

4. 조산사는 조산(助産)과 임산부 및 신생아에 대한 보건과 양호지도를 임무로 한다.

5. 간호사는 다음 각 목의 업무를 임무로 한다.

가. 환자의 간호요구에 대한 관찰, 자료수집, 간호판단 및 요양을 위한 간호

나. 의사, 치과의사, 한의사의 지도하에 시행하는 진료의 보조

다. 간호 요구자에 대한 교육·상담 및 건강증진을 위한 활동의 기획과 수행, 그 밖의 대통령령으로 정하는 보건활동

라. 제80조에 따른 간호조무사가 수행하는 가목부터 다목까지의 업무보조에 대한 지도

제27조(무면허 의료행위 등 금지)

①의료인이 아니면 누구든지 의료행위를 할 수 없으며 의료인도 면허된 것 이외의 의료행위를 할 수 없다.

(출처: LAWnB)

그런데 의사이기만 하면 어떤 의사건 상관없이, 어떤 부위든지 상관없이 초음파검사를 할 수 있다. 게다가 우리나라는 행위별 수가제를 채택하고 있으므로 검사의 질적 수준이나 정확도에 상관없이 초음파검사라는 '행위'를 하기만 하면 건강보험공단이나 환자에게 진료보수를 청구할 수 있다.

각자의 전문분야를 존중하는 것은 의사사회에서 대체로 불문율이다. 그런데 초음파검사에 한해서는 모든 의사들이 전문가를 자칭한다. 자기도 영상의학과 의사만큼 초음파검사를 할 수 있다는 것이다. 이것은 의료기관이 영리화된 탓이다. 초음파검사가 급여화된 것은 최근의 일이고 그전까지는 비급여 행위였으므로 건강보험의 통제를 받지 않은 탓에 초음파검사는 하기만 하면 돈이 되었다. 게다가 초음파검사는 보기만 하는 것이므로 사고 날 염려가 없으니 위험부담도 전혀 없다. 검사결과에 자신이 없으면 큰 병원에 가보라고 하면 그만이고, 환자들도 이에 대해서 불만이 없다. 결국 잘못된 정책이 잘못된 의료행태를 만든 것이다. 즉 건강보험 요양기관이 비급여행위를 할 수 있도록 허용하는 혼합진료 정책이 의사들의 영리행위를 부추겨 유방초음파처럼 만만해 보이면서 돈이 되는 검사에 의사들이 너나 할 것 없이 뛰어들도록 만든 것이다.

필자의 주장은 초음파검사가 영상의학과의 전유물이어야 한다는 것이 아니다. 현대의학에서 초음파검사는 제2의 청진기라 불릴 정도로 보편화되어 있으므로 누구나 할 수 있다. 그러나 검사자에 따라 진료보수에 차등이 있어야 하고, 모든 검사자(의사)는 반드시 질관리를 받아야 한다. 의료행위의 대상자인 국민을 위해서는 너무나 당연한, 상식적인 주장 아닌가? 그러나 현실에서는 이런 상식이 전혀 지켜지지 않고 있다.

그 결과 외과, 산부인과, 내과 의사들은 우리도 초음파검사를 할 수 있다며 저질 검사를 남발하고, 간호사는 우리도 독립적으로 간호(의료)행위를 하겠다며 간호법을 주장하고, 한의사는 우리도 의사라며 초음파검사를 하겠다고 나선다. 이처럼 너만 의사냐 나도 의사고 할 줄 안다는 식의 태도나, 의사만 할 수 있냐 의사 아니어도 할 수 있다는 식의 주장은 국민들을 피폐하게 만들고, 건강보험 재정을 낭비할 뿐이다.

'할 수 있다'와 '잘한다'는 완전히 다른 개념이다. 국민들이 바라는 것은 할 줄 아는 의사가 아니라, 잘하는 의사다. 믿고 몸을 맡길 수 있는 수준의 의사를 원한다. 이를 위해서는 기본적으로 우리 사회가 전문가를 인정하는 분위기가 필요하고, 전문가가 가진 한 끗발의 차이를 존중하는 정책이 뒷받침되어야 한다.

초음파검사와 관련해서 또 다른 문제는 의사들의 이중적인 태도다. 한의사의 초음파검사 행위에 대해서는 각을 세우지만 정작 본인들은 영상의학과라는 전문영역을 무시한다. 심지어 본인이 직접 하지 않고, 방사선사나 간호사에게 시키는 경우도 많다. 우리나라 법체계에는 '초음파사(Sonographer)'라는 것이 없으므로 의사 외의 보건의료종사자가 초음파검사를 하는 것은 현행법 위반이다. 이것만 제대로 지켜도 초음파검사 건수가 획기적으로 감소할 것이고, 건강보험 재정을 보호할 수 있고, 경상의료비도 현저하게 감소할 것이다. 초음파검사를 많이 한다고 해서 국민들의 건강수준이 향상되는 것이 아니라는 점을 인식해야 한다. 의료비만 증가할 뿐이다. 그러므로 꼭 필요한 검사만 하고, 이를 제대로 해야 국민들에게 실질적으로 도움이 된다. 결국, 전문가를 존중하지 않는 건강보험 정책이 의사집단의 이중성을 부추겨 국민(환자)의 주머니에서 돈을 약탈하도록 방치하고 있다.

보건복지부는 둘 중 하나를 선택해야 한다. 지금처럼 아무나 유방초음파검사를 하도록 허용하여 검사의 수준(질)을 포기하고 의료비 증가를 외면하든지, 아니면 유방초음파검사자의 자격요건을 강화하여 검사수준과 보장성을 높이면서 의료비 증가를 억제하든지 둘 중 하나를 선택해야 한다. 어느 것이 국민을 위하는 방향인가?

일반적인 수준의 유방초음파검사와 세부전문의가 하는 유방초음파검사는 진료보수(급여수가) 달라야 한다. 그러나 보건복지부는 유방초음파검사를 급여화하면서 의대를 갓 졸업한 의사가 하는 검사나 필자처럼 유방영상을 전공하는 의사가 하는 검사를 똑같이 만들어 놨다. 짜장면 한 그릇을 먹을 때도 동네 중국집에서 먹는 것과 호텔 중식당에서 먹는 것은 동일하지 않다. 모양은 비슷하지만 맛과 분위기 등에서 포괄적인 서비스를 제공하는지 여부가 다르다. 그래서 가격이 다른 것이다. 유방초음파검사의 가치가 짜장면보다도 못 한가?

간호법 제정 시도

유방초음파검사와 직접적인 연관은 없지만 최근 논란이 되고 있는 간호법 제정에 대해서 간단히 언급하고자 한다. 이 글의 전반적인 흐름(전문가 비존중)과 관련이 있기 때문이다. 의사협회와 간호협회가 서로 날을 세우고 있는데(머니투데이, 2023) 필자가 보기에 간호협회는 본심을 숨기고 있고, 의사협회는 본질을 파악하지 못하고 있다. 즉 간호사의 전문영역은 간호이지 요양(돌봄)이 아닌데 간호협회는 왜 뜬금없이 식사수발, 대소변처리, 가사지원 같은 요양(돌봄)서비스를 하겠다며 나서는 것일까? 입원환자들의 돌봄서비스는 간호조무사와 간병인에게 떠맡기고 있으면서 왜 재가(노인)환자의 요양서비스는 자신들이 직접 제공할 것처럼 '부모돌봄법'이라고 주장할까? 이것은 병동환자와 재가환자를 차별하는 것이자, 돌봄사업을 선점하려는 시도다. 곧 닥칠 초고령사회에서 돌봄사업은 그야말로 블루오션이 될 수 있기 때문이다. 이처럼 간호대학 교수들 중심의 간호협회는 간호법 제정의 진짜 의도와 배후세력을 숨긴 채, 고달픈 병동간호사와 순진한 간호대학생을 가스라이팅하고 있다. 반면에 개원의 중심의 의사협회는 커뮤니티 케어를 이해하지 못한 탓에 1차의료를 외면하고 있다. 그리고 보건의료 종사자들과 국민들은 간호법이 단지 직역 간의 문제가 아니라, 체제전쟁의 일부라는 것을 전혀 인지하지 못하고 있다(펜앤tv, 2023).

간호법 여부에 상관없이 간호사(특히 병동간호사) 처우(특히 근무환경)는 반드시 개선되어야 한다. 그리고 의원급 의료기관에서 주사 같은 의료행위를 간호조무사가 아니라 간호사가 하는 것이 환자안전을 위해서 더 바람직하다. 간호사는 간호전문가로서 존중받아야 하고, 임상현장에 더 많이 투입되어야 한다. 그러나 이를 위해서 필요한 것은 간호법을 만드는 것이 아니라 의료이용을 줄여서 관련수가를 현실화하는 것이다.

여러 번 언급했던 "C=P×Q" 공식에서 Q(이용량)를 줄이면 동일한 C(비용)를 가지고 P(급여수가, 진료보수)를 올릴 수 있다. 그러므로 불필요한 이용을 줄인 후, 여기에서 절약한 재정으로 수가를 현실화하는 것이 근본적인 해결책이다. 의료기관에 경력간호사가 충분하게 많고, 간호서비스가 제대로 공급되어야 의사가 환자에게 집중할 수 있고, 그래야 환자들이 치료를 잘 받고 빨리 나을 수 있다. 즉 무분별한 닥터쇼핑과 비양심적인 나이롱 환자를 없애고 과잉병상을 OECD 평균 수준으로 과감하게 줄여야 간호사의 업무강도가 감소하고 처우 및 근무환경 개선이 가능하다.

간호법이 제정되면 간호사가 커뮤니티 케어에서 주도권을 확보할 수 있다. 왜냐면 간호법에 추가된 내용 중에 '지역사회'와 '간호거부금지' 항목이 있기 때문이다. 간호법이 표면적으로 내세우는 주요 목적은 '모든 국민이 의료기관과 지역사회에서 수준 높은 간호 혜택을 받는 것'이다. 그런데 의료법과 간호법에 동일하게 명시된 간호사 업무 중에 '환자의 간호요구에 대한 관찰, 자료수집, 간호판단 및 요양을 위한 간호'가 있다. 즉 의료법에서는 의료기관에 있는 환자만 간호행위의 대상이고, 환자가 간호서비스를 요구하더라도 의사의 '처방'이 있어야 간호서비스가 제공될 수 있다. 반면에 간호법은 지역사회에 있는 환자 즉 재가환자를 포함하는데 여기에 '환자의 간호요구(수요)'에 대한 간호거부금지가 결합되면 재가환자의 모든 요구에 부응하여 간호서비스를 제공해야 한다. 이것은 재가환자들에게 도덕적 해이라는 날개를 달아주는 격이다.

간호법은 의료보장의 기본 틀을 정면으로 위반하고 있다. 의료보장에서는 이용자가 원하는 '요구(수요)'가 아니라, 의학적 '필요'에 따라 의료서비스를 제공해야 한다. 이용자의 요구나 수요는 도덕적 해이와 직결되기 때문에 건보공단이 전문가(의사)의 자문을 받아 필요 여부를 결정해야 한다. 결국 간호법의 본질은 간호사가 의사와 의료기관을 벗어나서 재가환자의 요구에 부응하여 독립적으로 간호(의료)행위를 하겠다는 것이다.

의사들은 커뮤니티 케어가 무엇인지 아직 감도 못 잡고 있는데 비해서, 간호협회와 배후세력은 커뮤니티 케어의 중요성을 간파하고, 이를 미래의 먹거리 산업으로 선점하고자 한다. 즉, 간호사는 의사들이 방기한 1차의료를 제공하려 하고 (미국은 Nurse Practioners, 우리나라는 보건진료원이라는 선례가 이미 있다) 배후세력은 간호사를 앞세워 노인요양(돌봄)산업에 왕빨대를 꽂으려고 한다. 필자가 보기에는 이것이 간호법을 부모돌봄법이라고 주장하는 이유이자, 의료법 개정으로는 안 되고 간호법 제정을 요구하는 배경이다.

커뮤니티 케어에서 방문간호사의 역할은 매우 중요하다. 방문간호사가 없으면 커뮤니티 케어가 사살상 불가능하기 때문이다. 그런데 커뮤니티 케어가 제대로 운영되려면 의학적 필요도를 판단하고, 병원의사와 소통할 1차의사가 반드시 필요하다. 만약 의학적 필요도가 아니라 환자의 수요를 기반으로 간호(의료)서비스를 제공하면 건강보험 재정이 감당하지 못한다. 쉽게 말하면 간호법 제정 여부는 지역사회의 1차의료를 간호사에게 맡길 것인지 여부를 결정하는 문제다. 그리고 건강보험 재정을 지역사회의 1차 의료에 (재가환자들이 원하는 대로) 펑펑 쓰고, 정작 중증환자가 되었을 때는 상당부분을 비급여진료비로 부담할지 여부를 결정하는 문제이기도 하다. 그러므로 간호법 문제는 간호사가 불쌍하다고 감정적으로 결정할 일이 아니다. 1차의료를 간호사에게 받을지 의사에게 받을지 결정하는 것이자, 건강보험 재정을 낳지 않는 만성질환자를 위해서 집에서 주로 쓸지 중증환자를 위해서 (상급)종합병원에서 주로 쓸지를 결정하는 것이다. 안그래도 닥터쇼핑의 폐해가 심각한 상황인데 간호법 제정을 통해서 재가환자들이 해달라는대로 간호행위를 하다보면 한정된 건강보험 재정이 낭비되고, 결국 중증환자에게 투입될 재정이 부족하게 된다.

그런 점에서 간호법 재정은 법령의 취지와 예상결과가 일치하지 않는다. 간호법의 목적은 의료의 질 향상과 환자안전을 도모하는 것이라고 주장하지만, 병동간호사의 처우 및 근무환경이 개선되지 않는 상태에서 간호법이 제정되면 경력간호사가 유출되고 신규간호사가 그 자리를 채우게 된다. 그 결과 입원환자에 대한 간호서비스의 질이 저하되고, 환자안전이 직접적으로 위협받는다. 그리고 남아있는 병동간호사는 근무환경이 더욱 열악해지므로 더욱 적극적으로 병동을 탈출하려고 할 것이다. 이것이 간호법 제정의 예상결과다.

입원환자를 돌보는 것은 의사가 아니라 간호사다. 간호사가 없으면 병동이 돌아가지 않는다. 간호사를 돕기 위해서 간호조무사가 있지만 이들은 간호사를 대체할 수 없다. 필자가 우려하는 것은 간호법 제정으로 경력간호사가 커뮤니티 케어로 모두 빠져버려서 입원환자들이 신규간호사와 간호조무사 손에 맡겨지는 상황이다. 간호사가 있을 곳은 '의사와 함께' 의료기관이다. 의료기관을 벗어나 지역사회(재가환자)로 나가더라도 커뮤니티 케어의 방문간호사는 1차의사의 총괄 하에 간호서비스를 제공해야 한다. 이것은 마치 예수님이 제자들을 각지로 보낸 것처럼 1차의사가 방문간호사를 지역사회의 재가환자들에게 보내는 것이다. 만약 제자가 예수의 가르침을 무시하고 독립적으로 선포한다면 더 이상 제자가 아니라 이단인 것과 마찬가지다. 독자들이 이 상황을 제대로 이해하면 좋겠다.

더 심각한 문제는 간호법 제정의 배후세력이다. 더불어민주당 김민석 의원의 안에서 볼 수 있듯이 배후세력은 요양보호사까지 법률의 테두리에 넣으려고 했다. 그리고 최종적으로는 간병인까지 확장하려고 계획했다(이데일리TV, 2023). 만약 요양보호사나 간병인이 노조를 결성하여 단체행동에 돌입한다면 어떻게 될까?

2022년 기준으로 65세 이상 고령인구는 우리나라 전체 인구의 17.5% 인 901만 8천 명이고, 그중 장기요양인정자가 10.3%다(출처: 2022 고령자통계). 장기요양서비스를 받는 노인이 약 90만 명인데 이들을 돌보는 요양보호사가 처우개선을 빌미로 파업이라도 한다면? 결국 간호법은 부모돌봄법이 아니라 부모인질법이 될 것이다. 필자가 보기에 간호법 제정 시도는 대한민국을 파괴하려는 불순세력이 순진한 간호사를 꼬드기는 상황이다. 지옥으로 가는 길은 선의로 포장되어 있다는 사실을 기억하자.

남자와 여자가 (부모를 떠나) '연합'하여 한 몸을 이루듯이 의사와 간호사는 '협력'적인 관계다. 경쟁관계가 아니다. 그런데 사악한 세력이 숨겨진 의도를 가지고 이들의 협력관계를 깨려고 한다. 대표적인 예가 문재인 정부시절 코로나 방역을 핑계로 의사와 간호사를 갈라치기 한 것이다.

  의사와 간호사 양쪽 모두 문제가 있다. 의사들이 인건비 절감을 위해서 간호조무사로 간호사를 대체하려 하고, 의사(특히 전공의)가 부족하다는 이유로 자신들의 업무를 간호사에게 시키는 것은 잘못이다. 간호사들이 처우개선을 핑계로 의사를 벗어나 독립적으로 간호(의료)행위를 하려 하고, 그러면서 간호조무사에게는 억압적인 이중성도 문제다.

  그런데 의사가 모자라는 이유, 그래서 간호사가 의사업무를 하게 된 이유, 그리고 간호인력의 처우와 근무환경이 열악한 이유가 모두 동일하다. 의료이용을 관리하지 않고, 병상수가 과도하게 많기 때문이다. 그러므로 간호법 제정 시도를 조금 다른 시각에서 본다면 현재의 의사-간호사 대립구조는 마치 본부인과 상간녀가 서로 머리채 잡고 싸우는 것과 마찬가지다. 문제의 핵심은 바람 핀 남편(보건복지부)이다. 그런데 가해자인 남편은 뒤로 빠지고 피해자들끼리 싸우고 있으니 참으로 딱하다. 그럴 것이 아니라 둘이 협력(?)해서 남편을 족쳐야 한다! 과도한 의료이용과 병상수를 줄이고 수가를 현실화해야 한다!

  간호법이 통과되면 그 여파로 '의료기사 등에 관한 법률' 개정시도가 있을 것으로 예상된다. 현행 의료기사 등에 관한 법률에 의하면 "의료기사란 의사 또는 치과의사의 지도 아래 진료나 의화학적(醫化學的) 검사에 종사하는 사람"을 말한다(출처: LAWnB). 아직은 물리치료사 등 의료기사들이 커뮤니티 케어를 인지하지 못한 것 같다. 그래서 지금은 의사협회와 같이 간호법 제정을 반대하고 있지만 만약 간호법이 제정되면 상황을 파악하고

'의료기사 등에 관한 법률'을 개정하려고 시도할 것이다. 간호사와 동등하게 지역사회의 재가환자를 대상으로 독립적인 의료행위(특히, 물리치료나 재활치료)를 하려고 시도할 것이다. 사실 의사의 지도를 벗어나는 것은 물리치료사들의 오랜 염원이었다.

만약 간호사와 물리치료사 등이 의료기관을 벗어나 지역사회에서 단독으로 의료행위를 한다면 가장 피해를 보는 것은 환자와 국민이다. 건강보험 재정이 한정되어 있는데 이것을 의사, 간호사, 의료기사 등이 각자 청구하여 나눠써야 하기 때문이다. 그러면 모든 직역이 머리를 굴려서 없던 수요를 계속 만들어 낼 것이고, 결국 경상의료비는 감당할 수 없는 수준으로 폭증할 것이다.

환자들이 원하는 것은 실력 있는 의사에게 진료받아서 빨리 낫되 비용부담이 적은 것이다. 그런데 간호법 제정의 결과는 국민들의 희망과 반대 방향이다. 국민들은 닥터쇼핑에 더해서 너스(Nurse)쇼핑을 할 것이고, 재가환자와 노인들은 맘에 드는 간호사와 물리치료사를 매일 집으로 불러들일 것이다. 이게 정말 좋은 것일까? 결국 치료 적기를 놓치고 의료비 총액만 증가하게 된다. 입에 달면 몸에 해롭다.

결정적으로 간호법은 간호사 처우를 개선하지 못한다. 간호사 처우개선은 입원료(간호관리료 포함) 등의 현실화 없이는 불가능하다. 그런데 건강보험 재정이 한정된 현실에서 의료이용을 제한하지 않고는 수가현실화가 불가능하다. 'C=Q×P'를 기억하자.

의사는 의사의 역할이 있고, 간호사는 간호사의 역할이 있다. 간호조무사와 물리치료사 등 의료기사도 각자의 역할이 있다. 이것은 왕후장상의 씨가 따로 있느냐 하는 '신분'의 문제가 아니라, 직역(업무분야)의 문제다. 그러므로 각 영역에서 전문가를 존중하는 사회가 되어야 한다. 제대로 존중한다는 것은 물질적으로 제대로 대우하는 것이다. 여기에 감사와 신뢰가 더해진다면 금상첨화다. 전문가는 존중과 신뢰를 얻고 유지하기 위해서 끊임없이 노력해야 하고 국민들은 의료이용을 절제해야 한다. 국민들이 의료이용을 절제하지 않는다면 비용부담 없이 적시에 양질의 의료서비스를 누리는 것은 불가능해진다.

저수가 정책이 수십 년간 지속되다 보니 모든 의료계 종사자들이 각자의 이익에 몰입하는 경향이 점점 심해지고 있다. 정말 우려스럽다. 직역 간에 이해득실을 따지기 전에 무엇이 국민건강을 위한 것인지 고민해보면 좋겠다.

유방초음파검사를 하는 의사의 역량이 부족하여 검사를 하고도 병변을 발견하지 못해서 환자를 고생시키고 불필요하게 의료비를 낭비한 사례를 보았다. 의사와 의사 간에 (그리고 의사와 간호사 간에도) 전문성의 차이가 있다. 그러므로 서로의 전문성과 그 차이를 인정하고 존중해야 한다.

그 방법은 제도 개선뿐이다. 보건복지부는 의료서비스 공급자의 진료과목마다 고유한 전문성을 인정하고 적정수가를 보장해야 하고, 동시에 질관리를 병행해야 한다. 그리고 의료서비스 이용자에 대해서는 의료이용을 관리해야 한다. 이 외에는 길이 없다. 제도가 바뀌면 처음에는 국민들이 적응하는데 좀 힘들겠지만 결국은 국민들도 수긍할 것이다. 몸에 좋은 약이 입에 쓴 법이다.

참고문헌

그레고리 맨큐, 김경환·김종석 옮김. 2018.03.21. 맨큐의 경제학 제8판. 한티에듀,

LAWnB. 의료법. https://www.lawnb.com/Info/ContentView?sid=L000001788 #P11

머니투데이. 2023.03.08. "간호법, 단독 개원도 가능?"…의사·간호사 수장이 답했다. https://
news.mt.co.kr/mtview.php?no=2023030809031615875

펜앤tv. 2023.05.18. 간호법 거부권이 대한민국 구했다/이은혜 교수 [펜앤초대석]. https://
www.youtube.com/watch?v=LWzhcSXxRRs

이데일리TV. 2023.05.11. 간호법에 대한 오해 세 가지_신율의 이슈메이커. https://www.
youtube.com/watch?v=bHkvKsJgnsg&t=1008s

LAWnB. 의료기사 등에 관한 법률. https://www.lawnb.com/Info/ContentView ?sid=
L000001785

통계청. 2022.09.29. 2022 고령자 통계.

13

그녀의 눈물

20년이 지난 지금도 기억이 생생한 환자가 있다. 필자가 산부인과 초음파검사를 전문으로 하던 시절의 이야기다.

40대 초중반으로 기억하는데 질출혈이 있어서 응급실로 내원한 환자였다. 응급실에서 시행한 임신반응검사에서 양성으로 나왔다. 환자의 마지막 생리 시작일(Last Menstrual Period, LMP)은 한참 전이었지만, 평소에도 생리주기가 불규칙했기 때문에 임신 가능성에 대해서는 전혀 의심하지 않은 상태였다. 임신이라는 말에 환자는 깜짝 놀랐다. 일주일 전에도 다른 곳에서 초음파검사를 받았지만 그런 이야기는 전혀 듣지 못했기 때문이다. 환자의 진술(?)을 토대로 응급실 의사는 자궁외 임신을 의심하고 초음파검사를 의뢰했다.

그러나 질초음파검사를 해보니 자궁외 임신이 아니었다. 태아가 자궁 내에 있었기 때문이다. 태아의 크기를 측정한 결과 10주 안팎이었던 것으로 기억한다. 정상적인 임신이었고 이상소견은 보이지 않았다. 태아의 심장도 힘차게 뛰고 있었다.

그런데 초음파검사 장비에서 들리는 태아의 심장박동 소리에 환자는 완전히 패닉이 되었다. 자궁외 임신이 아니라, 정상적인 임신으로 증명이 되었으니 안도해야 하는데 환자의 반응이 의외였다. 무슨 일이지?

환자의 초음파검사 소견과 기왕력을 정리하면 다음과 같다.

환자는 결혼한 지 한참 지났지만 아직 출산경험이 없는 미산부(Nulliparous Woman)였다. 임신경험 자체가 없었다. 또래에 비해서 결혼이 늦은 편이었지만 30대 후반까지는 자연임신을 시도했다. 그러나 40세가 되자 조바심이 났고 남편한테도 미안해서 불임클리닉에 다니기 시작했다. 그러나 직장생활을 하고 있어서 그랬는지 여전히 임신이 되지 않았다. 안 되겠다 싶어서 임신에 집중하기로 하고, 그동안 커리어를 쌓아왔던 직장도 그만두었다.

유명하다는 한방 불임클리닉에 다니며 치료를 받은 지 2년 정도 지났다. 몇 주 전부터 감기에 걸린 것처럼 몸이 안 좋았고 식욕도 없어졌다. 한방 불임클리닉에서 매달 초음파검사를 받고 있었는데 지난 주에도 초음파검사를 받았고 이상이 없었다. 그런데 임신 중이었던 것이다!

임신 초기이기는 하지만 태아가 충분히 잘 보이는 크기였으므로 까막눈이 아니라면 정상 임신이라는 것을 모를 수가 없는 상황이었다. 문제는, 환자가 최근에 여러 종류의 약을 먹었다는 것이다. 감기약, 소화제, 두통약 등….

"선생님, 아기가 괜찮나요? 사실은 그동안 제가 몸이 좀 안 좋아서 약을 많이 먹었어요"

"태아가 작아서 기형 여부는 아직 알기 어려워요. 약국에서 파는 간단한 약들은 대체로 안전해요. 근데 임신 초기여서 좀…."

"그러면 우리 아기가 문제가 있을 수도 있겠네요?"

"그건 아직 확실하지 않아요. 산모 나이가 많으니 약 먹은 것과 상관없이 기본적으로 양수검사도 필요하고… 자세한 결과는 산부인과 교수님한테 들으셔야 해요."

그 순간 환자의 눈에서 눈물이 흘렀다. 필자도 마음이 심란했다. 약국에서 파는 일반의약품은 대체로 안전하지만 누구도 100% 확신을 갖고 말하기는 어렵기 때문이다. 그런데 심란함은 잠깐이고 분노가 치밀었다.

초음파검사를 도대체 어떻게 했길래 임신인 것도 모르나? 그런 주제에 불임클리닉을 한다고? 한의사가 초음파를 볼 줄은 아나? 그리고, 한의사한테 초음파검사장비를 팔면 불법 아닌가? 마치 가전제품 구매하듯이 돈만 주면 의료장비를 살 수 있는 건가?

그 환자를 본 것은 그날이 처음이자 마지막이었다. 그 환자는 집이 분당이었고, 필자가 근무했던 의료기관은 산부인과로 유명한 대학병원이었으므로 임신을 유지하기로 마음을 먹었다면 우리 병원에서 계속 진료를 받는 것이 일반적인 상황이다. 그러나 그 환자는 그날 이후 다시 오지 않았다. 아마 모종의 결정을 했을 것이다. 다른 대학병원으로 옮겨 가서 출산해야겠다는 결정일 수도 있고, 독자들이 짐작하는 그런 결정일 수도 있다.

만약 필자가 "아기는 괜찮아요. 건강해 보여요"라고 말했다면 그 환자는 다른 결정을 내렸을까?

한의사가 초음파 등 현대의학장비를 사용하는 문제는 의사와 한의사 간의 오랜 갈등이다. 20년도 더 지난 사례를 지금 와서 이야기하는 이유는 20년이 흘렀어도 상황이 별로 변하지 않았기 때문이다. 최근에는 68차례나 초음파검사를 하고도 자궁내막암을 발견하지 못한 한의사에 대해 의료법 위반으로 벌금형을 선고한 1·2심 판결에 대해서 대법원은 이를 뒤집고 한의사도 초음파 기기를 쓸 수 있다고 판결했다. 한의사가 초음파검사를 하고도 자궁 내의 태아를 보지 못하고, 자궁내막암을 발견하지 못하는데 초음파검사를 계속해도 된다고 판결한 것이다. 어이가 없다.

2012년 헌법재판소는 "의사만 초음파 기기를 쓰게 한 것은 합헌"이라고 판결한 바 있다. 우리나라의 면허제도는 의사와 한의사를 구분하고 있으므로 의료기기 사용도 구분이 있어야 한다는 취지다.

2020년에도 헌법재판소는 한의사의 초음파 기기 사용은 의료법 위반이라고 판결했다(의협신문, 2020). 한의사들이 초음파 골밀도 측정기를 사용하여 성장판 검사를 한 것에 대해여 해당 보건소들이 무면허 의료행위라고 판단하여 수사기관에 고발했고, 수사기관은 의료법 위반죄를 적용했다. 당시 법원은 "피의사실은 인정되나, 이번에 한해 기소하지 아니한다"는 취지의 기소유예처분을 했다. 이에 반발하여 해당 한의사는 헌법재판소에 기소유예처분을 취소해달라고 헌법소원 심판청구를 냈으나 헌재는 이들 한의사의 기소유예처분취소에 대한 심판청구를 모두 기각한 바 있다. (그런데 지금도 인터넷을 검색하면 초음파로 성장판검사를 한다고 광고하는 한의원이 여럿 있다)

그러나 최근 대법원은 헌법재판소의 입장에 반하는 판결을 내렸다. "한의사가 진단 보조수단으로 초음파 기기를 썼다 해서 보건 위생상 위험이 발생한다 보기 어렵다"고 판시한 것이다(MBC, 2022). 판단의 근거는 두 가지인데 첫째는, "의료공학과 과학기술 발전에 따라 새로운 기준이 필요"하다는 것이고, 둘째는 "엑스레이나 MRI 등 방사선 장비처럼 의사만 쓰라고 명시한 법령이 없다"는 것이다. '새로운 기준'이 필요하다면 한의사가 아니라 의사를 새로운 기준으로 정하면 된다. 의료법이 제정된 1951년에는 초음파나 MRI가 생기기 전이었고, 한의사가 그런 장비를 사용할 것이라고는 전혀 예측하지 못했기에 법에 명시하지 않은 것이다. 그런데 의사만 쓰라고 법에 명시되지 않았다는 이유로 대법원이 한의사의 초음파검사를 허용했으니 오진의 책임은 누가 질 것인지 묻고 싶다. 대법관들이?

게다가 판결에 참여한 대법관 중 한 명은 배우자가 한의사다(국민일보, 2022). 이해관계가 상충되는 사건은 재판에 참여하지 않겠다고 회피신청을 하는 것이 일반적인데 해당 대법관은 그렇게 하지 않았다. 그 대법관이 회피신청을 했더라도 판결 자체는 달라지지 않았겠지만 (반대가 두 명뿐이었음) 판결의 도덕성이나 순결성에 흠이 되는 것은 사실이다. 대법관이나 되는 사람의 처신이 올바르지 않다.

대법원의 판결은 중요한 두 가지를 전혀 고려하지 않았다. 첫째, '환자'가 빠졌다. 법리적인 해석을 떠나서 환자들이 원하는 것은 '초음파검사를 할 줄 아는' 의사나 '학교에서 초음파에 대해서 배운' 의사가 아니라, 초음파장비를 이용하여 환자에게 정확한 진단을 제공할 수 있는 '실력 있는' 의사다. 그러나 대법원은 환자안전을 완전히 무시한 채 공급자 입장에서 판결했다.

둘째 건강보험 재정과 의료비 증가를 고려하지 않았다. 초음파검사가 이미 급여화되어 있는 현실에서 한의사의 초음파검사가 허용되면 검사 건수가 증가할 것이고, 건강보험 재정의 압박도 심해질 것이다.

이미 선례가 있다. 2020년 2월부터 건강보험 보장성 강화정책의 일환으로 자궁 등 여성생식기 초음파검사가 급여화되었다(연합뉴스, 2019). 그 결과 환자수가 증가했고, 관련 의료비도 같이 증가했다. 건강보험심사평가원에 의하면 2017년~2021년 동안 자궁근종 진료통계를 분석한 결과 환자수가 2017년 37만 6,962명에서 2021년 60만 7,035명으로 61.0% 증가했고, 연간 총진료비는 1,748억 원에서 3,436억 원으로 96.6% 증가했다(건강보험심사평가원, 2022). 특히 여성생식기질환 초음파검사가 급여화된 2020년 2월을 기점으로 증가 폭이 커졌다. 여성인구가 줄고 있는데 초음파검사 급여화 이후부터 자궁근종 환자수가 증가한 이유는 초음파검사 급여화로 비용부담이 없어짐에 따라 많은 여성들이 초음파검사를 받게 되었고 검사에서 이상소견이 발견되기 때문이다. 즉 무증상 환자들이 양산되었는데 이것이 급여화의 파생효과다.

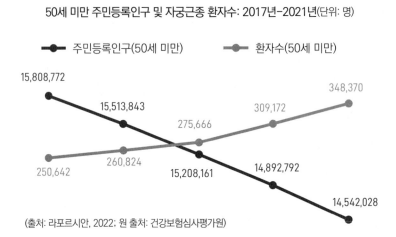

50세 미만 주민등록인구 및 자궁근종 환자수: 2017년-2021년(단위: 명)

(출처: 라포르시안, 2022; 원 출처: 건강보험심사평가원)

한의사의 초음파검사가 허용되면 당연히 검사 건수가 증가한다. 게다가 환자의 상당수가 산부인과에 가서 초음파검사를 다시 받을 것이므로 검사 건수는 갑절로 증가하고 관련된 한방 및 산부인과 진료 건수와 관련 의료비도 증가할 것이다. 이런 식으로 한정된 건강보험 재정 내에서 초음파검사비나 관련 진료의 비중이 늘어나면 중증환자 치료에 쓸 재원이 부족해질 것이다. 쉽게 말하면 실력이 검증되지 않은 사람에게 '검사비'를 지급하느라 정작 '치료비'로 지급할 건강보험 재정이 부족해지는 것이다. 이것은 완전히 주객전도다.

대한한의사협회(한의협)는 "초음파 기기 외에 X-ray, 혈액검사 등 진단 영역에 쓰이는 의료기기까지 활발히 활용할 수 있도록 기반을 닦겠다"는 입장이다(데일리메디, 2022). 상황이 이러니 한의사가 현대의학장비를 이용하는 의료행위는 앞으로 더욱 증가할 것이다. 그렇게 되면 건강보험료 인상은 피할 수 없고, 경상의료비 증가는 덤이다.

의사건 한의사건 초음파검사를 탐내는 이유는 돈 때문이다. 게다가 환자를 새롭게 발굴하는 효과가 있으므로 미래의 수입원이 신규로 창출된다. 상황이 이러니 안 하는 사람만 바보다. 이런 황당한 현실은 건강보험 수가구조가 잘못된 탓이다. 즉, 치료수가보다 검사수가가 후하기 때문이다. 이것을 고쳐야 한다. 진단은 치료를 위해서 존재하는 데 진단수가가 치료수가보다 높은 것은 주객이 전도된 것이다. 만약 초음파검사가 돈이 되지 않는다면 필자 같은 영상의학과 의사나 초음파검사를 하지 지금처럼 다른 (한)의사들이 기를 쓰고 하려고 들지 않을 것이다.

의사가 초음파검사를 하는 것은 잘하느냐 못하느냐 하는 '수준'의 문제지만, 한의사가 초음파검사를 하는 것은 '자격'의 문제다. 그러므로 한의사가 초음파 등 현대의학장비를 다루고 싶다면 한의사가 아니라 의사가 되면 된다. 의사와 한의사는 본질적으로 다른데 그 차이를 부정하겠다면 먼저 의료이원화 문제를 해결해야 한다. 필자의 전작인《공공의료라는 파랑새》에서 의료일원화에 대한 방향을 제시했으니 궁금한 독자들은 참고하기 바란다.

건강보험은 이용자의 요구(수요)를 모두 충족할 수 없다. 건강보험의 본질은 가난한 국민이 치료를 받지 못해서 죽는 일이 발생하지 않도록 의료서비스의 가격기능을 인위적으로 없앤 것이다. 그러므로 죽고 사는 질병에 집중해야 원래의 목적-비용부담 없이 적절한 진료를 적시에 받는 것-을 달성할 수 있다. 즉 이용자는 생명과 직결되는 문제에 대해서만 건강보험을 이용해야 하고(절제), 공급자는 시장가격보다 낮은 원가수준의 진료보수에도 불구하고 효율성을 높여서 최적의 품질을 제공해야 한다. 한정된 재원으로 최대의 효과를 내기 위해서는 '선택과 집중'이 필수다. 그래서 1차의사가 반드시 필요하다. 1차의사는 환자의 증상이나 불편감이 생명과 직결되는 문제인지, 전문적인 진료가 필요한지 여부를 판단하는 '선택'작업을 담당하기 때문이다. 1차의사가 선택(분류)작업을 하면 2차, 3차기관으로 올라가면서 서비스를 점차 포괄적으로, 집중적으로 제공하는 것이 바로 환자의뢰체계다. 이것을 제대로 하면 건강보험료를 많이 올리지 않고도 건강보험 보장성을 OECD 수준으로 올릴 수 있다.

한방진료가 건강보험 급여에 포함되는 것은 합리적이지 않다. 세 가지 이유가 있다. 가장 중요한 이유는 환자를 살리지 못하기 때문이다. 생명과 직결되지 않는 행위를 건강보험 급여에 포함시키는 것은 잘못된 결정이다. 건강보험은 (한)의사를 먹여 살리기 위한 제도가 아니고, 건강보험 재정은 우는 아이에게 떡 주듯이 허투루 써도 되는 돈이 아니다.

한방의료가 건강보험에 포함될 수 없는 두 번째 이유는 보편적이지 않기 때문이다. 한방의료이용실태조사에 의하면 대한민국 국민 중 31.0%는 평생 동안 한 번도 한방의료를 이용하지 않았다(출처: 한국한의학진흥원). 60대 이상인 경우는 평생 동안 한 번도 이용하지 않은 사람이 9.4%에 불과했지만 연령에 따라 이용하지 않는 비율이 증가하여 20대는 무려 66.9%에 달했다.

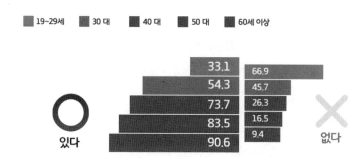

연령대별 평생 한방의료이용 경험

■ 19~29세 ■ 30 대 ■ 40 대 ■ 50 대 ■ 60세 이상

있다

33.1	66.9
54.3	45.7
73.7	26.3
83.5	16.5
90.6	9.4

없다

(출처: 한국한의학진흥원)

태어나서 죽을 때까지 병의원에 한 번도 안가는 국민은 없다. 그런데 전 국민의 약 1/3은 평생 동안 한방의료를 이용하지 않는다. 이처럼 한방의료는 전 국민 대상이 아니어서 보편성이 없으므로 전 국민이 보험료를 부담하거나, 전 국민이 내는 건강보험료로 한방의료비를 지불하는 것은 형평에 맞지 않는다. 그러므로 한방의료는 건강보험의 적용을 받지 않는 비급여의 영역으로 남거나, 원하는 사람만 민간한방의료보험에 가입하면 된다.

한방의료가 건강보험에 포함될 수 없는 세 번째 이유는 안전성이 미흡하기 때문이다. 한방의료이용실태조사에 의하면 응답자의 약 22%가 한약재의 안정성을 우려했다(출처: 한국한의학진흥원). 이처럼 일반인조차도 한방의료가 안전한지 여부에 대해서 의구심을 가지고 있는 실정이다. 필자는 인턴 레지던트 시절에 한약 때문에 독성(Toxic) 간염이 발생하여 중환자실에서 사경을 헤매는 환자를 여럿 본 적이 있다.

어떤 의료행위가 건강보험 급여에 포함되려면 먼저 유효성과 안전성이 확보되어야 한다. 이것은 의료보장의 4대 원칙 중 하나다. 그런데 의사들

이 하는 의료행위는 유효성과 안전성이 확보되어도 비용효과성 때문에 건
강보험 급여에 포함되지 못하는 경우가 많은 반면, 한방의료는 유효성과
안전성을 입증하지 못해도 건강보험 급여에 포함된다. 보건복지부와 건강
보험공단은 이런 이중잣대에 대한 문제인식이 전혀 없이 한방의료 급여화
를 계속 확대하려고 한다.

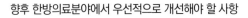

향후 한방의료분야에서 우선적으로 개선해야 할 사항

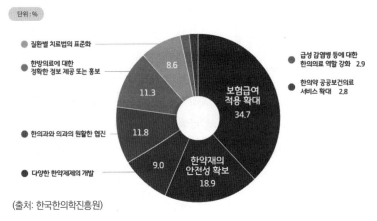

단위 : %

● 질환별 치료법의 표준화
● 한방의료에 대한 정확한 정보 제공 또는 홍보   8.6
● 한의과와 의과의 원활한 협진   11.3
● 다양한 한약제제의 개발   11.8
    9.0

보험급여 적용 확대   34.7

한약재의 안전성 확보   18.9

● 급성 감염병 등에 대한 한의의료 역할 강화   2.9
● 한의약 공공보건의료 서비스 확대   2.8

(출처: 한국한의학진흥원)

불과 일주일 전에 한의사에게 초음파검사를 받았음에도 불구하고 정상
임신인 것을 몰라서 불행한 선택으로 내몰렸던 환자의 눈물이 아직도 기
억에 생생하다. 그런데 20년이 더 지난 지금도 한의사의 초음파검사에 대
한 상황은 별로 달라지지 않았다. 최근의 대법원판결은 상황을 더 악화시
켰다. 이제 한의사가 대놓고 초음파검사를 할 것이고 X-선촬영장치 등 여
러 가지 현대의학 장비를 사용할 것이다. 의사와 한의사는 면허가 다르므
로 하는 업무도 당연히 달라야 한다. 현대의학장비를 사용하고 싶으면 한
의사가 아니라 의사가 되어야 한다.

필자가 의사여서, 영상의학과 의사여서 이렇게 말하는 것이 아니다. 초음파검사라는 행위를 할 수 있느냐 아니냐만 고려하지 말고, 돈이 되느냐 아니냐만 생각하지 말고 환자를 생각해야 한다. 그리고 의료보장의 원칙-유효성과 안전성-을 지켜야 한다. 원칙을 적용하는 데 있어서 이중잣대는 금물이다.

헌법재판소의 기존 입장에 반해서 한의사에게 초음파검사를 허용한 대법관들은 어느 별에서 온 사람들인지 궁금하다. 자신들이 스스로 법의 권위를 해체하고 있다는 사실을 알기는 하는 것일까? 어쩌면 그들에게 '대한민국'의 법이란 '태어나서는 안 될 나라'의 법에 불과하므로 지켜야 할 하등의 이유가 없을지도 모르겠다.

참고문헌

의협신문. 2020.07.06. 헌재, 한의사 초음파 기기 사용 의료법 위반 처벌 "적법" https://www.doctorsnews.co.kr/news/articleView.html?idxno=135242

MBC뉴스. 2022.12.23. 한의사도 초음파 쓴다…"의료법 위반 아냐" https://imnews.imbc.com/replay/2022/nwtoday/article/6438782_35752.html

국민일보. 2022.12.27. "한의원 초음파기기 적법 판결 판사 남편이 한의사" https://news.kmib.co.kr/article/view.asp?arcid=0017808437&code=61121311&cp=nv

연합뉴스. 2019.12.03. 자궁근종 등 여성생식기 초음파 내년초부터 건보 적용. https://www.yna.co.kr/view/AKR20191202119000017?input=1179m

건강보험심사평가원. 2022.11.25. 최근 5년(2017~2021년)동안 자궁근종 환자수 크게 증가. https://www.hira.or.kr/bbsDummy.do?pgmid=HIRAA020041000100&brdScnBltNo=4&brdBltNo=10755&pageIndex=8&pageIndex2=8

라포르시안. 2022.11.25. 최근 5년간 자궁근종 환자수 60% 이상 급증…초음파 급여화 영향.

https://www.rapportian.com/news/articleView.html?idxno=154436

데일리메디. 2022.12.26. 2013년 헌법재판소 판결과 다른 대법원 선고 '파장' https://www.
dailymedi.com/news/news_view.php?wr_id=892432

한국한의학진흥원. 한방의료이용경험. 한방의료이용실태. https://nikom.or.kr/koms/html.
do?menu_idx=40

한국한의학진흥원. 한방의료에 대한 인식. 한방의료이용실태. https://nikom.or.kr/koms/
html.do?menu_idx=44

국가암검진 질 향상

14
검진과 진료는 다르다

2017년 초, 40대 초중반의 여자 환자가 내원했다. 외부 검사에서 이상 소견이 발견되어 의뢰된 환자다. 2013년 집 근처 의원에서 생애전환기 검진(국가암검진)을 받았고 괜찮다는 결과통보서를 받았다. 2015년에는 국가 암검진을 받지 않았다. 2017년 초에 같은 기관에서 국가암검진을 받았는데 이상 소견이 발견되었다.

2016년 말부터 유방 종괴가 만져졌지만 바빠서 진료를 못 받았다. 그러다가 지난달에 유두가 함몰된 것을 발견하고 부랴부랴 집 근처 의원에서 국가암검진을 받았다.

유방촬영검사와 초음파검사에서 유방암의심 소견이 있었고 조직검사 결과 유방암으로 진단받았다. 액와부 임파선까지 전이된 상태였고, 암세포가 유두와 그 주변 피부까지 침범되어 있는 염증성 유방암이었다. 이런 경우는 수술을 바로 할 수 없고 항암치료를 먼저 시행하여 크기를 줄인 후에 수술한다.

선행항암치료를 시작하고 두 달쯤 후에 추적검사를 위해서 환자가 다시 왔다.

"2013년에 괜찮았는데 왜 유방암이 생겼을까요?"

"그건 4년 전이니 그 이후에 생겼겠죠. 2015년에는 검사를 안 받으셨나 봐요."

"네. 한번 괜찮으면 그걸로 끝인 줄 알았어요. 2년마다 받아야 하는지 몰랐어요."

만약 이 환자가 2013년 검진 결과를 1차의사에게 듣고, 2년마다 검진이 필요하다는 안내를 받았더라면 2015년에도 검진을 받았을 것이고 이때 암이 발견되었을 수 있다. 만약 그랬다면 1기나 2기에 진단되었을 것이다.

만약 2015년에 검진을 받았어도 그때는 여전히 괜찮았을 수도 있다. (그 후에 생겼을 수도 있다) 그렇다고 하더라도 지난해에 종괴가 만져지기 시작했을 때 적절한 진료를 받았다면 좀더 일찍 진단되었을 것이다. 즉 해가 바뀌어 국가암검진 대상이 될 때까지 기다리지 말고 바로 진료를 받았어야 했다.

우리나라에 국가암검진제도가 없는 것도 아니고, 환자가 국가암검진을 안 받은 것도 아닌데 유방암 4기(염증성 유방암)나 되어서 진단을 받았다는 것은 정말 안타까운 일이다. 진단시기가 늦어질수록 생존율이 감소하기 때문이다.

중앙암등록본부에 의하면 2020년 기준으로 우리나라 여성의 암 생존율은 평균 77.8%다(출처: 2020년 국가암등록통계). 다행히 유방암(93.8%)은 갑상선암(100.0%) 다음으로 생존율이 높다. 참고로 남자의 암 생존율은 평균 65.5%이고 전립선암(95.2%)과 갑상선암(100.3%)이 가장 생존율이 높다.

유방암은 생존율이 대체로 높지만 병기에 따라 차이가 있다. 같은 자료에서 우리나라에서 유방암의 요약병기별 5년 상대생존율은 다음과 같다.

즉 암이 유방에 국한된 경우는 99.0%지만, 인접한 조직이나 림프절을 침범하여 국소적으로 진행된 경우는 92.8%로 약간 감소하고, 뼈나 폐 등 다른 장기에 전이된 경우는 44.6%로 현저하게 감소한다.

의료기관에서는 보통 암의 단계(=병기, Stage)를 표현할 때 0기, 1기, 2기, 3기, 4기라는 용어를 사용한다. 그러나 국제적으로 암 생존율을 비교할 때는 요약병기를 이용하는데 이것은 국한, 국소, 원격의 세 단계로 구성되어 있다. 국한성 암이란 암이 처음 발생한 장기를 벗어나지 않은 경우를 말하고, 국소진행성 암이란 암이 주위 장기나 인접한 조직 혹은 림프절을 침범하여 국소적으로 진행된 경우를 뜻하며, 원격 암이란 암이 처음에 발생한 장기를 벗어나 멀리 떨어진 다른 장기로 전이된 경우를 말한다.

우리나라 여성의 주요 암종 요약병기별 분율과 5년 상대생존율: 2016년-2020년(단위: %)

발생 순위	요약병기	환자 분율				5년 상대생존율			
		국한	국소	원격	모름	국한	국소	원격	모름
	모든 암	46.6	30.5	15.5	7.5	93.6	82.2	30.0	59.5
1	유방	59.1	33.0	4.8	3.1	99.0	92.8	44.6	84.9
2	갑상선	44.9	48.0	0.7	6.3	100.5	100.1	61.3	99.4
3	대장	33.6	42.9	17.4	6.1	92.5	81.7	19.6	46.4
4	폐	30.1	22.9	40.1	6.9	87.6	63.6	17.8	33.9
5	위	63.5	19.5	10.9	6.0	96.0	61.1	5.6	38.4
6	췌장	14.0	30.9	42.6	12.5	47.9	21.4	2.4	15.8
7	간	45.2	22.1	16.6	16.0	60.5	23.0	3.3	27.7
8	자궁체부	72.1	17.1	6.6	4.2	96.8	81.1	34.6	80.1
9	담낭 및 기타담도	23.5	40.2	24.2	12.1	50.9	35.1	2.3	13.5
10	자궁경부	53.7	29.8	9.6	6.9	94.1	74.1	25.9	67.5

(출처: 2020년 국가암등록통계)

이 환자의 사례에서 두 가지 문제점을 발견할 수 있다. 첫째는 국가암검진사업이 제대로 시행되지 않는다는 것이고, 둘째는 사람들이 '검진'과 '진료'를 구분하지 못한다는 것이다. 사실 이 두 가지 문제는 서로 연결되어 있으며, 1차의사의 부재와 관련있다. 이런 문제들로 인해서 수검자의 유방암 진단이 늦어지고 있다.

게다가 안타깝게도 이런 사례가 비일비재하다. 그 중 "검진 vs. 진료"에 해당하는 사례를 하나 더 보자.

2023년 초, 최근의 일이다. 30대 환자가 유방에 종괴가 만져진다며 내원했다.

6개월 전부터 만져졌는데 그때 이 환자는 언니를 따라 서울의 한 대형 건강검진센터에 가서 검진을 받았고 유방촬영검사와 초음파검사 모두 정상이었다고 한다. 부천에 사는 환자가 서울에 가서 검진을 받은 이유는 언니가 추천했기 때문이다. 즉 언니가 5~6년 전에 그곳에서 검진을 받다가 우연히 초기 유방암이 발견되었고 지금은 완치 판정을 받았다고 한다.

그 당시 결과는 정상이었지만 6개월 후에 다시 오라고 했다. 그런데 환자가 느끼기에 종괴가 약간 더 커진 것 같아서 우리 병원으로 온 것이다.

유방촬영검사에서 유방암의심소견이 뚜렷하게 보였다. 다만, 병변 위치가 유방 끝부분이어서 방사선사가 자세잡기(Positioning) 기술이 부족하다면 촬영범위에 포함시키기 어려운 위치였다. 초음파검사에서도 병변이 보였지만 유방촬영에서 훨씬 더 잘 보였다. 즉시 조직검사를 시행했고 유방암으로 진단되었다.

외부 영상이 없어서 확실하지는 않지만 6개월 전 검진에서 놓쳤을 가능성이 높다. 어쩌면 그 검진센터 의사는 환자가 만져진다고 하는데 이상소견을 발견할 수 없으니 찝찝해서(?) 6개월 후에 다시 오라고 말했을 수도 있다.

두 번째 환자의 사례에서 안타까운 점은 종괴가 만져지는데 즉 '증상'이 있는데 '검진'센터로 가는 바람이 진단이 늦어졌다는 점이다. 증상이 있다면 '검진'이 아니라 '진료'를 받아야 한다.

지금부터는 국가암검진사업과, 검진(Screening)과 진료(Medical Examination and Treatment)의 차이점에 대해서 알아보자.

국가암검진사업

우리나라는 40세 이상 여성을 대상으로 2년마다 유방촬영검사를 이용하여 국가적으로 유방암검진을 시행하고 있다. 국가암검진의 역사는 20년이 넘는다. 1999년 시작 당시에는 의료급여 수급자를 대상으로 제한적으로 시행하다가 2002년부터 건강보험가입자(=전 국민)를 대상자에 포함하여 본격적으로 시행했다(출처: 유방암검진 질지침 개정판). 처음에는 의료급여 수급권자와 건강보험 가입자 하위 20%를 대상으로 위암, 유방암, 자궁경부암에 대하여 국가가 검진비용 전액을 부담하는 방식으로 암검진사업을 시작했다. 이후 검진 대상 암종과 검진 대상자가 지속적으로 확대되어 현재는 6대암(위암, 유방암, 자궁경부암, 간암, 대장암, 폐암) 검진을 시행하고 있다(출처: 제3차 국가건강검진 종합계획안). 다만 암 산정특례 적용자는 암검진 대상에서 제외된다.

국가암검진사업의 경과

연도	암종	무료검진 대상자	그외 대상자의 본인부담율
2002	위암, 유방암, 자국경부암	의료급여 수급권자, 건강보험 가입자 하위 20%	50%
2003	간암 추가	건강보험 가입자 하위 30%까지 확대	
2004	대장암 추가(5대암검진)		
2005		건강보험 가입자 하위 50%까지 확대	
2006			20%
2010			10%
2019	폐암 추가(6대암검진)		

(출처: 제3차 국가건강검진 종합계획안)

국가암검진은 비용 부담이 없거나 소액이다. 유방암검진은 대상자 중 의료급여 수급권자와 전년도 11월 기준으로 건강보험료 하위 50%에 해당하는 사람은 본인부담금이 없다. 이들을 제외한 건강보험료 상위 50%에 해당하는 사람도 검사비의 10%만 부담하면 된다. 나머지 금액은 건강보험공단이 부담한다. 그런데 국가에서 제공하는 암종이 6개나 되는 나라는 전 세계에서 대한민국이 유일하다.

국가암검진사업의 대상, 주기, 비용

구분	대상	주기	비용 부담
위암	40세 이상	2년	공단90%, 수검자10%(건강보험료 하위50%와 의료급여 수급권자는 본인부담 없음)
유방암	40세 이상 여성	2년	
자궁경부암	20세 이상 여성	2년	공단 100%
대장암	50세 이상	1년	
간암	40세 이상 간암발생 고위험군[1]	6개월	공단90%, 수검자10%(건강보험료 하위50%와 의료급여 수급권자는 본인부담 없음)
폐암	54~74세 폐암발생 고위험군[2]	2년	

[1]간경변증, B형 간염항원 양성, C형 간염항체 양성, B형 또는 C형 간염 바이러스에 의한 만성 간질환 환자 (간경변, 만성 간질환 등)
[2]해당연도 전 2년 내 국가건강검진 문진표 또는 건강보험 금연치료 문진표에서 흡연력 30갑년 이상
(출처: 건강검진 제도소개. 국민건강보험)

검진은 한 번으로 끝나는 것이 아니다. 검진 당시에 이상 소견이 없다고 해서 앞으로 암이 발생하지 않는다는 의미가 아니기 때문이다. 그러므로. 검진을 받기로 결심했다면 정기적으로 받는 것이 좋다. 그러나 국가암검진이 의무사항은 아니다. 국가암검진을 받을지 말지 여부는 전적으로 개인의 선택에 달려 있다. 어떤 사람들은 검진을 받지 않고 그냥 살다가 나중에 아프거나 증상이 생기면 그때 가서 진료를 받겠다고 생각한다. 그럴 수도 있다. 그러나 그런 경우를 제외하고 국가암검진을 받겠다고 생각하는 사람이라면 가급적 정기적으로 받는 것이 조기 진단에 도움이 된다.

암검진의 목적은 암을 많이 발견하는 것이 아니라, 암으로 인한 사망률을 낮추는 것이다. 암관리법 제11조 1항에 의하면 보건복지부장관은 암의 치료율을 높이고 암으로 인한 사망률을 줄이기 위하여 암을 조기에 발견하는 검진사업(암검진사업)을 시행하여야 한다. 따라서 유방암검진의 목적은 증상이 없는 사람들을 검사하여 암을 조기에 발견하고 조기에 치료함으로써 유방암으로 사망할 확률을 줄이는 것이다. 그렇다면 유방암검진은 사망률을 얼마나 낮출까?

유방암검진의 사망률 감소 효과는 19%다(이은혜 등, 2015). 유방암 검진 권고안 개정안에 의하면 연구디자인이 우수한 무작위대조 비교임상시험(Randomized Controlled Trials, RCTs) 여러 개를 메타분석(Meta-Analyses)한 결과 유방촬영검사를 이용하여 유방암검진을 시행한 집단은 그렇지 않은 집단(=대조군)보다 유방암 사망률이 약 19% 낮았다. 즉 19%의 사망률 감소 효과가 있었다. 이를 근거로 유방암검진 권고안 개정위원회는 우리나라의 40~69세 무증상 여성을 대상으로 유방촬영술을 이용하여 2년마다 유방암검진을 시행할 것을 권고하였다. 그러나 우리나라의 국가암검진 사업은 아직 상한 연령을 적용하지 않고 있다.

그런데 권고안은 유방암의심 증상이 없고, 평균적인 위험을 가진 일반 여성을 대상으로 한 것이다. 그러므로 증상이 있거나 고위험군에 해당하는 여성은 검진이 아니라 의사로부터 진료를 받아야 한다.

검진과 진료는 다르다

검진과 진료는 다르다. 둘 다 동일하게 유방촬영검사를 하고 초음파검사를 하더라도 검사의 목적과 의미가 다르다. 검진은 증상이 없는 '사람'

을 대상으로 '이상소견' 여부를 판단하는 행위이고, 진료는 증상이 있거나 검진에서 이상소견이 발견된 '환자'를 대상으로 '유방암' 여부를 확인하는 행위다.

유방에 종괴가 만져지거나, 혈성(Bloody)의 또는 맑은 색의 유두분비물 등 증상이 있다면 검진이 아니라 진료를 받아야 한다. 유방암을 의심할 수 있는 증상이 이미 발생한 '환자'이므로 이상소견 여부가 아니라 유방암 여부를 확인해야 하기 때문이다. 반면에 증상이 없는 사람은 유방암을 의심할만한 이상 소견이 보이는지 여부만 일단 확인하면 된다. 즉 증상이 있는 '환자'는 '진료' 대상이고, 증상이 없는 '사람'은 '검진' 대상이다.

거의 대부분의 사람들이 검진과 진료를 구분하지 못한다. 그래서 암진단이 늦어지는 경우가 종종 있다. 이것은 그들의 잘못이 아니다. 일반인이 검진과 진료를 구분하지 못하는 것은 당연한 일이다. 그래서 '교통정리'를 하는 1차의사(=주치의)가 필요하다. 1차의사는 검진주기에 맞춰서 증상 여부를 확인한 후 검진이 필요한지, 전문의 진료가 필요한지 여부를 결정한다. 그리고 검진 수검자에게 검진 결과를 설명해준다. 그런데 국가암검진에 결과상담에 대한 수가가 책정되어 있지 않다. 고혈압과 당뇨병 등 일반검진에 대한 상담수가 신설을 논의 중이지만 암검진에 대한 상담수가는 계획조차 없다(뉴스더보이스헬스케어, 2021; 메디게이트, 2023).

우리나라의 건강보험은 의료행위에 대한 수가체계가 유물론적이다. 수가를 산정(=보상)하는 주된 기준은 무슨 재료를 얼마나 썼느냐 하는 것이다. 설명, 교육, 상담 등 의사의 시간과 노력만 투입되는 행위는 보상하지 않는다. 또한, 어떤 행위를 했는지 여부만 따지지 그 행위를 하기 위한 의사의 경험이나 숙련도는 전혀 고려하지 않는다. 대표적인 예가 유방초음파검사를 급여화하면서 검사자에 따라 수가를 차등하지 않은 것이다. 그 결과 의대를 갓 졸업한 의사가 하는 유방초음파검사나, 전공의가 하는 유방초음파검사나, 필자처럼 20년 이상 유방영상만 보는 세부전문의가 하는 유방초음파검사는 급여수가가 동일하다. 의료기관 종별 차이만 약간(몇천 원) 있을 뿐이다. 그래서 초음파검사 급여화 이후부터 자긍심은 감소하고 우울지수가 증가하고 있다.

다시 검진 이야기로 돌아가자. 국가암검진 결과는 우편으로 통보되는데 유방암검진 결과를 제대로 이해하지 못하여 진단이 늦어지는 경우가 드물지 않다. 반면에 유방암검진 후 치밀유방 소견이 있다며 무분별하게 초음파검사를 시행하는 의사도 적지 않다. 이처럼 검진을 했지만 결과가 제대로 전달되지 않는 것도 문제고, 결과와 관련하여 반드시 필요하지 않은 검사가 남발되는 것도 문제다. 그러므로 국가암검진을 제대로 해야 건강보험 재정을 좀 더 효율적으로 집행할 수 있다.

항암제는 비싸다. 신약이 계속 개발되면서 갈수록 비싸지고 있다. 한 병에 수백만 원이 넘거나, 연간 치료비가 억 단위인 경우도 드물지 않다. 최근 유방암 4기 환자를 살릴 수 있도록 연간 치료비가 1.5억 원에 달하는 고가 항암제를 건강보험 급여로 해달라는 국민청원이 5만 명 동의를 받아 국회 보건복지위원회에 상정되었다(머니투데이, 2023). 이 새로운 항암제는 기존 치료법 대비 생존기간을 22개월 연장시킨다고 한다(6.8개월 vs. 28.8개월). 그러니 수술이 불가능하거나 암세포가 전신으로 퍼진(4기) HER2 양성 유방암 환자를 약 2년 더 살리기 위해서 건강보험 제정을 투입해야 한다는 주장이다.

한 생명의 가치가 1억보다 못할 리는 없다. 그런데 국가암검진을 제대로 한다면 4기가 아니라 0기나 1기에 진단될 수 있을 것이고, 값비싼 항암제가 필요 없이 수술로 완치될 수 있다. 2021년 기준으로 국가암검진을 포함한 건강검진사업에 1조 8,270억 원을 투입했다(출처: 2021 건강보험 주요 통계). 적은 돈이 아니다. 만약 건강보험공단이 국가암검진사업을 좀 더 제대로 운영한다면 국한성 단계에서 진단되어 항암치료가 필요 없는 환자의 비율은 더 높이고, 고가 항암제가 필요한 환자의 비율은 더 낮출 수 있다. 그런데 필자가 보기에는 그런 노력을 하지 않는 것 같다.

유방에 종괴가 만져지는데 의사에게 진료를 받지 않고 엉뚱하게 검진을 받느라 암진단이 늦어지는 사례를 살펴보았다. 국민들의 암 사망률을 감소시키기 위해서 건강보험공단이 많은 돈을 들여서 국가암검진사업을 시행하고 있지만 적지 않은 국민들이 국가암검진을 제대로 이용하지 못하고, 적지 않은 의사들은 국가암검진을 제대로 시행하지 못하고 있다. 게다가 상당수의 국민들과 심지어 의사들도 검진과 진료를 구분하지 못해서 암진단이 지연된다. 국가암검진을 올바로 시행할 수 있도록, 국가암검진 결과가 정확하게 전달될 수 있도록 제도개선이 필요하다.

참고문헌

중앙암등록본부. 2022.12.28. 2020년 국가암등록통계. 보건복지부 중앙암등록센터 국립암센터. https://ncc.re.kr/cancerStatsView.ncc?bbsnum=618&searchKey=total&searchValue=&pageNum=1
보건복지부 국립암센터. 2018.01. 유방암 검진 질지침 개정판.
국립암센터. 2020.06. 제3차 국가건강검진 종합계획안.

국민건강보험. 암검진. 건강검진 제도소개. https://www.nhis.or.kr/nhis/policy/wbhada 19800m01.do

이은혜, 박보영, 김남순, 서현주, 고경란, 민준원 등. 2015. 유방암 검진 권고안 개정안. 유방암 검진 권고안 개정안위원회. 국립암센터. https://doi.org/10.5124/jkma.2015.58.5.408

뉴스더보이스헬스케어. 2021.06.23. "국가건강검진 설명의사제 도입⋯상담수가 검토" http://www.newsthevoice.com/news/articleView.html?idxno=20454

메디게이트. 2023.01.05. 건강검진 '설명의사제' 모형 공개, 상담수가 1만6,970원. https://www.medigatenews.com/news/2716489634

머니투데이. 2023.02.08. "1년 1.5억, 유방암 母 살려주세요"⋯신약 '건보 적용' 간절한 환자들. https://news.mt.co.kr/mtview.php?no=2023020814590978509

국민건강보험. 2022.03.30. 2021 건강보험 주요통계. https://www.nhis.or.kr/nhis/together/wbhaea01600m01.do?mode=view&articleNo=10816330&article.offset=180&articleLimit=10

15
너무 많아요

2016년 봄, 40대 후반의 여자 환자가 내원했다. 왼쪽 유방에 종괴가 만져진다고 한다. 이 환자는 필자를 만나기까지 먼길을 돌아서 왔다.

2015년 12월에 A 산부인과 전문병원에서 국가암검진을 받았고 괜찮다는 통보를 받았다.

2016년 2월에 왼쪽 유방에 종괴가 만져져서 같은 기관을 방문했다. 초음파검사를 받았으나 물혹만 있고 괜찮으니 더 커지면 오라고 이야기를 들었다.

걱정이 되어 며칠 후에 B 산부인과 전문병원을 방문했고 초음파검사를 다시 받았다. 여기에서도 물혹 외에 이상소견이 없으니 나중에 더 크게 만져지면 오라고 이야기를 들었다.

종괴가 없어지지 않고 계속 만져져서 한 달 후에 우리 병원으로 왔다. 환자가 타 기관 영상을 가져오지 않았기 때문에 유방촬영검사를 다시 했다. 미세석회화가 여러 군데 있어서 유방암이 의심되었다. 미세석회화를 자세하게 보기 위해서 추가로 확대촬영검사를 시행했고, 99.99% 유방암이라는 확신이 들었다. 초음파검사를 해보니 만져지는 부위에 미세석회화를 포함한 종괴가 보였고, 유방촬영검사에서 미세석회화가 가장 많이 있는 부위와 일치했다. 만져지는 것 외에도 미세석회화를 포함한 작은 종괴가 몇 개 더 있었다. 가장 큰 병변 두 군데에서 초음파 유도하 총생검을 시행했고 다발성 유방암으로 진단받았다.

이 환자는 우리 병원에 진료를 받으러 온 첫날에 유방촬영검사, 확대촬영검사, 초음파검사, 조직검사를 모두 받았다. 일주일 후에 유방암이라고 조직검사 결과를 들었고, 그 일주일 후에 수술을 받았다. 환자는 유방보존수술을 원했지만 미세석회화가 넓게 퍼져 있었기 때문에 불가능했다. 수술 당시 작은 임파선 두 개에서 암세포가 발견되었고 전이암으로 진단받았다.

불과 3개월 전에 국가암검진이 정상(?)이었는데 한쪽 유방을 없애야 한다는 이야기를 들으면 환자가 과연 어떤 심정일까? 어디가 잘못된 것일까?

필자보다 앞서 초음파검사를 했던 두 명의 전문의는 유방암을 보고도 괜찮다고 했다. 그 이유는 초음파검사를 '할' 줄은 알았지만 '제대로' 할 줄 몰랐기 때문이고, 유방촬영검사를 볼 줄 몰랐기 때문이다. 영상의학과 전문의가 아니므로 당연한 일이다.

그보다 근본적인 문제는 그분들이 '검진'과 '진료'의 차이를 몰랐다는 점이다. 즉 유방에 종괴가 만져지는 환자는 외과 전문의에게 보내서 '진료'를 받도록 해야 하는데 그렇게 하지 않고 본인도 전문의라며 '검진'을 했다. 이런 무개념 상태는 1차의료의 부재와 관련이 있으며 우리나라 의사 거의 전체의 문제다. 필자 역시 유방영상을 전공하지 않았다면 검진과 진료의 차이를 몰랐을 것이다. 그러면 1차의료의 부재가 국가암검진에 어떤 영향을 미치는지 알아보자.

이 환자의 사례처럼 유방암이 이렇게 잘 보이는데 3개월 전에 국가암 검진이 괜찮았다면 가능성은 세 가지다. 검사가 제대로 되지 않았거나(화질 불량), 판독을 잘못했거나, 둘 다이거나.

환자가 외부 영상을 가져오지 않았기 때문에 확실하게 알 수는 없지만 그 당시에도 미세석회화가 있었을 가능성이 매우 높다. 종괴 형태의 유방 암이라면 불과 몇 달 만에 자랄 수도 있지만 미세석회화는 대부분 그렇지 않기 때문이다. 그렇다면 미세석회화가 있었는데 어째서 결과가 괜찮다고 나왔을까? 치밀유방 때문에?

우리나라 여성의 상당수가, 특히 나이가 젊을수록 치밀유방을 가지고 있다. 국가암검진 자료에 의하면 수검자의 50.5%에서 치밀유방 소견이 있었다(출처: 유방암 검진 질지침 개정판). 특히 연령이 젊을수록 치밀유방 비율 이 높아서 40대 초반은 약 81.0%에서 치밀유방 소견이 있었다.

국가암검진사업 유방암검진 수검자의 유방실질 분포(2015년 기준)

연령	유방실질 분포량										
	25%미만		25–50%		51–75%		76–100%		유방실질내 인공물질 주입		계	
	명수	%	명수	%	명수	%	명수	%	명수	%	명수	%
계	376,544	(19.86)	559,662	(29.52)	658,464	(34.73)	297,971	(15.72)	3,246	(0.17)	1,895,887	(100)
40–44	12,652	(3.93)	47,782	(14.85)	145,967	(45.37)	114,477	(35.58)	837	(0.26)	321,715	(16.97)
45–49	11,956	(5.01)	44,309	(18.58)	112,435	(47.14)	69,291	(29.05)	502	(0.21)	238,493	(12.58)
50–54	39,999	(10.23)	111,567	(28.52)	171,094	(43.74)	67,789	(17.33)	694	(0.18)	391,143	(20.63)
55–59	52,166	(18.31)	105,768	(37.12)	101,485	(35.62)	25,054	(8.79)	454	(0.16)	284,927	(15.03)
60–64	78,133	(27.51)	114,310	(40.24)	76,914	(27.08)	14,265	(5.02)	435	(0.15)	284,057	(14.98)
65–69	54,030	(37.79)	57,731	(40.38)	26,986	(18.88)	4,062	(2.84)	161	(0.11)	142,970	(7.54)
70–74	61,491	(48.57)	46,222	(36.51)	16,585	(13.10)	2,187	(1.73)	119	(0.09)	126,604	(6.68)
75–	66,117	(62.39)	31,973	(30.17)	6,998	(6.60)	846	(0.80)	44	(0.04)	105,978	(5.59)

(출처: 유방암 검진 질지침 개정판, 2018)

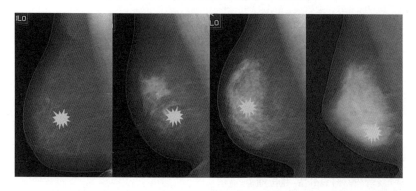

유방밀도가 종괴형 유방암의 발견에 미치는 영향

사진 설명: 오른쪽으로 갈수록 유선조직(흰 부분)의 비율이 높다. 오른쪽 두 개의 영상에 해당되면 치밀유방이라고 한다. 유방암(별표)이 흰색이고 유선조직도 흰색이기 때문에 치밀유방인 경우는 유방암이 유선조직에 가려져서 잘 보이지 않는다.

　치밀유방 자체는 질병이 아니지만 종괴 형태의 유방암인 경우 치밀유방에 가려질 수 있다는 점이 문제다. 유방암의 가장 흔한 소견이 종괴와 미세석회화인데 치밀유방은 종괴 형태의 유방암을 발견할 수 있는 민감도(Sensitivity)가 낮다. 이를 보완하는 것이 초음파검사이지만 초음파검사에서는 유방암이 아닌 병변도 아주 많이 보이므로 조직검사와 추적검사가 필요하게 되어 의료비가 증가한다. 게다가 의사가 마음먹기에 따라서는 양성추정병변인데도 불필요하게 조직검사를 하거나, 검사간격을 쪼개거나, 필요없는 맘모톰 시술을 권유하는 등 초음파검사를 통해서 돈을 쓸어담을 수 있다. 이런 것이 의사 유인 수요의 대표적인 예시들이다. 그러나 미세석회화(를 포함하는 유방암)는 유선조직보다 더 밝은 흰색이므로 아무리 치밀유방이라도 유방촬영검사에서 잘 보인다. 단, 품질관리를 제대로 한다는 전제하에서 그렇다. 반면에 미세석회화는 초음파검사에서는 잘 보이지 않는다.
　유방암을 의심할만한 미세석회화가 존재하더라도 유방촬영의 화질이 불량하면 잘 보이지 않는다. 예를 들어, 장비가 노후되면 화질이 저하되어 미세석회화가 있더라도 잘 보이지 않는다. 이런 것을 위음성(False Negative)이라고 한다. 반면에 품질관리를 제대로 하지 않으면 인공물(Artifacts)이 생겨서 미세석회화가 없는데도 마치 있는 것처럼 보이기도 하는데 이런 것을 위양성(False Positive)이라고 한다. 따라서 장비가 노후하거나 품질관리를 제대로 하지 않으면 유방암이 있어도 보이지 않고, 유방암이 없는데도 이상소견이 있는 것처럼 보인다.

유방암검진이 추구하는 방향은 진양성(True Positive)율과 진음성(True Negative: 유방암이 없는 사람을 괜찮다고 하는 것)율은 높이고, 위양성율과 위음성율은 낮추는 것이다. 즉 유방암 가능성이 있는 이상소견이 있는 사람은 골라내고, 그렇지 않은 사람은 괜찮다고 하되 이상소견이 없는데 있다고 하거나, 이상소견이 있는데 괜찮다고 하는 일은 가급적 없어야 한다. 이 환자의 국가암검진은 위음성에 해당한다. 즉 이상소견이 있었음에도 불구하고 검사에서 제대로 보여주지 못했기 때문이다.

유방촬영검사 결과와 유방암 여부

구분		유방촬영검사	
		이상소견 보임	이상소견 보이지 않음
유방암	있음	진양성(True Positive) ↑	위음성(False Negative) ↓
	없음	위양성(False Positive) ↓	진음성(True Negative) ↑

국가암검진이 제대로 되지 않는 이유는 유방암검진기관 및 유방촬영장비 숫자와 관련이 있다. 우리나라는 다른 나라에 비해서 유방촬영장비 숫자가 많다. OECD 국가 중 세 번째로 많은데 인구 백만 명 당 65대를 보유하고 있다(출처: OECD, 2021). 1위는 미국 71대, 2위는 그리스 69대, 4위는 일본 34대. 미국처럼 광활한 국토에 인구 백만 명 당 71대가 있고, 우리

보다 국토가 넓은 일본에 34대가 있는데 우리나라에 69대가 있다는 것은 매우 기형적이다. 국토 면적을 감안하면 우리나라는 인구 대비 유방촬영 장비를 전 세계에서 가장 많이 보유하고 있는 셈이다.

유방촬영장비도 많지만 유방암검진기관 숫자도 매우 많다. 2014년 기준으로 영국은 80개, 독일은 94개의 유방암검진기관이 있고 모두 디지털 유방촬영장비를 사용하고 있다(이은혜, 2014). 우리나라는 비슷한 시기에(2012년) 2,277개였고 2021년에는 3,053개로 늘어났다(출처: 2021년 건강검진 통계연보). 의료기관 종별 유방암검진기관 숫자는 의원 66.7%, 병원 21.4%, 종합병원 11.7% 순서로 많고 검진 건수는 의원 53.0%, 종합병원 26.9%, 병원 20.0% 순으로 많다. 의원은 대형 검진전문기관이 포함된 수치이므로 실제 의원급 기관에서 시행한 유방암검진 건수의 비율은 이보다 훨씬 더 낮다.

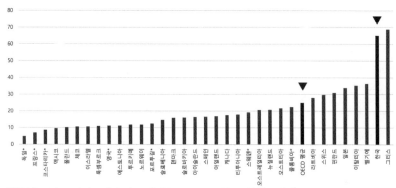

OECD 국가의 인구 백만명 당 유방촬영장비 대수**(2021년 또는 최근 기준)

** Total number = In hospital + In ambulatory care providers; * In hospital)
(출처: OECD Data, 2021)

국가암검진사업 유방암검진기관 종별 기관수와 검진 건수(2020년 기준)

구분	기관수(개)	검진 건수(건)
합계	3,010(100.0%)	3,726,438(100.0%)
종합병원	352(11.69%)	1,003,354(26.92%)
병원	645(21.43%)	745,953(20.02%)
의원*	2,007(66.68%)	1,973,510(52.96%)
보건기관	6(0.20%)	3,621(0.10%)

* 검진전문센터 포함
(출처: 국립암센터)

우리나라에 유방촬영장비가 매우 많고 그 중 상당수가 국가암검진에 사용되고 있는데 품질관리가 잘 되고 있을까? 품질관리는 장비, 촬영자, 판독자의 세 가지 분야가 있는데 장비 관리는 어느 정도 하고 있으나 촬영자 관리는 거의 안하고 있고, 판독자 관리 역시 거의 안 하고 있다. 그나마 품질관리를 하고 있는 촬영장비에 대해서 살펴보자.

유방촬영용장치의 의료기관 종별 품질관리검사 부적합률 추이: 2008년-2014

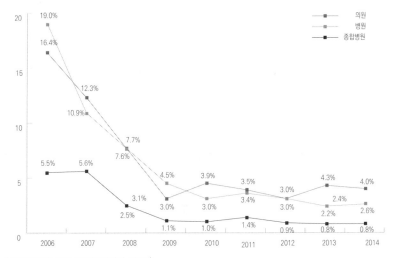

(출처: 유방암 검진 질지침 개정판, 2018)

유방촬영장치의 기계적 상태와 영상의 질(화질)을 평가하는 것이 품질관리검사다. 유방촬영장비는 CT, MRI와 함께 특수의료장비이며 2005년부터 한국의료영상품질관리원에서 품질관리검사를 시행하고 있다. 유방촬영장치의 품질관리검사 부적합률은 초반에는 약 12%로 높았지만 그후 계속 감소하여 2009년 이후는 3% 수준을 유지하고 있다(출처: 유방암 검진 질지침 개정판). 이는 품질관리검사 시행에 따른 불량 장비의 퇴출, 필름-스크린 장비에서 디지털 장비로 전환 등에 의한 결과다.

2014년 기준으로 유방촬영장비의 부적합율은 3.45%였다(출처: 유방암 검진 질지침 개정판). 그런데 의료기관 종별에 따라 부적합율이 다르다. 즉 종합병원 0.9%, 병원 2.6%, 의원 4.0% 순서로 부적합율이 높다. 디지털 장비가 필름-스크린 장비나 CR(Computed Radiography) 장비보다 화질이 우수하고 부적합율이 낮은데 종합병원급 기관일수록 고가의 디지털 장비를 사용하는 비율이 높기 때문이다.

유방촬영장비는 CT나 MRI같은 다른 특수의료장비에 비해서 중고품이 많다. 2010년에서 2014년까지 신규로 설치된 유방촬영장비의 약 50%가 출고된 지 5년 이상 경과한 중고품이었다(출처: 유방암 검진 질지침 개정판). 신규설치 장비 중 중고품 비율은 50% 안팎을 유지하고 있는데(2010년 46.7%, 2011년 44.7%, 2012년 45.1%, 2013년 48.5%, 2014년 52.9%) 이는 CT보다 10% 정도 높고, MRI보다는 두 배 정도 높은 수치다. 참고로 같은 기간에 신규설치된 CT장비 중 중고품 비율은 2010년 40.1%, 2011년 37.6%, 2012년 40.2%, 2013년 44.3%, 2014년 43.9%였고 MRI는 2010년 24.5%, 2011년 20.1%, 2012년 15.6%, 2013년 32.7%, 2014년 25.4%였다. 유방촬영장비의 중고품 비율이 높은 이유는 CT나 MRI에 비해서 의료기관 간에 양도 및 양수가 활발하게 이루어지기 때문으로 생각한다. 중고품의 문제는 품질관리검사에서 부적합율이 높다는 점이다. 즉 신규설치된 유방촬영장비의 부적합율이 평균 2.6%였는데 중고품은 신품보다 부적합율이 2~3배 더 높았다(출처: 유방암 검진 질지침 개정판).

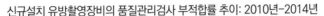

신규설치 유방촬영장비의 품질관리검사 부적합률 추이: 2010년-2014년

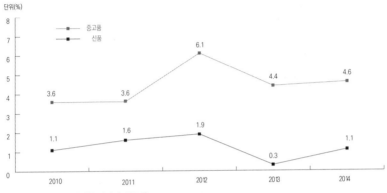

(출처: 유방암 검진 질지침 개정판, 2018)

같은 맥락으로 유방촬영장비는 CT나 MRI보다 노후장비 비율이 높고, 노후장비는 품질관리검사 부적합율이 높다. 출고된 지 10년 이상 경과한 유방촬영장비 대수는 2005년에는 522개(31.4%)였으나 2014년에는 1,288개(43.1%)로 두 배 이상 증가했다(출처: 유방암 검진 질지침 개정판). 2014년 유방촬영장비의 평균 부적합률이 3.4%인데 비해서 10년 이상된 노후 장비는 부적합률이 6.2%로 거의 두 배였다. 이처럼 유방촬영장비는 CT나 MRI에 비해서 중고품과 노후장비가 많고 이들이 부적합 장비의 대부분을 차지한다.

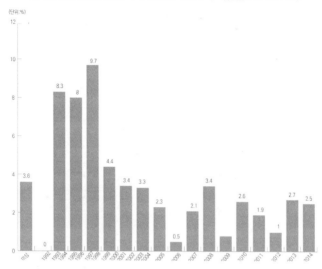

제조년도별 유방촬영장비의 품질관리검사 부적합율(2014년 기준)

(출처: 유방암 검진 질지침 개정판, 2018)

그러나 중고장비라고 무조건 화질이 나쁜 것은 아니다. 평소에 품질관리를 제대로 하면 출고된 지 10년이 훨씬 넘은 장비도 좋은 화질을 유지할 수 있다. 우리 병원도 디지털 유방촬영장비 세 대 중 한 대가 구입한지 10년이 넘었지만 꼼꼼한 품질관리 덕분에 여전히 잘 쓰고 있다. 문제는 품질관리에 비용이 많이 든다는 것이다. 10년간 지출한 유지보수 비용이 장비구입 가격과 맞먹을 정도다. 그런데 대부분의 의원급 검진기관은 자본이 달리기 때문에 중고품을 구입하여 설치하는 경우가 많고, 품질관리를 위해서 추가비용을 지불하기가 어렵다. 그러니 화질이 불량할 가능성이 높고, 그 결과 위음성이나 위양성이 증가하게 된다. 그런데도 건강보험공단은 검진기관이 유방촬영검사를 시행하기만 하면 무조건 수가를 지급하고 있으니 불량검사를 양산하고 있는 셈이다.

장비 운용인력도 문제다. 우리나라에서 어떤 의료기관이 유방암검진기관이 되기 위해서 필요한 것은 단 두 가지, 장비와 설치 장소뿐이다. 촬영을 전담할 방사선사나, 판독을 하고 품질관리를 총괄할 영상의학과 의사가 없어도 무방하다. 즉 암검진기관에 전담 방사선사나 판독할 영상의학과 의사가 없더라도 장비만 설치(X-선 차폐 포함)하면 암검진기관이 될 수 있다. 이런 기관들은 다른 의료기관에 소속된 영상의학과 의사에게 외주 판독을 의뢰하는데 이것을 '비전속' 제도라고 한다. 일종의 파트타임 근무다. 유방촬영장비의 영상의학과 전문의 비전속 비율은 2011년 49.5%에서 2014년 53.6%로 증가했다. 영상의학과 의사 수가 늘어났지만 그에 비해 장비 숫자가 더 많이 늘어났기 때문이다. 방사선사도 약 2% 정도가 비전속이다.

전속 영상의학과 의사가 없어도 판독은 가능하다. 비전속 의사가 일주일에 한 번 정도 방문해서 한꺼번에 판독하거나, 영상자료를 디지털 시스템으로 전송받아서 자신이 소속된 기관에서 판독하면 된다. 그러나 비전속 의사는 품질관리를 하기가 어려우므로. 방사선사가 혼자 알아서 해야 한다. 그래서 영상의학과 의사가 비전속인 유방촬영장비는 전속의사가 있는 장비보다 품질관리검사 부적합율이 두 배 이상 높다(4.0% vs. 1.9%) (출처: 유방암 검진 질지침 개정판).

그런데 판독하는 의사는 비전속이 가능하지만 (바람직하지는 않다) 방사선사가 비전속이라는 것은 말이 안 된다. 이것은 무자격자가 유방촬영검사를 하도록 방치하는 짓이다. 방사선사가 비전속인 기관이 2%라는 것은 전국의 유방암검진기관 중 무려 600곳 정도가 이 방사선사 없이 검사를 한다는 뜻이다. 암검진기관평가에서 부적합 판정을 받은 기관을 면담해보면 간호조무사나 사무직원이 유방촬영검사를 하는 경우가 실제로 있었다. 이것은 암검진기관이 인건비 부담을 이유로 국민의 신뢰를 져버리는 것이다. 그런데도 주무부처인 보건복지부와 건강보험공단은 검진기관의 영리 추구 행태를 방치하고 있다.

유방촬영장비 운용인력 중 방사선사를 전속으로 상향해야 한다고 필자가 여러 차례 건의했지만 묵살당했다. 의원급 기관의 인건비 부담이 증가한다는 이유였다. 국가 주도로, 국민이 낸 돈으로 암검진사업을 하는데 '국민'을 정점에 두고 생각하는 것이 아니라 인건비 걱정이라니 어이가 없다. 검진기관이 인건비 걱정을 안 해도 되도록 '제도'를 제대로 만들어야 하는 것 아닐까? 그 '제도'는 국가암검진 수가가 낮은 것도 문제지만, 유방암검진기관이 너무 많아서 비효율적인 것이 더 큰 문제다. 제도도 문제고, 이에 편승한 의사와 의료기관도 문제다. 그러나 제도를 엉터리로 만든 보건복지부 탓이 가장 크다. 의사와 의료기관은 제도에 종속된 존재이기 때문이다.

판독하는 영상의학과 의사의 품질관리도 문제다. 우리나라는 영상의학과 전문의만 국가암검진 유방촬영검사를 판독할 수 있다. 이것은 바람직하다. 최소한의 요건(Minimum Requirements)이기 때문이다. 그런데 문제는 전문의 자격증이 유일한 자격요건이라는 점이다. 국가 주도로 유방암검진을 시행하는 다른 나라들은 영상의학과 전문의라는 자격 외에 판독에 대한 질관리를 추가로 하고 있지만 우리는 판독의사에 대한 질관리를 제대로 하지 않고 있다(이은혜, 2014).

국가 주도 유방암검진 프로그램 비교

	시작연도	검진 연령	검진 주기	검진 방법	판독자/추가 자격요건
한국	2002	40~	2년	유방촬영	영상의학과의사/없음
일본	2000	40~	2년	유방촬영+촉진	영상의학과의사, 기타/있음
독일	2003	50-69	2년	유방촬영+촉진(필요시 초음파)	영상의학과의사/있음
영국	1987	50-70	3년	디지털 유방촬영	영상의학과의사, 기타*/있음

* 유방촬영 판독법을 수련받은 타과 의사
(출처: 대한유방검진학회, 2014)

국립암센터 암검진사업부는 판독의사에 대한 질관리 필요성을 인지하고 2010년도부터 보건복지부의 예산지원과 대한영상의학회 및 대한유방영상의학회의 도움을 받아서 유방촬영 판독 질관리사업을 시작했다. 필자는 그 사업을 설계하고 수년간 핵심적인 역할을 수행했다. 무에서 유를 창조했다고 스스로 평가한다. 유방암검진 질관리 사업을 수년간 진행하면서 필자가 얻은 별명이 '철의 여인'이다. 그러나 필자가 아무리 용을 써도 질관리사업의 효과는 미미했다. 제도 자체에 문제가 있었기 때문이다.

그런데 몇 년 후에 보건복지부가 느닷없이 판독의사 질관리사업 예산을 삭감해버렸다. 의사들은 돈을 많이 버는데 의사교육을 왜 정부예산으로 하느냐는 것이 이유였다. 국가사업이니 정부예산이 들어가는 것이 당연한데 아무래도 보건복지부 공무원들 머리에는 우동사리만 들어있는 것 같다. 의사들이 돈을 많이 벌도록 허용해준 보건복지부 자체가 문제인데 의사들이 돈 많이 번다고 욕하고 있으니… 그 결과 2006년에서 2016년 사이에 검진기관 숫자가 3.4배 증가했고, 국가암검진사업비는 2배 증가했지만 암검진 질관리사업비는 오히려 감소했다(쿠키뉴스, 2019).

보건복지부 공무원들은 '돈'에만 관심 있고 암검진사업이 '국민'을 위한 것이라는 점을 망각하고 있다. 그야말로 주객전도다. 그 '돈'을 낸 사람은 보건복지부 공무원들이 아니라 바로 국민들이다. 보건복지부 공무원들은 암검진사업을 한다고 홍보하고 생색내는 것에만 관심이 있고 내실(=질관리)에는 관심이 없다. 그런 자들에게 월급을 주고, 연금을 주기 위해서 필자를 비롯한 우리 국민들이 매일 열심히 일을 하고 있다.

보건복지부는 유방암검진의 질관리에 힘쓰기는커녕, 유방촬영장비의 품질관리를 완전히 망쳐 놨다. 2019년부터 CT와 MRI는 품질관리 기준을 강화했지만 유방촬영장비는 오히려 기준을 하향한 것이다(뉴시스, 2019). 즉 영상의학과 전문의가 아니어도 품질관리교육을 받으면 장비를 운용할 수 있도록 허용했는데 이것은 부실장비가 늘어나도록 지름길을 만들어 준 셈이다. 영상의학과 의사는 전공의 시절에 방사선 물리(Physics)를 배우지만 그래도 별도로 교육을 받지 않으면 유방촬영 품질관리를 제대로 하기가 어렵다. 그런데 타과 전문의(=개원한 원장님들)에게 고작 몇 시간 교육을 하고 장비운용인력으로 인정한다는 것이다. 필자도 그 교육을 담당하는 강사 중 한 명이지만 이건 정말 아니다. 교육을 안 하는 것보다는 낫겠지만 유방촬영장비는 그렇게 얼렁뚱땅 다룰 수 있는 장비가 아니라 매우 섬세하고 정교한 장비다. 그런데 보건복지부 공무원들은 유방촬영장비의 운용인력 문제를 전문과목 간의 밥그릇 싸움 정도로 이해하고 있다. 뭐 눈에는 뭐만 보이니까 그런 것이다. 당신들 부인 또는 당신들이 받을 검사인데 품질관리와 운용인력 기준을 강화하기는커녕 정반대로 만들다니… 자신들이 무슨 짓을 저지르고 있는지조차 모를 것이다.

문제의 핵심은 유방촬영장비와 유방암검진기관이 너무나 많아서 질관리 자체가 불가능하다는 것이다. 그러므로 저질 장비를 퇴출시키고, 유방암검진기관 숫자를 줄여야 한다. 그렇게 해야 품질관리가 가능하다. 접근성을 구실로 양을 늘릴 것이 아니라, 질을 올려야 한다. 유방암검진은 2년에 한 번 하는 검사이므로 접근성이 떨어져도 아무 문제가 안 된다. 산간도서 벽지에 사는 사람도 일 년에 최소한 한두 번은 볼일 보러 근처 도시로 나간다. 그때 국가암검진을 받으면 되므로 굳이 산간도서 벽지까지 유방촬영장비를 둘 필요가 없다. 영국이나 독일이 과연 우리보다 멍청해서 유방암검진기관을 전국에 100개 미만으로 운영하는지 생각해봐야 한다.

대체로 의원급 기관은 유방촬영 품질관리 부적합율이 높다. 이는 중고품을 구입하거나 노후장비를 사용하는 경향과 관련이 있다. 품질관리에 비용을 투입할 여력도 없다. 이렇게 여건이 안 되는데도 국가암검진기관이 되려고 하는 이유는 원장님들의 전문과목이 급여수가가 낮아서 그것만으로는 의원을 운영하기가 어렵기 때문이다. 국가암검진은 검사를 하기만 하면 수가가 지급되고, 삭감이 없는 데다, 초음파검사 등을 추가로 권유할 수 있어서 의원 운영에 도움이 된다. 유방초음파검사를 정식으로 배운 적은 없지만 연습삼아 계속하다 보면 실력도 조금 늘어난다. 그러다가 이 환자의 사례처럼 유방암을 놓치기도 하지만….

그러나 원장님들을 비난하지는 못하겠다. 필자도 그런 상황이라면 같은 행동을 할 가능성이 높기 때문이다. 비난이 아니라 안타까움이다. 사람만 문제가 아니라 제도가 문제다. 아마 독자들은 가재는 게 편이라고 욕할지도 모르겠다. 그러나 자신 없는 검사지만 할 수밖에 없는, 그런 상황으로 내몰리고 있는 원장님들의 상황을 한번쯤 생각해보면 좋겠다. 건강보험공단이 '수가'를 통해서 내과, 외과, 산부인과 의사들의 존재를 부정한 결과 이 분들이 진입장벽이 없고 초음파검사 수요를 무궁무진하게 만들어낼 수 있는 유방암검진에 뛰어든 것이다.

엉뚱한 결론이라고 생각할 수도 있지만 국가암검진의 질을 개선하려면 개원한 원장님들이 본인의 전문과목 진료에 전념할 수 있도록 건강보험 급여수가를 현실화해야 한다. 그렇게 해야 유방암검진기관 숫자를 줄일 수 있고, 질관리를 효율적으로 할 수 있기 때문이다. 영국이나 독일이 유방암검진기관을 100개 미만으로 운영하고 있는데 우리가 3천 개 이상이라는 것은 말이 안 된다.

국가암검진을 했지만 미세석회화를 놓쳐서 유방암진단이 늦어진 사례를 통해서 국가암검진의 문제를 생각해봤다. 건강보험 저수가정책의 여파로 국가암검진기관 숫자가 너무 많아서 질관리가 불가능하다는 것이 문제다. 그러므로 유방암검진 질관리의 첫걸음은 검진기관 숫자를 줄이는 것이다. 이를 위해서는 개원한 원장님들이 자신의 전문과목 진료에 집중할 수 있도록 건강보험 급여수가를 현실화해야 한다.

국가암검진기관 숫자를 줄이고, 화질이 우수한 디지털 장비를 구입하고(인공지능 프로그램도 적용할 수 있다), 전담 방사선사와 판독할 의사를 채용하고, 장비·방사선사·영상의학과의사에 대한 품질관리를 계속해야 한다. 이렇게 하지 않으면 국민들이 피해를 본다. 여러 의료기관을 전전하면서 검사를 이중, 삼중으로 하느라 돈 쓰고, 시간 쓰는 것도 문제지만 그 과정에 암진단이 늦어지고 있다. 이럴 거면 국가암검진을 왜 하는가?

앞에서 여러 차례 언급했지만 의료이용을 관리하면 수가를 현실화해도 전체 의료비는 크게 증가하지 않는다. 문제가 명확하고 해결방법도 있는데 안 하는 이유가 무엇인지 모르겠다. 필자가 보기에 보건복지부는 능력도, 의지도 없는 것 같다.

참고문헌

보건복지부, 국립암센터. 2018.01. 유방암 검진 질지침 개정판.
국민건강보험. 2022.12.30. 2021년 건강검진 통계연보.https://www.nhis.or.kr/nhis/together/wbhaec07000m01.do?mode=view&articleNo=10831133&article.offset=0&articleLimit=10
OECD. Mammography machines. https://data.oecd.org/healtheqt/mammography-machines.htm

이은혜. 2014.04.12. Breast cancer screening program: Heterogeneity by countries. 대한 유방검진학회.

국립암센터. 2020.06. 제3차 국가건강검진 종합계획안.

쿠키뉴스. 2019.03.21. 국가암검진 시행 18년⋯'검진기관' 질관리 강화 필요. https://www.kukinews.com/newsView/kuk201903210205

뉴시스. 2019.01.10. 유방촬영용 장치 가용인력 확대⋯CT·MRI 품질기준 강화. https://newsis.com/view/?id=NISX20190109_0000525671&cID=10899&pID=10800

16
제대로 좀 합시다

2018년 겨울, 40대 중반의 여자 환자가 내원했다.

얼마 전에 집 근처 의료기관에서 국가암검진을 받았다. 약 3주가 지난 후 집으로 결과통보서가 배달되었는데 오른쪽 유방에 미세석회화가 의심되니 추가검사가 필요하다는 내용이었다.

다음날 오전 9시경 같은 의료기관을 방문했고 유방초음파검사를 받았다. 담당 의사(내과?)가 초음파검사를 한 후 설명하기를, 왼쪽 유방에 결절이 의심되는데 무엇인지 잘 모르겠으니 3개월 후에 초음파검사를 다시 해보자고 했다. 결과통보서에는 오른쪽 유방에 미세석회화가 있다고 되어있었지만 이에 대한 설명은 없었다. 오른쪽이 괜찮은지 걱정이 되어 진료의뢰서를 써달라고 요청했다.

같은 날 오전 10시경 검진결과 통보서와 진료의뢰서를 들고 우리 병원에 도착했다. 진료의뢰서에는 '상세 불명의 유방 종괴'가 있다고 적혀 있었다. 원무과에 가서 당일 진료를 신청하고, 챙겨온 외부 영상을 영상의학과 접수에 전달하고, 유방센터에서 1시간쯤 기다렸다.

오전 11시 반쯤 외과 교수님한테 진료를 받았다. 외과 교수님은 환자가 가져온 진료의뢰서를 토대로 오른쪽 유방 확대촬영검사, 초음파검사, 그리고 초음파 유도하 조직검사를 응급으로 처방했다. 예약된 초음파검사가 아직 끝나지 않은 상황이어서 환자는 유방센터에서 다시 1시간쯤 기다렸다. 기다리는 사이에 유방촬영검사를 다시 했다.

오후 1시경 필자에게 유방초음파검사를 받았다. 반나절만에 상황 종료!

이 환자는 검진결과 통보서에 미세석회화가 의심된다고 적혀 있었으므로 확대촬영검사가 필요했다. 미세석회화는 유방암에서 나타나는 가장 흔한 소견 중 하나인데 크기가 매우 작기 때문에 일반적인 유방촬영검사에서는 모양을 자세하게 보기 어렵다. 그러므로 확대촬영검사를 추가로 시행해서 미세석회화의 모양을 자세하게 살펴본 후 유방암의심 여부를 판단한다. 결과에 따라 조직검사를 하거나, 6개월 후에 추적 확대촬영검사를 한다. 확대촬영검사는 특수검사이므로 전문적으로 훈련받은 방사선사가 필요하다.

확대촬영검사는 장단점이 있다. 장점은 미세석회화의 모양을 자세하게 볼 수 있다는 것이고, 단점은 일반적인 유방촬영검사보다 방사선량이 3배 정도 많다는 것이다. 그러므로 검사대상자를 신중하게 결정하고(꼭 필요한 환자만 검사), 재촬영 없이 검사를 한 번에(2 views) 성공해야 불필요한 방사선 조사량을 줄일 수 있다 .

유방전공 영상의학과 의사는 확대촬영검사가 필요한지 여부를 판단하고, 정확한 촬영위치를 방사선사에게 알려주고, 촬영이 제대로 되었는지 판단하고, 검사결과를 판독하고, 조직검사 여부를 결정하고, 시행한다. 그래서 확대촬영검사는 대체로 종합병원급 기관에서 이루어진다. 의원급 기관 중에도 유방전문 영상의학과의원에서는 확대촬영검사가 가능하다.

그런데 미세석회화가 있는 환자에게 확대촬영검사 대신 초음파검사를 권유하거나 시행하는 의사들이 있다. 아마 이런 사실을 모르거나, 검사에 필요한 도구(Devices)가 없거나, 방사선사가 확대촬영검사를 할 줄 모르기 때문일 것이다. 그러나 이것은 표준진료(Standard of Care)가 아니다. 초음파검사에서는 대부분 미세석회화가 잘 보이지 않기 때문이다.

그런데 환자가 가져온 외부 유방촬영영상을 보니 미세석회화가 아니라 인공물처럼 보였다. 만약 인공물이라면 유방암과 아무 상관이 없으니 확대촬영검사는 필요 없다. 그래서 미세석회화 존재 여부를 확인하기 위해서 오른쪽만 다시 촬영했다. 재촬영 결과 예상했던 대로 미세석회화는 없었다. 즉 외부 검사에서 미세석회화가 의심된다고 했던 것은 미세석회화가 아니라 인공물이었다. 따라서 확대촬영검사 처방을 취소했다.

이번에는 유방초음파검사다. 환자가 외부에서 시행한 초음파영상을 가져오지 않았지만 진료의뢰서에 병변의 대략적인 위치와 크기가 기술되어 있었다. 초음파로 보니 유방암의심병변은 보이지 않았고, 왼쪽 유방에 5mm 크기의 물혹(Cyst)이 하나 있었다. 그게 전부였다. 이런 물혹은 100% 확률로 유방암이 아니다. 조직검사가 필요하지 않으므로 처방을 또 취소했다.

검사가 연속으로 취소되자 환자는 어안이 벙벙해졌다. 결과통보서를 읽고 혹시 유방암일까 봐 걱정한 나머지 잠을 거의 못 잤고, 아침에 병원문이 열리자마자 초음파검사를 받았지만 잘 모르겠다고 하고, 그래서 부랴부랴 대학병원에 갔더니 미세석회화는 가짜고 그냥 물혹만 있다고 하니 당황스럽다. 먼저 만난 의사를 믿어야 할지, 필자를 믿어야 할지 갈등하는 눈치다. 당연히 필자를 믿어야지! 그 의사는 영상의학과가 아니지만 필자는 거의 20년째 유방분야만 하고 있는 영상의학과 의사이니 단순 확률로 따져도 필자의 진단이 맞을 확률이 훨씬 더 높다.

이 환자는 1년 후 추적검사에서 여전히 미세석회화가 없었고, 물혹은 그대로였다. 이런 경우는 1~2년마다 유방촬영검사만 하면 된다. 만져지는 종괴 등 증상이 없고, 고위험군이 아니라면 초음파검사를 매년 할 필요는 없다.

이 환자의 경우 실제로는 미세석회화가 없는데 왜 미세석회화가 의심된다고 했을까? 이유는 해당 기관이 유방촬영장비의 품질관리를 소홀히 했기 때문이다. 품질관리가 부실하면 인공물이 발생하는데 이것이 유방암의 주요 소견인 미세석회화로 오인될 수 있다.

유방촬영장비는 매우 세심한(Delicate) 장치이므로 지속적인 품질관리가 필수적이다. 품질관리 항목 중에는 방사선사가 매일 또는 매주 점검하는 것도 있고, 전문업체가 몇 달에 한 번씩 방문해서 점검하는 것도 있다. 그런데 전문업체의 출장점검 비용이 만만치 않기 때문에 제대로 받지 않는 의료기관이 많다. 그런 기관은 법에 명시된 품질관리 서류를 제출할 시기가 되면 업체를 불러 임시점검을 받거나, 서류를 대충 꾸며서 제출한다. 이런 식의 품질관리는 실효성이 없다.

그래서 한국의료영상품질관리원(www.kiami.or.kr/, 이하 영품원)이 유방촬영장비의 품질관리 기준을 강화해야 한다고 여러 차례 보건복지부에 건의했다. 영품원은 2005년에 설립된 비영리기관으로 유방촬영, CT, MRI같은 특수의료장비의 품질관리 검사업무를 보건복지부로부터 위탁받아 시행한다. 영품원이 부적합 기관의 명단을 건강보험공단에 통보하면 그날부터 해당 기관에서 시행한 유방촬영검사에는 수가가 지급되지 않는다. 필자는 영품원에서 유방촬영장비 평가위원으로 10년 정도 활동했다.

　품질관리 기준을 강화하면 현재 사용 중인 유방촬영장비 중 상당수가 부적합 판정을 받아 사용할 수 없게 된다. 생각을 해보자. 영상화질이 불량해서 촬영을 했지만 병변이 제대로 보이지 않거나, 인공물이 많아서 병변 여부를 판단하기 어려운 장비들은 당연히 퇴출되어야 하지 않을까? 그러나 현실은 그렇지 않다. 의원급 기관들이 재산권 침해라며 강하게 반발하는 바람에 유방촬영장비의 품질관리 기준은 15년이 넘도록 그대로다.

　우리나라에서 의원급 기관의 유방촬영장비는 원장님의 사유재산이다. (병원급 이상의 의료기관은 대부분 비영리법인이므로 원장님 소유가 아니고 법인 소유다) 다른 장비들도 마찬가지다. 사실관계를 따진다면 맞는 말이다. 원장님이 은행대출이나 본인의 돈으로 장비를 구입했기 때문이다. 그런데 이래서는 의료보장국가라고 주장하기가 어렵다. 유럽의 의료보장국가들은 공적의료에 사용하는 장비를 의사가 자기 돈으로 구입하지 않는다. 공영제 국가는 물론이고 사회보험제 국가도 마찬가지다. 정부나 건강보험공단이 장비를 구입해주거나 예산을 배정한다. 다만 우리와 달리 고가장비가 필요한 진료과 의사들은 거의 대부분 개원하지 않고 병원에서 봉직의로 일한다. 만약 의사가 고가장비를 구입해서 개원한다면 대부분 영리병(의)원 형태로 운영한다.

　그래서 유럽의 의료보장국가들은 우리보다 고가 의료장비 대수가 적고, 우리보다 장비 품질관리와 의사 자격관리를 엄격하게 한다. 한편 그런 나라의 의사들은 고가장비를 구입할 이유가 없고, 장비 구입비용(본전)을 만회할 필요도 없으므로 환자에게 꼭 필요한 검사만 최소한으로 처방하고 의뢰한다. 이처럼 의사들이 돈 벌 궁리에 매진할 이유가 없고, 의료기관이 영리를 추구할 이유가 없도록 제도를 만들어야 정상적인 의료보장국가라고 할 수 있다.

반면에 우리나라는 국공립병원을 제외한 모든 의료기관이 각자 조달한 비용으로 의료장비를 구입하고 있다. 대부분의 의원급 기관에서 원장님이 구입할 수 있는 상한선에 해당하는 것이 유방촬영장비와 초음파검사장비다. 그래서 유방촬영장비가 많고, 초음파검사를 많이 한다. 검사를 많이 받는다고 해서 국민들의 건강수준이 향상되지는 않고 의료비만 증가한다.

OECD 국가의 평균 유방촬영장비 대수는 인구 백만 명당 24.3대다 (OECD, 2021; 270쪽 그림). 그런데 우리나라는 무려 65.1대로 미국(70.7대)과 그리스(68.8대)에 이어 세 번째로 많다. 우리나라 뒤에는 벨기에(36.4대), 이탈리아(35.3대), 일본(33.8대) 정도가 있지만 장비 대수가 거의 두 배나 차이가 난다. 미국은 의료보장국가가 아니므로 제외하고, 우리가 통상적으로 알고 있는 유럽의 복지국가들은 모두 우리나라보다 인구대비 유방촬영장비 대수가 적다. 아니, 그 나라들이 적은 것이 아니라 우리가 과도하게 많다.

OECD 국가의 인구 백만명 당 CT장비 대수(2021년 기준)

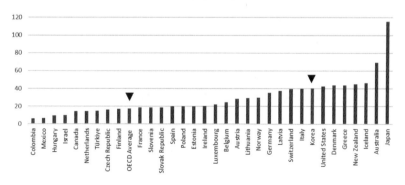

(원 자료: OECD Data, 2021)

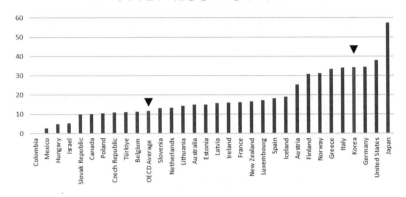

OECD 국가의 인구 백만명 당 MRI장비 대수(2021년 기준)

(원 자료: OECD Data, 2021)

CT와 MRI 같은 고가 의료영상장비도 상황이 비슷하다(OECD, 2021). 인구 백만 명당 CT 대수가 OECD 국가 평균은 29.7대인데 비해서 우리나라는 40.6대로 전 세계 8위다. MRI는 OECD 평균이 인구 백만 명당 18.9대인데 비해서 우리나라는 34.2대로 전 세계 4위다. 그런데 이것은 절대로 자랑스러운 일이 아니다.

전 세계에서 MRI장비가 가장 많은 3개 국가는 공통점이 있다. 미국은 GE, 독일은 Siemens, 일본은 Toshiba(지금은 Canon으로 합병됨)라는 걸출한 MRI장비 제조회사가 있다. 그 나라들이 자국 기업을 사랑해서 MRI장비를 많이 보유하는지는 알 수 없지만 그런 나라를 제외한다면 우리나라는 전 세계에서 MRI 구입에 외화를 가장 많이 사용하는 나라다.

우리나라 의사 수는 OECD 평균에 미치지 못하는데 장비 대수가 OECD 평균을 훨씬 상회하는 것은 절대적으로 비정상이다. 그래서 의사 한 명당 처방하는 검사건수가 다른 나라에 비해서 많고, 환자 한 명당 시행되는 검사건수도 다른 나라보다 많다. 의사 숫자와 의료장비 숫자 간에 이처럼 불균형이 심한 원인은 앞의 다른 글에서 여러 차례 언급했듯이 건강보험 요양기관에게 비급여진료를 허용한 것과 국민들의 의료이용을 관리하지 않은 탓이다. 이로 인해 의료비가 폭증하고 있다.

의사 숫자가 적은 것보다 의료장비가 압도적으로 많은 것이 더 심각한 문제다. 게다가 그 장비의 거의 대부분을 개인 또는 법인이 구입한 것이니 투자(?)비용을 만회하려면 검사처방을 많이 할 수밖에 없다. 그런데 검사를 많이 할수록 무증상 환자들이 새롭게 발굴되니 의료기관 입장에서는 검사야말로 다다익선이다. 그런데 검사를 통해서 무증상 암환자들이 조기에 진단되는 것은 다행이지만 암환자보다 양성질환이나 경증환자들이 압도적으로 더 많이 발견된다는 점이 문제다. 그 전까지 별문제 없이 잘 지내던 사람이 검사에서 뭐가 발견되면 그때부터 갑자기 환자로 전락(?)하여 의료비를 계속 쓰게된다.

인구대비 CT와 MRI 등 고가 의료영상장비가 전 세계에서 제일 많은 나라는 놀랍게도 일본이다. 미국이 아니다. 일본은 인구 백만 명당 CT가 115.7대인데 비해 미국은 42.6대로 절반에도 미치지 못한다(전 세계 7위). MRI도 일본이 인구 백만 명 당 57.4대인데 비해서 미국은 38.0대로 2위에 그쳤다. 의료보장국가인 일본이, 의료영리화로 악명 높은 미국보다 CT와 MRI장비가 더 많은 것은 상당히 특이하다.

왜 그럴까? 이유는 일본이 독일에서 건강보험제도를 들여올 때 중요한 것을 간과했기 때문이다. 그것은 환자의뢰체계라는 '보이지 않는 손'이다. 의료보장국가의 특징이 환자의뢰체계를 통해서 국민의 의료이용을 관리하는 것인데 눈에 직접 보이지 않는 탓에 일본이 이를 간과한 것이다. 우리나라 건강보험이 의료이용을 관리하지 않고, 고가 의료영상장비가 많은 이유는 우리가 일본에서 건강보험제도를 들여온 것과 무관하지 않다. 그런데 대만의 건강보험은 우리나라와 일본을 참고했지만 의료이용과 고가장비를 관리한다. 결국 베낀 모델이 문제가 아니라, 베껴간 사람이 문제인 것이다.

이 환자가 국가암검진을 받았던 기관은 인공물을 미세석회화로 오인하는 사례가 그전에도 이미 여러 차례 있었다. 상근(정규직)하는 영상의학과 의사가 없고 장비 품질관리에 소홀한 탓이다. 이런 경우가 처음이 아니어서 놀랍지는 않지만 이런 상황을 모르고 그 기관에서 국가암검진을 받는 수검자들이 불쌍하다. 그렇다고 환자 면전에게 '그런 데서 검사받지 마세요'라고 말하지는 못하겠다. 그럴 용기(?)도 없지만, 그런 말을 해봐야 문제가 해결되지 않기 때문이다. 그래서 근본적인 문제를 해결하고자 이렇게 책을 쓰고 있다.

국가암검진 질관리 제대로 해야 하는데

유방암의 가장 흔한 영상소견은 종괴와 미세석회화다. 유방암의 상당수는 유방촬영에서도 보이고 초음파검사에서도 보이지만, 어떤 것은 유방촬영검사에서 미세석회화만 몇 개 보이고 초음파검사에서는 전혀 보이지 않는다. 반대의 경우도 많다. 즉 유방촬영에서는 유선조직에 가려지거나 (치밀유방) 화질이 낮아서 유방암 종괴가 보이지 않지만 초음파검사에서는 잘 보인다.

두 가지 검사를 모두 하면 좋겠지만 초음파검사는 주관적인(Operator-dependent) 검사인데다, 질관리가 매우 어렵고, 비용이 비싸다. 그래서 유방암을 '진단(Diagnosis)'할 목적인 경우는 두 가지 검사를 모두 하지만, 국가암검진처럼 전 국민(여성)을 대상으로 이상소견 여부를 가려내는 '검진

(Screening)' 목적인 경우는 유방촬영검사만 한다. 이것은 다른 나라들도 마찬가지다.

　　그래서 국가암검진은 질관리가 중요하다. 질관리의 영역은 세 가지(장비, 방사선사, 판독의사)가 있는데 그중 가장 기본적인 것이 장비다. 장비 질관리가 부실하면 화질이 저하되어 유방암의심 병변이 잘 보이지 않고(위음성), 반대로 인공물이 발생하여 이 환자처럼 유방암의심 소견으로 보일 수 있기(위양성) 때문이다. 전자의 경우는 유방암진단 시기가 늦어지므로 환자의 생존률이 감소하고, 후자의 경우는 불필요한 검사를 하게 되므로 의료비가 증가한다. 돈 문제를 떠나서 환자가 받은 정신적 스트레스 등을 고려한다면 거의 사람을 잡는 셈이다. 국가암검진의 목적을 달성하려면 위음성과 위양성을 최소한으로 줄여야 한다. 그래서 질관리가 중요한 것이다.

　　유방촬영 품질관리, 특히 국가암검진 질관리가 제대로 되지 않는 가장 큰 이유는 유방촬영장비와 유방암검진기관 숫자가 너무 많기 때문이다. 우리나라는 유방암검진기관이 2021년 기준으로 3,053개다(출처: 2021년 건강검진 통계연보). 반면에 영국이나 독일은 유방암검진센터가 전국을 통틀어 100개도 되지 않는다.

　　검진기관 숫자가 우리나라처럼 많으면 질관리를 제대로 하는 것은 거의 불가능하다. 기관 당 검사건수를 충분히 늘려야 질관리를 제대로 할 수 있다. 2021년 기준으로 유방암검진비용이 약 1,640억(163,821,995,000) 원 지급되었고 유방암검진 수가는 의료기관 종별구분에 상관없이 43,000원이므로 2021년에 유방암검진을 약 380만(3,809,814) 건 시행한 셈이다. 그리고 유방암검진기관이 3,053개이므로 기관당 약 1,248건을 검사한 셈이고, 주일과 공휴일을 제외하고 근무일이 대략 300일이라고 가정하면 유방암검진기관 당 일평균 검사건수는 약 4.2건에 불과하다. 검진기관 중에는 거의 공장 수준으로 검사를 찍어내는 대형 검진전문센터도 있지만 대부분의 의원급 검진기관인 경우 하루에 2~3건을 넘지 않는다. 이래서는 방사선사 인건비도 충당되지 않는 수준이니 화질이 우수한 좋은 장비를 구입하거나 품질관리에 추가비용을 투입하는 것은 꿈도 꿀 수 없다. 그 피해는 결국 수검자(국민)들에게 돌아간다. 독일이나 영국이 유방암검진기관 숫자가 100개 미만인 것은 다 이유가 있다. 품질관리를 잘하기 위해서다.

유방암검진기관이 되려면 원칙적으로 모든 종류의 영상 유도하 조직검사가 가능해야 한다. 그래야 유소견자들이 조직검사를 받기 위해서 영상자료를 가지고 이리저리 돌아다니거나, 다른 기관에 가서 유방촬영을 다시 할 필요가 없기 때문이다. 대부분의 의료보장국가들은 이런 원칙을 지키고 있는 데 비해서 우리는 장비를 구입 및 설치한 후 건강보험공단에 신청만 하면 유방암검진기관이 될 수 있다. 이는 접근성을 지나치게 강조한 나머지 양으로 승부하려는 정책 탓이다.

접근성과 질관리는 상충(Trade off)관계다. 접근성을 강조하면 질관리가 희생될 수밖에 없다. 그런데 유방암검진은 주기가 2년이므로 동네의원마다 유방촬영장비를 보유할 이유가 없다. 게다가 우리나라는 국토면적이 넓지 않아서 이동거리가 짧다. 그러므로 중소도시는 시마다 1~2대, 대도시는 구마다 1대 정도면 국가암검진사업을 하기에 충분하다고 생각한다. 국가암검진사업은 공적 재정으로 하는 것이므로 개인이 원해서 하는 검진(비보험)과 달리 자유방임적으로 해서는 안 된다.

필자는 2010년부터 약 7년간 국립암센터의 의뢰를 받아 국가암검진 질관리사업에 참여했다. 그런 경험을 통해서 내린 결론은, 현재와 같은 자유방임 체제에서는 국가암검진 질관리가 절대 불가능하다는 것이다. 그냥 검진이 아니고 국가암검진인데 품질관리를 제대로 하지 않는다는 것은 정부(보건복지부)의 직무유기다. 피 같은 공적 재원을 낭비하면서 오히려 국민을 괴롭히는 셈이다.

유방암검진에서 영상의학과 의사의 역할은 절대적이다. 판독뿐만 아니라 장비 품질관리와 방사선사 교육 등을 총괄하기 때문이다. 그러므로 유방촬영 검사를 하는 기관마다 영상의학과 의사가 최소한 1명은 있어야 한다. 그런데 우리나라는 영상의학과 의사 숫자에 비해서 유방촬영장비가 너무 많다. 우리나라 의사 숫자는 2019년 기준으로 인구 천 명당 2.5명으로 OECD 평균인 3.5명에 미치지 못한다(OECD, 2021). 게다가 영상의학과 의사는 전체 의사 약 13만 명 중 약 4,500명(3.5%)에 불과하다. 이런 상황인데 유방촬영장비 숫자가 OECD 평균의 두 배 이상이라는 것은 영상의학과 의사의 손이 닿지 않은 채로 방치되어 있는 장비들이 매우 많다는 의미다.

게다가 그런 장비들은 대부분 노후장비다. 노후장비라고 모두 문제가 있는 것은 아니지만 노후장비일수록 정기적인 품질관리가 필수인데 이런 장비들이 대부분 품질관리에서 소외되어 있다는 것이 문제다. 국가암검진이랍시고 품질관리가 부실한 노후장비로 저질검사를 마구 양산하는 행태는 국민을 기만하는 것이다. 심하게 말한다면 국민의 돈으로 비양심적인 의사들을 먹여 살리는 짓이다. 아마 그런 의사들은 자신의 병(의)원에서 아내의 유방암검진을 하지 않을 것이다. 그런데 비양심적인 의사들도 문제지만, 의사들을 이렇게 만든 제도 탓이 더 크다.

아마 독자들은, 장비 숫자가 많으니 의사 숫자를 그만큼 늘리면 해결된다고 생각할 것이다. 그런데 장비 상태가 개판인데 문제를 그대로 둔 채 의사만 늘린다고 과연 유방암 환자들의 생존율이 증가할까? 무엇보다, 늘어난 의사들의 '의사 유인 수요'로 인해 의료비가 폭증할 텐데 우리 국민들이 과연 그에 대한 각오가 되어있는지 궁금하다. 게다가 의대 정원을 늘리면 영상의학과 의사는 늘어나겠지만 유방을 전공하는 영상의학과 의사는 늘어나지 않는다. 영상의학과 자체는 정재영(정신과, 재활의학과, 영상의학과)에 포함되는 인기과목이지만 영상의학과의 13개 세부전공 중에서 유방영상은 노동집약적인데다 수가가 낮아서 기피하기 때문이다. 산부인과, 소아과, 흉부외과 등만 기피하는 것이 아니라, 소위 인기과인 영상의학과 내에서도 소아나 유방은 기피 분야다.

장비 숫자가 인구대비 지나치게 많은 것도 문제지만 이런 장비로 저질의 검사를 양산하도록 방치하는 점이 더 심각한 문제다. 상황이 이러니 유방촬영검사나 국가암검진이 제대로 이루어질 수가 없다. 그 와중에 환자들은 여기저기 떠돌아다니고, 불필요한 검사로 인해 의료비가 증가한다.

보건복지부는 OECD 평균보다 의사 수가 적다고 주장하면서 유방촬영장비 등 고가 의료영상장비에 대해서는 OECD 평균을 무시하고 있다. 일률적으로 OECD 평균을 금과옥조로 삼자는 이야기가 아니다. 나라마다 상황이 다르기 때문이다. 우리에게 필요한 것은 합리적인 목표설정과 이를 위한 정책의 일관성인데 보건복지부가 전혀 그렇지 못하다는 점이 아쉽다.

이 글에서 국가암검진용 유방촬영장비가 너무 많은 탓에 품질관리가 불가능하여 인공물이 유방암의심소견으로 오인된 사례를 살펴보았다. 이 수검자의 경우 만약 유방촬영검사를 처음에 제대로 했다면 재촬영 비용, 초음파검사 비용, 외래 진료비 등이 필요하지 않았을 것이다. 국가암검진이 부실한 바람에 국민부담을 증가시키고, 건강보험 재정이 축난 셈이다.

국가암검진 질관리를 제대로 하지 않으면 수검자들이 방사선에 노출될 뿐 유방암 사망률은 감소하지 않는다. 그러므로 질관리를 위해서 과도하게 많은 유방촬영장비를 정리해야 하고, 지나치게 많은 유방암검진기관을 줄여야 한다. 의사 숫자에 맞춰서 줄이자는 이야기가 아니라, 유방암검진에 오히려 방해가 되는 저질장비와 부실검진기관을 퇴출시키자는 뜻이다. 현재 장비 대수의 10%만 있어도 국가암검진사업과 암환자진료에 별문제가 없다.

선택과 집중이 필요하다. 동네의원마다 유방촬영장비와 초음파장비를 갖출 필요도 없지만 그렇게 하도록 허용하거나 방치해서는 안된다. 그것은 의료보장국가의 직무유기다. 그러나 늦었다고 생각할 때가 가장 빠른 때다. 지금이라도 정리하고 제대로 하자.

참고문헌

Mammography machines. OECD Data. https://data.oecd.org/healtheqt/mammography-machines.htm#indicator-chart

Computed tomography (CT) scanners. OECD Data. https://data.oecd.org/healtheqt/computed-tomography-ct-scanners.htm#indicator-chart

Magnetic resonance imaging (MRI) units. OECD Data. https://data.oecd.org/healtheqt/magnetic-resonance-imaging-mri-units.htm#indicator-chart

국민건강보험. 2022.12.30. 2021년 건강검진 통계연보. https://www.nhis.or.kr/nhis/together/wbhaec07000m01.do?mode=view&articleNo=10831133&article.offset=0&articleLimit=10

Doctors. OECD Health at a Glance 2021. Chapter 8. Healthcare Workforce. https://stat.link/3pasve

17
유방축소수술 후 엄청 고생했는데 암이라니?

2017년 초, 50대 중반의 여자 환자가 왔다.

얼마 전 집 근처 산부인과의원에서 국가암검진을 받았는데 유방촬영검사에서 이상 소견이 발견되었다. 유방암 가능성이 있으니 큰 병원에 가서 조직검사를 받으라는 결과통보서를 들고 왔고, 외과 교수님이 초음파검사와 조직검사를 의뢰했다.

환자가 가져온 유방촬영영상을 보니 이상소견이 있기는 했다. 그러나 유방암을 의심할만한 음영이나 미세석회화는 없었고, 오른쪽 유방조직의 형태가 매우 특이(Bizarre)했다. 왼쪽도 자연스러운 형태가 아니었지만 이것은 축소수술의 흔적으로 생각되었다.

초음파실에 들어가니 환자가 필자를 보자마자 구구절절 신세를 한탄하기 시작했다. 유방이 너무 커서 아가씨 시절부터 불만이었다. 유방 때문에 어깨가 심하게 아파서 일상생활이 힘들 정도였다. 거대 유방으로 오랫동안 고통을 받다가 3년 전에 축소수술을 받기로 결심했다. 수소문 끝에 강남에서 유명하다는 성형외과에 찾아가서 수술을 받았다.

양쪽 유방 크기가 줄어든 것은 만족스러웠다. 그런데 오른쪽 유방에 염증이 생겨서 수술을 다시 받았다. 어찌된 일인지 그 후에도 수술 부위에 염증이 계속 생기는 바람에 재수술을 여러 차례 받았다. 여러 번의 수술로 오른쪽 유두가 없어졌다. 게다가 유방 아랫부분이 움푹 꺼져서 유방 모양이 완전히 망가져 버렸다. 유방 형태를 살리기 위해서 뱃살의 지방을 흡입하여 유방 아랫부분에 주입하는 수술도 추가로 받았지만 유방 모양은 여전히 만족스럽지 않았다.

해당 성형외과에서 자기들의 과실이라고 인정하여 추가수술 비용은 전혀 들지 않았다. 그건 그나마 다행이지만 반복적인 수술로 인해서 정신적으로 피폐해졌다. 특히 한쪽 유두가 없어진 것이 정말 충격이었다. 대중목욕탕에 가기가 꺼려져서 참새 방앗간처럼 드나들던 사우나도 포기했다.

이런 차에 국가암검진에서 유방암이 의심된다는 통보를 받으니 하늘이 무너지는 것 같았다. 축소수술 후 부작용으로 지난 3년간 고생한 것도 서러운데 이제 유방암에 걸렸다고 생각하니 내 신세가 왜 이런지 너무 한탄스러웠다.

"선생님, 저 정말 억울해요. 2~3년 동안 수술을 몇 번이나 받았는지 몰라요. 이제 겨우 마음을 추슬렀는데 유방암이라니…."

"그러게요… 그동안 힘드셨겠네요…."

환자 눈가에서 눈물이 주룩 흘러내렸다.

환자가 가져온 외부 유방촬영영상, 필자가 시행한 초음파검사 소견, 환자가 들려준 이야기를 종합적으로 판단한 결과 유방암일 가능성이 거의 없다는 결론을 내렸다. 얼핏 보면 유방암처럼 보일 수 있지만 자세히 보면 수술반흔(흉터)이 주요 소견이었다. 즉 오른쪽 유방이 반복된 수술로 인해 구조가 완전히 뒤틀려(Architectural Distortion) 있었고, 지방조직이 괴사(Fat Necrosis)되어 이상한 형태로 보이는 것이지 유방암이라고 할 만한 소견은 보이지 않았다. 환자에게 유방암일 가능성이 거의 없다고, 따라서 조직검사를 반드시 할 필요는 없다고 설명했다.

"조직검사를 안 해도 된다고요?"

"네. 조직검사를 해서 나쁠 건 없지만, 제 생각에는 굳이 안 하셔도 될 것 같아요. 외과 교수님이 다시 자세하게 설명을 하실 텐데 6개월 후에 초음파검사만 다시 해도 될 것 같아요."

"지금 안 하고 6개월 후에 오라고요? 선생님! 그때까지 못 기다려요. 걱정돼서 죽을 것 같아요!"

환자는 조직검사를 간절하게 원했다. 국가암검진 결과통보서에 조직검사가 필요하다고 적혀 있었던 터라 조직검사에 완전히 사로잡혀 있었다. 게다가 심리적으로 매우 불안한 상태였다. 결국 초음파 유도하 총생검 (Ultrasound-guided Gun Biopsy)을 했고 조직검사 결과는 필자가 예상했던 대로 지방괴사였다.

이미 죽어 있는 적에게 확인 사살을 한 셈이다. 확인사살이 잘못됐다는 말은 아니다. 전쟁터에서 확인사살을 머뭇거리다가 뒤통수에 총을 맞을 수도 있기 때문이다. 그런데 내가 가진 총알이 충분하지 않다면? 적이 죽은 것이 거의 확실하고 무엇보다 무기를 들고 있지 않다면? 그런 상황이라면 확인사살에 총알(=건강보험 재정)을 쓰기보다는 살아있는 적(=유방암의심환자)에게 총알을 쓰는 것이 더 합리적이지 않을까?

그러나 만약 필자가 조직검사를 해주지 않았다면 이 환자는 다른 의료기관에 가서 조직검사를 받았을 것이다. 게다가 어떤 의사를 만나느냐에 따라 건강보험 급여에 해당되는 총생검이 아니라, 비급여인 맘모톰 시술을 받느라 몇 백만 원을 쓰게 될 수도 있다. 그보다는 필자가 총생검을 하는 것이 여러모로 더 낫다고 생각한다. 조직검사를 통해서 그 환자의 상한 심령이 조금이나마 위로 받았기를 바란다.

결과적으로는 암이 아니었지만 그렇다고 해서 산부인과에서 받았던 국가암검진이 오진이었다고 할 수는 없다. 틀렸다기보다는 판독이 좀 과했다고 할 수 있다. 유방촬영검사에서 뭔가 이상소견이 보이면 추가검사를 권유하는 것이 원칙이다. 이런 경우를 '판정유보'라고 한다(출처: 유방암 검진 질지침 개정판). 아마 판독의사는 구조왜곡이 유방암에서 동반될 수 있는 소견 중 하나이므로 '유방암의심'이라고 판독한 것 같다.

국가암검진 판정 구분

판정 구분	의미
이상소견 없음	검사결과 이상소견이 없는 경우 ※ 치밀유방이면서 이상소견이 보이지 않는 경우도 여기에 해당함
양성질환	이상소견이 있으나 유방암과 관련이 없으므로 추가적인 검사가 필요 없는 경우
유방암 의심	유방암을 의심할 만한 소견이 있어서 즉시 정밀검사가 필요한 경우
판정유보	판정곤란 상태여서 재촬영이 필요하거나, 이상소견이 있어서 추가 검사 또는 이전 검사와 비교가 필요한 경우 ※ 치밀유방이면서 이상소견이 보이지 않는 경우는 판정 유보에 해당하지 않음

(출처: 유방암 검진 질지침 개정판, 2018)

판독의사가 과하게 판정한 이유는 아마 국가암검진을 받을 때 작성하는 설문지가 전달되지 않아서 그런 것 같다. 만약 수검자의 수술 과거력을 알았다면 판정유보라고 판독했을 것이다. 그랬다면 이 환자는 그처럼 극심한 스트레스에 시달리지 않아도 되었을 것이고, 조직검사가 아니라 추적검사를 택했을 것이다.

국가암검진을 비롯한 검진은 증상이 없는 일반 여성을 대상으로 이상소견 여부를 확인한다. 이런 것을 선별(Screening)검사라고 한다. 검진이나 선별검사에서 이상소견이 발견되면 유방진료를 전문으로 하는 의사나 의료기관으로 의뢰되고. 여기에서 그 이상소견이 유방암인지 아닌지 확인하기 위해서 추가적인 영상검사를 시행한다. 추가로 시행하는 검사들을 진단(Diagnostic)검사라고 한다. 유방촬영검사, 초음파검사, 확대촬영검사 등 모든 영상검사 결과를 종합해서 유방암이 의심되는 정도를 평가한다. 이 환자의 경우처럼 수술 과거력이나 이전 검사결과도 중요한 정보로서 고려된다.

유방영상검사에 대한 종합판정 구분

판정 구분	의미 및 유방암 가능성	다음 단계
음성(Negative)	이상소견이 보이지 않음: 0%	1년 후 정기검사
양성(Benign)	이상소견이 있으나 유방암과 관련 없음: 0%	1년 후 정기검사
양성 추정(Probably Benign)	양성일 가능성이 높음: 2% 이하	6개월 후 추적검사
유방암 의심(Suspicious)	유방암이 의심됨: 〉 2% but 〈 95%	조직검사
유방암 매우 의심(Highly Suspicious)	유방암이 강력하게 의심됨: 95% 이상	조직검사

(출처: ACR BI-RADS)

이상소견이 유방암일 가능성이 2퍼센트를 넘으면 유방암의심(BI-RADS Category 4)병변이라고 부른다(ACR BI-RADS, 2013). 이런 병변은 조직검사 대상이다. 반면에, 이상소견이 있지만 유방암 가능성이 2퍼센트 이하인 경우를 양성추정(Probably Benign, BIRADS Category 3)병변이라고 한다. 이런 경우는 조직검사를 즉각 시행하지 않고 6개월 후에 추적검사를 시행한다. 추적검사에서 병변의 변화 여부 및 양상에 따라 필요하면 조직검사를 시행하기도 하지만 그런 경우는 흔하지 않다. 만약 양성추정병변이 2년 이상 변화가 없이 그대로 있다면 양성(Benign, BI-RADS Category 2)병변으로 하향된다. 유방암이 2년 동안 자라지 않을 가능성은 극히 드물기 때문이다. 그런데 간혹 양성추정병변을 조직검사하는 경우도 있다. 예를 들어, 종괴가 만져지는 등 증상이 동반되거나, 유방암 과거력이나 가족력 등 고위험 군에 해당하는 경우다.

국가암검진사업의 문제점

국가암검진사업의 재원은 건강보험 재정이다. 건강보험 재정은 우리가 내는 건강보험료와 정부지원금으로 구성되고, 정부지원금은 우리가 내는 소득세 등 조세와 담배세라고 불리는 국민건강증진부담금으로 구성된다. 즉 국가암검진사업은 우리가 내는 건보료와 각종 세금으로 시행된다. 그러 므로 공무원들은 사업비를 제대로 집행해야 하고, 의사들은 사업을 제대로 시행해야 하고, 국가암검진에 참여한 국민들은 검사결과를 확인해야 한다. 그러나 실제로는 모두 안 되고 있다.

국가암검진사업은 많은 문제점을 갖고 있다. 판독실과 초음파실에 틀 어박혀 있던 필자가 뜬금없이 보건의료제도에 대해서 관심을 갖게 된 계 기가 바로 국가암검진 질관리였다. 유방암검진 질관리는 장비 관리, 촬영 자(=방사선사) 관리, 그리고 판독자(=영상의학과 의사) 관리로 구분된다.

장비 질관리는 2002년부터 보건복지부가 한국의료영상품질관리원(Korean Institute for Accreditation of Medical Image, KIAMI, 영품원)에 위탁해서 하고 있다. 그러나 보건복지부는 몇 년 전에 '규제 완화'라는 엉뚱한 구실로 질관리사 업을 망쳐버렸다. 질관리 위탁사업자를 복수로 허용한 것이다. 의료영상 장비의 부적합 여부를 판단하는 국가공인기관은 하나여야 한다. 그래야 권위가 있고, 부적합 판정을 일관성 있게 할 수 있기 때문이다. 만약 운전 면허 발급기관이 두 군데라면 사람들은 면허를 좀 더 쉽게 딸 수 있는 기 관으로 몰릴 것이다. 그렇게 되면 어느 기관에서 발행한 면허인지에 따라

운전자의 능력이 달라지게 된다. 얼마나 황당한가? 만약 두 기관의 면허발급 기준이 완전히 동일해서 같은 기준으로 면허를 발급한다면 기관을 일부러 두개로 만들 필요가 없다. 원장 자리가 하나 더 생기는 셈이니 관리운영비만 증가할 뿐이다. 그런데도 보건복지부는 바보짓을 했다. 영품원이 품질관리를 독점한다는 민원을 받고 다른 기관들도 품질관리업무를 할 수 있도록 만들어 버린 것이다. 그로 인해 부실장비를 가진 의료기관들이 엄격한 영품원을 기피하고 널널한 다른 기관으로 몰리고 있다. 그로 인해 의료영상장비의 품질관리가 유명무실해졌다.

촬영자 질관리와 판독자 질관리는 암검진기관평가에 탈락된 의료기관에 한해서 제한적으로 시행되고 있다. 유방암검진 질관리 중 사실상 가장 중요한 것은 판독자 질관리다.

판독자 질관리를 하려면 누가 판독했는지를 알아야 하므로 판독의사 실명제가 필수적이다. 그런데 그것 하나 바꾸는 데 몇 년이 걸렸다. 필자가 유방암검진 질관리사업에 오랫동안 자문활동을 했지만 확실하게 개선된 것은 "판독의사 실명제" 한가지뿐인 것 같다. 판독의사에 대한 정보는 수검자들이 받는 '결과통보서'에는 없고, 검진기관이 보관하는 '결과기록지'에만 있는데 건강보험공단은 결과기록지의 모든 내용을 수집 및 보유하고 있다.

그런데 판독의사 실명제를 성사시키는 사이에 암검진 질관리사업 자체가 사실상 공중분해되어 버렸다. 이것은 건강보험공단의 '몸집 불리기' 전략 때문이다. 간단하게 설명하면, 암검진사업은 2002년부터 본격적으로 시작되었지만 질관리사업은 2008년이 되어서야 시작했다. 즉 국립암센터가 암검진기관평가를 3년마다 하기로 한 것이다.

개정된 유방암검진 결과기록지

성 명		주민등록번호	-		연락처	
자격구분	□ 건강보험가입자 □ 의료급여수급권자				통보처	국가암 보건소 ( )
주 소	우 - ,					

구분	검 사 항 목 (검사일/검사장소)	검 사 결 과
유방암	유방촬영 년 월 일 내원□ 출장□	**유방실질 분포량** ※결과통보 제외항목 1. 25%미만 2. 25~50% 3. 51~75% 4. 76~100% 5. 유방실질내 인공물질 주입
		판독소견 ※최대 3개까지 기입 1. 이상소견없음 2. 종괴 3. 양성석회화 4. 미세석회화 5. 구조 왜곡 6. 비대칭 7. 피부 이상 8. 임파선 비후 9. 판정곤란 10. 직접기입 ( )
		병변위치 ※판독소견 번호를 위치에 따라 괄호에 최대 3개까지 기입

	□ 오른쪽 ① 상외측 ( ) ② 상내측 ( ) ③ 하외측 ( ) ④ 하내측 ( ) ⑤ 유두하부 ( ) ⑥ 액외부 ( )	□ 왼쪽 ① 상외측 ( ) ② 상내측 ( ) ③ 하외측 ( ) ④ 하내측 ( ) ⑤ 유두하부 ( ) ⑥ 액외부 ( )
판독의사	면허번호	의사명

판정 및 권고	**판 정 구 분** ※검사결과에 따라 판정구분이 다수일 경우 가장 중한 판정구분을 기입	**권 고 사 항** ※판정구분에 따른 판정기준 기입 이외에 별도로 300자 이내로 기입
	1. 이상소견없음 2. 양성질환 3. 유방암 의심 4. 판정유보 □ 기존 유방암환자	
	결과통보일 년 월 일	판정의사 면허번호
	판정일 년 월 일	의사명 (서명)

(출처: 유방암 검진 질지침 개정판)

그러다가 2012년에 건강보험공단이 '국가검진 통합'이라는 명목으로 암센터가 하던 국가암검진기관평가사업을 갔고, 그 후 10년이 넘도록 암 검진 질관리사업이 실효적으로 이루어지지 않고 있다. 질관리사업을 하려면 각종 정보가 필요한데 건강보험공단이 모든 정보를 움켜쥔 채 암센터와 공유하지 않기 때문이다. ('국가검진 통합'이라는 명목은 '건강보험 통합'과 비슷한 맥락이다. 건강보험공단은 자기들 밥그릇 키우고, 일자리 늘리는 데만 관심 있으면서 '국민'을 위한다는 허울좋은 명목으로 이질적인 사업들을 통합하고 있다) 그래서 2019년부터 판독의사 실명제가 시행되고 있음에도 불구하고 판독자 질관리를 아직 시작도 못 하고 있다. 애당초 건강보험공단은 암검진 질관리를 하는 조직이 아니므로 제대로 할 수가 없다.

그런 의미에서 국가암검진 질관리사업의 가장 큰 문제점은 바로 '사업주체'라고 생각한다. 능력 없는 건강보험공단이 국가암검진기관평가를 끌어안고 있느라 질관리사업은 수년째 제자리를 맴돌고 있다. 지금이라도 건보공단은 국가암검진기관평가사업을 국립암센터에 돌려주고 완전하게 위임해야 한다. 공단이 할 일은 공급자와 적정 수가를 협상하고, 부적합 판정을 받은 기관에게 검진수가 지급을 중단하는 것이다. 그런데도 건보공단이 부실 검진기관에게 아무런 제재를 하지 않기 때문에 암검진의 질이 저하되고 있다. 이로 인한 피해는 고스란히 국민들이 감내해야 한다.

유방암검진을 하기는 했는데…

국가암검진사업의 문제점 중하나가 '결과전달'이다. 국가암검진을 하기는 했는데 수검자에게 결과가 제대로 전달되지 않고 있는 것이다. 국가암검진 후에 결과통보서가 수검자의 집으로 배달되면 대부분은 수검자가 혼자 통보서를 읽고 내용을 이해한 후 다음 단계를 실행하지만, 내용을 제대로 이해하지 못하는 경우도 있다. 예를 들어 판정유보의 의미를 제대로 이해하지 못하고 방치하는 바람에 유방암진단이 늦어지는 경우가 자주 있다. 즉 국가암검진을 시행한 후에 결과전달과 후속조치가 미흡하다.

건강검진기본법 제4조2항에 의하면 모든 국민은 자신이 받은 국가건강검진의 내용과 그 결과에 대하여 설명을 들을 권리가 있다(출처: 건강보험공단 홈페이지). 즉 국민들은 국가암검진 결과를 '읽을' 권리가 아니라, '들을' 권리가 있는데 이것이 전혀 지켜지지 않고 있다.

건강검진기본법 제4조(국민의 권리 등) (출처: 건강보험공단 홈페이지)

① 모든 국민은 국가건강검진을 통하여 건강을 증진할 권리를 가지며 성별·연령·종교·사회적 신분 또는 경제적 사정 등을 이유로 건강검진에 관한 권리를 침해받지 아니한다.

② 모든 국민은 자신이 받은 국가건강검진의 내용과 그 결과에 대하여 설명을 들을 권리를 가지며, 「공공기관의 정보공개에 관한 법률」로 정하는 바에 따라 국가와 지방자치단체에 대하여 국가건강검진에 관한 정보의 공개를 청구할 권리를 가진다.

③ 모든 국민은 건강검진을 통하여 질병으로부터 자신과 가족의 건강을 보호·증진하기 위하여 노력하여야 한다.

검진결과를 제대로 들을 수 없는 이유는 관련 수가가 없는 데다, 설명해줄 1차의사(=주치의)가 없기 때문이다. 수가가 발생하지 않는 행위를 일부러 찾아서 하는 의사는 매우 드물다. 상황에 따라서는 검사결과를 설명하고 이해시키는 행위가 검사를 시행하는 행위 못지않게 시간과 노력이 투입된다. 그러므로 국가암검진 결과를 설명하는 데 대한 보상(급여수가)이 당연히 있어야 한다. 그러나 암검진 수가는 행위료와 약간의 판독료로 구성되어 있고 설명료 내지 상담수가는 책정되어 있지 않다. 그러므로 국민의 '들을' 권리를 충족시키려면 관련 수가가 만들어져야 한다.

상담수가를 신설함과 동시에 1차의사를 확보해야 한다. 1차의사를 확보하지 않고 상담수가만 신설하면 의사 유인 수요와 자가의뢰(Self-referral)에 의해서 결과를 들으러 온 모든 수검자에게 유방초음파검사를 하려고 들 것이다. 즉 불필요한 검사가 늘어나고 의료비가 더욱 증가할 것이다. 그러므로 검진결과를 설명할 1차의사를 확보하고, 상담수가를 신설함과 동시에 자가의뢰를 금지해야 한다.

우리나라는 암검진기관 숫자가 매우 많고 그 중 상당수가 의원급이다. 2017년 기준으로 국가암검진기관 중 유방암검진기관 수는 총 2,572개였는데 의원급이 1,570개(61.04%)로 가장 많았고, 병원이 645개(25.08%), 종합병원이 329개(12.79%)의 순서였다(출처: 유방암 검진 질지침 개정판).

국가암검진사업 유방암검진기관 종별 기관수와 검진 건수(2017년 기준)

구분	기관수(개, %)	검진 건수(건, %)
합계	2,572(100.0)	1,895,887(100.0)
종합병원	329(12.79)	519,102(27.38)
병원	645(25.08)	437,802(23.09)
의원	1,570(61.04)	676,705(35.69)
건강검진 전문기관	28(1.09)	262,27(13.83)

(출처: 유방암 검진 질지침 개정판)

의원급 기관 1,570개가 한 해 동안 676,705건의 유방암검진을 시행했으므로 근무일을 300일로 가정한다면 하루에 약 1.4건을 검사한 셈이다. 이런 상황에서 검진수가에 상담료를 일률적으로 추가하면 모든 의원급 기관이 수검자를 불러내서 설명을 할 것이고, 그러다 보면 결국 초음파검사로 이어질 것이다. 왜냐면 우리나라 여성은 치밀유방 비율이 매우 높은데 치밀유방은 유방촬영검사의 민감도를 떨어뜨리기 때문이다. 참고로, 2015년 기준으로 국가암검진에서 나타난 우리나라 여성의 치밀유방 비율은 64.3%였다(출처: 유방암 검진 질지침 개정판). 이런 상황에서 수검자는 100%(?) 확신을 원하고, 원장님은 초음파검사를 많이 할수록 진료수입이 증가하니 어떤 상황이 전개 될지는 독자들의 상상에 맡기겠다.

원장님은 유방암의심과 판정유보 등 유소견자의 초음파검사는 급여로 청구하고, 이상없음이나 양성질환 결과자의 초음파검사는 비급여를 적용한다. 수검자 입장에서는 거의 100% 초음파검사를 원한다. 유소견자는 건강보험에 적용(본인부담금 20%)되고, 그 외는 비급여검사비를 실손보험으로 돌려받을 수 있으므로 비용부담이 없기 때문이다. 게다가 다른 기관으로 이동할 필요 없이 의원급 기관에서 바로 초음파검사를 받을 수 있으니 편리하다. 문제는 질관리 부재로 인한 위양성(False Positive) 결과와 이로 인한 불필요한 조직검사 및 의료비 증가다. 초음파검사를 하면 유방암의심 병변이 많이 보이므로 일일이 조직검사로 확인해야 하지만 실제 유방암은 그중 일부에 불과하다.

그러므로 상담수가를 신설하더라도 현재의 제도를 그대로 둔 채 신설한다면 의료비 증가는 명약관화하다. 아무 증상이 없는 사람도 초음파검사를 하면 물혹 한두 개는 있기 마련이므로 그 순간부터 갑자기 '환자'로 전락하여 매년 초음파검사를 받게 되기 때문이다. 따라서 상담수가 신설이 국민에게 실질적으로 도움이 되게 하려면 1차의사가 설명하도록 제도를 정비하고, 자가의뢰(Self-referral)를 금지하여 설명하는 의사와 검사하는 의사 간에 이해관계가 분리되도록 만드는 것이 우선이다.

유방촬영검사에서 이상소견이 보이지 않는데 초음파검사를 하다가 운좋게 작은 유방암이 발견되는 경우도 분명히 있다. 드물지 않다. 그러나 그런 우연을 바라고 모든 수검자를 대상으로 초음파검사를 시행하는 것은 비용 대비 효과적이지 않다. 우리보다 더 잘사는 나라들도 그렇게 하지 않는다. 특히 그 비용의 출처가 한정된 건강보험 재정이라면 심각한 상황이 발생할 수 있다. 즉 유방초음파검사로 물혹 찾느라 건강보험 재정을 낭비하는 바람에 정작 유방암 환자들을 위한 고가 항암제는 건강보험 급여항목에서 배제될 수 있기 때문이다. 그렇게 되면 유방암 환자의 생존율 향상과 건강보험 보장성 강화는 물 건너 간다.

유방촬영검사와 초음파검사에서 한 명의 유방암 환자를 발견하기 위한 비용(단위: 명, 원)

	검사인원	유방암 환자 수	검사비	검사총액	유방암 한 명당 검사비
유방촬영	3,635	9	31,330	113,915,880	12,657,326
유방초음파	1,811	2	126,000	319,200,000	114,093,000

(출처: 대한유방검진의학회지 2010)

오래 전이지만 필자가 유방초음파검사의 비용효과성을 대략적으로 산출하는 연구를 한 적이 있다. 유방촬영검사에서 이상소견이 없는 무증상 여성 1,811명을 대상으로 초음파검사를 추가로 시행했을 때 (환자가 원하는 경우에 한해서 검사했고 비급여로 진행) 추가로 2명에서 유방암을 발견(0.1%) 했다 (이은혜 등, 2010). 이때 한 명의 유방암 환자를 추가로 발견하는데 소요된 초음파검사 비용은 무려 약 1억 1천 4백만 원이었다. 한편 36명의 환자가 초음파검사에서 우연히 유방암의심병변이 발견되어 조직검사를 받았지만 암은 아니었다. 즉 이들은 유방암도 아닌데 괜히(?) 초음파검사를 하는 바람에 조직검사 비용까지 발생한 것이다. 반면에 같은 기간에 우리 병원에서 3,635명이 국가암검진을 받았는데 9명에서 유방암이 발견(0.25%)되었다. 이때 한 명의 유방암 환자를 발견하는데 소요된 유방촬영검사 비용은 약 1천3백만 원이었다.

이 연구를 통해서 알 수 있는 것은 증상이 없고 유방촬영검사에서 이상 소견이 없는 사람에게 초음파검사를 추가하면 유방암 환자를 추가로 발견할 수 있지만 환자 한 명당 1억 원 이상의 검사비가 추가로 소요된다는 것이다. 유방촬영검사에서 유방암 환자를 모두 찾아내지는 못하지만 그것은 초음파검사 역시 마찬가지다. 유방촬영검사와 초음파검사를 같이 하면 좋겠지만 한정된 건강보험 재정과 인력으로는 불가능한 데다, 최소 수준의 원칙을 벗어나므로 그렇게 하는 나라는 전 세계 어디에도 없다.

그러므로 건강보험 재정을 효율적으로 사용하는 방법은 국가암검진을 제대로 잘해서 적은 비용으로 환자를 찾아내고 이들을 위한 치료비에 좀 더 집중하는 것이다. 수술, 방사선치료, 항암제 등의 수가를 원가수준으로 현실화하고 비급여진료를 배제한다면 많은 유방암 환자들이 비용부담 없이 적시에 최적의 치료를 받을 수 있다. 그렇게 되면 유방암 사망률을 줄일 수 있고, 건강보험 보장성도 올릴 수 있다. 따라서 한정된 재원을 고려할 때 검사보다는 치료에 자원을 투입하는 것이 좀 더 비용효과적이다.

의사가 유방암검진 결과를 담백하게 설명하려면(=불필요한 초음파검사를 유도하지 않으려면) 자가의뢰(Self-referral)가 금지되어야 한다. 자가의뢰란 의사가 검사를 처방하고 스스로 시행하는 것을 말한다. 따라서 검사를 처방하는 의사와 검사를 시행하는 의사가 분리되어야 한다. 자가의뢰가 금지된 1차의사가 암검진 결과를 설명을 하도록 제도를 만들어야 불필요한 검사가 늘어나는 것을 막을 수 있고, 동시에 유소견자가 적시에 적절한 진료를 받을 수 있다. 즉 이해관계가 얽히지 않도록 설명의사와 검사의사를 분리해야 의료비 증가를 억제할 수 있다. 그러므로 국가암검진을 제대로 하기 위해서라도 1차의사가 필요하다.

돈(의료비) 외에 질의 문제도 있다. 암검진기관의 2/3가 의원급인데 원장님들의 전공은 매우 다양하다. 그러나 의료법에 의하면 의사는 누구나 초음파검사를 할 수 있다. 비유를 들자면 이런 것이다. 예전에는 고가의 DSRL 카메라를 가진 전문 작가들만 작품 사진에 도전했지만 디지털 카메라가 보급되고 특히, 핸드폰 카메라의 화질이 좋아지면서 지금은 전 국민이 '인생샷' 건지기에 몰입하고 있다. 유방초음파검사도 마찬가지다. 장비의 성능이 좋아지면서 필자처럼 유방영상을 전공하는 의사가 아니더라도 경험을 많이 쌓으면 상당한 수준으로 초음파검사를 할 수 있다. 그런데 유방암의심이나 판정유보 결과를 받은 환자에게 필요한 의사는 '그런' 의사가 아니다.

우리나라는 환자의뢰체계가 완전히 무너진 상태이지만 적어도 국가암검진사업만큼은 환자의뢰체계가 반드시 필요하다. 검진결과가 유방암의심이나 판정유보여서 추가검사가 필요하다면 반드시 해당분야 전문의에게 환자가 의뢰되도록 제도를 정비해야 한다. 즉 유소견자를 대상으로 자가의뢰하는 것을 금지해야 한다. 필자가 영상의학과 의사여서 이렇게 말하는 것이 아니다.

영상의학과 전문의가 유방촬영검사에서 이상이 있다고 판독했다면 다음 단계의 추가검사는 영상의학과 전문의가 하는 것이 맞다. 환자를 위해서 그렇게 해야 한다. 최적의 초음파검사를 제공하려면 유방촬영검사를 먼저 이해해야 하는데 두 가지를 모두 다룰 수 있는 것은 영상의학과가 유일하기 때문이다. 필자처럼 유방전공 영상의학과 전문의가 하는 것이 가장 바람직하다. 반면에 영상의학과 의사라도 실력이 없다면 퇴출되어야 한다. 그래서 요양기관 계약제가 필요하다. 즉 영상의학과 의사가 실력이 없다면 건강보험이 그런 의사와는 계약을 하지 않는 것이다. 그런 의사는 실력을 더 쌓든지, 아니면 다른 직업으로 바꿔야 한다. 그게 환자를 위하는 길이다.

그러나 현실에서는 외과, 산부인과, 내과, 가정의학과 전문의가 유방촬영검사를 이해하지 못하는 상태에서 마구잡이로 초음파검사를 하고 있다. 초음파검사에서 병변이 잘 보이면 그나마 다행이지만 초음파검사에서 모든 병변이 보이는 것은 아니므로 진단시기를 놓칠 수 있다. 이런 일이 비일비재하다. 특정 진료과목 의사들을 비난하는 것이 아니다. 사실 그분들도 유방초음파검사가 아니라 자신의 전공분야를 하고 싶어한다. 그런데 그분들의 전공분야는 수가가 낮아서 의료기관을 운영하기 어렵기 때문에 쉬워 보이고 비급여로 할 수 있는 유방이나 갑상선초음파검사를 하게 되는 것이다. 이것은 정말 비극이다. 각자의 전문분야애 매진할 수 있도록 적정수가가 보장되어야 한다. 저수가 정책을 고수하다보니 결국 국민들이 가장 큰 피해를 받고 있다.

수술반흔 및 지방괴사 소견이 유방암의심소견으로 판독된 탓에 심적 고통을 받은 환자의 사례를 살펴보았다. 이런 사례를 줄이려면 국가암검진 질관리와 1차의사 및 환자의뢰체계가 필요하다. 검사를 제대로 하는 것뿐만 아니라, 결과를 제대로 판독하고 전달하는 것도 매우 중요하기 때문이다. 유소견자는 적시에 비용부담 없이 추가검사를 받을 수 있어야 하고, 그렇지 않은 대다수 수검자는 불필요한 검사를 받지 않아야 한다. 이를 위해서는 국가암검진을 판독하는 영상의학과 의사에 대한 질관리가 필요하다. 정기교육과 피드백을 통해서 일정 수준 이상이 되도록 만들어야 한다.

국가암검진 결과를 수검자에게 제대로 전달하기 위해서는 결과를 설명할 1차의사를 확보해야 하고, 상담수가를 신설해야 한다. 또한 자가의뢰를 금지하여 선무당이 사람 잡는 사태를 막아야 한다. 국가암검진 유소견자는 환자의뢰체계 내에서 전문가로부터 적절한 검사를 제 때에 비용부담 없이 받을 수 있어야 하고, 암환자는 (상급)종합병원에서 포괄적인 치료를 비용부담 없이 받을 수 있어야 한다.

각 전문의들이 자신의 전문분야에 몰일할 수 있도록 적정수가가 보장되어야 하지만 실력 없는 의사는 퇴출되어야 한다. 이것을 하려면 요양기관 계약제 및 수가 현실화, 그리고 요양기관 혼합진료 금지가 병행되어야 한다. 이런 구조적 혁신을 늦추면 늦출수록 환자들(=국민들)의 고통이 증가할 것이다. 의료비 증가는 덤이다. 그런데도 보건복지부와 건강보험공단은 요지부동이다.

참고문헌

보건복지부, 국립암센터. 2018.01. 유방암 검진 질지침 개정판.
ACR BI-RADS® ATLAS: Breast Imaging Reporting & Data System. 5th edition. 2013
국민건강보험. 건강검진기본법. 건강검진. https://www.nhis.or.kr/nhis/policy/wbhada 201
00m01.do
이은혜, 이강영, 이혜경, 이범하. 2010. 지역사회 대표병원에서 시행한 선별유방초음파검사의 암 발견율과 소요비용. 대한유방검진의학회지. 제7권 81-88쪽.

18
목수의 망치와 판사의 망치

　2019년 가을, 50대 중반의 여자 환자가 내원했다. 오른쪽 유방에 종괴가 만져진다고 한다. 이 환자도 먼길을 돌아서 필자에게 왔다.

　2018년 초에 A 내과의원에서 처음으로 국가암검진을 받았고 미세석회화가 있다는 통보를 받았다. 2018년 한달 후에 평소 단골로 다니던 B 내과의원에 갔다. 원장님한테 국가암검진 결과통보서를 보여줬더니 초음파검사를 해보자고 했다. 원장님이 검사를 하고 나서 물혹이 몇 개 있지만 걱정하지 말라며, 6개월 후에 검사를 한 번 더 해보자고 이야기했다. 2018년 가을에 B 내과의원에서 초음파검사를 다시 받았다. 원장님이 초음파검사에서 변화가 없으니 걱정하지 말라고 하면서 6개월 후에 한 번 더 보자고 말했다.

　몇 개월 후인 2019년 초부터 오른쪽 유방에 조그맣게 종괴가 만져지기 시작했다. 그러나 몇 달 전 초음파검사에서 괜찮다고 했으니 별일 없을 것이라 생각하고 그냥 넘어갔다. 가을이 되자 종괴가 더 커졌다. 1년 만에 다시 B 내과의원에 갔고, 원장님이 초음파검사를 하더니 대학병원에 가서 정밀검사를 받아보라고 했다. 환자가 가져온 진료의뢰서에는 '미세석회화를 동반한 물혹'이라고 적혀 있었다.

환자가 2018년에 받았던 국가암검진 영상을 가져오지 않았고, 시간도 1년 이상 지났기 때문에 유방촬영검사를 했다. 불규칙하게 생긴 미세석회화가 넓은 범위에 걸쳐 있었고 그 소견만으로도 유방암 가능성이 99.99%였다.

이 환자는 결국 오른쪽 유방 전체를 절제했다. 만져지는 부위를 포함해서 침윤암(Invasive Cancer)이 4군데나 있었고, 제자리암(Intraductal Cancer)이 넓게 퍼져 있었기 때문이다. 그리고 액와부 임파선에도 암이 여러 군데 전이되어 있어서 청소술(Dissection)을 받았다. 임파선 전이 때문에 수술 후에 항암치료를 추가로 받아야 했고, 액와부 수술 때문에 림프부종이 생겨서 오른쪽 팔이 붓고 아프다.

이 환자는 자신이 미련했다며 한탄했다. 내과 원장님이 6개월 후에 한 번 더 보자고 했는데 그때 가지 않은 것이 후회막급이라고…. 그러나 필자의 생각은 다르다. 환자 잘못보다 원장님 잘못이 더 크다. 그런데 국가암검진제도를 설계한 보건복지부의 잘못은 원장님의 잘못보다 훨씬 더 크다. 환자는 물론이고 내과 원장님도 잘못 만들어진 제도의 희생양이라 할 수 있다.

만약 국가암검진제도가 제대로 되어 있었다면 유방암으로 진단받는데 1년 반 이상을 허비할 필요가 없었다. 이 환자는 2018년 초에, 국가암검진 후 한두 달 이내에, 유방암이 커져서 만져지기 훨씬 더 전에 수술을 받았어야 했다. 그랬다면 항암치료를 받느라 고생할 필요도 없고, 액와부 청소술을 광범위하게 받을 필요도 없고, 생존가능성도 더 높을 것이다. 이 사례에서 문제의 핵심은 유방암검진에서 이상소견(미세석회화)이 발견되었는데 환자가 '알아서' '내과'로 찾아갔다는 점과, 미세석회화 환자에게 내과 원장님이 셀프 처방으로 초음파검사를 했다는 점이다.

이 환자는 1차의사에게 국가암검진 결과를 설명 듣고, 1차의사가 의뢰해준 영상의학과 전문의에게 가서 확대촬영검사를 받은 후, 수술 가능한 외과 의사가 있는 병원으로 의뢰되었어야 했다. 또는 단골 내과 원장님이 1차의사로서 검진결과를 설명하는 것까지만 하고, 초음파검사를 자가의뢰(Self-referral)하지 말았어야 했다. 앞에서 말했듯이 미세석회화를 판단하는 데는 초음파검사의 역할이 제한적이기 때문이다. 그러나 이 원장님은 미세석회화의 의미를 몰랐다. 모르면서 무작정 유방초음파검사를 처방내고 스스로 시행한 것이다.

게다가 초음파검사를 제대로 한 것도 아니었다. 환자가 가져온 초음파 영상을 보니 그냥 물혹이 아니었다. 병변 내부와 주변에 미세석회화 등 유방암의심소견이 있었다. 내과 원장님이 미세석회화를 동반한 '물혹'이라고 생각했던 병변들은 물혹이 아니라 모두 유방암이었다. 그런 소견을 보고 '물혹'이라고 판단한 것도 문제고, 물혹이라면서 6개월 후에 오라고 한 것도 문제다. 이런 행동을 보면 이 원장님은 유방영상에 대한 이해가 거의 바닥일 가능성이 높다. 그러나 놀라운 일은 아니다. 내과는 유방이나 유방 영상을 다루는 진료과목이 아니기 때문이다. 환자나 일반인 역시 이런 내용을 모르는 것이 당연하다. 그래서 1차의사의 설명과 적절한 의뢰가 필요한 것이다.

이 환자는 국가암검진에서 이상소견이 발견되었고(촬영과 판독은 문제가 없음), 결과도 인지했고, 초음파검사도 두 번이나 받았지만 유방암으로 진단을 받기까지 1년 반이 넘게 걸렸다. 게다가 원래 없던 종괴가 만져지고 나서야 겨우 진단이 되었고, 결국 한쪽 유방을 모두 제거하고 항암치료와 액와부 청소술까지 받아야 했다. 왜 이런 일이 생겼을까? 이런 사례가 과연

이 환자 한 명뿐일까? 이런 식이라면 조기 진단을 통한 사망률 감소라는 국가암검진사업의 목적은 완전히 실종된 셈이다. 어디가 잘못된 것일까?

국가암검진제도가 제대로 설계되지 않았다는 점이 문제다. 특히 이 사례는 국가암검진 사후관리의 문제점을 적나라하게 보여주고 있다. 그것은 암검진 결과를 설명할 1차의사의 부재, 환자의뢰체계의 붕괴 및 자가의뢰, 그리고 환자의뢰 시 암검진 영상자료의 공유 부재다. 앞의 두 가지가 더 중요하다.

1차의사의 부재

이 환자는 미세석회화의 의미와 다음 단계에 필요한 검사를 제대로 안내받지 못했다. 1차의사가 없고, 설명이나 상담수가도 없기 때문이다. 흔히 개원의를 1차의사라고 생각하지만 우리나라는 개원의가 대부분 전문의이기 때문에 1차의사의 역할을 하지 않는다. 1차의사와 가장 비슷한 것이 가정의학과지만 가정의학과 개원의 역시 자가의뢰를 하기 때문에 진정한 의미의 1차의사가 아니다.

1차의사를 일반의로 이해하기도 하는데 엄밀하게 말하면 다르다. 우리나라에서 일반의라 하면 전공의 수련을 받지 않은 (의대만 졸업했거나, 인턴과정만 거친) 의사다. 유럽의 의료보장국가에서는 1차의사가 되려면 가정의학과와 비슷하게 별도의 수련을 받아야 하지만 우리나라의 일반의는 그런 과정을 거치지 않는다. 게다가 우리나라에서 일반의는 개업해서 쌍꺼풀수술이나 피부미용, 비만치료 같은 상품의료를 제공하는 경우가 많기 때문에 1차의사의 역할과는 거리가 멀다. 우리나라 의과대학 교육과정에도 1차의료에 대한 내용이 거의 없다.

이처럼 우리나라는 적절한(Qualified) 1차의사가 없기 때문에 수검자들이 국가암검진 결과를 제대로 설명들을 기회가 없다. 집으로 날아온 결과통보서를 읽고 스스로 이해한 후 각자도생해야 한다. 그 과정에서 유방암 진단이 늦어지고, 생존율이 감소한다. 이 환자처럼 국가암검진 유소견자가 1년 이상 헤매다가 뒤늦게 진단받는 사례가 드물지 않다. 최근 몇 년간 우리 병원으로 의뢰된 환자 중에도 수십 명이니 전국의 대학병원을 모두 뒤진다면 엄청난 숫자가 나올 것이다. 이런 식이면 매년 거금을 들여서 국가암검진사업을 하는 취지가 퇴색된다.

2021년에 각종 국가검진사업비로 약 1조 7천억 원(1,732,401,329,000)을 썼는데 그 중 국가암검진에 투입된 비용이 57.4%를 차지하여 가장 많았다(출처: 2021 건강검진 통계연보). 즉 암검진비로 약 1조억 원(993,880,279,000), 일반 건강검진비로 약 6천억 원(609,459,967,000), 영유아 건강검진비로 약 7백억 원(71,317,945,000), 그리고 구강검진비로 약 6백억 원(57,743,138,000)을 사용했다.

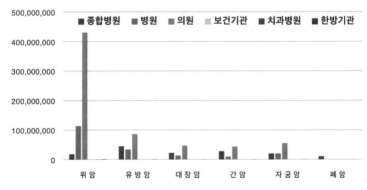

의료기관 종별 암검진비(2021년 기준) (단위: 천 원)

(출처: 2021년 건강검진통계연보)

의료기관 종별로 보면 국가검진비가 가장 많이 지급되는 곳은 의원급 기관이다. 영유아건강검진비의 76.2%(54,335,330,000원), 암검진비의 66.5%(660,856,197,000원), 일반건강검진비의 55.6%(339,050,683,000), 그리고 구강검진비의 54.2%(31,303,713,000원, 치과의원)가 의원급 기관에 지급되었다. 즉 의원급 기관이 국가검진을 가장 많이 하고 있다. 유방암검진비도 의원급 기관에 지불된 금액이 가장 많다. 의원급 52.3%, 종합병원급 27.2%, 병원급 20.0%, 보건기관(보건소 등) 0.1%, 한방의료기관 0.04%의 순이다. (한방의료기관에서 유방암검진을 한다니 이것도 황당하다)

영유아건강검진이나 일반건강검진은 모르겠지만 유방암검진을 주로 하는 곳이 의원급 기관이라는 것은 문제가 있다. 앞에서 설명했듯이 유방암검진기관은 모든 종류의 조직검사가 가능해야 하는데 의원급 기관은 그것이 불가능하기 때문이다. 즉 노후장비와 품질관리 부실로 인해 검사의 질이 낮고, 원장님들의 자가의뢰로 인해 유소견자의 사후관리가 제대로 되지 않는다. 건강관리협회 등 기업형 검진전문센터도 의원급 기관으로 분류되는데 여기도 문제다. 이런 기관은 국가검진이나 직장검진을 하면서 다른 검사를 끼워팔기(?)하는 등 영리화가 심한 데다, 영상의학과 의사가 있기는 하지만 의사 수에 비해서 초음파검사 건수가 비정상적으로 많고, 영상의학과 의사가 한 것이 맞는지 의문스러울 정도로 판독 수준이 낮은 경우가 많기 때문이다(확실한 물증은 없지만 무자격자가 초음파검사를 할 가능성이 있다).

유방암검진의 품질을 보장하는 것은 단순하게 영상의학과 의사라는 자격이나, 디지털장비라는 스펙이 아니다. 판독자 질관리와 장비 품질관리를 꾸준하게 해야 양질의 유방암검진이 이루어지고, 조기 진단을 통해 사망률 감소로 연결될 수 있다. 그런 점에서 의원급 유방암검진기관은 역량이 부족하다. 보건복지부가 영유아 또는 일반건강검진과 암검진(특히 유방암)을 평등하게 취급하는 현실이 너무 서글프다. 국민들의 수준이 정치인의 수준을 결정한다는데 보건복지부의 수준이 국민들의 건강수준을 결정하는 것 같다.

자가의뢰로 인한 환자의뢰체계의 붕괴

이 환자의 사례에서 내과 원장님은 초음파검사를 처방하여 스스로 시행했다. 이런 것을 자가의뢰라고 한다. 그런데 유방촬영검사 결과를 이해하지도, 보지도 않은 상태에서 초음파검사를 하면 검사라는 '행위'는 할 수 있지만 검사 '내용'과 해석(=판독)에 문제가 생길 수밖에 없다. 게다가 검사 당시뿐만 아니라 1년이 지나서 종괴가 만져지는 데도 이상소견을 제대로 해석하지 못하여 진료의뢰서에 '미세석회화를 동반한 물혹'이라고 써서 보냈다. 이런 분들은 유방초음파검사를 하면 안 된다.

내과나 산부인과 원장님이 유방암검진 유소견자를 데리고 직접 초음파검사를 하는 것은 (의원 경영에는 도움이 되지만) 환자를 위해서 바람직하지 않다. 그런데 영상소견의 의미를 모르면서 단지 의사라는 이유로 초음파검사를 마구잡이로 하도록 허용하는 제도가 더 문제다. 같은 망치(=초음파검사라는 행위)라도 목수의 망치와 판사의 망치는 같지 않다. 필자가 영상의학과 의사여서 이렇게 말하는 것이 아니다. 이것은 밥그릇 싸움이 아니라 환자의 생명이 달린 문제다. 암검진 유소견자는 전문가한테 의뢰하는 것이 환자를 살리는 길이다. 그래서 환자의뢰체계가 필요하다. 그러나 현실은 환자의뢰체계가 없고 자가의뢰가 난무하니 이제부터는 환자들이 일일이 확인해야 한다. "판사 맞으시죠?"

영상의학과 의사는 영상 해석(=판독)을 훈련받은 의사다. 그러므로 영상의학과 의사가 유방촬영검사에서 이상소견이 있다고 판독했다면 다음 단계의 추가검사는 최소한 영상의학과 의사(General Radiologist)가 하거나, 필자처럼 유방영상을 전공하는 세부전문의(Breast Radiologist)가 하도록 체계를 만들어야 한다. 즉 유방촬영 소견을 이해하고, 이를 토대로 적절한 추가검사를 시행해서 종합적으로 판단할 수 있는 영상의학과 의사가 추가검사를 시행하는 것이 유방암 환자의 생존률 측면에서, 그리고 건강보험 재정 측면에서 가장 바람직하다.

암검진 유소견자를 외과 의사나 유방외과 의사에게 의뢰할 수도 있다. 일반적으로 내과나 산부인과 의사보다는 그분들이 조금 더 낫다고 할 수 있다. 그러나 외과 의사는 수술 전문가이지 검사 전문가가 아니기 때문에 초음파검사 외의 추가검사는 하지 못한다. 결국 영상의학과 의사의 손길이 필요하다.

게다가 외과 원장님들은 과잉진료를 하는 경향이 있다. 예를 들어 단순 물혹인데도 일일이 찔러서 조직검사를 하거나, 암이 아닌 양성종양을 맘모톰 시술로 죄다 없애려고 한다. 이런 과잉진료는 의료비 증가를 유발한다. 필자가 만났던 환자 중에는 유방외과 개원의에게 맘모톰 시술을 무려 1,700만 원어치 받은 경우도 있었다. 같은 원장님한테 맘모톰 시술을 천만 원어치 받았다는 환자도 있었다. 그런데 맘모톰 시술 비용의 거의 대부분은 실손보험회사가 지불했기 때문에 환자는 비용부담이 별로 없었다. 이 정도면 외과 원장님들도, 환자들도 도덕적 해이가 메가톤급이다.

유방암검진에서 이상소견이 발견되었을 때 다음 단계에 필요한 추가검사는 결과통보서에 이미 다 적혀 있다. 그러나 1차의사도 없고, 환자의뢰체계도 없기 때문에 상당수의 원장님들이 '무조건, 직접 초음파검사'를 하려고 든다. 잘하지는 못하지만 돈이 되기 때문이다. 비참한 현실이다.

최근 들어 이런 현상이 더욱 심해졌다. 문재인 정부 시절에 건강보험 보장성을 강화한다며 유방초음파검사를 급여화했기 때문이다. 급여화는 필요하지만 그 전에 의사에 대한 자격관리와 질관리를 먼저 했어야 했다. 사전 정지작업 없이 급여화만 시행한 결과 원장님들이 진짜 물혹을 보고도 자기가 본 게 과연 맞는지 자신이 없어서 무조건 대학병원으로 보내거나, 물혹이 아니라 유방암인데 물혹인 줄 알고 본인이 계속 추적검사를 하고 있다. 유방초음파검사 급여화는 이를테면 명품백을 원하는 여자들에게 보건복지부가 짝퉁백을 여러 개 안겨준 셈이다.

만약 내과 전문의가 내시경검사를 처방하고 직접 시행한다면 과잉진료 및 의료비 증가의 위험은 있지만 검사의 질은 어느 정도 보장된다. 그러나 유방초음파검사는 다른 이야기다. 외과, 산부인과, 내과, 가정의학과 등 유방영상을 제대로 배우지 않은 원장님들이 의사와 환자 간의 정보 비대칭을 이용하고, 편의성(원스톱 진료)으로 포장하여 유방초음파검사를 마구 해대는 것은 유방암 환자들의 생존률을 깎아 먹는 행위다.

국가암검진이 의사들의 영리추구 수단으로 이용되어서는 안 된다. 건강보험도 마찬가지다. 의사가 자신의 전문분야에 대해서 자가의뢰를 하는 것도 문제가 될 수 있는데 (의사 유인 수요에 의한 의료비 증가) 전문분야가 아닌 것까지 자가의뢰를 하는 것은 명백한 영리추구 행위다. 원장님들의 어려운 상황은 이해하고도 남는다. 내과, 외과, 산부인과 등은 건강보험 급여수가가 낮으니 그런 유혹에 취약할 수밖에 없다. 그러므로 제도를 제대로 만들어야 의사들이 국가암검진과 건강보험을 영리추구의 수단으로 이용하지 않는다. 1차의료와 환자의뢰체계를 만들어서 자가의뢰를 금지하고 의료이용을 관리해야 한다. 대신 건강보험 수가를 원가수준으로 현실화해야 한다. 이것이 환자를 위하는 길이다. 덤으로 의료비 폭증도 막을 수 있다.

유방암 환자의 약 절반은 미세석회화를 가지고 있다. 그런데 미세석회화에 대한 추가검사는 초음파가 아니라 확대촬영이다. 확대촬영검사를 먼저 시행한 후에, 유방암이 의심되어 조직검사가 필요하면 그때 미세석회화를 찾겠다는 목적하에 초음파검사를 하는 것이 맞는 순서다.

미세석회화는 대개 초음파검사에서 잘 보이지 않으므로 정확한 위치를 알고 그 부위를 집중적으로 봐야 초음파검사에서 찾아낼 수 있다. 그런데 유방촬영이나 확대촬영에서 보이는 미세석회화의 위치가 유방의 어디에 해당하는지를 파악하는 것이 쉽지 않다. 이것을 Triangulation이라고 한다. 영상의학과 의사는 전공의 시절에 이것을 배우지만(배워도 가끔 틀릴 때가 있다) 다른 진료과목 전문의는 이런 것을 전혀 배우지 않는다. 그러므로 유방초음파검사라는 행위는 할 수 있지만 정확하게 하기가 어렵다. 중국집 주방장이 스파게티를 제대로 만들 수 없는 것과 마찬가지다. 비슷하게 흉내를 낼 수는 있겠지만…. 그런데 국민소득 3만 달러 시대를 살고 있는 우리나라 여성들이 원하는 것은 흉내 낸 스파게티가 아니라, 제대로 된 스파게티다.

암검진기관평가에서 최하위 등급을 받으면 암검진 미흡기관이 된다. 그러나 미흡기관이 정해진 교육을 받으면 암검진을 계속할 수 있다. 암검진기관에서 탈락되지도 않고, 아무런 제재가 없다. 건강보험공단이 평가결과를 공개하지 않으므로 국민들은 어디가 미흡기관인지 모르는 상태에서 쇼핑하듯이 마음에 드는 곳에 가서 국가암검진을 받고 있다.

암검진기관평가에서 미흡판정을 받은 기관이 실재로 존재하고, 정해진 교육조차 제대로 받지 않는 미흡기관도 실제로 존재한다. 1주기(2012~2014년) 병원·의원급 암검진기관평가에서 709개 병·의원이 미흡판정을 받았고, 2주기(2015~2016년) 병원급 암검진기관평가에서는 77개 병원이 미흡판정을 받았다(연합뉴스, 2018). 그러나 교육 참여율은 각각 20.1%와 10.6%에 그쳤다. 이처럼 유방촬영도 제대로 못 하는 검진기관이 유방초음파검사까지 자체적으로 하도록 방치하는 것은 보건복지부와 건강보험공단의 심각한 직무유기다.

우리나라는 의사면허가 있으면 누구나 초음파검사를 할 수 있다. (그래서 한의사도 의사라며 초음파검사를 하겠다고 나섰다) 초음파검사의 가장 큰 특징은 주관적인 검사라는 점이다. Operator-dependent 하다고 표현한다. 즉 검사자의 실력과 경험에 따라서 결과가 크게 달라질 수 있다. 그러므로 국가암검진에서 이상소견이 발견되어 추가검사로 유방암 여부를 확인해야 하는 상황에서는 실력을 갖춘 의사들만 추가검사를 하도록 제도를 정비해야 한다. 건강보험제도 자체가 환자의뢰체계를 필수적으로 내장해야 하는데 우리나라는 1998년 이후로 환자의뢰체계가 붕괴되어 있다. 그러니 최소한 국가암검진만이라도 환자의뢰체계를 갖추어야 한다. 그리고, 이를 건강보험 전체로 확대해야 한다.

암검진 영상자료의 공유 부재

이 사례에서 만약 내과 원장님이 유방촬영영상을 볼 수 있었다면 상황이 좀 달라질 수도 있지 않았을까? 그런 의미에서 수검자들이 영상을 직접 들고다니지 않아도 되도록 전 국민에게 IC칩이 내장된 건강보험카드를 지급하고 거기에 국가암검진 유방촬영 등 영상자료를 저장하면 어떨까? 내시경검사 등은 비디오 파일로 저장할 수 있다. 전자여권을 떠올리면 된다. 주민등록증에 IC칩을 내장해도 된다. IT강국인 우리나라가 못할 이유가 없다.

대만은 2004년부터 IC칩이 내장된 건강보험카드를 사용하고 있다(박지은 등, 2018). 대만은 건강보험 대상자에게 사진이 부착된 건강보험카드를 발급하는데 이 카드에는 최근 6회까지 병·의원 진료기록이 들어있어서 의료기관이 바뀌더라도 의사가 환자상태를 파악하는데 도움이 된다. 그 외에도 보험가입 구분, 진료비 내역, 보험료 납부상태 등의 건강보험관련 정보와 약물 알러지, 처방내역 등의 의학정보, 그리고 예방접종이력, 장기기증 의사 등의 공중보건정보가 수록되어 있다. 카드에 수록된 환자의 정보를 보려면 3개의 카드(환자용, 의료인용, 의료기관용)가 동시에 접속하여 인증받아야 한다. 그리고 모든 의료기관이 IC Card Data Center를 통해 자료와 비용을 전산적으로 처리하므로 의료이용을 관리할 수 있고, 질병상태를 추적할 수 있다. 대만은 이처럼 건강보험서비스 전체를 하나의 카드에 담아서 운용하는데 대한민국이 국가암검진 자료를 카드 한 장에 못 담을 이유가 없다. 이렇게 하면 덤으로 외국 국적자나 무자격자가 타인의 명의를 도용해서 건강보험 진료를 받는 것도 막을 수 있다.

국가암검진의 영상자료를 디지털화해서 수검자가 휴대할 수 있다면 추가검사를 위해서 의뢰되었을 때 어디를 자세하게 검사해야 하는지 정확하게 알 수 있다. 동일한 검사를 반복해서 시행하는 경우도 감소한다. 그러면 건강보험 재정이 절약되고, 방사선 조사량도 줄일 수 있다. 각 의료기관은 환자의 동의 및 인증 하에 건강보험 IC카드에서 해당 영상을 복사하여 의료기관 내부 서버에 저장했다가, 일정 기간이 지난 후에 자동 삭제되도록 프로그램을 만들면 된다.

IC카드에 국가암검진 영상자료를 저장하려면 유방촬영장비가 모두 디지털장비여야 한다. 2021년 기준으로 경기도내 유방암검진기관 수는 785개다(출처: 2021 건강검진 통계연보). 그리고 2018년 기준으로 경기도에 등록된 유방촬영장비는 1,009대이고 그 중 디지털장비가 28.5%(288대)를 차지했다(출처: 경기데이터드림, 2018). 그러나 디지털장비라고 무조건 화질이 보장되는 것은 아니다. 장비가격이 1억 정도에서 4~5억 정도까지 천차만별이기 때문이다. 필자가 장비목록을 검토해보니 288대 중 112대(11.1%) 정도가 전문업체 제품으로서 화질이 우수하다고 생각되었다. (전문업체 제품이라도 품질관리를 계속하지 않으면 화질이 저하됨)

디지털 유방촬영장비가 100대 정도만 있어도 경기도의 31개 시·군에서 국가암검진사업을 시행하는 데 무리가 없다. 이처럼 유방암검진기관 숫자를 획기적으로 줄인다면 디지털장비로 100% 전환할 수 있고, 건강보험카드에 영상자료를 저장할 수 있다. 암센터 관계자에 의하면 예를 들어 대장암 검진기관들이 품질관리를 열심히 해서 위양성률을 일정 수준 이하로 감소시키면 불필요한 재검사에 쓰이는 비용을 연간 약 190억 원이나 줄일 수 있다고 한다(쿠키뉴스, 2019). 마찬가지로 유방암검진도 디지털장비로 전환한다면 재촬영 비용과 방사선 조사량을 줄일 수 있다.

참고로 영국의 유방암검진사업은 2010년부터 필름-스크린장비나 CR장비를 지양하고 디지털장비만 사용하도록 명시하고 있다(출처: NHS breast screening programme). 영국과 독일은 유방암검진사업의 판독정확도를 높이기 위해서 두 명의 영상의학과 의사가 같이 판독(Double Reading)하도록 의무화하고 있다. 또한 한 명의 의사가 연간 5천 건 이상을 판독하도록 규정하고 있다(출처: NHS breast screening programme, Mammographie Screening Programm). 유방검진의 판독정확도를 일정 수준 이상 유지하려면 최소한 연간 천 건 이상 유방촬영을 판독해야 함에도 불구하고 우리나라는 이런 기준을 적용하지 않고 있다. 필자가 몇 년을 주장했지만 겨우 500건 이상 판독하도록 '권고'하는 것에 그쳤다.

우리나라의 국가암검진도 영국이나 독일처럼 유방암검진기관 숫자를 줄이고, 우수한 장비를 도입하고, 품질관리 비용을 아끼지 말고, 판독하는 영상의학과 의사들에 대한 모니터링과 질관리를 계속해야 한다.

몇 년 전 보건복지부의 담당자가 했던 말이 기억난다. 유방암검진 수검률을 100%로 올려서 삼성의 홍라희도 국가암검진을 받게 하는 것이 목표라고 했다. "미친 놈"이라는 말이 목구멍까지 올라왔다. 보건복지부 공무원들은 삼성의 홍라희와 송파의 세 모녀가 평등하게 국가암검진을 받아야 직성이 풀리는 모양이다. 물리적 평등(Equality)가 아니라 실질적 형평(Equity)를 추구하는 것이 바람직하지 않을까?

평등(Equality) vs. 형평(Equity)

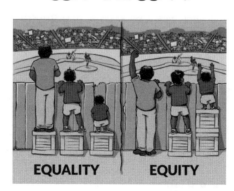

EQUALITY EQUITY

보건복지부는 국가암검진사업이라는 '행위'에만 주로 관심이 있지, 수검자들이 결과를 제대로 듣고, 다음 단계의 진료를 적시에 받는지 여부는 관심이 별로 없는 것 같다. 국가암검진사업이 시작된 지 20년이 지났는데 이제서야 "암검진 이상소견자 추가 진료 여부 모니터링" 사업을 하겠다는 계획을 세우고 있으니 말이다(출처: 제3차 국가건강검진 종합계획안). 이런 준비도 없이 덜컥 시작부터 하고 보자는 그 무모함이 경이로울 지경이다. 보건복지부의 무모함과 정치인의 포퓰리즘 때문에 피 같은 건강보험료가 제대로 쓰이지 못하고, 국민들만 죽어나고 있다.

어떻게 할 것인가?

국가암검진사업을 제대로 해야 한다. 시행하는 것에만 그칠 것이 아니라, 사후관리를 위한 체계가 반드시 필요하다. 사후관리에서 가장 중요한 것 두 가지는 암검진 결과를 제대로 설명해줄 수 있는 1차의사를 확보하는 것이고, 적절한 추가검사를 위한 환자의뢰체계를 만드는 것이다.

1차의사나 1차의료의 부재는 우리나라 의료체계의 문제이자 의학교육의 문제이므로 해결하는데 시간이 많이 걸린다. 그런데 필자가 보기에는 건강보험의 수명이 얼마 남지 않았으므로 의대 교육과정을 바꿀 때까지 마냥 기다릴 수 없다. 그러므로 응급처치가 필요하다. 바로 개원의 개편이다. 다른 글에서 이미 설명했지만 현직 개원의를 1차의사와 전문과목의사로 개편해야 한다. 여기에 더해서 의대 교육과정에 1차의료를 추가하고, 가정의학과 확대 등 1차의사 양성계획도 세워야 한다.

그리고 판독 질관리를 위해서 유방암 여부를 판정하는 영상의학과 의사를 포함해서 초음파검사를 하는 모든 의사들은 정기적으로 실력을 점검받아야 한다. 환자들이 닥터쇼핑을 하는 이유 중 하나가 의사 질관리를 하지 않기 때문이다. 즉 실력 있는 의사인지 여부를 알 수가 없으니 입소문을 따라 여러 의료기관을 돌아다니거나, '큰 병원=실력 있는 병원'이라는 선입견에 사로잡혀 너나 할 것 없이 소위 Big 5로 몰리는 것이다.

국가암검진과 국민건강보험은 의사 질관리를 통해서 실력 없는 의사를 퇴출해야 한다. 또한 의사가 어떤 검사나 술기를 하려면 사전에 최소한의 교육을 필수적으로 받도록 제도를 만들어야 한다. 저수가 정책으로 국민들에게 '비지떡'을 줄 것이 아니라, 적정수가 정책으로 '찰떡'을 주어야 한다. 그리고 떡을 제대로 만들고 있는지 품질관리를 해야 한다. 이것이 건강보험 재정을 효율적으로 쓰는 길이고, 국민건강을 향상시키는 길이다.

이렇게 하려면 내과나 산부인과를 포함하여 건강보험 급여수가가 현실화되어야 한다. 이것이 선행되어야 제대로 배우지도 않은 유방초음파검사를 자가의뢰하지 않는다. 내과 의사는 내과 진료에 집중할 수 있어야 하고, 자기 분야가 아닌 환자는 해당 진료과로 의뢰해야 한다. 산부인과 의사는 산부인과 진료에 집중할 수 있어야 하고, 자기 분야가 아닌 환자는 해당 진료과로 의뢰해야 한다. 영상의학과 의사는 초음파검사를 비롯한 영상검사에 집중할 수 있어야 하고, 판독 질관리를 계속해야 한다.

국가암검진에서 미세석회화가 발견되었지만 내과 원장님이 확대촬영검사를 의뢰하지 않고 엉뚱하게 초음파검사를 자가의뢰하는 바람에 유방암진단이 1년 반 이상 지연된 사례를 통해서 국가암검진사업의 미흡한 부분을 살펴보았다. 만약 1차의사가 이 환자에게 암검진 결과를 설명했거나, 이 환자가 환자의뢰체계를 통해서 제대로 된 추가검사를 적시에 받았다면 국가암검진 후 두 달 이내에 수술을 받았을 것이다. 그랬다면 항암치료나 액와부 수술은 필요하지 않았을 것이고, 환자의 생존기간도 더 늘어날 수 있었을 것이다. 그러므로 국가암검진 결과를 설명하되, 추가검사를 자가의뢰하지 않는 1차의사가 필요하다. 유소견자가 적시에 적절한 추가검사를 받을 수 있도록 환자의뢰체계도 필요하다.

진료는 의사에게, 약은 약사에게, 유방암검진 유소견자의 추가검사는 영상의학과 의사에게!

참고문헌

국민건강보험. 2022.12.30. 2021년 건강검진 통계연보. https://www.nhis.or.kr/nhis/toge ther/wbhaec07000m01.do?mode=view&articleNo=10831133&article.offse t=0&articleLimit=10

연합뉴스. 2018.11.22. "오진 등 치명적 결과 초래할라"⋯암검진기관 사후관리 부실. https://www.yna.co.kr/view/AKR20181121148300017?input=1179m

박지은, 김계현. 2018.04.13. 대만 총액계약제 현황과 시사점. 대한의사협회 의료정책연구소. https://rihp.openhaja.com/bbs/board.php?bo_table=research_report&wr_id=272&page=5

경기데이터드림. 2018.09.05. 특수의료장비 현황(유방촬영용장치) https://data.gg.go.kr/portal/data/service/selectServicePage.do?&infId=57AJAOQ5TWN36P7PD444200 5025&infSeq=1

쿠키뉴스. 2019.03.21. 국가암검진 시행 18년⋯'검진기관' 질관리 강화 필요. https://www.kukinews.com/newsView/kuk201903210205

NHS breast screening programme (BSP): detailed information. http://www.cancerscreening.nhs.uk/breastscreen/index.html

Mammographie Screening Programm (Das Mammographie Screening-Programm). https://fragen.mammo-programm.de/en/

국립암센터. 2020.06. 제3차 국가건강검진 종합계획안.

19
메뚜기 같은 유방암검진 수검자

2021년 가을, 60대 초반의 환자가 유방촬영검사에서 이상소견이 있다며 내원했다.

이 환자는 2002년부터 국가암검진을 받았는데 부천에서 세 군데 의료기관을 돌아다녔다. 환자가 다닌 유방암검진기관은 의원급, 병원급, 종합병원급(상급종합병원)까지 다양했다.

해당 환자의 국가암검진 이력

시기	검진기관	결과
2002. 09.	본원	판정유보
2004. 05.	본원	판정유보
2012. 09.	본원	양성질환
2014. 10.	병원급 기관	판정유보
2018. 12.	의원급 기관(내과)	판정유보
2020. 12.	의원급 기관(내과)	판정유보

2002년 본원에서 처음 국가암검진을 받았을 때부터 이상소견이 있었다. 왼쪽 유방에 종괴가 보였던 것이다. 판정유보라고 판독했지만 환자는 추가검사를 받지 않았다. 검사결과가 제대로 전달되지 않았는지, 아니면 별것 아니라고 생각해서 무시했는지는 알 수 없다. 너무 오래전 일이라 환

자가 기억하지 못했다.

2년 후 다시 국가암검진을 받았을 때도 종괴가 여전히 보였다. 검사간격이 만 2년을 채우지는 못했지만 대체로 매끈한 모양이므로 유방암이 아니라 양성질환으로 추정되었다. 그러나 국가암검진에는 '양성추정' 항목이 없으므로 당시 판독의사는 판정유보로 결론을 내렸다. 그때도 환자는 추가검사를 받으러 오지 않았다.

2012년 본원에서 세 번째 국가암검진을 받았을 때도 유방촬영에서 종괴가 보였다. 그러나 2002년부터 계속 변화가 없었으므로 양성질환으로 판정했다. 유방암 종괴라면 10년 동안 변화 없이 같은 크기와 모양을 유지하는 경우가 없기 때문이다.

2014년에는 본원이 아니라 병원급 기관에서 국가암검진을 받았다. 그 기관에서는 유방촬영에서 종괴가 보인다며 초음파검사를 적극 권유했다. 그 병원에서는 처음 시행한 유방촬영검사이므로 비교할 영상이 없으니 판정유보라고 판독했을 것이다.

외과 선생님이 초음파검사를 했고 종괴 모양이 유방암의심 소견은 아니라며 일단 관찰하자고 했다. 그런데 6개월 후 추적검사에서는 종괴가 계속 보이니 찜찜하다며 없애자고 권유했다. 그래서 거금을 들여 맘모톰 (진공보조 유방절제: Vacuum Assisted Breast Excision) 시술을 받았다. 시술 후에 추적검사는 받지 않았다.

2018년에는 의원급 검진기관에 가서 국가암검진을 받았는데 판정유보로 결과가 나왔다. 그러나 2015년에 종괴를 제거했으므로 괜찮을 것으로 생각해서 추가검사를 받지 않았다.

2020년에도 그 같은 기관에서 국가암검진을 받았고 이번에도 결과가 판정유보로 나왔다. 검진결과 통보서를 들고 이번에는 우리 병원으로 왔다.

환자가 가져온 외부 영상자료와 본원에서 시행했던 예전 검사영상, 그리고 이번에 시행한 유방촬영검사와 초음파검사 결과를 종합하면 이렇다.

환자의 왼쪽 유방 종괴는 2002년부터 변화가 없었다. 그러니 당연히 유방암이 아니다. 그런데 2015년에 병원급 기관에서 맘모톰을 했는데 종괴가 제거되지 않고 그대로 있었다. 그래서 그 후 검사에서도 종괴가 계속 보였던 것이다.

환자가 가져온 유방촬영 영상에서 종괴는 매끈한 모양이고, 2018년과 2020년 사이에 변화가 없었다. 그러므로 의원급 기관에서 받은 2020년의 국가암검진은 양성질환으로 판정되어야 한다. (사실은 2002년부터 변화가 없다) 그런데 상근하는 영상의학과 의사가 없어서 외주판독을 보냈고, 외주판독 의사는 이전 영상을 볼 수 없으므로 판정유보라고 판정한 것이다.

맘모톰을 했지만 종괴가 그대로 남아있다는 이야기를 환자에게 할지 말지 고민했다. 환자는 맘모톰 시술 후에 다시 생긴 것으로 짐작하고 있었다. 고심 끝에 침묵하기로 결정했다. 아마 독자들은 가재는 게 편이라고 욕할 것 같다. 어느 정도는 그렇다. 그러나 시간이 5년도 넘게 흐른데다, 그 외과 의사가 그 기관에서 계속 근무하고 있는지도 확실하지 않은데 괜히 공명심으로 사실을 말해봤자 환자만 속상하지 않을까? 그래서 비겁하더라도 환자에게 평화를 주기로 결심했다. 가장 손해를 본 것은 실손보험회사다.

이 글의 주제는 아니지만 맘모톰 시술과 관련해서 의사들과 실손보험회사들 간에 대규모 소송이 있었다(조선비즈, 2019; 경기메디뉴스, 2023). 논란의 시작은 맘모톰 시술이 법정 비급여항목으로 인정받은 시점이 2019년 7월

신의료기술평가 이후라는 점이다.

실손보험회사의 주장은 2019년 7월 전에 시행한 맘모톰 시술은 임의 비급여행위(불법)이므로 실손보험 지급대상이 아니라는 것이다. 이에 대한 의사들의 주장은 크게 두 가지였다. 처음에는 의료기관이 부당이득을 취했다 하더라도 반환소송은 환자와 보험사 간의 일이므로 의료기관이 보험사에 배상할 근거가 없다고 주장했다. 틀린 말은 아니지만 이런 주장은 도의적으로 문제가 있다. 부당이득을 인정하지만 의사책임은 아니라는 논리이기 때문이다. 그래서였는지 나중에는 주장을 완전히 바꿨다. 즉 맘모톰 시술이 신의료기술에 해당하는 '진단'행위가 아니라 '치료(제거)'행위이므로 건강보험법상 적법하게 진료비를 받았다고 주장한 것이다. 결국 실손보험회사들이 최종 패소를 당했다.

의사들의 주장이 거짓말은 아니다. 맘모톰의 가장 큰 장점이 흉터 없이 양성종양을 제거할 수 있다는 점이고, 거의 대부분(특히 의원급 기관) 제거 목적으로 맘모톰 시술을 하기 때문이다. 그러나 이런 소송의 배경이 매우 서글프다. 실손보험회사들이 감당하기 어려울 정도로 맘모톰 시술 청구액이 많다는 것은 환자와 의사의 도덕적 해이가 심하다는 뜻이기 때문이다. 건강보험정책이 시대착오적으로 '저부담-저수가' 정책을 고수하는 바람에 맘모톰 같은 의사 유인 수요가 비정상적으로 증가하고, 환자들이 실손보험을 통해서 비용을 지불하는 바람에 결국 실손보험회사까지 불똥이 튄 것이다.

정확한 통계는 없지만 의원급 기관에서 맘모톰 시술을 불필요하게 많이 하는 것 같다. 맘모톰이 외과의원을 먹여 살린다는 말이 있을 정도다. 그런데 의사들이 맘모톰 시술로 내몰리는 이유는 개원한 외과 의사가 저수가 정책 때문에 수술을 할 수 없는 현실과 관련 있다. 무조건 의사만 비난할 일이 아니다.

수술로 환자를 살리는 것이 좋아서, 외과 의사가 보람된 직업인 것 같아서 청춘을 갈아 넣으면서 전공의 수련을 받았지만 전문의가 되고 보니 수술 수가가 낮다는 이유로 (종합)병원이 외과 의사를 충분하게 고용하지 않는다. 그래서 개원을 했는데 역시 수술 수가가 낮으니 의원을 유지하기가 어렵다. 이런 현실에서 맘모톰 시술은 외과 의사가 그나마 전공을 살릴 수 있는 몇 안 되는 의료행위이다.

외과 의사가 더 이상 수술을 할 수 없는 현실에 부딪히는 것은 자신의 존재이유와 정체성을 부정당하는 것이다. 이에 대한 자괴감이 반작용으로 나타나서 영리추구에 몰입하는 것 아닐까? 즉, 꿈꾸던 외과 의사의 길을 더 이상 갈 수 없는 상황이니 기왕 이렇게 된 것, 돈이나 많이 벌자… 그런 심정이라고 생각된다. 가재는 게 편이라고 또 욕을 먹겠지만 필자는 그들의 자괴감이 너무나 안쓰럽다. 남의 일로 생각되지 않는다.

건강보험에서 의료행위에 대한 진료보수(수가)는 원가 수준으로 지급되어야 한다. 최소한 그정도는 되어야 의료서비스의 품질을 유지하면서 공급을 계속할 수 있기 때문이다. 급여수가가 초과이윤을 보장할 필요는 없지만 재생산이 가능한 수준이 되어야 하고, 환자안전 및 의료 질관리 비용이 포함되어야 한다(이규식, 2022). 적정한(원가보전) 수준의 수가를 보장함과 동시에 저질 의료행위를 퇴출해야 한다.

이 글에서 지적하고자 하는 것은 이 환자가 세 군데 의료기관을 돌아다니면서 국가암검진을 받았다는 점이다. 이래서는 국가암검진이 효과적으로 이루어지지 않는다.

유방암검진에서는 이전 영상과 비교하는 것이 매우 중요하다. 판독정확도를 높일 수 있기 때문이다. 즉 이전 영상이 있으면 불필요한 추가검사를 피할 수 있고, 반면에 미세한 변화를 쉽게 알아차릴 수 있으므로 유방암을 조기진단하는데 도움이 된다. 지금 보이는 이상소견이 이전 검사와 비교하여 변화가 없고 수년째 그대로 있다면 유방암일 가능성은 없다. 그러나 이전에 없던 병변이 새롭게 보인다면 유방암일 가능성이 매우 높다. 우리나라 여성들은 치밀유방 비율이 높아서 유방촬영의 민감도가 떨어지므로 이를 보완하려면 이전 검사와 비교하는 것이 매우 중요하다.

필자가 예전에 시행했던 후향적 다기관연구 결과에 의하면 국가암검진을 동일 기관에서 연속해서 받는 수검자와 그렇지 않은 수검자 간에 유방촬영 판독정확도에 차이가 있었다(김양중 이은혜 등, 2017). 즉 동일 기관에서 국가암검진을 연속해서 받은 수검자는 그렇지 않은 수검자에 비해서 소환율(이상소견이 있어서 추가검사가 필요한 경우)이 낮았고, 암 발견율이 높았으며, 양성예측도(Positive Predictive Value, PPV: 이상소견이 진짜로 유방암일 가능성)와 음성예측도(Negative Predictive Value, NPV: 이상소견 없는 사람이 진짜로 유방암 환자가 아닐 가능성)가 모두 높았다.

앞에서 말했듯이 의원급 검진기관은 검사건수가 충분히 많지 않아 판독할 영상의학과 의사를 고용하기 어려우므로 외주판독을 의뢰해야 한다. 외주판독의 가장 큰 문제는 이전 영상과 비교하기가 어렵다는 점이다. 그래서 불필요한 추가검사가 증가할 수밖에 없고 이는 의료비 증가로 연결된다.

그러므로 국가(유방)암검진에서는 검진기관 숫자를 획기적으로 줄여서 한 기관이 소화하는 검진 건수를 늘려야 한다. '규모의 경제'가 필요하다. 그렇게 해야 성능이 우수한 고가장비를 투입할 수 있고, 상주하는 영상의학과 의사가 이전 영상과 비교하여 정성들여 판독할 수 있고, 장비 품질관리를 총괄하고, 방사선사를 훈련시킬 수 있다. 그리고 국립암센터는 판독의사들에게 피드백을 제공하고 질관리를 해야 한다. 이 모든 활동이 어우러져야 판독정확도가 향상되고, 이를 통해서 유방암 사망률 감소라는 국가암검진의 최종 목표를 달성할 수 있다.

이 사례는 양성 종괴를 가진 환자가 여러 검진기관을 돌아다닌 탓에 계속 판정유보라는 결과통보서를 받고 불필요하게 맘모톰 시술까지 받은 이야기다. 만약 같은 검진기관에서 연속적으로 검사를 받았더라면 양성질환으로 판정받고 마음 편하게 있었을 텐데…. 이렇게 된 배경은 보건복지부와 건강보험공단이 국가암검진사업을 자유방임적으로 운영하기 때문이다.

국가(유방)암검진에는 자유방임이 아니라, 관리가 필요하다. 수검자들이 마치 메뚜기처럼 이리저리 배회하면서 매번 다른 검진기관에서 검사를 받도록 방치하면 안된다. 그러므로 과도하게 많은 유방암감진기관 숫자를 줄이고 검진기관에 영상자료를 차곡차곡 쌓아서 판독정확도를 향상시켜야 한다. 이렇게 하면 불필요한 검사를 줄일 수 있고 의료비도 줄일 수 있다.

참고문헌

조선비즈. 2019.09.04. 이번엔 1100억 원대 소송…맘모톰으로 또 붙은 의료계와 보험계. https://biz.chosun.com/site/data/html_dir/2019/09/04/2019090400801.html

경기메디뉴스. 2023.01.06. 경기메디뉴스 선정 '2022 경기도의사회 10대 뉴스'. http://www.ggmedinews.com/news/articleView.html?idxno=3559

이규식. 2022.04.20. 국민건강보험의 발전과 과제. 계축문화사.

Young Joong Kim, Eun Hye Lee, Jae Kwan Jun et al. 2017. Analysis of Participant Factors That Affect the Diagnostic Performance of Screening Mammography: A Report of the Alliance for Breast Cancer Screening in Korea. Korean Journal of Radiology 18(4): 624-631.

노인 문제

20
독신의 비애-노인장기요양보험

2021년 초, 60대 후반의 여자 환자가 내원했다. 이 환자는 2018년에 유방암으로 진단받고 거주지 소재의 상급종합병원에서 수술을 받았다. 액와부 임파선 전이가 동반되어 수술 후 항암치료도 추가로 받았다.

유방암 가족력이 있는 환자였다. 언니가 70대에 유방암으로 진단받았다. 유방암 수술은 잘 됐지만 몇 년 후에 위암이 추가로 발견되었고, 결국 위암이 다른 장기로 전이되어 사망했다.

한 달 전 원래 다니던(수술을 받았던) 병원에서 유방암이 재발했다는 진단을 받았다. 청천벽력이었다. 걱정이 되어서 서울에 있는 유명 대형병원도 가봤다.

"그런 큰 병원에 가보면 나 같은 암환자가 백 명도 넘게 앉아 있어요. 그런데 나는 빽도 없고, 병원에 아는 사람이 한 명도 없어요. 그 많은 암환자들 중에 한 명일뿐…."

그 대형병원에서 많고 많은 환자들 중의 한 명으로 치료를 받아야 할지 결심이 서지 않아서 고민하던 차에 유방암 치료를 잘하는 명의가 있다는 소문을 우연히 듣고 우리 병원으로 찾아왔다.

"여기 종양내과 교수님이 정말 인간적으로 대해 주셔서 마음이 놓였어요. 진찰받으러 가면 늘 손을 잡아 주시는데 손이 진짜 따뜻하세요. 처음에 갔을 때 최선을 다할 테니 치료를 다시 해보자고 교수님이 말씀하시는데 눈물이 났어요."

그래서 아무 연고도 없는 우리 병원에서 다시 시작하기로 마음을 먹고 항암 및 방사선치료를 받게 되었다. 그런데 치료를 진행하는 중에 흉부 CT 검사에서 반대편 액와부에 임파선이 새롭게 발견되었다. 항암치료에 듣지 않는 새로운 임파선 전이인지, 아니면 단순한 반응성(Reactive) 임파선 비후인지 확인할 목적으로 필자에게 조직검사가 의뢰되었다.

이 환자는 30대 초반에 결혼을 했지만 자녀가 없다. 원래 살던 곳은 서울인데 결혼하면서 남편 고향인 지방 대도시로 이주했다. 남편은 몇 년 전에 사망했고 지금은 그 도시에서 혼자 살고 있다.

방사선치료를 받으려면 매일 병원에 와야 한다. 그러나 부천에는 아무 연고가 없기 때문에 부천에서 한 시간 거리에 있는 남동생 집에 당분간 머무르는 중이다. 남동생이 매일 운전해서 누나를 병원에 데려다 주고, 치료 끝날 때까지 기다렸다가 집에 같이 간다고 하니 형제 간의 우애가 각별한 집안인 듯하다. 게다가 올케가 아침마다 정성스럽게 식사를 차려준다고….

"우리 올케는 정말 착해요. 너무 고맙죠."

"그러게요. 다행이네요."

"그런데 만약 입원치료를 받게 되면 걱정이예요. 올케한테 병수발까지 해달라는 밀은 차마 못하겠어요."

"걱정하지 마세요. 우리 병원은 간호간병통합병동을 운영하고 있으니 보호자가 없어도 괜찮아요."

환자를 위로하기 위해서 말은 그렇게 했지만 사실 남의 일이 아니다. 필자 역시 늙고 병들면 보살펴줄 가족이 없다. 치료를 받아서 낫는 병이라면 그나마 괜찮겠지만 거동이 불편해서 일상생활에 어려움을 겪게 되거나, 치매에 걸린다면… 생각만 해도 막막하다. 싱글의 비애다.

필자는 독신주의자가 아니었지만 어쩌다 보니 결혼을 못 했다. 이 환자는 결혼은 했지만 자녀가 없다. 혼자 사는 노인들이 오랫동안 아프게 되면 보살펴 줄 가족이 없으니 참으로 문제다. 경제력이 있으면 그래도 다행이지만 그렇지 않은 경우는 결국 우리 사회가, 국가가 돌봐야 한다.

1인 가구의 증가

1인 가구가 급격하게 증가하고 있다. 최근 발표된 2021년 한국통계연감에 의하면 전체 가구수가 2004년에 15,732,068가구이던 것이 2021년에는 20,573,060가구로 증가했다(국민건강보험, 2022). 그러나 가구원 숫자별 구성비에 큰 변화가 있었다. 1인 및 2인 가구가 크게 증가한 반면, 4인 이상인 가구수가 현저히 감소한 것이다. 즉, 가구원 숫자별 구성비가 2004년에는 4인 가구 28.0%, 2인 가구 21.4%, 3인 가구 20.9%, 1인 가구 19.1%, 5인 이상 가구 10.6%의 순서이던 것이 2021년에는 1인 가구가 30.8%로 크게 증가했고, 2인 가구도 28.5%로 증가했다. 3인 가구는 21.0%로 비슷한 반면, 4인 가구와 5인 이상 가구는 각각 15.2%와 4.6%로 크게 감소했다.

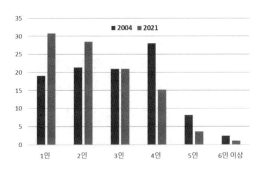

가구원수 구성비: 2004년과 2021년 비교(2021 한국통계연감) (단위: %)

(출처: 국민건강보험, 2022)

　1인 가구가 증가한 이유는 두 가지로 추측할 수 있다. 첫째는 인구 고령화로 인해 노인들이 오래 사는 데다, 배우자 중 한 명이 먼저 사망한 후 남은 배우자가 자녀와 합치지 않고 혼자 사는 경우가 증가했다. 둘째는 청년층의 혼인율이 감소하고 혼인 연령이 높아지면서 부모 세대와 분리하여 단독 세대주가 되는 경우가 증가했다. 2021년 한국통계연감에 의하면 혼인 건수가 1982년에는 387,468건이었으나 2020년에는 213,502건으로 거의 절반이나 감소했다(국민건강보험, 2022). 같은 자료에서 초혼 연령도 1994년에는 남자 28.2세, 여자 25.1세이던 것이 2020년에는 각각 33.2세와 30.8세로 높아졌다

　2인 가구의 증가는 자녀를 갖지 않는 부부가 증가한 것과 관련이 있다. 따라서 합계 출산률이 크게 감소했다. 합계 출산률이란 가임기(15세~49세) 여성 한 명이 출산할 것으로 예상되는 평균 자녀 수를 말한다. 2021년 한국통계연감에 의하면 합계 출산률이 1982년에는 2.4명이었으나, 1995년에는 1.6명, 2020년에는 0.84명, 2021년에는 0.81명으로 감소했다. 현재 대한민국은 전 세계에서 출산률이 가장 낮은 국가다.

노인 1인 가구의 증가

1인 가구 중에서도 노인 1인 가구의 증가 추세가 심상치 않다. 우리나라에서 노인의 기준은 65세다. 2022년 고령자 통계에 의하면 2020년 기준으로 우리나라에서 65세 이상 노인의 기대 여명은 남자 19.2년, 여자 23.6년이다(통계청, 2022). 이는 OECD 평균인 남자 17.8년, 여자 21.2년을 크게 상회하는 것이다. 같은 자료에서 가구주 연령이 65세 이상인 고령자 가구는 전체 가구의 24.1%를 차지했다. 고령자 가구의 유형은 1인 가구가 36.1%로 가장 많았고, 부부 35.2%, 부부와 미혼자녀 9.2%, 부모 중 한 명과 미혼자녀 5.5%의 순서였다.

우리나라는 이처럼 1인 가구가 급격하게 증가하고 있는 데다 인구 고령화도 초스피드로 진행 중이다. 2000년에 고령화사회로 진입한 이후, 불과 17년 만인 2017년에 고령사회로 진입했다. 최근 발표된 "2022년 주민등록 인구통계"에 따르면, 우리나라의 65세 이상 고령 인구는 927만 명(여성 520만 명, 남성 407만 명)으로 전체 인구의 18%를 넘었다(조선일보, 2023). 고령인구가 전체 인구의 20% 이상을 차지하면 초고령사회라고 하는데 여성인구만 본다면 65세 이상인 비율이 20.1%이므로 우리나라는 실질적으로 이미 초고령사회인 셈이다. 문제는 아플 일이 많은 노인 1인 가구의 증가는 국가적으로 큰 부담이 된다는 점이다. 일반적으로 고령 인구가 증가할수록 의료비가 증가하고, 간병 및 요양 부담도 증가하기 때문이다. 이런 현상은 만국 공통이다.

한국보건사회연구원의 노인실태조사 심층분석에 의하면 연령이 적을수록, 교육수준이 높을수록 건강하다고 인식하는 비율이 높았고, 남성 노인이 여성 노인보다 건강하다고 인식하는 비율이 높았다(김세진, 2021). 특히, 배우자가 있는 노인은 그렇지 않은 경우보다 자신을 건강하다고 평가하는 경향이 높았다. 같은 맥락에서 노인부부 가구가 노인 독거가구나 자녀 동거가구보다 자신의 건강을 긍정적으로 인식하는 비율이 높았다.

이처럼 노인부부가 자신의 건강상태를 긍정적으로 인식하는 경우가 많기는 하지만, 노인부부도 독거노인과 마찬가지로 타인의 돌봄이 필요할 수 있다. 아픈 배우자를 남은 배우자가 집에서 혼자 돌보는 것이 어려운 경우가 있기 때문이다. 한편 2022년 고령자 통계에 의하면 조사대상자의 절반인 49.9%가 부모 부양을 가족·정부·사회가 함께 책임져야 한다고 응답했다. 이는 10년 전에 비해 12.1퍼센트포인트가 증가한 것이다(통계청, 2022). 자식들이 부모를 부양하고 돌보는 것은 더 이상 '필수'가 아니라 '선택' 사항이 되어버렸다.

이처럼 부모 부양(=노인 돌봄)에 대한 인식 변화는 전통적인 가정이 해체되고 있는 것과 관련이 있다. 노인 돌봄은 전통적으로 '가족'의 영역이었으나 2008년 노인장기요양보험이 도입된 이후 노인 돌봄이 '정부 또는 사회'의 영역으로 빠르게 편입되고 있다. 특히, 문재인 정부가 '치매 국가 책임제'를 주요 공약 중 하나로 내세우면서 '돌봄의 사회화'가 급속하게 진행되고 있다.

'사회화'란 내가 이용하는 서비스나 재화의 비용을 다른 사람 즉 비(非)이용자가 대신 낸다는 뜻이다. 즉, 돌봄 비용의 상당 부분을 노인장기요양보험이 부담하고 있지만 이것은 결국 모든 국민들이 분담하는 셈이다. 문제는 노인인구 특히, 돌봄이 필요한 독거노인이 증가하는 반면에, 돌봄비용을 부담할 생산활동인구가 현저하게 감소하고 있다는 점이다.

대한민국은 미래의 돌봄비용을 과연 감당할 수 있을까? 노인이 씻기, 화장실 출입, 식사 및 준비, 청소와 빨래, 장보기 등 일상생활을 유지하기 어렵게 되었을 때 요양원 등의 요양시설이나 요양병원에 고립되어 타인으로부터 돌봄을 받는 것 외에 다른 방법은 없을까? 비용도 문제지만, 요양원 등 시설이나 요양병원에서 타인에게 전적으로 의지해야 한다면 '인간의 존엄성'이 과연 유지될 수 있을까? 질병 자체로 인해 사망하는 것이 아니라면 죽기 전까지 자기가 살던 집에 최대한 오래 머물 수는 없을까?

2017년 노인실태조사에 의하면 노인의 57.6%가 거동이 불편하더라도 살던 곳에서 여생을 마치고 싶다고 응답했다. 노인의 주거이동은 삶의 만족도에 부정적인 영향을 미치기 때문이다. 동거가족이 없는 노인은 동거가족이 있는 경우보다 주거를 이동한 경우가 많았고, 요양시설 등으로 주거를 이동한 노인은 자기 집에 사는 노인보다 삶의 만족도가 낮았다(강희경, 2011). 노인은 주거가 이동되면 이전까지 유지되던 가족관계가 상실되고, 지역사회에서 고립될 위험이 증가한다. 이처럼 노년의 거주지 이전은 노인들에게 큰 스트레스로 작용한다. 특히 새로운 거주지가 '시설'인 경우 상당한 충격을 받게 되는데 이런 것을 '이동스트레스 증후군'이라고 한다(권지담, 2019).

노인장기요양보험

노인장기요양보험에 대해서 잘 모르는 독자들이 많을 것이다. 필자 역시 얼마 전까지 그랬다. 요양병원이 요양시설인 줄 알았기 때문이다. 노인장기요양보험의 대표적 예시는 요양원이다. 요양 또는 돌봄이란 식사, 화장실 출입, 개인위생(세수, 양치질, 목욕 등), 가사활동(식사준비, 설거지, 청소, 빨래 등) 일상생활을 수행할 수 없는 사람들에게 필요한 서비스를 제공하는 것이다. 이런 사람들은 대부분 만성질환자이며 거동이 불편하다. 노인장기요양보험은 건강보험과 마찬가지로 '사회보험'이다. 즉, 건강보험은 의료이용을 사회화한 것이고, 노인장기요양보험은 돌봄이용을 사회화한 것이다.

사회보험(사회화)을 통해서 비용 부담이라는 문턱이 낮아지면 이용자가 증가한다. 이것은 만국 공통 현상이다. 노인장기요양보험 역시 제도가 도입된 이후 이용자(수급자)가 현저하게 증가했다. 2020 노인장기요양보험통계연보에 의하면 제도 시행 첫해인 2008년에는 수급자가 21.4만 명이던 것이 2020년에는 85.8만 명으로 약 4배 증가했다(국민건강보험, 2021).

장기요양 비율은 인구 고령화에 따라 계속 증가하는 추세이며 나이가 많을수록 증가한다. 노인장기요양보험통계 자료에 의하면 65세 이상 고령자 중 장기요양 인정자는 10.3%다(국민건강보험, 2021). 같은 자료에서 65~69세의 장기요양 비율은 1.7%에 불과하지만 70~79세는 7.1%로 증가하고, 80세 이상은 28.5%로 급격하게 증가한다. 즉, 80세 이상 노인 세 명 중 한 명은 장기요양이 필요한 셈이다. 한편, 장기요양 인정자 중 여자의 비율이 13.4%로 남자(6.3%)보다 두 배 이상 많은데 이는 여자가 남자보다 수명이 긴 것과 관련이 있다.

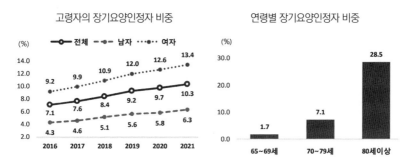

장기요양 인정자의 연령별 성별 비중(2021년 기준)

(출처: 국민건강보험공단 노인장기요양보험통계)

노인장기요양보험 이용자가 폭증하는 것을 막기 위해서 신청자 중 요양필요도가 일정 수준 이상이라고 인정받은 사람에게만 급여서비스를 제공한다. 그러므로 최소한 5등급 이상(1~5등급)이거나, 치매등급으로 인정을 받아야 노인장기요양보험의 혜택을 받을 수 있다. 장기요양등급은 숫자가 낮을수록 요양필요도가 높다. 즉, 1등급이 요양필요도가 가장 높고, 5등급은 수급자 중에서는 요양필요도가 가장 낮다. 그 이하인 6등급 미만은 노인장기요양보험 수급대상자가 아니다.

장기요양 등급판정 기준

장기요양 등급	심신의 기능상태
1등급	심신의 기능상태 장애로 일상생활에서 전적으로 다른 사람의 도움이 필요한 자로서 장기요양인정 점수가 95점 이상인자
2등급	심신의 기능상태 장애로 일상생활에서 상당 부분 다른 사람의 도움이 필요한 자로서 장기요양인정 점수가 75점 이상 95점 미만인 자
3등급	심신의 기능상태 장애로 일상생활에서 부분적으로 다른 사람의 도움이 필요한 자로서 장기요양인정 점수가 60점 이상 75점 미만인 자
4등급	심신의 기능상태 장애로 일상생활에서 일정 부분 다른 사람의 도움이 필요한 자로서 장기요양인정 점수가 51점 이상 60점 미만인 자
5등급	치매환자로서(노인장기요양보험법 시행령 제2조에 따른 노인성 질병으로 한정) 장기요양인정 점수가 45점 이상 51점 미만인 자
인지지원등급	치매환자로서(노인장기요양보험법 시행령 제2조에 따른 노인성 질병으로 한정) 장기요양인정 점수가 45점 미만인 자

(출처: 국민건강보험)

노인장기요양급여는 크게 세 가지 종류로 구분되는데 시설급여(Institutional Care Benefits), 재가급여(Home Care Benefits), 그리고 특별현금급여다(출처: 국민건강보험). 그중 시설급여와 재가급여는 건강보험과 마찬가지로 현금이 아니라 서비스를 제공하는데 이런 것을 현물급여라고 부른다.

시설급여는 두 가지 유형이 있는데 노인요양시설과 노인요양공동생활가정이다. 노인요양시설은 요양원처럼 대규모 거주시설이고, 노인요양공동생활가정은 말 그대로 '가정'과 같은 주거여건을 가진 소규모의 그룹 홈(Group Home)이다. 장기간 돌봄이 필요한 입소자에게 제공하는 돌봄 서비스의 종류는 시설 종류에 상관없이 동일하지만 서비스의 강도가 다르다. 즉, 두 시설 모두 신체활동을 지원하고, 심신의 기능을 유지하거나 향상시키기 위한 교육과 훈련 등을 제공하지만, 요양시설 입소자는 요양가정 입소자보다 대체로 더 많은 돌봄이 필요하다.

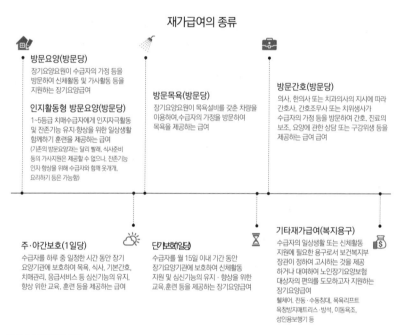

재가급여의 종류

방문요양(방문당)
장기요양요원이 수급자의 가정 등을 방문하여 신체활동 및 가사활동 등을 지원하는 장기요양급여

인지활동형 방문요양(방문당)
1~5등급 치매수급자에게 인지자극활동 및 잔존기능 유지·향상을 위한 일상생활 함께하기 훈련을 제공하는 급여
(기존의 방문요양과는 달리 빨래, 식사준비 등의 가사지원은 제공할 수 없으나, 잔존기능 인지·향상을 위해 수급자와 함께 옷개기, 요리하기 등은 가능함)

방문목욕(방문당)
장기요양요원이 목욕설비를 갖춘 차량을 이용하여, 수급자의 가정을 방문하여 목욕을 제공하는 급여

방문간호(방문당)
의사, 한의사 또는 치과의사의 지시에 따라 간호사, 간호조무사 또는 치위생사가 수급자의 가정 등을 방문하여 간호, 진료의 보조, 요양에 관한 상담 또는 구강위생 등을 제공하는 급여 급여

주·야간보호(1일당)
수급자를 하루 중 일정한 시간 동안 장기요양기관에 보호하여 목욕, 식사, 기본간호, 치매관리, 응급서비스 등 심신기능의 유지, 향상 위한 교육, 훈련 등을 제공하는 급여

단기보호(1일당)
수급자를 월 15일 이내 기간 동안 장기요양기관에 보호하여 신체활동 지원 및 심신기능의 유지·향상을 위한 교육, 훈련 등을 제공하는 장기요양급여

기타재가급여(복지용구)
수급자의 일상생활 또는 신체활동 지원에 필요한 용구로서 보건복지부 장관이 정하여 고시하는 것을 제공하거나 대여하여 노인장기요양보험 대상자의 편의를 도모하고자 지원하는 장기요양급여
휠체어, 전동·수동침대, 목욕리프트 욕창방지매트리스·방석, 이동욕조, 성인용보행기 등

(출처: 국민건강보험)

재가급여는 6가지 종류가 있는데 방문요양, 방문목욕, 방문간호 등 가정방문형 급여 3종과 주야간보호, 단기보호, 그리고 기타급여인 복지용구다. 이 중 가장 많이 이용되는 것은 방문요양이다. 방문요양이란 요양보

호사가 가사도우미(Home-helper)로서 수급자의 신체활동과 가사활동을 지원하는 서비스다. 대체로 요양필요도가 높은 수급자(1,2등급)는 시설요양으로, 요양필요도가 낮은 수급자(3~5등급)는 재가요양으로 배정하는 것이 합리적이다.

2019년 장기요양 실태조사에 의하면 재가요양 수급자들은 방문요양 79.3%, 방문목욕 22.1%, 방문간호 4.4%, 주·야간보호 19.9%, 단기보호 1.1%의 순서로 이용했다(강은나, 2019). 같은 자료에서 현재는 장기요양급여를 이용하지 않고 있으나 향후에 이용하고 싶은 재가요양 서비스는 방문요양이 69.9%로 가장 많았고, 주·야간보호 12.0%, 방문목욕 8.2%의 순서였다. 이처럼 기본적인 신체활동과 가사활동이 불가능하여 요양보호사의 도움을 받아야 하는 사람들이 생각보다 많다.

마지막으로 특별현금급여는 세 가지가 있으나 실제로 운용되는 것은 가족요양비뿐이고, 특례요양비나 요양병원 간병비는 운영하지 않고 있다. 가족요양비란 수급자가 섬이나 벽지에 거주하거나, 천재지변, 신체·정신 또는 성격 등의 사유로 요양시설에서 장기요양서비스를 받지 못하고 가족이 방문요양에 상당하는 장기요양서비스를 제공할 때 지급되는 현금급여다. 장기요양등급에 상관없이 매월 15만 원의 가족요양비를 수급자에게 지급하는데 이 금액은 제도가 도입된 2008년 이후 동일한 액수다. 게다가 가족요양은 제공시간이 60분 또는 90분이므로 재가요양(3시간)에 비해서 서비스제공 인정시간이 짧다. 따라서 가족요양비의 비중이 매우 낮다. 2019년 장기요양 실태조사 보고서에 의하면 가족요양비 이용률은 전체 급여의 0.16%~0.20% 수준에 불과하다(강은나, 2019). 즉, 우리나라의 노인장기요양보험은 현금급여의 비중이 현물급여보다 현저하게 작고, 현금급여의 혜택이 현물급여보다 매우 적다. 이것은 가족이 집에서 부모(노인)를 돌볼 수 있도록 지원하기보다는, 타인이 시설에서 노인을 돌보도록 정부가 유도하는 것이다. 뒤에 다시 설명하겠지만 이것은 잘못된 정책 방향이다.

노인장기요양보험 제도가 시행된 2008년 이후 이용자(수급자)뿐만 아니라 공급자도 지속적으로 증가했다(강은나, 2019; 이윤경, 2021). 2008년에는 요양시설 843개소, 재가기관 9,241개소이던 것이 2020년에는 각각 5,763개소와 32,007개소로 약 7배와 3배 증가했다(이윤경, 2021). 따라서 제도 초기에는 공급 부족을 우려했으나 지금은 오히려 공급자가 난립하는 상황이다.

요양병원과 요양시설, 재가급여 기관 수와 이용자 수(2008년-2020년) (단위: 개소,명)

구분		2008	2010	2012	2014	2016	2018	2020
기관 수	계	10,774	21,957	22,230	25,356	29,919	32,952	39,352
	요양병원	690	867	1,103	1,337	1,428	1,560	1,582
	요양시설	843	2,421	3,385	4,871	5,187	5,320	5,763
	재가기관	9,241	18,669	17,742	19,148	23,304	26,072	32,007
이용자 수	계	-	-	-	812,982	945,225	1,137,043	1,300,339
	요양병원	-	-	-	291,879	337,699	377,538	362,468
	요양시설	14,525	62,739	104,023	168,924	189,374	213,775	224,775
	재가기관	114,895	342,654	314,290	352,179	418,152	545,730	713,096

(출처: 한국보건사회연구원, 2021)

노인장기요양보험제도에 대한 만족도는 높은 편이다. 2015년에 건강보험공단이 시행한 노인장기요양보험제도 만족도 및 인식도 조사 결과 이용자의 만족도는 85%였지만, 보호자의 만족도는 89.7%였고, 가족의 돌봄부담 감소는 90.6%에 달했다. 즉, 이용자보다 보호자의 만족도가 높게 나타났다. 2019년 장기요양 실태조사 보고서에 의하면 이용자 가족의 84.7%가 노인장기요양보험제도에 만족하고 있으며(만족 49.1%, 매우 만족 35.0%), 보통 12.2%, 만족하지 않음 3.4%, 전혀 만족하지 않음 0.3%로 나타났다. 이용자의 재가요양에 대한 만족도는 주야간보호 90.4%, 방문목욕 85.1%, 방문요양 79.2%, 방문간호 69.5%, 단기보호 44.6% 등 다양하게 나타났다. 이용자의 시설요양에 대한 전반적인 만족도는 84.2%였으나, 다른 이용자들과 공동생활을 하는 것에 대한 만족도는 68.7%로 낮았다. 같은 자료에서 노인장기요양보험이 이용자와 가족의 신체적, 정신적 부담 완화에 도움이 되었다는 응답이 각각 93.5%, 92.3%이었으며, 경제적 부담 완화에도 80.8%가 도움이 되었다고 응답했다.

노인장기요양보험의 문제들

노인장기요양보험에 대한 만족도가 대체로 높게 나타났지만 현재의 제도는 몇 가지 심각한 문제점이 있다. 첫째는 요양서비스가 시설 중심이라는 점이다. 둘째는, 돌봄서비스를 제공하는 요양시설과 만성기 의료서비스를 제공하는 요양병원 간에 업무의 혼란 및 중복이 있다. 반면에, 요양시설과 급성기 의료기관 간에는 아무런 연계가 없는 것도 문제다. 셋째, 노인장기요양보험 재정규모가 가파르게 증가하고 있지만 투입되는 비용에 비해서 돌봄의 질이 의문스럽다는 점이다.

문제 1: 시설 중심

장기요양서비스가 시설 중심으로 제공되는 것의 문제점은 비용부담(재정지출)이 가중된다는 점과 감염 특히, 집단감염에 취약하다는 점이다. 먼저, 비용부담에 대해서 알아보자.

2020년 노인장기요양보험통계연보에 의하면 장기요양기관 중 재가기관은 19,621개소(77.3%), 시설기관은 5,7636개소 (22.7%)인데 비해서 공단부담금(급여액)은 재가급여가 5조 2,302억 원(58.9%), 시설급여가 3조 6,525억 원(41.1%)이다(국민건강보험공단, 2021). 또한, 시설급여액의 91.5%가 노인요양시설에 투입된다. 그러므로 노인장기요양보험에서 시설급여비가 차지하는 비중이 기관수 대비 상대적으로 높다.

장기요양급여가 시설 중심인 이유는 재가서비스는 이용하기가 불편하기 때문이다. 이는 재가급여기관 중 2종 이상의 재가급여를 제공하는 비율이 50% 수준에 불과한 것과 관련이 있다(강은나, 2019). 재가요양에서 제공하는 대표적 서비스인 방문요양, 방문목욕, 방문간호 등은 서로 연계되지 않고 방문요양업체별로 분절적으로 제공되는 경우가 많다. 마찬가지로 재가요양에서 제공하는 주·야간보호와 단기보호도 서비스를 제공하는 업체가 대부분 서로 다르다. 상황이 이렇다 보니 수급자나 보호자가 필요한 서비스를 해당 업체에 일일이 요청해야 하므로 이용하기가 번거롭다. 이에 비해서 시설요양은 요양원이든, 그룹 홈이든 상관없이 일종의 원스탑(One-stop) 서비스 개념이므로 상대적으로 이용이 편리하다.

장기요양급여가 시설 중심인 다른 이유는 요양등급이 동일하더라도 재가요양보다 시설요양이 급여혜택이 더 많기 때문이다. 게다가 요양등급이 높을수록(요양필요도가 낮을수록) 시설요양을 이용하면 재가요양보다 더 많은 서비스를 받을 수 있으므로 시설급여를 선호하게 된다. 노인장기요양보험 지불보상체계 관련 연구에 의하면 3~5등급자가 시설요양을 이용하면 매월 160~180만원 한도에서 급여서비스를 받을 수 있지만, 재가요양을 이용하면 한도가 100~130만원에 불과하다(이윤경, 2021). 이것도 수급자나 보호자가 필요한 서비스마다 재가요양기관과 일일이 접촉해야 하니 한도액을 꽉 채워서 이용하는 것이 쉽지 않다. 그 결과 2020년 기준 전체 요양시설 수급자의 약 70%를 3등급 이상(3~5등급)이 차지하는 등 도덕적 해이가 나타나고 있다(같은 자료).

장기요양등급별 시설급여액과 재가급여액 비교(2021년 기준) (단위: 원, %)

등급	재가급여(A) (월한도액)	시설급여(B)		시설급여(B)-재가급여(A)		시설급여(B)/재가급여(A)	
		노인요양 시설	노인요양 공동생활가정	노인요양 시설	노인요양 공동생활가정	노인요양 시설	노인요양 공동생활가정
1등급	1,520,700	2,157,000	1,891,500	636,300	370,800	1.4	1.2
2등급	1,351,700	2,001,300	1,755,300	649,600	403,600	1.5	1.3
3등급	1,295,400	1,845,600	1,617,900	550,200	322,500	1.4	1.2
4등급	1,189,800	1,845,600	1,617,900	655,800	428,100	1.6	1.4
5등급	1,021,300	1,845,600	1,617,900	824,300	596,600	1.8	1.6

(출처: 한국보건사회연구원, 2021)

장기요양보험 급여유형별 1인당 지출액 추이: 2008년-2015년(보험자부담+본인부담) 추이(단위: 천 원)

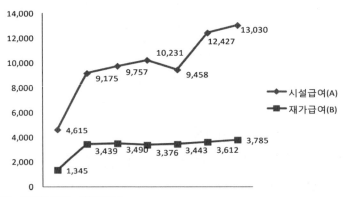

(*지출액 = 보험자부담액 + 본인부담액)
(출처: 한국보건사회연구원, 2016)

월한도액뿐만 아니라 실제 급여지출액도 시설급여와 재가급여 간에 차이가 있다. 장기요양 이용자 1인당 급여지출액 수준을 보면 2015년 기준으로 시설급여가 13,030천 원, 재가급여가 3,785천 원으로 시설급여가 재가급여보다 3.4배 많았다(선우덕, 2016).

같은 자료에서 2009년~2015년 기간 동안 시설급여 지출액의 증가가 재가급여보다 훨씬 더 가파른 것을 볼 수 있다. 1인당 시설급여액의 연평균 증가율이 6.62%인 반면, 1인당 재가급여액은 4.28%였다. 반면에 같은 기간의 경제지표를 보면 1인당 GDP는 4.70%, 임금은 4.32%, 소비자물가지수는 2.24% 상승하는 데 그쳤다. 즉, 1인당 시설급여액이 모든 경제지표보다 더 많이 상승한 것이다. 돌봄서비스는 제공장소가 시설이든 집이든 상관없이 동일하게 노동집약적인데 시설급여액 증가율만 임금인상율보다 더 높다는 점이 특이하다.

장기요양보험 급여유형별 공단부담금 추이: 2016년-2020년(단위: 억 원, %)

구 분	2016		2017		2018		2019		2020		증감률
	금액	비율	금액	비율	금액	비율	금액	비율	금액	비율	(전년대비)
장기요양 공단부담금 계	44,177	-	50,937	-	62,992	-	77,363	-	88,827	-	14.8
재가급여	21,795	100.0	26,417	100.0	34,344	100.0	43,702	100.0	52,302	100.0	19.7
-방문요양	16,076	73.8	18,916	71.6	24,364	70.9	30,071	68.8	35,889	68.6	19.3
-방문목욕	754	3.5	892	3.4	1,003	2.9	1,162	2.7	1,362	2.6	17.2
-방문간호	96	0.4	132	0.5	177	0.5	221	0.5	261	0.5	18.1
-주야간보호	3,608	16.6	5,119	19.4	7,361	21.4	10,444	23.9	12,726	24.3	21.8
-단기보호	136	0.6	134	0.5	123	0.4	112	0.3	88	0.2	-21.4
-복지용구	1,125	5.2	1,223	4.6	1,315	3.8	1,692	3.9	1,976	3.8	16.8
시설급여	22,382	100.0	24,520	100.0	28,648	100.0	33,661	100.0	36,525	100.0	8.5
-노인요양시설	19,844	88.7	21,971	89.6	25,879	90.3	30,634	91.0	33,416	91.5	9.1
-노인요양공동생활가정	2,538	11.3	2,549	10.4	2,769	9.7	3,027	9.0	3,109	8.5	2.7

(출처: 국민건강보험공단. 2021).

2016년 이후에는 시설급여액과 재가급여액의 연평균 증가율이 역전되었다. 그러나 더 중요한 것은 급여액의 증가율 자체가 매우 급속하다는 점이다. 2020 노인장기요양보험통계연보에 의하면 2016년~2020년 기간 동안 공단부담금이 시설요양은 2.2조에서 3.4조로 63.2% 증가하여 연평균 증가율이 12.6%였고, 재가요양은 2.2조에서 5.2조로 140.0% 증가하여 연평균 증가율이 28.0%였다(국민건강보험공단. 2021). 사회보험 중에 노인 장기보험만큼 급여액이 급속하게 증가하는 것은 없다. 그러므로 장기노인 요양보험을 이대로 방치한다면 제도의 지속가능성이 불투명하다.

시설요양이 재가요양보다 이용하기 편리하고, 급여혜택이 유리하다 보니 도덕적 해이가 나타나고 있다. 즉, 요양필요도가 높아 시설요양대상자에 해당되는 1~2등급보다 요양필요도가 낮은 3~5등급자가 시설요양을 더 많이 이용하고 있다. 2020년도 12월 말 기준 노인장기요양보험 인정자 중 1등급은 4만 3천 명, 2등급은 8만 7천 명, 3등급은 23만 9천 명, 4등급은 37만 8천 명, 5등급은 9만 2천 명이고, 인지지원등급은 1만 9천 명이다(국민건강보험공단. 2021). 4등급 인정자가 전체의 44.1%로 가장 많고, 3등급〉5등급〉2등급〉1등급〉인지지원등급 순서로 많다. 그런데 1~2등급자 숫자에 비해서 시설요양기관 숫자가 급증하면서 요양필요도가 낮은 3~5등급이 시설요양자의 약 3분의 2를 차지하고 있다(이윤경, 2021). 일본은 우리와 다르게 중등증 이상의 수급자 비중이 약 30%이지만 시설요양자의 80% 이상이 중등증 이상의 등급이다(선우덕, 2016). 이는 시설요양대상자를 중등증 이상으로 제한하는 정책의 영향으로 판단된다. 또한, 본인부담금이 면제되는 기초생활 수급자들이 도덕적 해이로 인해 시설요양을 더 많이 이용하고 있다. 반면에 차상위계층은 장기요양보험 이용률이 가장 낮으므로 접근성의 보완이 필요하다(같은 자료).

장기요양보험의 재정지출 증가는 시설급여액의 증가와 특히 관련이 있다. 시설요양이 재가요양보다 비용이 더 많이 들기 때문에 시설요양 비율이 높을수록 국민들의 요양부담이 더욱 증가한다. 1인당 시설요양 급여액은 1등급 기준으로 180~2220만 원이고, 재가요양 급여액은 150만 원이다(이윤경, 2021). 둘 다 여기에 본인부담금이 추가되지만 모든 등급에서 재가급여액이 시설급여액보다 적다. 심지어 1등급자의 재가급여액(150만 원)이 5등급자의 시설급여액(160~180만 원)보다 적다. 요양 1등급은 5등급보다 훨씬 더 많은 서비스를 필요로 하는데도 단지 집에 있다는 이유로 5등급보다도 급여액이 적다는 것은 불합리하다.

시설급여액이 재가급여액보다 더 많은 이유는 인건비 비중이 더 높은 탓이다. 2020년 기준으로 총세출 대비 인건비 비율이 62~74%(62.3~73.8%)를 차지했으며, 그 외 요양물품, 공과금, 임대료 등으로 지출되는 비율은 총세출의 20~30%에 불과했다(이윤경, 2021). 그런데 인건비 지출대상에 돌봄서비스를 직접 제공하는 요양보호사만 있는 것이 아니라, 관리운영자도 포함된다는 점이 문제다.

시설요양의 다른 문제점은 감염에 취약하다는 것이다. 코로나19 사태에서 보았듯이 요양시설에서 생활하는 노인들에서 집단감염이 많이 발생했다. 건강한 성인은 호흡기감염병에 걸려도 거의 대부분 별문제 없이 회복되지만, 노인-특히, 기저질환자-들은 폐렴으로 진행되기 쉽다. 폐렴은 우리나라 사망원인 중 암과 심장 질환에 이어 무려 3위를 차지한다(통계청, 2022). 인구 10만 명당 사망률이 암은 161.1명, 심장 질환은 61.5명이고 폐렴은 44.4명이다. 2002년에 발생했던 중증 급성 호흡기 증후군(Severe Acute Respiratory Syndrom, SARS) 이후 주기적으로 대규모 호흡기 감염병이 유행하고 있다는 점에서 장기요양서비스가 시설중심으로 공급되는 것은 바람직하지 않다. 미국에서도 시설요양 노인들이 재가요양 노인들보다 코로나19 사망률이 높았다(Leiyu Shi and Douglas A, 2021).

문제 2: 장기요양시설과 요양병원의 업무 중복

노인장기요양보험은 건강보험과 역할분담에 실패했다. 이는 노인장기요양보험이 원래의 목적을 달성하지 못하는 가장 큰 이유다. 장기요양보험의 중요한 목적은, 의학적으로는 병원에 입원할 필요가 없지만 단지 돌봄서비스가 필요해서 입원하는 소위, '사회적 입원'을 방지하는 것이다. 요양원 등은 노인장기요양보험의 적용을 받는 '요양시설'이고, 요양병원은 건강보험의 적용을 받는 '의료기관'이지만 요양병원의 상당수는 의료기관이 아니라, 요양시설 노릇을 하고 있는 것이 현실이다. 이유는 요양병원의 민간 공급이 확대됨에 따라 장기요양등급을 받지 못한 요양수요자들이 요양병원에 입원하는 '사회적 입원'이 증가했기 때문이다. 노인장기요양보험 관련 연구보고서에 따르면 요양병원이 2008년에 690개소였으나 2020년에는 1,582개소로 두 배 이상 증가했다(이윤경, 2021). (349쪽 표 참조) 또한, 같은 자료에서 2020년 기준으로 요양병원 이용자(36만 2천 명)가 요양시설 이용자(22만 4천 명)보다 오히려 더 많다. 단지 요양서비스가 필요한 사람들이 요양시설이 아니라 의료기관에 장기간 입원하기 때문에 의료비가 더 증가한다. 게다가 우리나라는 요양병원 기관 수도 많지만, 병상 수도 많다.

우리나라는 노인을 위한 장기 병상수가 상당히 많은 편이다. 요양병원과 요양시설을 합친 장기 병상수는 노인인구 대비 OECD 국가 중 6위를 차지하고 있다(OECD Health Statistics 2021). 우리나라는 65세 이상 노인 1,000명당 총 병상수(요양병원 병상수+요양시설 침상수)가 60.4개인데 이는 OECD 평균인 45.6개보다 1.3배나 많다. 더 심각한 점은 그림(357쪽) 보듯이 요양시설에 비해서 요양병원의 병상수가 매우 많다는 것이다. 우리나라의 노인인구 대비 요양병원 병상수는 35.6개인데 이는 OECD 평균인 3.9개보다 9.1배나 많다. 2위인 체코공화국의 10.0개에 비해서도 세 배나 많다. 재가요양보다 시설요양이 비용이 더 높지만 요양병원은 요양시설보다도 비용이 더 높다는 점에서 요양병원 병상수가 많고, 장기요양 이용자들이 요양시설보다 요양병원에 더 많이 거주한다는 것은 심각한 문제다. 이런 현상이 나타난 이유는 요양병원 공급에 대한 제한이 없기 때문이다. (신규 개설이나 병상 공급에 대한 제한이 없는 것은 요양병원뿐만 아니라, 우리나라의 모든 의료기관이 동일하다)

OCED 국가의 65세 이상 인구 천명 당 요양시설과 요양병원의 장기병상 수(2019년 기준)

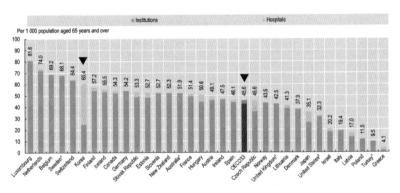

(출처: OECD Health Statistics 2021)

요양병원이 증가함에 따라 요양 수요가 증가했다. 일종의 '공급자 유인 수요(Supplier-induced Demand)'인 셈이다. 그래서 요양시설 입소요건을 충족시키지 못하는, 즉 돌봄필요도가 높지 않은 장기요양 미등급자들이 입소가 까다로운 요양시설 대신, 입원이 자유로운 요양병원을 선택하는 황당한 상황이 발생하게 되었다. 이것은 환자의뢰체계의 부재와도 관련이 있다. 그 결과 돌봄필요도가 높은 노인들은 인력이 상대적으로 적게 투입되는 요양시설로 가고, 돌봄필요도가 낮은 노인들은 인력이 많이 투입되는 요양병원으로 가고 있다. 즉, 장기요양보험제도의 목적이 의학적 필요도와 상관없는 사회적 입원을 줄이는 것임에도 불구하고, 장기요양시설 입소자에 대한 자격관리의 풍선 효과로 인해 요양병원을 통한 사회적 입원이 오히려 증가한 것이다. 이로 인해 장기요양보험에 투입되는 비용과 사회적 입원으로 인한 건강보험의 재정부담이 동시에 증가하고 있다. 이 것은 오롯이 전 국민의 부담이다.

문제 3: 돌봄서비스의 질- 요양원은 죽어야 나갈 수 있는 곳

소제목이 지나치게 과격하다고 느낄지도 모르겠다. 독자들에게 권지담 기자의 '대한민국 요양보고서(한겨레, 2019)' 시리즈를 읽어 보기를 강력하게 권한다. 그 시리즈는 기자가 요양보호사 자격을 취득하고 한 달간 부천의 요양원에서 요양보호사로 취업하여 경험한 것을 보도한 것이다. 시설 요양의 문제뿐만 아니라 재가요양의 문제도 다루고 있다.

〈1부 돌봄〉
- 숨 멈춰야 해방되는 곳…기자가 뛰어든 요양원은 '감옥'이었다
- "앉지 말고 뛰어다녀" CCTV는 요양사도 따라다녔다
- "빨리 할멈 돌봐야 하니까" 팔순에 딴 요양보호사 자격증
- "죽는 날만 기다린다"…보고 싶은 자식 향한 '외로운 거짓말'
- "생기 잃어가던 장모님 모습 떠올라" 절절했던 편지들
- 방문요양보호사 절반은 100만 원 남짓 월급으로 가족 부양
- 어르신 돌보러 방문요양 왔는데…"밭을 매라고요?"

〈2부 요양원 비리〉
- 엄마의 몸에 없던 멍이 생겼다…2년 뒤 엄마는 하늘로
- 50억 착복해도 집유…그들은 처벌받지 않았다
- 요양기관 4%만 조사했는데 착복액 '152억' 이르렀다

• 기동민 의원 "스웨덴 요양보호사들 얼굴은 자긍심으로 가득"

〈3부 대안〉

• 장기요양 정착한 나라들…거기 '존엄한 노년'이 있었다

• 기저귀 하루 7번 교체, 욕창 없는 요양원…그러나 대기 노인만 1,313명

• 젊고 멀쩡한 사람이 왜? 편견에 두 번 우는 요양보호사

시리즈의 제목만 봐도 대략 어떤 내용일지 짐작할 수 있겠지만 기사를 통해서 본 요양원의 현실은 매우 비참했다. 요양원 입소자뿐만 아니라, 요양보호사 역시 매우 열악한 상황에 처해 있다. 더 큰 문제는 이런 요양시설이 국민들이 내는 돈으로 운영되고 있다는 점이다. 노인장기요양보험을 이용할 때 15~20%의 본인부담금을 내지만 본인부담금을 온전히 지불하는 이용자는 전체 이용자의 절반 미만인 49.4%에 불과하다(국민건강보험공단, 2021). 나머지 비용은 준조세에 해당하는 노인장기요양보험료와, 조세로 조달되는 국고지원금의 형태로 필자와 독자를 포함한 우리 국민들이 이용자를 대신하여 부담하고 있다. 그 기사를 읽는 독자들은 아마 필자와 마찬가지로 우리가 낸 피 같은 돈으로 이렇게밖에 못한다는 점에 분노하게 될 것이다. 누구를 위한 노인장기요양보험인지 의문스럽다. (노인장기요양보험은 최근의 간호법 제정시도와도 관련이 있다)

그 기사를 읽기 전까지 필자는 요양원 문제에 별 관심이 없었다. 그 기사를 처음 접했을 때에도 단지 노인들의 문제라고 생각했지 나의 문제라고 생각하지는 않았다. 그러나 지금은 요양이나 돌봄 문제가 더 이상 남의 이야기가 아니라는 것을 실감하고 있다. 이유는 그 사이에 필자의 아버지가 8개월 동안 요양병원에서 사회적 입원을 하다가 돌아가셨기 때문이다. 또한, 필자의 어머니는 독거노인이 되었고, 필자 역시 멀지 않은 미래에

독거노인이 될 것이기 때문이다. 이처럼 나의 문제라는 자각과 동시에, 필자를 포함한 자식 세대의 비정함이 부끄럽다. 자기 자식은 끔찍하게 여기면서, 반려견이나 반려묘에게는 물심양면으로 지원하면서 정작 부모님을 방치하고 있지는 않은지 생각해볼 일이다.

노인장기요양보험을 어떻게 개선할 것인가?

노인장기요양보험의 개선방향: 사회보험의 원칙에 입각하여 제자리 찾아주기

	현행		개선안 제안	
	대상	재원	대상	재원
건강보험	대한민국에 6개월 이상 거주자	보험료, 본인부담금(일부), 국고지원(일부)	대한민국 국민*	보험료(OECD 평균), 국고지원(OECD 평균), 본인부담금(OECD 평균)
노인장기요양보험	65세 이상 노인 또는 노인성 질환자			
커뮤니티 케어	65세 이상 노인 (노인돌봄사업 대상자)	명시되지 않음		보험료, 국고지원, 지자체지원

*대한민국 국민의 범위에는 귀화 외국인과 결혼 이주자가 포함됨. 난민 등 외국 국적자는 포함되지 않음.

현재의 노인장기요양보험은 원래의 목적을 달성하지 못한 채 요양보험과 건강보험의 비용부담만 늘리고 있으므로 개선이 필요하다. 그렇다면 어떻게 개선할 것인가?

개선방향 1: 사회보험의 원칙 준수

가장 먼저, 사회보험으로서 장기요양보험의 원칙을 확실하게 정립해야 한다. 예를 들어 독일은 재가급여 우선의 원칙, 예방과 재활 우선의 원칙, 예산 원칙 하에 장기요양보험제도를 운영하고 있다(국민건강보험; 한국보건사회연구원, 2016). 그중 재가급여 우선의 원칙은 노인의 욕구와 자원이용의 효율성을 동시에 높이기 위한 핵심이라 할 수 있으며, 후술할 커뮤니티 케어

와 연결된다. 일반적으로 재가급여는 시설급여보다 투입자원이 적고, 비용도 적게 든다. 그런 점에서 요양필요도가 낮은 수급자가 시설급여를 이용하는 것은 공적 재원을 낭비하는 것이다. 따라서 재가급여를 우선적으로 제공해야 비용효율성을 높일 수 있다. 또한, 노인들은 요양시설보다는 익숙한 환경(자신의 집)에서 가능한 오랫동안 생활하기를 원하므로 재가요양 서비스를 제대로 제공한다면 시설요양보다 만족도가 더 높을 수 있다. 이때 재가급여로 제공하는 서비스 중에서 가정간호 등 의료서비스는 건강보험에서 담당하고, 가사지원 등 사회(복지)서비스는 지자체가 부담하는 것이 일반적이다. 이것은 후술할 커뮤니티 케어에서 다시 설명하겠다.

장기요양보험의 원칙을 정립한 후에는 이를 국민들에게 설명하고, 이해시키고, 설득해야 한다. 장기요양보험은 '시혜'성 정책이 아니라 모두가 참여하는 사회보험이므로 전 국민이 기여해야 한다. 이를 무시한 채 집권정당이 퍼주기식 공약으로 장기요양보험을 소모해서는 안 된다. 특정 집단의 먹거리나 아지트로 만들어서도 안 된다.

민노총과 시민단체를 앞세워 반정부 투쟁을 하라는 북한의 지령을 받은 제주 간첩단이 최근 적발되었다. 민노총 산하에는 공공운수노조(전국공공운수사회서비스노조)나 전국돌봄서비스노조가 속해 있다. 후술하겠지만 요양보호사들의 근무여건은 개선되어야 한다. 그러나 이를 빌미로 친북활동 단체가 활성화되고 돌봄 노동자들은 오히려 소외되는 것은 아닌지 우려스럽다. 돌봄 노동자와 돌봄 대상자 즉, 전 국민을 볼모로 잡아 특정 세력의 잇속을 챙기려는 사악한 시도를 경계해야 한다.

국내에서 발간된 노인장기요양보험 관련 연구보고서에 따르면 급여제공의 원칙으로 첫째, 최대한 자립적으로 일상생활을 수행하도록 제공하고, 둘째, 수급자의 욕구와 환경을 종합적 고려하여 필요한 범위에서 적정한 급여를 제공하고, 셋째, 재가급여를 우선적으로 제공하고, 넷째, 의료 서비스와 연계하여 서비스를 제공할 것을 제시하고 있다(이윤경, 2021). 앞에서 언급한 독일의 원칙과 비교할 때 국내 보고서는 가장 중요한 재가급여 우선의 원칙이 덜 강조된 느낌이고, 예산 원칙은 아예 언급이 없는 점이 아쉽다.

개선방향2: 장기요양보험-커뮤니티 케어-건강보험의 삼각편대

노인장기요양보험에 대한 개선방향 두 번째는 급여서비스 제공에 있어서 장기요양보험과 커뮤니티 케어와 건강보험의 삼각편대를 제대로 설정하는 것이다. 먼저, 커뮤니티 케어는 1차의료와 돌봄서비스로 구성되는데 돌봄서비스에 해당하는 것이 장기요양보험이다. 커뮤니티 케어의 다른 한축인 1차의료는 간단한 치료 및 처치, 만성질환 관리, 예방 및 재활서비스, 퇴원 후 회복서비스를 제공한다. 건강보험은 기본권의료(소위, 필수의료)를 제공하기 위해서 1차의료는 외래서비스를 중심으로, 급성기 질환과 중증질환은 (종합)병원의 입원서비스를 중심으로 제공한다. 요양병원은 만성기질환에 대한 입원서비스를 제공하지만 요양병원의 상당수는 앞에서 언급한대로 의료기관이 아니라 사실상 요양시설로 전락한 것이 현실이다. 그러므로 앞으로 재가요양이 확대된다면 요양병원의 사회적 입원이 감소할 것이고, 이에 따라 과잉 병상수도 감소할 것이다. 요양병원은 돌봄서비스가 아니라, 호스피스 케어나 정신질환자에 집중하는 것이 올바른 방향이다.

장기요양 등급을 평가할 때도 사회보험의 원칙을 적용해야 한다. 즉, 대상자의 욕구나 수요(Demands)가 아니라 필요도(Needs)를 사정(Assessment)해야 한다. 즉, 신체기능 및 인지기능 상태가 24시간 중증요양서비스를 필요로 하는 1, 2등급에게만 시설요양을 허용하고, 그 외는 재가요양 대상자로 분류해야 한다. 시설요양 대상자는 시설요양 또는 재가요양 중에 자유롭게 선택할 수 있고, 제가요양을 선택한다면 현물급여와 현금급여 중에 선택할 수 있어야 한다. 그러나 재가요양 대상자는 원칙적으로 시설요양서비스를 받을 수 없도록 제도를 정비해야 한다. 다만, 1차의사가 인정하는 아주 특별한 경우나, 본인이 모든 비용을 전액 부담하는 경우에 한해서는 시설요양서비스를 받을 수 있다.

장기요양보험-커뮤니티 케어-건강보험의 삼각편대를 제대로 설정하기 위해서는 장기요양사업이 커뮤니티 케어 안으로 들어와야 한다. 또한, 커뮤니티 케어를 담당할 1차의사와 방문간호사가 요양필요도를 올바르게 산정할 수 있도록 케어 플랜(Care Plan) 작성 교육을 받아야 한다. 만약 대상자가 요양필요도의 범위를 벗어나 자신의 욕구를 충족시키는 수준의 서비스를 받고자 하거나, 재가요양 대상자가 시설요양을 받고자 한다면 장기요양보험을 적용하지 않고 본인이 비용 전액을 부담하도록 해야 한다. 그렇게 해야 도덕적 해이를 막고, 제한된 공적 재정을 효율적으로 쓸 수 있다. 즉, 장기요양보험이 커뮤니티 케어 안으로 들어가고 커뮤니티 케어가 올바로 시행되면 돌봄을 목적으로 요양병원에 입원하는 '사회적 입원'을 줄일 수 있으므로 건강보험 재정을 효율적으로 쓸 수 있다.

개선방향 3: 재가 및 시설급여 한도 조정

노인장기요양보험에 개선방향 세 번째는 재가급여 한도를 시설급여와 같은 수준으로 만드는 것이다. 이것은 재가요양 확대를 위해서 반드시 필요하다. 이를 시행하려면 재가급여의 월 한도액을 상향하거나, 또는 시설급여 중 주거비와 식비(인건비와 식사재료비)를 급여항목에서 제외하면 된다. 전자를 위한 방법으로 요양필요도가 높은 1~2등급이 재가급여를 선택하는 경우는 월 한도액을 시설급여액과 비슷하게 상향하는 것을 고려할 수 있다. 여기에 더해서 요양필요도가 낮은 3~5등급이나, 요양등급을 인정받지 못한 사람이 시실요양을 원하는 경우는 본인부담률을 100%로 올려야 한다. 두 가지 중 후자의 방법이 사회보험의 원칙에 합당하면서도 국가 전체의 비용부담을 늘리지 않는 방법이다. 국민들이 수급자들의 요양서비스 비용은 대신 분담할 수 있지만, 시설요양의 주거비와 식비까지 대신 분담할 이유는 없다. 독일, 일본 등 다른 국가에서도 시설요양 급여에 주거비와 식비를 포함하지 않는다(이윤경, 2021).

또한, 재가요양을 확대하기 위해서는 본인부담률을 좀 더 차등할 필요가 있다. 장기요양보험의 본인부담금은 소득수준에 따라 차등적용되지만 시설급여냐 재가급여냐에 따라서도 차등적용된다. 현재는 시설요양의 본인부담금은 기본이 20%, 차상위 저소득자(건강보험료 경감대상자와 의료급여 수급권자)는 10%, 기초생활 수급권자는 무료다. 재가요양은 각각 15%, 7.5%, 무료다. 즉, 시설요양보다 재가요양을 더욱 촉진하기 위해 본인부담금을 시설 20%, 재가 15%로 차등하고 있다. 그러나 재가요양을 촉진하기 위해서는 차등을 확대해야 한다. 예를 들어 시설급여는 기본 30%, 차상위 저소득자 20%, 기초수급권자 10%로 상향조정하고, 반면에 재가급여는 각각 10%, 5% 무료로 하향조정하는 것이다.

여기에 추가해서 급여지급 방식을 간접지급(현물급여)에서 직접지급(현금급여)으로 전환하는 것도 고려해야 한다. 일종의 "Money Follows the Person" 개념이다. 이렇게 하면 가족이 직접 돌보는 경우가 증가할 것이므로 같은 비용으로 돌봄의 질이 향상될 것이다. 아무래도 생판 모르는 타인보다는 가족이 좀 더 정성스럽게 돌보지 않겠는가? 게다가 가족 돌봄에 대한 보상이 적절한 수준으로 주어진다면 가족 내 유휴 인력이 돌봄에 활용되거나 재배치될 것이다.

일반적으로 시설급여가 재가급여보다 비용이 많이 드는데 그것은 시설급여에서 인건비 비중이 높기 때문이다. 1인당 급여액은 1등급 기준으로 재가요양은 약 150만 원, 시설요양은 약 210만 원이고, 5등급도 각각 약 100만 원, 약 180만 원이다(이윤경, 2021) (위의 표 참조). 이것만 해도 적지 않은 금액인데 여기에 본인부담금까지 합치면 1인당 장기요양에 소요되는 비용이 상당하다.

그런데 같은 자료에서 장기요양기관의 직원 1인당 월 인건비 평균은 약 240만 원(2,429천원)이라고 보고되었다. 1인당 급여액과 직원 한 명이 여러 명의 노인을 돌본다는 점을 감안할 때 요양시설 직원의 인건비가 높은 수준은 아니다. 그런데 권지담 기자의 대한민국 요양보고서에 의하면 요양시설 입소자와 돌봄서비스를 제공하는 노동자 모두 열악한 상황에 처해있다(한겨레, 2019). 요양시설 급여비가 결코 적은 액수가 아닌데 어째서 돌봄을 제공하는 사람과 받는 사람이 모두 비인간적인 상황으로 내몰리는 것일까? 이유는 장기요양비용이 '돌봄 제공 인력' 외에 운영자와 관리자 등 '돌봄 제공자 관리 인력'의 인건비로도 쓰이기 때문이다. 노인장기요양보험 지불보상체계 연구에 의하면 장기요양 종사자 중 원장과 사무국장의 임금이 2008년 대비 2021년에 크게 상향되었다. 2008년에 각각 122.7만 원과 104.9만 원이던 것이 2021년에는 304.8만 원, 285.0만 원으로 각각 2.5배와 2.7배 인상되었다. 반면에 생활지도원은 91만 원에서 211.4만 원으로 2.3배 인상되는 데 그쳤다(이윤경, 2021).

사회복지시설 종사자 인건비(기본급) 가이드라인 변화: 5호봉 기준 (단위: 원/일)

직위 (호봉)	원장	사무국장	과장 및 생활복지시	생활지도원	기능직	관리인	평균
2008	1,227,000	1,049,000	996,000	906,000	808,000	892,000	979,667
2021	3,047,600	2,850,100	2,481,900	2,113,700	1,975,800	2,021,000	2,415,017
증가액	1,820,600	1,801,100	1,485,900	1,207,700	1,167,800	1,129,000	1,435,350

(출처: 한국보건사회연구원, 2021)

2019년도 장기요양 실태조사도 비슷한 양상이다. 장기요양요원의 평균 임금은 월 115.4만 원이지만 그중 요양보호사의 임금은 월 107.6만 원으로 다른 직종에 비해 월평균 임금이 낮았다(강은나, 2019). 같은 자료에서 간호(조무)사의 평균 임금은 월 183.2만 원, 사회복지사는 월 205.3만 원, 물리(작업)치료사는 월 208.5만 원이었다. 즉, 1인당 요양급여비는 적지 않지만, 급여비가 돌봄서비스 제공자에게만 지급되는 것이 아니기 때문에 돌봄제공자보다 운영·관리자의 급여가 높고, 돌봄제공자 중에서 가장 밀착하여 서비스를 제공하는 요양보호사는 다른 직종의 종사자보다 급여가 낮다. 이런 급여체계는 돌봄서비스의 질에 영향을 미칠 수밖에 없다.

그래서 요양급여비를 직접지급 방식으로 전환하자는 것이다. 또한, 요양대상자와 보호자가 현금급여와 현물급여 중에 선택할 수 있도록 선택권을 부여해야 한다. 장기요양보험의 전체 지출 증가를 억제하기 위해서는 직접지급 및 현금급여의 비중을 확대할 필요가 있다. 모든 OECD 국가가 현물급여의 50~60% 수준에서 현금급여를 지급하고 있지만, 우리나라는 현금급여 비율이 0%에 가까울 정도로 매우 제한적이다(선우덕, 2016). 요양급여비를 일률적으로 요양시설이나 방문요양업체에게 지급하는 간접지급 방식이 아니라, 수급자 본인에게 직접지급한다면, 또한 현금급여와 현물급여와 중에 선택하거나, 혼합(현금+현물)급여를 허용한다면 월 한도액 내에서 본인의 필요에 따라 최적의 조합을 만들어낼 것이므로 장기요양보험의 만족도가 증가할 것이다.

현금급여로 지급받아 재가요양에 사용할 수 있다면, 가족 중 한 명이 요양보호사 자격을 취득하여 직접 돌봄을 제공하고 요양급여비를 본인의 인건비로 책정하면 된다. 이것은 지금도 가능하지만 재가급여액 한도가 적고, 요양제공 인정시간이 짧아서 실효성이 없다. 현재의 시설급여 한도액은 결코 적은 돈이 아니므로 재가급여 한도액을 시설급여와 비슷한 수준으로 조정한다면 가족 돌봄자의 인건비로 쓰기에 크게 부족하지 않다. 또한, 주어진 요양급여비 내에서 가족돌봄과 방문요양서비스를 적절하게 조합하는 혼합급여 방식을 선택하면 돌봄을 주로 제공하는 가족의 스트레스도 줄일 수 있다. 즉, 장기요양 수급자들은 익숙한 환경(집과 지역사회)에서 최대한 오래 거주할 수 있고, 파견된 요양보호사가 아니라 요양보호사 자격이 있는 가족으로부터 돌봄을 받을 수 있으며, 돌봄을 제공하는 가족은 본인의 수고에 대해 어느 정도 경제적 보상을 받을 수 있다. 직접지급 및 현금급여 방식은 노인빈곤율이 OECD 최고 수준인 우리 현실을 개선하는 데도 도움이 된다. 우리나라는 가족돌봄의 전통이 있으므로 제도 개선을 통해서 같은 비용으로 돌봄의 질과 노인빈곤 문제를 해결하는 데 도움이 될 것이다.

독일은 근로자를 위한 가족수발자 단기휴직제도를 시행하고 있다(선우덕, 2016). 15인 이상 사업장에서 일하는 근로자가 시설요양이 필요한 수준의 요양등급판정을 받은 가까운 친척을 1주일에 14시간 이상 수발하는 경우 최장 6개월의 무급휴가를 인정한다. 단기휴직 기간 동안은 무급이지만 사회보험 가입이 유지되며, 돌봄수당(현금급여)을 받을 수 있다. 가까운 친척의 범위에는 조부모, 부모, 배우자의 부모, 배우자, 형제자매, 자녀, 손자녀 등이 포함된다. 고용주는 사업상 특별한 사유 없이 단기휴직 신청을 거절할 수 없으며, 이 기간 동안 근로계약을 해지할 수 없다. 우리나라는 유럽국가들과 달리 고용유연성이 낮으므로 가족수발자 단기휴직제도를 당장 시행하기는 어렵다. 그러나 가족수발자 단기휴직제도는 국민들 특히, 청년세대의 돌봄부담을 줄이고, 돌봄대상자의 만족도를 높이면서, 돌봄의 질도 높일 수 있는 제도이므로 시간을 두고 고민할 필요가 있다. 근로자를 위한 가족수발자 단기휴직제도를 당장 시행하기 어렵다면 육아휴직처럼 요양휴직을 활성화하는 것도 도움이 된다. 단기적으로 보면 생산력 감소나 고용 부담으로 여겨질 수 있지만, 장기적으로 본다면 우리가 노인이 되거나 돌봄이 필요할 때 인간의 존엄성을 지킬 수 있는 방법이므로 우리 사회가 감당할 수 있고, 감당해야 하는 기회비용이라고 생각한다.

가정 내 노인학대의 가능성은 장기요양보험과 별개의 문제다. 만약 노인학대의 가능성이 두려워서 재가요양이나 가족돌봄 대신 시설요양을 고집한다면 쓰레기차 피하려다 똥차에 치이는 격이다.

재가요양 및 현금급여가 제대로 이행되고 있는지 모니터링하는 장치도 반드시 필요하다. 예를 들어, 요양급여비만 지급받고 가족 등 비공식 수발자가 돌봄서비스를 충분하게 제공하지 않거나, 질적으로 문제가 있다면 직접지불 및 현금급여를 중단해야 한다. 이런 경우는 재가요양기관을 통해 현물급여를 제공하거나, 1~2등급자라면 시설급여로 전환시켜야 한다. 이런 모니터링이 제대로 이루어지려면 방문간호사가 케어 코디네이터(Care Coordinator)로서 해당 가정을 정기적으로 방문하여 케어 플랜(Care Plan)대로 이행되고 있는지 점검해야 한다. 즉, 요양급여비를 직접 지급하든, 재가요양업체를 통해 간접적으로 지급하든 재가요양이 제대로 이루어지려면 방문간호사가 반드시 필요하다. 그렇기 때문에 장기요양제도가 커뮤니티 케어 안으로 들어와야 하는 것이다.

요양급여비를 요양시설이나 업체에 지급하여 요양서비스를 간접적으로 제공하는 것보다 요양대상자에게 직접 지급하면 중간에 새는 관리·운영비용이 없어지므로 요양대상자가 실제로 받는 혜택이 더 커질 것이고, 동시에 국가 전체의 요양비용 부담을 줄일 수 있다. 가족돌봄의 전통을 활용하면 잘 해낼 수 있다. 결국, 산업화에 따라 핵가족화 및 가족해체가 진행되고 있지만 이제는 우리의 존엄성을 지키기 위해서 다시 가족으로 돌아가야 한다. Back to the Family!

개선방향 4: 장기요양보험으로 전환 및 건강보험과 통합

노인장기요양보험의 마지막 개선방향은 대상자를 확대하여 장기요양보험으로 바꾸고, 건강보험에 포함시켜서 관리운영 및 재정을 일원화하는 것이다. 장기요양보험은 건강보험과 마찬가지로 사회보험이므로 장기요양보험 가입자는 건강보험 가입자와 연동되는 것이 바람직하다(국민건강보험; 선우덕, 2016). 따라서 현행 급여조건의 연령제한(65세 이상의 노인 및 65세 미만의 노인성 질환자)을 없애고 장기적인 돌봄이 필요한 사람들, 예를 들어 비(非)노인 장애인과 치매환자 등이 장기요양 대상자에 포함되어야 하고, 지역사회 기반의 1차의료를 통해서 이들의 의료적 필요도를 충족시켜야 한다.

대상자의 범위가 확대되면 재원도 늘어나야 한다. 하지만 이것도 사회보험의 원칙으로 접근하면 해결할 수 있다. 그런 의미에서 장기요양보험은 건강보험의 일부로 존재하는 것이 바람직하다. 즉, 장기요양보험은 국민건강보험과 마찬가지로 당연(=강제)가입을 적용하여 연령이나 소득에 관계 없이 장기요양보험에 가입시키고, 모든 가입자가 보험료를 납부하도록 제도를 개선해야 한다. 사회보험의 원칙에 맞게 모든 가입자에게 소득을 기반으로 보험료를 부과하여 무임승차를 없애야 한다.

노인장기요양보험제도의 재원은 가입자의 보험료, 국고지원금, 그리고 이용자의 본인부담금이다. 그중 국고지원금은 보험료 수입액의 20%에 상당하는 금액으로 명시되어 있으나 첫해인 2008년만 제외하고 계속 20%에 미치지 못하고 있다(선우덕, 2016). 참고로, 일본은 장기요양보험제도의 재원을 보험료와 정부예산(국고지원금)으로 구성하고 있는데 각각 50%다(국민건강보험, 선우덕, 2016). 그러므로 장기요양보험도 건강보험과 마찬가지로 국고지원률을 OECD 수준으로 올려야 하며, 정부는 국민에 대한 약속을 지킨다는 의미에서 국고지원율을 실제로 이행해야 한다. 국민들이 내는 세금은 매년 증가하는데 어째서 정부는 국고지원율을 이행하지 않는지 이해할 수 없다. 그 많은 세금이 어디로 사라지는지 궁금하다.

장기요양보험료는 건강보험료에 장기요양보험료율을 곱해서(건강보험료액×장기요양보험료율) 산정하고, 건강보험료와 통합하여 징수하고 있다. 그러므로 장기요양보험료는 건강보험료에 영향을 받는다. 심지어 장기요양보험료율이 오르지 않더라도 건강보험료율이 매년 상승하기 때문에 장기요양보험료의 규모는 계속 증가한다. 그런데 최근 몇 년 동안은 장기요양보험율 자체가 인상되고 있으므로 건강보험료 전체에서 장기요양보험료가 차지하는 비중이 급격하게 증가하고 있다. 국민들은 인상 폭을 실감하지 못하고 있는데 이는 장기요양보험료를 건강보험료와 통합징수하기 때문이다. 소득에서 장기요양보험료가 차지하는 비율은 2010년 0.17%이던 것이 2022년 0.8577%, 2023년에는 0.9082%로 가파르게 인상 중이다. 건강보험료액 기준으로는 2011년부터 2017년까지 6.55%로 동결되던 것이 문재인 정부가 들어선 이후 6년 연속 인상되고 있다. 즉, 2018년

7.38%로 인상된 것을 시작으로, 2021년 11.52%, 2022년에는 12.27%로 인상되었다(조선일보, 2022).

장기요양보험의 재원과 관련하여 국고지원을 이행하는 것과 함께 피보험자의 자녀 유무 및 숫자에 따라 장기요양보험료율을 차등할 것을 제안한다. 결혼하지 않거나 자녀가 없는 경우는 나중에 독거노인이 될 가능성이 매우 높고, 만성질환이나 치매 등으로 인해 일상생활에 어려움을 겪을 경우 타인으로부터 돌봄서비스를 받아야 하기 때문이다. 즉, 자녀가 없는 사람은 자녀가 있는 사람보다 장기요양보험서비스를 받을 가능성이 높으므로 보험료를 더 많이 내도록 만들어야 한다. 사실.이것은 사회보험의 원칙은 아니지만 독일도 이런 식으로 장기요양보험료에 차등을 두고 있다. 독일은 2017년 기준 장기요양보험료율이 소득의 2.55%인데 2005년부터는 자녀가 없는 피고용자에게 0.25%를 추가로 부과하고 있다(국민건강보험; 선우덕, 2016).

우리나라는 저출산 문제가 극심하므로 자녀 수와 장기요양보험료율을 연동하는 것이 바람직하다. 예를 들어, 자녀가 2명 이상이면 자녀 수에 비례하여 기본 보험료율을 일정 비율씩 할인해 주는 반면, 무자녀인 경우와 자녀가 1명인 경우는 각각 일정 비율을 추가로 부과하는 것이다. 예를 들어, 무자녀인 경우는 장기요양보험료율의 50%를 추가로 부과하고, 자녀가 1명인 경우는 무자녀인 경우의 절반을 추가로 부과하는 식이다. 반면에 부모와 동거하는 경우는 일정 비율을 할인해 준다.

자녀가 없는 사람은 장기요양보험서비스를 받을 가능성이 매우 높음에도 불구하고 소득이 없는 경우는 보험료 부과대상에서 아예 제외되므로 이를 방지하기 위한 대책도 필요하다. 필자가 《공공의료라는 파랑새》에서 제안했던 '의료저축제도'가 해결책이 될 수 있다(이은혜, 2021). 의료저축제도는 건강보험료의 절반을 자신의 의료저축계좌에 적립했다가 나중에 본인부담 의료비나 주택 구입비 등 특정 사용처에 한해서 비과세로 인출하여 사용하는 제도다. 그러므로 처음에는 장기요양보험료 전액을 보험공단에 납부하다가 나중에 자녀를 2명 이상 출산한 이후는 그 절반이 자신의 의료저축계좌에 추가로 적립되도록 한다면 이들은 보험료 할인 및 적립액 증가의 효과를 누리는 반면, 독신자는 해당사항이 없으므로 장기요양보험료와 관련된 독신자의 도덕적 해이를 어느 정도 줄일 수 있을 것이다.

장기요양보험이나 건강보험은 단기성 보험이므로 수지상등의 원칙에 따라 운영하는 것이 일반적이다. 그러나 우리나라는 고령화가 급격하게 진행되고 있으므로 조금 다르게 적립식으로 접근할 필요가 있다. 베이비부머 세대의 고령화를 대비해야 하기 때문이다. 가장 먼저, 장기요양보험료 수입의 일정 비율을 매년 장기요양준비금으로 적립해야 한다. 예를 들어, 독일은 2015년부터 0.1%씩 20년 동안 적립하고 있다(선우덕 2016). 그리고 개인수준에서 적립하는 것도 고려해야 한다. 예를 들어 싱가포르는 의료저축계좌에 연동하여 장기요양보험료를 적립하고 있으며 나이가 많을수록 적립률이 높다. 이러한 대비는 우리나라의 심각한 저출산 문제를 보완하는데 일정 부분 도움이 될 것이다.

요약하면, 노인장기요양보험의 개선 방향은 1) 운영 측면에서는 사회보험의 원칙을 명확하게 하고, 커뮤니티 케어에 병합하며, 재정 및 운영을 건강보험과 통합하는 것이고, 2) 이용 측면에서는 연령에 관계 없이 신체기능 및 인지기능 상태가 중증이어서 24시간 요양서비스가 필요한 경우는 시설요양 대상자로, 그 외는 재가요양 대상자로 분류하되, 재가급여 항목에서 주거비와 식비를 제외함으로써 재가급여액과 시설급여액을 동일한 수준으로 만들고, 요양대상자와 보호자가 현물급여, 현금급여, 혼합급여 중에 선택하도록 하는 것이다.

장기요양보험의 지속성을 유지하기 위해서 가장 시급한 것은 시설요양 중심에서 재가요양 중심으로 이동시키는 것이다. 이는 재정 안정성과 밀접한 관계가 있다. 그래서 유럽의 복지국가들은 이미 1990년대 후반부터 이런 방향으로 개혁을 시작했다(이규식, 2023; 박지우, 2022). 우리도 서둘러야 한다. 이용자 관점에서도 재가요양은 삶의 질과 만족도를 올릴 수 있다. 따라서 장기요양보험 개혁은 노동, 교육, 연금개혁 못지않게 시급하고 중요한 일이다. 다만, 그 전에 건강보험 개혁이 우선되어야 한다. 즉, 국민건강보험 개혁을 기반으로 노인장기요양보험이 개혁되어야 한다.

그러나 정부가 일방적으로 개혁을 추진함으로써 장기요양 대상자를 의존적이고 수동적인 객체로 간주하기보다는, 이들을 포함한 노인인구 전체를 주체적이고 능동적인 자세로 변신시켜야 한다. 그리고 시설요양이나 재가요양 방문사업자에 자원봉사자나 종교단체가 참여할 수 있도록 허용한다면 추가적인 인건비 부담 없이 돌봄인력을 추가로 확보할 수 있다. 즉, 좀 더 건강한 노인이 좀 덜 건강한 노인을 돌보는 시스템을 만드는 것이다. 그런데 이들이 스스로 시스템을 만들고 조직하기는 어려우므로 커뮤니티 케어라는 울타리가 필요하다.

자녀가 없는 유방암 재발환자의 사례를 통해서 독거노인의 돌봄서비스에 대해서 생각해보았다. 이들에게 1차의료와 돌봄을 통합적으로 제공하려면 노인장기요양보험이 커뮤니티 케어와 연동되어야 하고, 장기요양서비스가 재가요양 중심으로 이동해야 한다. 또한, 장기노인요양보험의 문제점들을 해결하기 위해서는 사회보험의 원칙을 지켜야 한다.

참고문헌

국민건강보험. 2022.11.09. 2021 건강보험통계연보. https://www.nhis.or.kr/nhis/toge
    ther/wbhaec06300m01.do?mode=view&articleNo=10829400&article.offset
    =0&articleLimit=10
통계청. 2022.09.29. 2022 고령자 통계. https://kostat.go.kr/portal/korea/kor_nw/1/1/
    index.board?bmode=read&bSeq=&aSeq=420896&pageNo=8&rowNum=10&navC
    ount=10&currPg=&searchInfo=&sTarget=title&sTxt=
조선일보. 2023.01.16. 여성은 초고령사회 진입… 65세 이상 20% 돌파. https://www.chosun.
    com/national/national_general/2023/01/16/ALWFOPY5Y5FPFFWU VYLZV
    EFMZ4/?utm_source=daum&utm_medium= referral&utm_campaign=daum-news
김세진, 이선희, 남궁은하, 이윤경, 백혜연, 신혜리 등. 2021. 한국 노인의 삶과 인식 변화: 노인
    실태조사 심층분석. 한국보건사회연구원. https://www.kihasa.re.kr/publish/report/
    view?page=16&type=all&seq=42702
강희경, 유병선. 2011. 지역사회 내 노인의 주거이동이 삶의 만족도에 미치는 영향. 한국지역사회
    복지학, 39, 21-48. http://www.dbpia.co.kr/journal/articleDetail?nodeId=NODE023
    75073
권지담. 2019.05.13. 대한민국 요양보고서. 한겨레. https://www.hani.co.kr/arti/SERIES/1224/
국민건강보험공단. 2021.08.06. 2020 노인장기요양보험통계연보. https://www.
    longtermcare.or.kr/npbs/d/m/000/moveBoardView?menuId=npe0000000780&b
    Key=B0010&prevPath=/npbs/d/m/000/moveBoardView
국민건강보험공단. 장기요양 등급판정 기준. https://www.longtermcare.or.kr/npbs/e/
    b/201/npeb201m01.web?menuId=npe0000000080&prevPath=/npbs/e/b/104/
    npeb104m01.web
국민건강보험공단. 노인장기요양보장제도. https://www.longtermcare.or.kr/npbs/e/
    b/101/npeb101m01.web?menuId=npe0000000030&prevPath=/npbs/e/b/105/
    npeb105m01.web
강은나, 이윤경, 임정미, 주보혜. 2019.12. 2019년도 장기요양 실태조사. 한국보건사회연구원.
    https://www.kihasa.re.kr/publish/report/view?seq=29376
국민건강보험공단. 장기요양보험 급여종류 및 내용. https://www.longtermcare.or.kr/npbs/
    e/b/303/npeb303m01.web?menuId=npe0000000190&prevPath=/npbs/e/

b/105/npeb105m01.web

이윤경, 김혜수, 김세진, 남궁은하, 이정석, 남현주 등. 2021.12. 노인장기요양보험 지불보상체계 진단과 개편방안. 한국보건사회연구원. https://www.kihasa.re.kr/publish/report/view ?searchText=%EC%9A%94%EC%96%91%EB%B3%B4%ED%97%98&page=1&t ype=all&seq=42938

선우덕, 강은나, 황주희, 이윤경, 김홍수, 최인덕 등. 2016.12.31. 노인장기요양보험의 운영 성과 평가 및 제도 모형 재설계 방안. 한국보건사회연구원. https://www.kihasa.re.kr/publish/ report/view?searchText=%EC%9A%94%EC%96%91%EB%B3%B4%ED%97%98 &page=1&type=all&seq=27755

통계청. 2022.09.27. 2021년 사망원인통계. https://kostat.go.kr/board.es?mid=a10301010 000&&bid=218&act=view&list_no=420715

Leiyu Shi and Douglas A. Singh. 2021. Delivering Health Care in America: A Systems Approach 8th Edition. JONES & VARTLETT LEARNING.

OECD. Long-term care beds in institutions and hospitals, 2019. Health at a Glance 2021. https://stat.link/2rxe9v

복지뉴스. 2019.02.14 "방문요양서비스노동자들에게 시급 1만2000원 보장하라" http:// m.bokjinews.com/news/articleView.html?idxno=68432

국민건강보험공단. 건강보험 보험재정. https://www.nhis.or.kr/nhis/policy/wbhada 02100m01.do

조선일보. 2022.09.24. 내년 장기요양보험료율, 0.54%p 오른 12.81%로 결정. https://www. chosun.com/national/welfare-medical/2022/09/24/G2DDMFM SMNDQ 5MR2E53E5ZDGFA/?utm_source=daum&utm_medium=referral&utm_ campaign=daum-news

이은혜. 2021.02.15. 의료·복지 제도의 전면 개혁을 위한 제언. 공공의료라는 파랑새. 기파랑.

이규식. 2023.06.20. 의료보장론: 이론과 제도 비교. 제3판. 계축문화사.

박지우. 2022.01.15. 정말 스웨덴이 복지천국일까. 행복한 나라의 불행한 사람들. 추수밭.

21

이 할머니에게 필요한 것은?-커뮤니티 케어

2021년 겨울, 유방에 만져지는 종괴가 점점 커진다고 하는 80대 환자가 왔다. 얼굴이 뽀얗게 곱고, 말씨가 조곤조곤한 할머니였다.

유방에 종괴가 만져져서 일주일 전 개인의원에서 유방촬영검사와 초음파검사를 받았는데 유방암이 의심되어 전원되었다. 그 전까지는 유방암 검사를 받은 적이 한 번도 없다고 한다. 초음파검사를 다시 해보니 액와부 임파선에 전이가 의심되는 소견이 추가로 발견되었다.

"누구랑 사세요?"

"남편이랑 둘이 살아요. 90이 넘었어요."

"생활은 어떻게 하세요?"

"생활보호 대상자예요."

"그러시구나. 자녀들은요? 자녀들이 생활비나 용돈 안 주나요?"

"그럴 형편이 안 돼요."

1남 1녀인데 아들은 20년 전에 집을 나가서 소식이 끊어졌다. 딸은 결혼해서 다른 도시에 사는데 제 앞가림만 하는 정도여서 생활비를 보내 줄 형편은 아니다.

"수술을 받으려면 입원을 해야 되겠지요? 그런데 간병해 줄 가족이 없어요."

"우리 병원은 간호간병통합병동을 운영하고 있으니 간병할 사람이 없어도 괜찮아요. 너무 걱정하지 마세요."

유방과 액와부에서 각각 조직검사를 시행했고 액와부 임파선 전이를 동반한 침윤암으로 진단되었다. 환자 나이가 많기는 하지만 전반적인 상태가 양호하므로 이런 경우는 수술을 바로 하지 않고 입원 및 항암치료로 종양 크기를 줄인 후에 수술을 하는 것이 일반적이다.

다행히 치료비 걱정은 없다. 중증질환 산정특례를 적용받을 수 있고, 게다가 의료급여 수급자이므로 본인부담금이 전혀 없기 때문이다.

그러나 집에 혼자 있어야 하는 할아버지가 걱정이다. 할머니가 입원해 있는 동안 할아버지의 식사, 청소, 빨래 등을 챙겨줄 사람이 없다. 할아버지는 치매 증상이 전혀 없고 의식도 또렷하지만 기력이 없어서 혼자 생활하기가 어렵다고 한다.

그런데 이 환자는 입원해서 근치적인(Curative) 항암치료와 수술을 받는 대신, 외래에서 간단하게 고식적인(Palliative) 항암치료를 받기로 결정되었다. 게다가 다른 환자들과 달리 유방암진단 후 치료방침이 결정되기까지 시간이 한 달 이상 걸렸다. 이렇게 된 배경에는 환자 본인의 상태가 아니라, 가족 상황이 크게 작용한 것 같다.

나이는 숫자일 뿐이다. 80대이기는 했지만 당뇨병이나 고혈압 등 기저질환이 없고, 겉으로 보기에도 전반적으로 건강하게 보였다. 게다가 인지기능이 정상이었다. 경제적으로 어려운데도 불구하고 상당히 품위가 느껴지는 환자였기에 그런 결정이 안타깝게 느껴졌다.

만약 할머니가 입원해서 치료를 받는 동안 누군가가 할아버지를 돌봐줄 수 있다면 근치적 치료(항암+수술)를 선택하지 않았을까? 근치적 치료가 아니라 고식적 치료를 받는 경우에도 할머니가 통원치료를 받는 동안 누군가가 집안일을 도와줄 수 있다면 좀 더 치료에 집중할 수 있지 않을까? 아니면, 이제 살 만큼 살았으니 거기서 조금 더 살겠다고 수술이니, 항암치료니 굳이 할 필요가 없는 것일까?

할머니가 치료를 제대로 받으려면 할아버지가 요양시설로 가야 하는 상황이다. 그러나 질병이 있거나 장애가 있는 것이 아니라 단지 기력이 없는 상황이므로 요양등급을 받는 것은 거의 불가능하다. 방법이 없을까?

커뮤니티 케어(Community Care)가 답이 될 수 있다. 커뮤니티 케어를 통해서 할머니가 치료받는 동안 할아버지에게 돌봄서비스를 제공할 수 있기 때문이다. 그렇다면 커뮤니티 케어란 무엇인가?

커뮤니티 케어란?

커뮤니티 케어란 '의료'서비스(Health care)와 '사회'서비스(Social care, 또는 복지서비스)를 '통합'적으로 제공하는 제도다. 좀 더 정확하게 말하면 기존의 돌봄(요양)서비스에 의료서비스를 추가하여 집에 있는 환자에게 제공하는 것이다.

커뮤니티 케어에서 의료서비스는 1차의료와 방문간호를 의미한다. 1차의료 외에 종말기 환자를 위한 palliative services, 장루 관리 등 continence services, 재활이나 작업치료 등이 포함된다. 커뮤니티 케어를 총괄하는 것은 1차의사다. 1차의사는 문지기(Gate-keeper)로서 만성질환자를 포함한 지역사회 구성원들의 기본적인 의료적 필요도를 충족시켜야 한다. 우리나라는 지역사회에서 1차의료가 충족되지 않으므로(1차의료 자체가 없음) 만성질환자들이 급성기병원으로 몰리고 있다.

사회서비스는 돌봄서비스 또는 요양서비스라고 한다. 사회서비스는 일상생활 수행능력(Activities of Daily Living, ADL)이나 수단적 일상생활 수행능력(Instrumental Activities of Daily Living, IADL:)이 저하된 사람에게 개인위생이나 가사활동을 도와주는 것이다. 일상생활에 해당되는 행위는 식사하기, 화장실 이용하기, 세수하기, 목욕하기, 옷갈아입기, 앉기, 걷기 등이고, 수단적 일상생활에 해당되는 행위는 장보기, 식사준비하기, 일상용품 사기, 전화하기, 버스나 전철 타기, 설거지, 청소, 빨래같은 집안일 하기 등이다.

지역사회에서 통합서비스를 제공한다는 것은 지역사회가 갖고 있는 여러 자원(1차의사, 방문간호사, 물리치료사, 요양보호사, 가족이나 친지 등)을 동원하여 집에 있는 환자에게 의료와 돌봄(요양)을 제공한다는 의미다. 예를 들어, 만성질환이 있는 노인환자가 병원에 입원하면 급성기적인 문제만 해결하고 가급적 빨리 퇴원시켜서 지역사회(집)로 돌려보낸다. 그러면 지역사회의 1차의사(주치의)는 퇴원한 환자를 외래에서 진료하거나, 방문간호사를 환자 집으로 보내서 일정 범위의 의료서비스를 제공한다. 1차의사는 방문간호사를 통해서 스마트폰으로(원격의료) 환자상태를 파악하고 방문간호사에게 필요한 의료행위를 처방하며, 방문간호사는 이를 수행한다. 요양서비스가 필요한 환자에게는 방문간호사가 요양보호사(Home-helper)에게 의뢰하여 신체 수발이나 가사 수발 등의 돌봄서비스가 제공되도록 한다.

영국 등 유럽의 복지국가들은 이미 1990년대부터 커뮤니티 케어를 도입하기 시작했다. 미국에서는 커뮤니티 케어를 가정-지역사회 기반 서비스(Home- and Community-Based Services, HCBS)라고 부르기도 하는데 이는 자기 집이나 지역사회 내의 가정과 유사한 시설에서 치료와 돌봄이 같이 제공되기 때문이다(이규식, 2019; Leiyu Shi and Douglas A, 2021). 즉, 커뮤니티 케어의 핵심은 만성질환자의 의료이용 경로(Referral Pathway, Care Pathway)를 '병원' 중심에서 '재가(지역사회)' 중심으로 전환하는 것이다(이규식, 2019).

커뮤니티 케어의 도입 배경은 인구 고령화로 인해 의료비 부담이 증가함에 따라 의료와 복지에 대한 공공(공적) 지출을 절감할 필요성이 생겼기 때문이다(이규식, 2019; Leiyu Shi and Douglas A, 2021). 1980년대 이후 유럽 국가들은 병원 중심의 의료체계는 의료비만 증가시킬 뿐 만성질환자의 건강 회복이나 유지에는 기여하지 않는다는 것을 인식하기 시작했다.

일반적으로 경제수준이 향상되고 고령인구가 증가하면 상병구조가 급성질환에서 만성질환으로 바뀐다. 급성질병은 완치가 가능하므로 병원이 효율적인 공급자이지만, 만성질환은 급성질환과 달리 완치가 불가능하므로 병원은 적합한 공급자가 아니다(비용이 너무 많이 들고, 효과적이지도 않다). 예를 들어, 맹장염(급성 충수돌기염) 환자는 제거수술만 받으면 일주일 후에는 일상생활로 복귀할 수 있지만 당뇨병 환자는 매일 주기적으로 혈당 관리를 해야 하고 신장, 발, 눈 등 합병증이 주로 발생하는 장기들에 대해서 수년, 수십 년 동안 진료를 받아야 한다. 즉, 만성질환자들에 대한 의학적 필요도는 현 상태를 오래 유지하고, 진행속도를 최대한 늦추는 것이므로 여러 종류의 연계된 서비스가 연속적으로, 장기간 필요하다. 따라서 완치가 안 되는 만성질환자들을 자원 소모량이 많은 병원에 입원시키는 것은 제한된 의료자원을 낭비하는 것이다. 이것은 적절한 치료를 받으면 단기간에 회복되는 급성질환자들의 치료기회를 박탈하는 것과 마찬가지다.

선진국들이 커뮤니티 케어를 도입하는 이유는 크게 두 가지 장점 때문이다(이규식, 2019). 첫째는 노인들이 자기가 살던 집에서 의료서비스와 사회서비스(요양, 돌봄)를 받을 수 있으므로 가족이나 이웃과 교류를 유지할 수 있다. 둘째는 국가적 측면에서 고령자를 위한 의료비나 돌봄비용을 줄일 수 있으므로 초고령사회를 효율적으로 대비할 수 있다.

커뮤니티 케어를 시행하려면 당연히 돈이 든다. 커뮤니티 케어는 사회 안전망(Social Safety Net)의 하나이므로 공적 재정(Public Fund)이 투입된다. 그러나 이용자의 경제적 능력에 따라 일부는 본인이 부담해야 한다. 예를 들어, 일본은 2000년부터 '지역포괄케어'라는 이름으로 커뮤니티 케어를 시행하면서 네 가지 재원 조달 원칙을 세웠다(이규식, 2019). 이를 4조(助)라고 하는데 자조(自助), 호조(互助), 공조(共助), 공조(公助)로 구성된다. 자조는 자비 부담을 말하며 소득수준에 따라 차등하여 부담한다. 호조는 노인들끼리 자원봉사를 통해서 커뮤니티 케어에 참여하는 것을 말하는데 좀 더 건강한 노인이 좀 덜 건강한 노인을 보살피는 것이다. 공조(共助)는 사회보험 제도를 말하는데 의료보험(=국민건강보험)과 개호보험(=노인장기요양보험)의 보험료를 커뮤니티 케어에 사용한다는 뜻이다. 마지막으로 공조(公助)는 공적 재정에 의한 생활보호를 말하는데 세금으로 취약계층에게 생활비를 지원하는 것을 말한다.

커뮤니티 케어를 시행하려면 대상자의 필요도를 평가(Needs Assessment)해야 한다. 필요도 사정이라고도 하는데 이것은 커뮤니티 케어 신청자가 할 수 있는 것과 할 수 없는 것 또는 이루고자 기대하는 것을 파악하는 행위이다. 필요도 사정은 신청자가 candidate인지 아닌지를 평가하는 것이 아니라(Candidate 여부는 사용가능한 재원의 규모에 따라 결정된다), 신청자가 과연 자신의 집에서 계속 살아갈 가능성이 있는지 여부를 검토하는 것이다. 그럴 가능성이 없다면, 요양시설로 보내야 하기 때문이다.

우리나라에서 커뮤니티 케어의 필요성

커뮤니티 케어를 도입해야 하는 이유는 가족의 돌봄부담과 노인 의료비 증가 때문이다. 한국보건사회연구원이 노인실태조사 자료를 심층분석한 연구에 의하면, 노인의 기능상태 제한율(일상생활 수행능력과 수단적 일상생활 수행능력이 모두 제한적인 경우)이 2004년~2020년 동안 약 10% 내외로 꾸준히 유지되고 있다(김세진, 2021). 그러나 노인장기요양보험 통계에 의하면 2015년 기준으로 성인의 돌봄서비스 필요도는 18.8%인데 비해서 이용률은 1.8%에 불과하여 미충족률이 90.4%로 높게 나타났다. 또한, 2016년 기준으로 서비스 이용자를 수발하는 가족 중 여성이 73%였고, 딸과 며느리가 86%를 차지하는 등 여성 가족의 돌봄부담이 높았다.

노인 의료비도 급증하고 있는데 건강보험 중 노인 진료비는 2016년에 25조 원(38.7%)이던 것이 2023년에는 58조 원(50.8%)으로 증가할 것으로 예상된다. 또한, 의료급여 중 노인 진료비도 2016년에 3.1조 원(46.3%)이던 것이 2025년에는 5.7조 원(51.5%)으로 증가할 것으로 추정된다. GDP 대비 치매관리비도 2016년에 13.6조 원(0.8%)이던 것이 2030년에는 34.3조 원(1.8%)으로 증가할 것으로 예측된다.

2017년 노인실태조사에 의하면 노인의 57.6%는 거동이 불편해도 살던 곳(집)에서 여생을 마치고 싶다고 응답했다. 따라서 커뮤니티 케어가 필요한 이유는 가족의 돌봄부담, 노인 의료비 증가, 그리고 노인들의 바램이라고 할 수 있다. 노인이 병원이나 요양시설에서 생을 마감하는 것이 아니라, 살던 곳에서 노후를 보내려면 의료서비스와 돌봄서비스를 제공해야한다. 상황에 따라 주거개선이 필요할 수도 있다.

지역사회통합돌봄 계획(안)과 문제점

지역사회통합돌봄은 한국형 커뮤니티 케어의 이름이다. 문재인 정부 시절인 2018년에 보건복지부 내에 지역사회통합돌봄 추진단이 구성되었고, 2019년에는 8개 지자체 선발하여 선도사업에 착수했다. 2025년까지 지역사회통합돌봄 기반을 구축하여 2026년 이후 본격 시행할 예정이다. 지역사회통합돌봄의 제공체계(안)은 주거지원, 보건의료, 돌봄, 생활지원, 서비스연계 사업으로 구성되어 있는데 매우 복잡할뿐 아니라, 커뮤니티 케어의 본질에서 벗어나 있다는 점이 문제다.

첫째, 주거지원사업으로 노인 맞춤형 케어안심주택 공급, 집수리 사업, 커뮤니티 케어형 도시재생뉴딜 사업이 있다. 그중 커뮤니티 케어에 합당한 것은 집수리 사업뿐이다. 커뮤니티 케어에서 필요한 주거개선의 범위는 휠체어 등이 다닐 수 있도록 집안의 턱(문지방)을 없애고, 미끄럼이나 낙상을 방지하기 위해서 안전 바닥재와 화장실·욕실의 안전 손잡이를 시공하고, 응급 비상벨을 설치하는 정도다. 공공임대주택이나 도시재생뉴딜 등은 커뮤니티 케어의 범위를 완전히 벗어난 것이다. 지난 대선의 모 후보가 지자체장 시절에 했던 것처럼 젯밥에 관심이 있는 것은 아닌지 의심스럽다.

둘째, 보건의료사업으로 250개 시군구에 주민건강센터 설치, 주민건강센터의 의사와 간호사가 방문의료 제공, 동네의원에서 노인 만성질환 관리, 2천 개의 종합병원 및 요양병원에 지역연계실 운영 등을 계획하고 있다. 문제는 계획안에 커뮤니티 케어의 핵심인 1차의사가 보이지 않는다는 점이다. 이 문제는 간호법과도 관련이 있다. 현재처럼 1차의사가 없고, 노인장기요양보험에 방문간호가 포함되어 있는 상황에서 만약 간호법이 제정되면 재가환자에 대한 1차의료는 전적으로 방문간호사의 업무가 되므로 환자안전에 위협이 되기 때문이다. 이것이 바로 간호법의 위험성이다. 게다가 주민건강센터라는 새로운 준공무원 조직을 만들려고 한다는 점도 문제다. 동네마다 주민건강센터를 만들고, 직원을 채용하려면 엄청난 세금이 지속적으로 투입되어야 하므로 비용절감이라는 원래의 취지에서 벗어나기 때문이다.

지역사회통합돌봄의 제공체계(안)

(출처: 보건복지부 커뮤니티 케어 추진단)

세 번째, 재가 요양·돌봄사업으로 차세대 노인장기요양보험 구축, 2022년까지 시군구에 종합재가센터 설치, 재가 의료급여 신설(의료급여 퇴원환자의 재가생활 지원), 회복·재활서비스 도입 등이 있다. 커뮤니티 케어의 목적이 비용(의료비) 절감인데 여기에는 관심이 없고 사업범위를 무작정 늘리려고 하는 것이 문제다. 재원조달 계획도 없이 돈 쓸 궁리만 하고 있다. 이처럼 우리나라의 '지역사회통합돌봄' 사업은 문제가 많다. 커뮤니티 케어의 본질(의료비 절감)을 벗어나, '새로운 포괄적 복지제도'로 방향이 잘못 설정되어 있기 때문이다. 그리고 간호법과도 관련이 있다(펜앤tv, 2023). 통합돌봄이라는 명목으로 사업범위를 넓히는 이유는 간호법 제정의 배후세력(대한간호협회는 행동책이지 배후세력이 아님)이 돌봄서비스 장악을 목표로 하고 있기 때문이다. 즉, 좌익들이 공적 재정에 왕빨대를 꽂으려는 속셈이다.

국내 도입의 문제점과 해결방안

커뮤니티 케어를 국내에 도입하는데 있어서 가장 큰 문제점은, 우리나라 공무원들이 커뮤니티 케어의 본질을 이해하지 못한다는 것이다(이규식, 2019). 그들은 커뮤니티 케어를 '새로운' 형태의 복지서비스로 인식한다. 커뮤니티 케어는 'Something New'가 아니라, '기존'에 '독립'적으로 제공하던 의료서비스와 사회서비스를 재조직해서 '통합'적으로 제공(Linkage, Coordination, Integration)하는 것이다. 그러므로 사업대상자가 고령자든, 장애인이든, 정신질환자든 상관없이 커뮤니티 케어가 제공하는 것은 동일하게 1차의료와 돌봄이다. 그러나 보건복지부와 지자체 공무원들은 커뮤니티 케어를 새로운 복지제도로 인식하고 있어서 대상자별로 각기 다른 사업모델을 개발하는 등 일을 복잡하게 만들고 있다. 비록 국가마다 커뮤니티 케어의 대상자, 방법, 내용은 다를 수 있지만 사업배경이나 목적은 동일하게 '의료비 절감'인데 이것을 모르고 있다.

두 번째 문제점은 재정조달과 운영주체다(이규식, 2019). 우리나라 공무원들은 돈 쓸 궁리와 몸집 불리기에만 관심이 있다. 예를 들어, 계획안에서 가장 비중이 큰 것이 주거지원사업인데 이것은 커뮤니티 케어의 본질이 아니다. 또한, 지자체는 '커뮤니티'라는 명칭을 내세워 지자체가 운영주체가 되어야 한다고 주장하지만 재정조달에는 관심도, 능력도 없다. 재정자립도가 낮으니 당연히 중앙정부가 관련 재정을 지원해줄 것으로 믿고 있다. 그러면서 운영주체가 되겠다고?

커뮤니티 케어가 실제로 이루지는 장소는 집(Home)이기 때문에 굳이 시군구가 운영주체가 될 필요는 없다. 시군구가 운영주체인 국가들은 직접 재정을 부담하는 나라들이다. 만약 지자체가 보건소를 내세워 운영주체가 된다면 보건소의 역할은 현재보다 더 왜곡될 것이다. (보건소의 역할은 진료가 아니라 방역·보건·예방 활동이므로 보건소는 지자체 소속이 아니라, 질병관리청 산하기관이 되어야 한다) 따라서 커뮤니티 케어의 사업주체는 건강보험공단이 되는 것이 바람직하다. 의료보험과 장기요양보험의 재정을 실제로 담당하고 있고, 공급자 관리 경험이 있기 때문이다.

세 번째 문제점은 1차의료를 제공할 의사를 확보하고, 이들의 행동양식을 바꾸는 것이 선행되어야 한다는 것이다. 기존에 병원중심으로 의료서비스를 제공하던 행태를 1차의료 중심으로 바꾸려면 시간이 많이 걸린다. 커뮤니티 케어에서 1차의사(주치의)의 역할은 매우 중요하다. 1차의사는 방문간호사와 협력하여 환자의 육체적·정신적·사회적 필요도를 종합적으로 파악하고 케어 플랜(Care Plan)을 수립하며 케어 패키지(Care Package)를 개발하고, 처방전을 통해서 간호사와 물리치료사 등을 지도감독하고, 퇴원환자를 위해서 상급의료기관과 소통해야 한다. 또한, 스마트폰과 방문간호사를 통해서 원격(화상)진료를 하고, 의학적 필요도에 따라 환자를 외래로 내원시키거나 상급기관으로 의뢰한다. 완치가 불가능한 암 말기환자에게 경구용 항암제를 리필 처방하거나 통증관리를 한다.

그러므로 우리나라는 커뮤니티 케어를 본격적으로 도입하기 전에 1차 의사 확보를 위한 '개원의 개편'을 먼저 해야 한다. 개원의의 상당수가 전문의이므로 '1차의료'나 '주치의'에 대한 개념이 부족하기 때문이다. 지역별로 개원의를 1차의료를 제공할 의사(주치의)와 전문과목 진료를 제공할 의사로 나누고, 환자의뢰체계 내에서 역할을 재정립해야 한다. 주치의를 희망하는 의사들에게 1차의료와 커뮤니티 케어에 대한 교육을 실시하고, 기존의 행위별 수가제 외에 인두제라는 당근을 주되, 자가의뢰(Self-referral)를 금지해야 한다. 후자는 지금처럼 전문과목 진료를 하지만 1차의사로부터 의뢰받은 환자만 진료하도록 제한하는 대신, 수가를 원가 수준으로 현실화해야 한다.

커뮤니티 케어에서 1차의사가 머리라면, 방문간호사는 손과 발이다. 지역사회 중심의 통합서비스 제공에서 간호사의 역할은 특히 중요하다. 간호사는 대상자의 필요도 사정과 케어 패키지 개발에 참여하고, 환자를 실제로 방문하여 간호서비스 제공하며, 환자와 1차의사를 연결하여 원격의료의 한 축을 담당한다. 방문간호사가 환자상태를 정기적으로 확인하므로 대상자가 굳이 상급병원을 예약해서 가지 않아도 된다. 또한, 방문간호사는 돌봄관리자(Care Manager)로서 가사도우미(Home Helper 요양보호사)가 필요한지 여부를 평가하고 업체와 연결하고, 대상자가 케어 플랜에 따라 적절하게 돌봄서비스를 받고 있는지, 돌봄제공자가 서비스를 적절하게 제공하고 있는지 평가하고 조정한다. 노인들은 식사를 잘하지 못하므로 방문간호사가 영양 상태를 파악해서 필요하면 영양사에게 식단을 의뢰할 수도 있다. 노인이 식사를 제대로 못 하면 큰 병이 없어도 쉽게 돌아가시기 때문이다.

방문간호사가 이런 통합적인 업무를 제대로 하려면 제도개선과 추가 교육이 필요하다. 우리나라는 임상간호 위주이므로 커뮤니티 케어 도입 전에 방문간호사 제도를 정비해야 하고, 교육 및 훈련이 필요하다. 예를 들어 덴마크에서 간호사는 임상간호사(Clinical nurse) → 가정간호사(Home nurse) → 방문간호사(Visiting nurse)로 단계적으로 발전한다. 가정간호사는 일정 기간 이상의 임상간호 경험이 있어야 하며, 1차의사의 처방 하에 정맥주사, 상처부위 드레싱, 튜브 영양공급, 호흡요법, 항암화학요법, 환자교육, 가정투석 등을 시행한다. 방문간호사는 일정 기간 이상의 가정간호 경험이 있어야 하며, 완화의료와 호스피스를 위한 사례관리, 재가서비스 모니터링, 요양보호사의 업무 조정(Coordination) 등의 역할을 한다. 커뮤니티 케어는 육아 등의 이유로 경력이 단절된 간호사들을 활용할 수 있는 제도다. 파트 타임으로 일할 수 있기 때문이다.

네 번째 문제점은 서비스 공급방법에 대한 언급이 없다는 것이다(이규식, 2019). 주민건강센터는 의료서비스를 위한 것이고, 종합재가센터는 요양서비스에 한정되는 것이므로 이런 곳에서는 통합서비스를 제공할 수 없다. 또한, 1차의사와 방문간호사의 업무가 불명확하다. 1차의사가 방문간호사를 어떻게 활용하여 진단하고 처방전을 낼 것인지, 방문간호사가 의료서비스를 어떻게 제공하며, 물리치료사나 요양보호사 등과 어떻게 연계하고 협력할 것인지 구체적 방안이 없다. 그리고 서비스의 구매와 공급을 유럽(지방공영제 국가)처럼 통합할지, 일본(사회보험제 국가)처럼 분리할지, 그리고 직접 제공할지 간접 제공할지에 대해서도 언급이 없다. 우리나라는 사회보험을 채택하고 있으므로 일본처럼 구매자(건강보험공단)와 공급자를 분리하고, 계약제를 통해서 간접적으로 제공하는 것이 합리적이다.

올바른 커뮤니티 케어 제안

가장 먼저, 정책입안자들이 커뮤니티 케어를 제대로 이해해야 한다. 이 것은 새로운 형태의 복지서비스가 아니라, 기존에 따로 제공되던 의료와 요양을 가정에서 지역사회 자원(1차의사, 방문간호사, 작업치료사, 요양보호사, 가족, 친지, 이웃 등)을 재조직하여 통합적으로 제공하는 것이다. 커뮤니티 케어의 대상자는 퇴원환자와 노인장기요양보험 수급자(특히, 재가요양 대상에 해당하는 3~5등급)이며, 장애인도 포함하는 것이 바람직하다. 운영주체는 건강보험 공단이 되어야 하지만 지자체와 협력이 필요하다. 생활지원이나 주거지원 은 지자체가 담당하는 것이 일반적이기 때문이다. 커뮤니티 케어에서 제 공하는 서비스는 현재 건강보험 급여 중에서 1차의료서비스와 의사 처방 하에 가정에서 제공할 수 있는 간호서비스와 물리·작업치료, 그리고 노인 장기요양보험에서 제공하는 재가서비스다. 그리고 요양시설 입소자에게 방문간호서비스를 제공해야 한다. 요양시설은 의료기관이 아니기 때문에 상근 의사가 없고 촉탁의를 두고 있는데 기존 촉탁의 제도를 폐지하고 입 소자에게 1차의사를 배정한 후 방문간호사가 1차의사와 원격의료를 통해 의료서비스 제공해야 한다.

커뮤니티 케어에 포함되는 내용을 좀 더 구체적으로 보면 퇴원 후 관 리, 만성질환 관리, 장기요양(돌봄)이다(이규식, 2019; Leiyu Shi and Douglas A, 2021). 커뮤니티 케어를 위해서 필요한 관련 인프라는 병원과 1차의사 간 환자회송체계 수립, 개원의 개편 및 1차의사 확보, 방문간호사 제도도입, 원격의료 활성화, 환자의뢰체계 재정립 등이다.

퇴원 후 관리란 급성기병원에서 퇴원하여 집으로 돌아온 환자에게 재 활 등 의료서비스와 돌봄서비스를 회복기간 동안 제공하는 것이다. 이를 위해서는 급성기병원과 1차의사 간에 환자의 진료정보와 회복 계획을 공유해야 하며, 방문간호사가 반드시 필요하다. 장점은 자원 투입량이 많은 급성기병원의 재원기간을 줄일 수 있으므로 국가 전체 차원에서 의료비가 절감된다.

만성질환 관리란 1차의사가 당뇨병, 고혈압, 관절염 등 완치가 불가능한 만성질환자들을 외래 기반으로 정기적으로 관리하는 것이다. 이를 위해서는 방문간호사가 필요하며, 효율성을 높이기 위해서 1차의사와 방문간호사 간에 원격의료가 필요하다. 장점은 만성질환자들이 한 명의 1차의사로부터 연속적으로 진료를 받기 때문에 건강상태 유지 및 개선에 도움이 된다. 또한, 경증환자들이 의학적 필요도와 무관하게 닥터쇼핑하듯이 상급병원을 이용하는 것을 줄일 수 있기 때문에 상급병원들이 중증환자들에게 집중하여 좀 더 많은 자원을 투입할 수 있다.

장기요양 관리란 노인들이나 장애인이 일상생활 수행능력(Activities of Daily Living, ADL)이나 수단적 일상생활 수행능력((Instrumental Activities of Daily Living, IADL)에 지장이 있는 경우 가급적 요양시설에 입소하지 않고 집에서 요양보호사(Home Helper)로부터 신체 수발이나 가사 수발 등 돌봄서비스를 받는 것이다. 장기요양 관리의 장점은, 시설요양을 줄이고 재가요양을 늘림으로써 돌봄 대상자의 만족도를 높임과 동시에 가족의 돌봄 부담을 줄여주는 것이다.

그런데 우리나라는 건강보험 급여수가가 낮기 때문에 의료서비스와 사회서비스를 통합·제공하더라도 당장은 의료비 감소효과가 크지 않을 수 있다. 그러나 불필요한 의료기관 이용을 줄임으로써 현재의 건강보험 재정을 효율적으로(제대로) 쓸 수 있고, 무엇보다도 미래의 의료비 폭증을 막을 수 있다. 또한, 커뮤니티 케어의 인프라를 잘 구축한다면 일종의 '기간

산업'의 역할을 할 수 있다. 휴직 간호사 등의 유휴인력이 방문간호사 제도를 통해서 생산활동에 재유입될 수 있기 때문이다. 또한, 지역사회에 있는 비교적 건강한 노인이 요양보호사(홈 헬퍼) 등의 기회를 통해서 서비스 공급자로 활동할 수 있다(김수린, 2020).

고령이지만 대체로 건강한 유방암 환자가 돌봄이 필요한 초고령의 배우자 때문에 근치적 치료를 포기한 사례를 통해서 커뮤니티 케어의 필요성을 살펴보았다. 만약 커뮤니티 케어가 올바른 방향으로 우리나라에 도입된다면 이 할머니 환자는 안심하고 유방암 치료를 받을 수 있을 것이다. 할머니의 치료기간 동안 할아버지가 요양시설에 입소하지 않고 집에서 돌봄서비스를 받을 수 있기 때문이다. 또한 할머니도 퇴원 후 회복기간 동안 1차의사를 통해서 퇴원후 괸리를 받을 수 있다. 그러나 문재인 정부가 만들고 아직도 추진 중인 지역사회통합돌봄사업은 커뮤니티 케어의 본질을 벗어난 잘못된 정책이자, 돈 먹는 하마다.

참고문헌

이규식, 사공진, 한민경, 박유미. 커뮤니티 케어: 이론과 정책. 2019. 건강복지정책연구원.

Leiyu Shi and Douglas A. Singh. 2021. Delivering Health Care in America: A Systems Approach 8th Edition. JONES & VARTLETT LEARNING.

김세진, 이선희, 남궁은하, 이윤경, 백혜연, 신혜리 등. 2021. 한국 노인의 삶과 인식 변화: 노인 실태조사 심층분석. 한국보건사회연구원. https://www.kihasa.re.kr/publish/report/view?page=16&type=all&seq=42702

김수린, 최혜지, 전용호, 이승호, 손선옥, 최새봄. 2020.12.24. 지역사회 통합돌봄 도입에 따른 노인돌봄과 노인일자리사업 연계방안 연구. 한국노인인력개발원. https://kordi.or.kr/content.do?bid
=248&mode=view&page=1&cid=391309&sf_category=N107_1&cmsId=173&sea
rchOperator=or&searchField=title&searchValue=%EC%A7%80%EC%97%AD%EC
%82%AC%ED%9A%8C%20%ED%86%B5%ED%95%A9%EB%8F%8C%EB%B−
4%84%20%EB%8F%84%EC%9E%85

펜앤tv. 2023.05.18. 간호법 거부권이 대한민국 구했다/이은혜 교수. https://www.youtube.
com/watch?v=LWzhcSXxRRs&t=4336s

보건복지부, 행정안전부, 국토교통부. 2021.11.17. 지역사회 통합 돌봄(커뮤니티 케어). 대한민국 정
책브리핑. https://www.korea.kr/special/policyCurationView.do?newsId=148866645&f
bclid=IwAR03f_GKr5oVDl5hh3QbD7Ao0CB5erpbNTfOJlxhO0gXYw3ihv6aYxMUiwl

22

어머니냐 아내냐-황혼이혼

2021년 여름, 60대 초반의 유방암 환자가 내원했다.

이 환자는 2009년에 우리 병원에서 오른쪽 유방암으로 전절제수술을 받았다. 액와부 임파선에도 암이 전이되어 있어서 액와부 청소술(Dissection)을 받았다. 수술 후 2014년까지 5년간 본원에서 계속 진료를 받았다. 그 후에는 외래진료를 받지 않다가 몇 달 전부터 수술 부위에 뭐가 조그맣게 만져지는 것이 있어서 유방센터로 내원했다.

결국 이 환자는 초음파검사와 초음파 유도하 조직검사를 통해서 수술부위의 재발암으로 진단받았다. 12년 만에 재발한 것이다. 그래서 항암치료와 방사선치료를 병행하는 중이다.

이 환자는 서울 토박이다. 유방암을 진단받았을 무렵에는 잠시 부천에서 살았지만 거의 평생을 서울에서 살았다. 그러다가 수년 전 남편이 퇴직하면서 남편의 희망에 따라 남편 고향으로 이주했다. 집안에 대대로 내려오는 토지가 있는데 농사지을 사람이 없어서 귀농한 것이다.

이 환자는 수술받은 쪽의 팔이 붓고 아파서 힘든 농사일을 하기가 어려웠다. 그래서 집안일만 하고 농사는 남편이 혼자 맡아서 했다. 남편은 그 동네가 고향이고 친구들도 많아서 귀농생활을 만족스러워했다. 그러나 환자 입장에서는 평생을 도시에서 살다가 갑자기 시골에 가니 적응하기가 쉽지 않았다. 아는 사람이 아무도 없으니 너무 심심하고 외로웠다. 게다가 버스가 하루에 3번밖에 안 올 정도로 깡촌인데다, 본인이 장롱 면허여서 바깥나들이가 쉽지 않으니 더욱 더 갑갑했다.

시골집 건너에 시어머니가 따로 혼자 사신다. 한 집에서 같이 사는 것이 아니니 그나마 다행이지만 그전에는 명절 때나 며칠 뵙다가 매일 만나야 하니 부담스러웠다. 밥을 혼자 챙겨 먹겠다고 하시지만 그래도 그럴 수가 있나… 매끼 식사를 챙겨드리는 것이 만만한 일이 아니다.

너무 갑갑해서 시골에서 도저히 못 살겠다고 시어머니에게 하소연하니 집 나가면 그날로 이혼이라고 하신다. 몇 년을 전전긍긍하다가 도저히 견딜 수 없어서 시골집을 탈출⁽ʔ⁾했는데 결국 이혼을 당했다. 오갈 데가 없어서 딸이 살고 있는 부천에 정착했다. 딸은 유치원 교사로 일하고 있다. 사위랑 손자랑 알콩달콩 사는 모습을 옆에서 보고 있으면 부럽다.

다행히 조리사 자격증이 있어서 부천에 있는 어느 병원에 조리사로 취직했다. 처음에는 손자를 돌볼 겸 딸네 집에 같이 살았지만 직장을 얻은 후에는 독립했다. 월급을 꼬박꼬박 받으니 몸은 좀 힘들지만 기분이 좋다. 혼자 벌어도 충분히 살 수 있다. 게다가 옆에서 간섭하거나 잔소리하는 사람이 없으니 너무나 자유롭다. 시골에서 남편이랑 살았을 때보다 지금이 훨씬 더 행복하다. 조리사 자격증이 있어서 정말 다행이다. 그게 없었으면 집 나올 생각은 꿈도 못 꾸고 시골집에 갇혀서 살았을 것이고, 만약 그랬다면 외로움에 시름시름 앓다가 벌써 죽었을지도 모른다.

마음은 홀가분하지만 남편이 원망스러울 때가 있다. 결혼해서 30년을 같이 살았는데 아내보다 시골집이 더 중요했는지? 아주 풍족하지는 않지만 공무원연금으로 충분히 먹고 살 수 있는데 굳이 시골에 가서 농사를 지어야 했는지? 서울 토박이인 나를 기어이 깡촌으로 끌고 가야 했는지?

연로하신 어머니가 시골에 혼자 사시니 아들로서 걱정되는 것은 이해가 되지만, 아내가 시골생활에 전혀 적응을 못 하고 그렇게 힘들어하는데 본체만체하다니 섭섭하다. 서울에서 살면서 시골이랑 왔다 갔다 해도 될텐데 단칼에 이혼이라니 정말 섭섭하다. 수십 년을 같이 살았는데 남편에게 나라는 존재는 무엇이었을까? 시골집, 땅, 어머니보다 하찮은 존재인가? 그런 남편에게 올인한 지난 세월이 아깝다.

한편으로 생각해보면 만약 운전을 자유롭게 할 수 있었다면 시골생활이 좀 더 견딜만했을 수도 있다. 하지만 환갑이 다 되어서, 게다가 오른쪽팔이 완전히 자유롭지 않은데 운전을 다시 배운다는 것이 쉽지가 않았다. 남편은 한편으로는 농사일로 바쁘고, 다른 한편으로는 친구들과 노느라바빠서 나를 보살펴줄 겨를이 없는 것 같았다. 마음이 없는 건지….

이혼한 이야기를 하면서 환자가 눈물을 흘렸다. 가만히 크리넥스를 건냈다.

치료비가 많이 나올까 봐 걱정이다. 처음에 유방암진단을 받았을 때 보험금을 탔기 때문에 이번에는 보험금이 거의 안 나올 것 같다. 재발암도 중증질환특례에 해당되므로 5년간 진료비 부담이 없다고 환자에게 알려줬다.

30년을 같이 산 부부가 어떻게 그렇게 갑자기 이혼이 가능한지, 부부간의 속사정은 알 수 없다. 환자가 말하지 않은 다른 갈등이 있을 수도 있다. 한쪽 말만 듣고 모든 것을 알 수는 없지만 그래도 그렇지 30년을 같이 살아온 배우자를 헌신짝처럼 버리다니 필자도 납득하기 어려우니 본인은 오죽할까?

이혼통계로 보는 황혼 이혼

이 환자의 사례는 황혼 이혼에 해당한다. 황혼 이혼의 일반적인 정의는 자녀가 장성한 이후의 이혼을 말한다. 최근 들어 황혼 이혼이 증가 추세다. 통계청이 발표한 2021년 혼인이혼 통계에 의하면 혼인 지속기간은 평균 17.8년이었다. 이혼 부부의 혼인지속 기간은 0~4년이 18.8%로 가장 많고, 30년 이상 17.6%, 5년~9년 17.1% 순서였다. 10년 전과 비교해서 신혼부부의 이혼율은 감소하고 있지만 20년 이상 혼인을 지속한 부부의 이혼율이 증가했으며 특히 30년 이상 같이 살았던 부부의 이혼율이 7.0%에서 17.6%로 2.5배나 증가했다. 이처럼 황혼 이혼 사례가 생각보다 많고, 계속 늘어나고 있다.

2021년 기준으로 평균 이혼 연령은 남자 50.1세, 여자 46.8세다. 2001년 이후로 계속 증가 추세이며 10년 전에 비해서는 각각 4.7세, 5.2세 상승했다. 이는 황혼 이혼의 증가로 설명될 수 있다.

남자의 연령별 이혼 건수를 보면 60세 이상이 21.2%로 가장 많았고, 50대 초반 15.6%, 40대 후반 15.6%의 순서였다. 남자의 연령별 이혼율(해당연령 인구 1천 명당 이혼 건수)은 40대 후반 7.4건, 40대 초반과 50대 초반 7.1건, 50대 후반과 30대 후반 6.2건의 순서였다.

여자의 연령별 이혼 건수는 40대 후반 15.8%, 40대 초반 14.9%, 50대 초반 14.4%, 60세 이상 14.3%의 순서였다. 여자의 이혼율은 40대 초반 7.8건, 40대 후반 7.7건, 30대 후반 7.6건의 순으로 높았다.

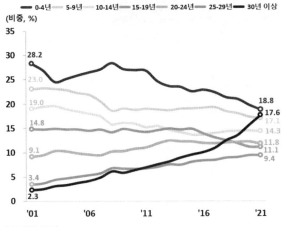

혼인 지속 기간별 이혼 구성비 추이: 2001년-2021년

(비중, %)

■ 0-4년 ■ 5-9년 ■ 10-14년 ■ 15-19년 ■ 20-24년 ■ 25-29년 ■ 30년 이상

28.2
23.0
19.0
18.8
17.6
17.1
14.8
14.3
11.8
11.1
9.4
9.1
3.4
2.3

'01   '06   '11   '16   '21

(출처: 2021년 혼인 이혼 통계)

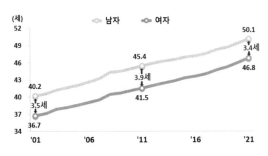

평균 이혼 연령 추이: 2001년-2021년

(세)

⊙ 남자   ⊙ 여자

50.1
45.4   3.4세
3.9세   46.8
40.2   41.5
3.5세
36.7

'01   '06   '11   '16   '21

(출처: 2021년 혼인 이혼 통계)

　　10년 전과 비교해서 모든 연령대에서 이혼율이 감소하는 추세지만 황혼 이혼은 증가했다. 즉, 남자는 50대 후반과 60세 이상 연령대에서 10년 전보다 이혼율이 증가했고, 여자는 50세 이상 연령대에서 이혼율이 증가했다.

연령별 이혼율의 변화: 2011년과 2021년 비교

구분	남자		여자	
	2011년	2021년	2011년	2021년
일반(평균)*	5.4	4.5	5.4	4.5
15-19세	0.0	0.0	0.3	0.1
20-24세	0.5	0.4	2.5	1.2
25-29세	2.4	1.6	5.6	3.4
30-34세	5.8	3.9	8.7	6.5
34-39세	8.6	6.2	10.1	7.6
40-44세	9.9	7.1	9.9	7.8
45-49세	9.7	7.4	8.7	7.7
50-54세	8.2	7.1	6.1	6.7
55-59세	6.0	6.1	3.7	5.1
60세 이상	2.7	3.8	1.0	2.1

일반 이혼율: 15세 이상 남자 또는 여자 인구 1천명 당 이혼 건수

(원 자료: 2021년 혼인이혼 통계)

통계청 인구동향조사에 의하면 이혼 사유는 성격차이가 43.1%로 가장 많았고, 경제문제 10.1%, 배우자 부정 7.1%, 가족간 불화 7.1%, 신체적·정신적 학대 3.6%의 순서였다. 반면에 60대 이상에서는 이혼 사유의 순서와 비율이 약간 달랐다. 성격차이와 경제문제가 가장 흔한 사유인 것은 동일했으나, 가족간 불화가 배우자 부정보다 많았다. 또한 신체적·정신적 학대의 비율이 상대적으로 높은 반면 성격차이와 배우자 부정의 비율이 상대적으로 낮았다.

주요 이혼사유(2021년 기준) (단위: %)

	성격차이	경제문제	배우자 부정	가족간 불화	정신적·육체적 학대	기타
전체 연령	43.08	10.13	7.10	7.09	3.62	28.98
60세 이상	39.03	10.17	5.94	6.73	4.38	33.75

(출처: 통계청 인구동향조사)

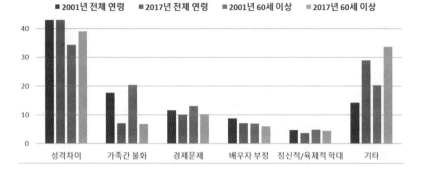

전체 연령과 60세 이상에서 주요 이혼사유의 변화: 2002년-2017년(단위: %)

(출처 통계청 인구동향조사)

2001년과 비교했을 때 이혼사유도 변했다. 통계청 자료에 의하면 약 20년 전에는 성격차이, 가족간 불화, 경제문제, 배우자 부정의 순서였으나 요즘은 가족간 불화의 비중이 17.6%에서 7.1%로 크게 감소하면서 경제문제와 배우자 부정의 비중이 상대적으로 증가했다. 특히, 60대 이상에서는 가족간 불화가 20.5%에서 6.7%로 크게 감소한 반면, 성격차이는 34.4%에서 39.0%로 증가했다. 즉 예전에는 시부모나 처부모와의 관계가 '가족'간 불화에 상당한 영향을 끼쳤으나 시간이 지나면서 부부 중심의 가족관계로 변하고 있는 것으로 추정할 수 있다.

이혼 부부 중 미성년 자녀가 있는 경우는 40.5%였으나 다행스럽게도 지속적으로 감소 추세다. 미성년 자녀수와 이혼 건수는 반비례 관계다. 즉 이혼 부부 중 미성년 자녀가 없는 경우는 56.9%, 1명인 경우는 21.7%, 2명인 경우는 15.7%인 반면, 3명 이상인 경우는 3.1%에 불과했다. 미성년 자녀가 없는 이혼 부부에는 아직 자녀를 출산하지 않은 경우와 자녀를 출산하여 이미 성인이 된 경우(황혼 이혼)가 모두 포함된다.

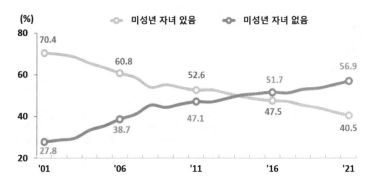

미성년 자녀 유무별 이혼 구성비: 2001년-2021년

(출처: 2021년 혼인이혼 통계)

황혼 이혼의 그늘

황혼 이혼의 배경은 여성의 사회진출로 인한 경제력 증가, 그리고 인구 고령화로 인한 기대 수명의 증가 때문이라고 설명할 수 있다. 예전에는 60세 은퇴 후 10년 정도면 남편이 사망했기 때문에 아내가 '참고 사는' 기간이 상대적으로 짧았으나, 남편의 은퇴 후 부부가 하루종일 같이 지내야 하는 기간이 증가하면서 남은 인생이라도 자유롭게 살기를 원하는 여성이 늘고 있다.

황혼 이혼은 대체로 남자에게 불리하다. 예를 들어 고독사하는 독거노인 중 남성의 비율이 훨씬 더 높다(출처: 보건복지부, 2022). 2022년 고독사 실태조사에 의하면 2021년 고독사 사망자 수는 총 3,378명으로 최근 5년간 증가 추세인데 해마다 남성 고독사가 여성 고독사에 비해 4배 이상 많다. 가장 많은 비중을 차지하는 연령은 50~60대로 매년 50%가 넘는다. 최근 5년간 고독사의 연평균 증가율은 남성이 10.0%로 여성(5.6%)의 거의 두 배다.

황혼 이혼은 늙어서 아플 때 옆에서 돌봐 줄 배우자의 부재를 의미한다. 나이가 들수록 다양한 질병에 이환될 가능성이 높아지므로 배우자의 부재는 요양시설 입소자를 증가시켜 노인장기요양보험의 부담이 늘어나고, 요양병원의 사회적 입원을 증가시켜 건강보험의 부담도 늘어난다. 장성하여 독립하거나 출가한 자녀의 입장에서도 부모의 황혼 이혼은 경제적, 심리적 부담을 가중시킨다. 20~30년을 동고동락했으니 서로 조금씩 더 양보하여 남은 여생을 같이 보낼 수 있다면 노년의 큰 축복이다. 비자발적 싱글인 필자로서는 노부부가 손을 잡고 산책하는 것을 보면 정말이지 부럽다. 아플 때 배우자가 옆에 있어 준다면 큰 위안이 될 것 같다. 단지 경제적인 이유가 아니라, 같이 늙어갈 배우자의 존재는 심리적으로 큰 버팀목이 될 것 같다.

여자가 늙으면 돈, 건강, 친구 이렇게 세 가지가 필요한 반면, 남자는 부인, 아내, 집사람, 와이프, 마누라, 애들 엄마가 필요하다는 우스갯소리가 있다. 남편(아내)가 아니라 원수라고 말하는 사람도 있겠지만 원수를 사랑하라는 성경 말씀을 기억하면 어떨까? 악처도 없는 것보다 낫다는 속담도 있고, 효자도 악처보다 못하다는 속담도 있지 않은가? 특히 나이든 남편들은 전략적(?)인 의미에서도 같이 늙어가는 아내에게 좀 더 잘해주어야 할 것 같다.

이 환자의 사례에서 남편의 입장은 아마도 "어머니가 앞으로 사시면 얼마나 더 사시겠어? 그동안 좀 참고 살면 안 돼?"였을 것이다. 그러나 시어머니가 90세, 100세까지 사실 수도 있다. 그렇게 되면 아내이자 며느리인 배우자의 인생 후반기는 어떻게 되는 것일까? 어머니를 생각하는 마음만큼 아내를 배려해주었더라면 어땠을까?

시어머니 입장에서는 며느리가 못마땅했을 수도 있다. 이태까지 외지에서 살던 아들이 퇴직하고 고향에 내려와 지척에서 매일 들여다봐주고 농사도 지으니 오랜만에 사람 사는 것 같아서 매우 흡족했을 것이다. 그러니 며느리가 시골생활에 적응하지 못하는 것이 마땅치 않았을 것이다. "라떼는 말이야…" 하는 식으로. 그러나 며느리도 이제 같이 늙어가는 처지인데 윗사람으로서 받으려고만 하지 말고 서로 양보하고 배려했더라면 세 명의 가족이 같이 조금 더 따뜻한 노년을 보낼 수도 있지 않았을까?

초고령인 어머니가 시골에서 혼자 사는 것도 문제지만 인생의 황혼기에 접어드는 자식 부부의 인생도 존중받아야 한다. 아내이자 며느리의 일방적인 희생을 요구하는 것은 정당화될 수 없다. 이를 위해서는 아들이자 남편의 역할이 가장 중요하고 중심을 잘 잡아야 하는데 이 사례에서는 그렇지 않은 것 같다. 한쪽 말만 듣고 상대편을 판단할 수는 없지만….

황혼 이혼이 건강보험에 미치는 영향

노인부부가 '서로 돕는 배필'의 관계를 유지하는 것은 가족 내부적으로도 중요하지만 건강보험 재정에도 크게 영향을 미친다. 핵가족 시대에서 황혼 이혼으로 '돕는 배필'을 상실하게 되면 그 역할을 공적 돌봄제도가 대체해야 하는데 이를 위한 장기노인요양시설이나 요양병원이 건강보험의 테두리 안에 있기 때문이다.

황혼 이혼은 황혼 재혼으로 연결되지 않는다. 65세 이상의 재혼율이 65세 이상의 이혼율보다 훨씬 더 낮기 때문이다. 통계청 자료에 의하면 2021년 65세 이상 남자와 여자의 이혼은 각각 13.4%, 17.5%로 증가했다 (출처: 2022 고령자 통계). 이는 같은 기간 전체 이혼 건수가 전년 대비 4.5% 감소한 것과 비교된다. 전체 이혼 건수에서 65세 이상 남녀가 차지하는 비중은 각각 11.0%, 6.1%이며 지속 증가하는 추세다. 한편 2021년 65세 이상 남녀의 재혼은 각각 6.4%, 14.7%로 증가했는데 이것도 같은 기간의 전체 재혼 건수가 남녀 각각 6.6%, 6.5% 감소한 것과 대비된다. 그런데 황혼 이혼 건수에 비해서 황혼 재혼 건수가 남자는 28.2%, 여자는 30.0%에 불과하다. 이혼 시기와 재혼 시기 간에 시간 차이가 있으므로 동일 시점에서 비교하는 것은 좀 무리이지만 남녀 모두 황혼 재혼 건수는 황혼 이혼 건수의 약 1/3에도 미치지 못 한다. 즉 황혼 이혼 이후 대부분은 노인 독거가구가 되는 것 같고, 남자보다 여자가 더욱 그런 것 같다.

연령별 성별 인구 천 명 당 혼인율과 이혼율(2021년 기준)

연령	남자		여자	
	혼인율	이혼율	혼인율	이혼율
일반(평균)*	8.6	4.5	8.5	4.5
15-19세	0.2	0.0	0.7	0.1
20-24세	2.6	0.4	6.6	1.2
25-29세	22.0	1.6	38.2	3.4
30-34세	42.1	3.9	40.8	6.5
34-39세	19.5	6.2	13.8	7.6
40-44세	7.5	7.1	5.4	7.8
45-49세	4.0	7.4	3.4	7.7
50-54세	3.0	7.1	2.8	6.7
55-59세	2.4	6.1	2.0	5.1
60세 이상	1.2	3.8	0.6	2.1

일반 혼인/이혼율: 15세 이상 남자 또는 여자 인구 1천명 당 혼인 또는 이혼 건수
(원 자료: 2021년 혼인이혼 통계)

혼자 사는 노인은 부부가 같이 사는 노인에 비해서 전반적으로 건강상태가 좋지 않다. 노인실태조사 심층분석 연구에 의하면 노인독거 가구와 무배우자 노인은 노인부부 가구나 자녀동거 가구보다 고혈압, 당뇨, 관절염 등 만성질환의 유병율이 높았다(김세진 등, 2021). 해당 보고서에서 이에 대한 인과관계는 분석하지 않았지만 독거노인과 낮은 건강상태 간에 연관

성이 있는 것은 사실이다. 이처럼 노인독거 가구가 노인부부 가구에 비해서 건강상태가 낮은 현상은 배우자를 통한 건강관리나 일상생활 지원 등 배우자가 제공하는 이점을 누리지 못하기 때문으로 생각된다.

65세 이상 이혼과 재혼 추이: 2000년-2021년

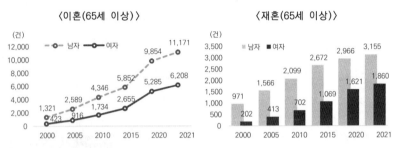

(출처: 2022 고령자 통계; 원 자료: 통계청 인구동태통계연보)

같은 자료에서 비동거 자녀와 대면하거나 전화나 문자 등을 통해서 왕래하는 빈도가 감소하는 추세로 나타났다. 따라서 황혼 이혼은 향후 돌봄 고립과 사회적 고립 문제로 이어질 가능성이 매우 높으며, 이는 고독사를 증가시킬 것이다. 그러므로 황혼 이혼의 증가는 우리 사회 전체의 부담이 가중되는 셈이다.

노인실태조사 심층분석 연구를 보면 노인부부의 배우자 간 지원 교환은 실질적으로 중요한 역할을 한다(김세진 등, 2021). 보고서는 이를 정서적 지원, 도구적 지원, 수발적 지원으로 나누어 분석했는데 노인부부 간에 정서적 지원의 역할이 가장 컸다.

정서적 지원이란 배우자 간에 고민 상담을 하거나, 말벗이 되어주는 행위 등을 말한다. 정서적 지원을 나누는 것은 다른 지원보다 교환율이 높았고 서로 호혜적이었다. 즉 2021년 기준으로 노인 부부 간에 정서적 지원의 수혜율과 제공율은 각각 85.6%와 84.9%로 비슷했다. 그러나 남성 노인의 수혜율(88.7%)이 여성 노인의 수혜율(81.7%)보다 두드러지게 높았다. 이는 남편이 아내에게 정서적 지지를 더 많이 받는다는 의미다.

도구적 지원은 청소, 식사준비 및 세탁 등 가사활동을 말한다. 도구적 지원은 정서적 지원보다 낮은 수준이었지만 수혜율과 제공율이 각각 79.9%와 76.6%로 서로 균형적이었다. 여성 노인이 남성 노인에 비해 더 많은 도구적 지원을 하는 것으로 나타나고 있으나 수혜-제공 간 격차는 2008년 29.3%에서 20.2%로 감소했다. 즉 가사활동은 여성의 일이라는 전통적인 성역할이 변하고 있는 것으로 생각된다.

수발적 지원이란 간병행위나 의료기관에 동행하는 등의 활동이다. 정서적 지원이나 도구적 지원보다는 낮았지만 수혜율과 제공율이 각각 62.7%와 62.3%로 다른 지원들과 마찬가지로 서로 호혜적인 양상이다. 다만 2008년 이후 노인장기요양보험이나 노인돌봄종합서비스(현. 노인맞춤형 돌봄서비스) 등의 제도가 도입됨에 따라 수발적 지원의 비율이 약 20% 감소했다.

이처럼 노인부부는 호혜적으로 상대를 지원하고 있다. 즉 우리나라의 노인부부는 서로에게 '돕는 배필'의 역할을 대체로 잘하고 있다. 바람직한 현상이다. 노인부부의 상호 지원 중에서 심리적 지원이 가장 큰 비중을 차지했다. 도구적 지원이나 수발적 지원 같은 일상생활 지원은 변화는 있지만 여전히 여성 노인을 중심으로 이루어지고 있다. 그러므로 황혼 이혼을 하게 되면 남자가 좀 더 고달픈 생활을 하게 되는 것 같다. 나이가 들수록 남편들이 아내들에게 잘해야 하는 현실적인 이유다.

이 환자는 남편으로부터 심리적 지원을 제대로 받지 못해서, 심리적·정서적 학대로 인해 황혼 이혼에 이르게 된 사례다. 혼자된 아내는 유방암이 재발했으나 배우자로부터 심리적, 도구적, 수발적 지원을 받지 못하게 되었으므로 간병과 돌봄 부담의 일부는 우리 사회의 몫이 되었다. 혼자된 남편이 초고령 어머니를 직접 돌보는 것은 나쁘지 않을 수 있지만 늙은 모자 가구의 간병과 돌봄 부담 역시 부분적으로 우리 사회의 몫이다. 결국 노인 부부가 화목하게 지내는 것은 대한민국의 돌봄부담을 줄이는 길이자, 미래세대의 부담을 줄이는 길이다.

참고문헌

통계청. 2022.03.17. 2021년 혼인 이혼 통계. https://www.kostat.go.kr/board.es?mid=a10301020100&bid=204&act=view&list_no=417326&tag=&nPage=4&ref_bid=203,204,205,206,207&keyField=T&keyWord=

통계청. 2018.03.21. 연령(5세)/이혼사유별 이혼. 인구동향조사. https://kosis.kr/statHtml/statHtml.do?orgId=101&tblId=DT_1B85028&vw_cd=MT_ZTITLE&list_id=A24_10&scrId=&seqNo=&lang_mode=ko&obj_var_id=&itm_id=&conn_path=MT_ZTITLE&path=%252FstatisticsList%252FstatisticsListIndex.do

보건복지부. 2022.12.14. 2022년 고독사 실태조사 결과 발표. https://www.mohw.go.kr/react/al/sal0301vw.jsp?PAR_MENU_ID=04&MENU_ID=0403&page=1&CONT_SEQ=374084&SEARCHKEY=TITLE&SEARCHVALUE=%EA%B3%A0%EB%8F%85%EC%82%AC

통계청. 2022.09.29. 2022 고령자 통계.

김세진, 이선희, 남궁은하, 이윤경, 백혜연, 신혜리 등. 2021.12. 한국 노인의 삶과 인식 변화-노인실태조사 심층분석. 한국보건사회연구원. https://www.kihasa.re.kr/publish/report/research/view?page=10&seq=42702

23
올바른 결정일까?-연명의료

 2017년 봄, 중환자실 환자에게 유방초음파검사를 해달라는 진료의뢰가 들어왔다. 굉장히 드문 일이다. 환자의 사정은 이랬다.

 딸 하나 있는 40 초반의 가정주부인데 집에서 갑자기 쓰러졌다. 본원 응급실로 들어와서 뇌출혈로 진단받고 중환자실에 입원 중인데 몇 달째 계속 의식을 회복하지 못하고 있다. 전두엽과 측두엽에 출혈이 있고, 쓰러지면서 단단한 물체에 머리를 부딪쳤는지 두개골 골절과 경막하 혈종(Traumatic Subdural Hemorrhage)도 동반되었다. 뇌조직이 광범위하게 파괴(Diffuse Axonal Injury)되었고, 시간이 지나면서 뇌세포가 물처럼 변했다(Cerebromalacia). 자발적 호흡은 가능하지만 전신마비에 감각도 모두 상실되어 전혀 움직일 수 없고, 아무 것도 느끼지 못하는 상태다.

 며칠 전부터 열이 나서 원인을 찾기 위해 복부와 흉부 CT(Computed Tomography)검사를 시행했지만 원인을 찾지 못했다. 그 대신 유방 종괴가 우연히 발견되어 유방암 가능성을 확인하기 위하여 검사가 의뢰된 것이다.

 원래는 유방촬영검사를 먼저 한 후에 초음파검사를 하는 것이 원칙이지만 환자가 의식이 없으니 유방촬영검사가 불가능하여 초음파검사만 하기로 했다. 환자가 중환자실 침대에 누운 채로 초음파실로 내려왔다.

CT에서 보였던 병변과 동일한 위치에 왼쪽 유방에 종괴가 있었다. 유방암 가능성이 아주 높지는 않지만 양성추정병변은 아니었으므로 조직검사를 하는 것이 '원칙'이다.

그런데 이 환자에게 조직검사를 하는 것이 임상적으로 의미가 있을까? 이 환자는 몇 달째 의식이 없고, 앞으로 의식을 회복할 가능성은 아마도 거의 없다. 이런 상황에서 유방암으로 밝혀진다고 하더라도 수술이나 항암치료가 별 의미가 있을까? 만약 유방암이 아닌 것으로 밝혀지면 다행이기는 하지만 역시 환자의 경과나 치료방침이 달라지는 것은 없다.

의미 없는 행위라고 생각되었지만 조직검사를 했다. 통증을 전혀 느끼지 못하므로 국소마취를 할 필요가 없지만 일반적인 환자와 마찬가지로 국소마취를 했다. 의식이 없어서 의사소통도 불가능하지만 다른 환자들처럼 절차를 하나하나 설명하면서 검사를 했다. 조직검사 결과 유방암이 아닌 섬유선종(Fibroadenoma)로 밝혀졌다.

조직검사를 하기는 했는데 뭔가 찜찜하다. 호흡을 자발적으로 한다는 점만 제외하면 뇌사 상태나 마찬가지인데 조직검사에 투입된 건강보험 재정은 과연 제대로 쓰여진 것일까? 그보다도, 회생 가능성이 거의 없는 환자를 몇 달 동안 중환자실에 눕혀 놓는 것이 과연 합리적일까? 아마 독자들은 필자를 냉혈한이라고 비난할지도 모르겠다. 그러나 중환자실 병상은 항상 부족하다. 중환자실 병상이 없어서 소생 가능한 중증환자가 응급실에서 계속 방치되거나. 아예 응급실로 들어오지도 못하고 병상이 있는 의료기관을 찾아서 전전하는 일이 비일비재한 것이 현실이다. 우리는 한정된 의료자원을 효율적으로 사용하고 있는 것일까?

의학적으로 필요한 진료는 어디까지?

중환자실에게 가장 중요한 의료장치는 인공호흡기다. 이 환자는 뇌세포가 다 녹아버린 상태이므로 기적처럼 깨어난다고 하더라도 '회복'은 불가능하다. 그렇다면 자발적으로 숨쉴 수 있는 환자를 단지 의식이 없다는 이유로 장기간 중환자실에 둘 것이 아니라, 환자를 요양병원으로 옮기고 살릴 수 있는 다른 환자에게 중환자실 병상을 내주는 것이 합리적이지 않을까? 그동안 입원비도 엄청날텐데 본인부담상한제가 있더라도 급여진료에 국한되므로 치료비 부담은 남은 가족의 생존을 위협할 수도 있다.

가족의 안타까운 마음은 이루 말할 수 없을 것이다. 기적을 바라는 그 마음을 필자도 충분히 이해한다. 그러나 한쪽에 기적을 바라는 환자가 있고, 반대쪽에 살 수 있는 기회를 박탈당하는 다른 환자가 있을 때 우리는, 그리고 건강보험은 둘 중 누구를 선택해야 할까?

무엇보다, 숨 쉬는 것 외에 모든 것을 타인에게 의존해야 한다면 인간으로서 존엄성을 지킬 수 있을까? 그리고 환자 본인은 이런 식으로 생명이 유지되기를 정말 바라는 것일까?

40대 초반, 아직 꽃다운 나이에 갑자기 쓰러져 몇 달째 무의식 상태라니 가족의 황망함과 비통함이 어느 정도일지 말로 설명하기 어려울 것이다. 가족 입장에서는 끝까지 최선을 다하고 싶을 것이다. 경제적 파탄을 감내해서라도 연명치료를 고집할 수 있다. 그러나 건강보험은 한 명의 환자가 아니라 모든 국민을 위한 공적 제도라는 점을 고려해야 한다.

소생의 희망이 없는 환자가 중환자실 병상을 오랫동안 차지하는 것은 한정된 의료자원을 낭비하는 것일 수 있다. 그것이 당사자가 개인적으로 소유한 사적 자원이 아니라, 우리 모두를 의한 공적 자원이기 때문이다. 그 병상을 소생 가능한 환자에게 내주는 것이 공리적으로, 윤리적으로 더 바람직하다. 희망이 없는 환자에게 재원을 투입하느라 살릴 수 있는 환자를 놓치는 것이 더 비정한 일이기 때문이다. 희망이나 기적을 꿈꿀 수는 있지만 그것은 사적 영역이지 건강보험의 영역이 아니다. 건강보험의 목적은 치료비 부담을 없애 주고 제대로 치료를 받을 수 있게 해서 다시 건강하게 만드는 것이다.

연명의료란?

이 환자와 직접적인 연관은 없지만, 소생 가능성이 없음에도 불구하고 의료행위를 계속하는 환자를 드물지 않게 본다. 이런 것을 연명의료 (Medical Care for Life Prolongation)라고 한다. 연명의료결정법에 의하면 연명의료의 정의는 임종과정에 있는 환자에게 하는 심폐소생술, 혈액 투석, 항암제 투여, 인공호흡기 착용 및 그 밖에 대통령령으로 정하는 의학적 시술로서 치료효과 없이 임종과정의 기간만을 연장하는 것이다(출처: LAWnB). 대통령령으로 정하는 의학적 시술이란 체외생명유지술, 수혈, 혈압상승제 투여 등이다,

이 환자는 자발적으로 호흡할 수 있으므로 임종과정에 있는 환자는 아니다. 그렇지만 본인의 의사 또는 자기결정권이라는 측면에서 연명의료에 대해서 알아보자.

연명의료 행위가 환자의 자기결정권을 침해할 수 있다는 판단에 따라 2016년에 연명의료결정법이 공표되었다. 정식 명칭은 「호스피스·완화의료 및 연명의료 결정에 관한 법률」이다. 이 법은 호스피스·완화의료와 연

명의료, 연명의료 중단 등의 결정 사항을 규정하고 있다. 환자의 자기결정 권에 근거하여 무의미한 연명의료를 중단할 수 있다는 내용이므로 웰 다잉(Well Dying) 법이라고도 불린다(출처: 다음백과). 웰 다잉은 살아온 날을 정리하고 죽음을 준비하는 행위다. 따라서 넓은 의미에서는 존엄사나, 무의미한 생명연장을 거부하는 DNR(Do Not Resuscitate) 등을 포함하는 개념으로 사용되기도 한다.

연명의료결정법에 의하면 연명의료의 중단은 회생 가능성이 없고 임종 과정의 말기에 해당하여 치료에도 반응하지 않는 환자만 대상으로 한다. 해당하는 질병에는 암, 후천성 면역결핍증(AIDS), 만성폐쇄성폐질환, 만성 간경화, 그 밖에 보건복지부령으로 정하는 질환이 포함된다(출처: LAWnB). 치료 중단을 원하는 환자는 '사전연명의료의향서'나 '연명의료계획서'를 작성해야 하며, 이 서류는 환자가 의식이 없을 경우에 환자의 의견으로 판단되어 치료를 중단할 수 있다.

그런데 연명의료를 중단하는 것과 안락사(조력 사망)는 다르다. 전자는 합법이지만, 후자는 불법이다. 안락사는 말기 암환자 등이 본인이 원하면 의사가 약물 등을 제공해 스스로 삶을 마무리할 수 있도록 돕는 것이다. 스위스 등 일부 국가는 안락사를 허용하고 있지만 우리나라는 형법에 '자살방조죄'가 명시되어 있으므로 안락사는 불법이다.

국립연명의료관리기관 자료에 의하면, 2016년에 우리나라에서 28만 명이 사망했는데 그중 75%인 21만 명이 병원에서 사망했다. 병원에서 사망한 환자의 상당수는 의학적으로 소생할 가능성이 매우 낮은 상황에서 치료목적이 아니라, 단지 생명연장을 목적으로 각종 시술과 처치를 받다가 인생의 마지막 순간을 맞이했다.

누구를 위한 연명의료인가?

혹시 가족들이, 의사들 역시 '끝까지' 최선을 다했다고 위안을 삼기 위해서 의미 없는 의료행위를 계속하는 것은 아닐까? 어쩌면 사람을 치료하는 것이 아니라, 검사결과를 치료하는 것일 수도 있다. 정말 환자를 위한 것인지 아니면 가족의 부질없는 희망이나 단지 면피용은 아닌지 생각해볼 문제다.

가능하다면 환자가 의식이 있어서 스스로 판단할 수 있을 때 연명의료 여부를 미리 결정하는 것이 가장 좋다. 그것이 여의치 않다면 담당의사가 가족들을 불러서 환자의 상태와 예후를 정확하게 설명하고, 가족들이 판단을 내릴 수 있도록 기회를 제공해야 한다. 그럼에도 불구하고 가족이 연명의료를 중단하는 결정을 내리는 것은 쉬운 일이 아니다. 중요한 것은 임종과정 환자의 의사를 존중하고, 존엄성을 지켜주는 것이다. 그와 동시에 악용되는 사례가 없도록 균형을 잘 잡아야 한다. 어느 대선 후보가 자신의 형을 강제로 정신병원에 감금했듯이 연명의료결정법이 악용되면 위험하기 때문이다.

죽음 이후에 무엇이 있을까? 필자는 개신교인이기 때문에 죽음이 엄청나게 두렵거나 슬프지는 않다. 죽으면 고통이 없는 천국으로 갈 것이고, 나중에 부활하여 다시 만날 것을 믿기 때문이다. 그러나 천국이나 부활의 소망이 없는 사람들에게는 죽음이 엄청나게 두렵고 한스러운 일일 것이다. 그래서 연명의료를 통해서 끝까지 이 생에 머물도록 잡아 두려고 하는 것인지도 모르겠다.

연명의료결정법

연명의료결정법은 특별법이다. 즉 다른 법률에 우선하여 적용된다(출처: LAWnB). 이렇게 특별법을 제정하게 된 배경에는 '보라매병원 사건'과 '김할머니 사건'이 있었다.

1997년에 일어난 보라매병원 사건은 아내가 경제적인 부담을 이유로 중환자실에서 치료 중인 남편을 의학적 권고에 반하여 퇴원(Discharge Against Medical Advice)시킨 사건이다(출처: 위키백과). 피해자(남편)는 술에 취해 화장실에 가다가 넘어져서 머리를 다쳤다. 보라매병원에서 혈종제거 수술을 받았지만 뇌부종이 심해서 수술 후에도 자발호흡이 돌아오지 않아 인공호흡기를 적용하고 있었다. 의식이 회복되고 있었지만, 자발적으로 호흡하지 못하는 상태였으므로 그 상태에서 퇴원은 곧 사망을 의미했다. 그럼에도 불구하고 아내는 치료비 부담과, 남편이 살아날 경우 가족에게 짐이 될 것으로 판단하여 퇴원을 요구했다. 의료진은 퇴원시 사망가능성을 설명했고, 아내는 퇴원 후 피해자의 사망에 대해 법적인 이의를 제기하지 않겠다고 서약했다. (그 당시까지 의사들은 '의학적 권고에 반한 퇴원서약서'를 법적 보호장치로 인식하고 있었다) 서약서에 근거하여 담당 의료진은 환자에게 인공호흡기를 제거한 후 수동으로 인공호흡을 유지하면서 구급차로 집에 이송했다. 집에 도착해서 수동호흡을 중단하고 환자를 부인에게 인계했고, 5분 후에 피해자가 사망했다.

2심 법원은 피해자의 부인과 의료진(담당의사와 그를 보조한 3년차 전공의)을 살인죄의 방조범(작위에 의한 살인방조범)으로 인정하여 집행유예를 선고했다. 의료진들이 대법원에 상고했으나 기각되었다. 그 결과 보라매병원 사건 이후 모든 의료기관은 소생가능성이 없는 환자라도 가족들의 퇴원 요구를 거절하게 되었다.

2009년의 김 할머니 사건은 약 10년 전에 있었던 보라매병원 사건과 반대되는 결론이다(출처: 국립연명의료관리기관, 위키백과). 2008년 76세의 김 할머니는 폐암 여부를 확인하기 위해 조직검사를 받던 중 과다 출혈로 인해 갑자기 의식을 잃고 쓰러졌다. 그 후 중환자실에서 소위 '식물인간 상태'로 인공호흡기 등 생명연장장치에 의존하여 장기간 치료를 받게 되었다. 할머니의 가족들은 평소 할머니의 뜻이었다며 인공호흡기를 제거해달라고 담당의사에게 요청했지만 병원 측은 보라매병원사건을 의식하여 이를 받아들이지 않았다.

결국 소송으로 가게 되었고 최종적으로 대법원은 해당 환자에 대한 연명치료를 중단할 수 있다고 판결했다. 즉 회복이 불가능한 식물인간 상태인 고령의 환자에게 현 상태를 유지하기 위하여 연명치료를 하는 것은 무의미한 신체침해 행위로서 오히려 인간의 존엄과 가치를 해하는 것이며, 연명치료 중단에 대한 환자의 의사를 추정할 수 있는 경우는 자기결정권을 행사하는 것으로 인정한 것이다. 김 할머니는 인공호흡기를 뗀 뒤에도 튜브로 영양을 제공받으면서 생존하다가 2010년 1월 10일 사망했다.

김 할머니 사건 이후, 무의미한 연명의료에 관한 사회적 공감대가 점차 확산되면서, 2013년 대통령 소속 국가 생명윤리심의위원회가 특별위원회가 구성되어 연명의료 중단에 대한 구체적인 절차와 방법을 논의했고, 그에 따라 연명의료에 관한 특별법 제정의 필요성을 권고했다. 이에 2016년 2월 「호스피스·완화의료 및 임종단계에 있는 환자의 연명의료결정에 관한 법률」이 제정되었고, 이 법에 따라 연명의료결정제도가 2018년 2월부터 시행되었다. 즉 의학적으로 무의미한 연명의료를 받고 있다고 의사가 판단한 경우라면, 환자의 의향을 존중하여 연명의료를 처음부터 시행하지 않거나(연명의료 유보), 이미 시행 중인 연명의료를 중지(연명의료 중단)할 수 있는 제도적 장치가 마련된 것이다.

연명의료결정법의 목적은 환자에게 최선의 이익을 보장하고 자기결정을 존중하여 인간으로서의 존엄과 가치를 보호하는 것이다(출처: LAWnB). 이를 위하여 연명의료를 받지 않을 수 있는 기준과 절차를 정립하였다. 즉 '사전연명의료의향서'와 '연명의료계획서'를 통해서 의학적으로도 무의미하고, 환자도 원치 않는 연명의료를 시행하지 않을 수 있도록 했다.

사전연명의료의향서와 연명의료계획서의 개요

	사전연명의료의향서	연명의료계획서
대상	19세 이상의 성인	말기환자 또는 임종과정에 있는 환자
작성	본인이 직접	환자의 요청에 의해 담당의사가 작성
설명의무	상담사	담당의사
등록	보건복지부 지정 사전연명의료의향서 등록기관	의료기관윤리위원회를 등록한 의료기관

(출처: 국립연명의료관리기관)

「연명의료결정법」의 요건을 충족하는 사람은 사전연명의료의향서와 연명의료계획서를 통해서 본인의 연명의료에 대한 의사를 남겨놓을 수 있다. 그리고 사전연명의료의향서나 연명의료계획서를 작성한 경우라도 본인이 언제든지 그 의사를 변경하거나 철회할 수 있다.

사전연명의료의향서는 자신이 향후 임종과정에 있는 환자가 되었을 때를 대비하여 연명의료 및 호스피스에 관한 의향을 작성하는 문서다(출처: 국립연명의료관리기관). 19세 이상이면 누구나 작성할 수 있다. 다만 반드시 본인이 직접 작성해야 하며, 보건복지부가 지정한 사전연명의료의향서 등록기관에서 충분한 설명을 듣고 작성해야 한다. 의향서가 연명의료 정보처

리시스템의 데이터베이스에 보관된 후에야 비로소 법적 효력이 발생한다.

그러나 다음의 경우에는 사전연명의료의향서를 작성했더라도 법적 효력이 없다.

① 본인이 직접 작성하지 않은 경우

② 본인의 자발적 의사에 따라 작성되지 않은 경우

③ 법에 따라 작성 전 알아야 할 사항에 대한 설명이 제공되지 않거나 작성자의 확인을 받지 않은 경우

④ 사전연명의료의향서를 작성 및 등록한 후에 연명의료계획서를 다시 작성한 경우

1~3의 경우는 처음부터 효력이 없으며, 4의 경우는 연명의료계획서가 다시 작성된 이후부터 효력이 상실된다.

연명의료계획서는 말기환자 또는 임종과정에 있는 환자가 연명의료의 유보 또는 중단에 관한 의사를 남겨놓은 문서다(출처: 국립연명의료관리기관). 이것은 사전연명의료의향서와 달리 담당의사가 작성한다. 환자 본인이 직접 담당의사로부터 충분한 설명을 듣고, 그 내용을 이해한 후 본인의 의사에 따라 작성해야 한다. 해당환자가 미성년자인 경우는 환자 및 그 법정대리인이 함께 설명을 들어야 한다. 연명의료계획서의 대상 환자는 의료기관윤리위원회가 설치되어 있는 의료기관에서 해당 환자를 직접 진료한 담당의사 및 전문의 1인이 해당 환자가 말기환자나 임종과정에 있는 환자인지 동일한 판단이 내려진 경우에 한한다.

연명의료계획서 작성의 개요

	말기환자	임종과정에 있는 환자
대상	질병 제한 없음	질병 제한 없음
상태	적극적인 치료에도 불구하고 근원적인 회복의 가능성이 없고 점차 증상이 악화되어 수개월 이내에 사망할 것으로 예상	회생의 가능성이 없고, 치료에도 불구하고 회복되지 아니하며, 급속도로 증상이 악화되어 사망에 임박한 상태
확인	• 임상적 증상 • 다른 질병 또는 질환의 존재 여부 • 약물 투여 또는 시술 등에 따른 개선 정도 • 종전의 진료 경과 • 다른 진료 방법의 가능 여부를 종합적으로 고려하여 담당의사와 해당 분야 전문의 1인이 진단	담당의사와 해당 분야 전문의 1인이 판단

(출처: 국립연명의료관리기관)

사전연명의료의향서나 연명의료계획서를 통해서 연명의료를 받지 않겠다는 의사를 밝혔어도 실제로 연명의료를 받지 않으려면 다음과 같은 절차가 추가로 필요하다(출처: 국립연명의료관리기관).

STEP 1-임종과정에 있는 환자 판단. 우선 의료기관윤리위원회가 설치된 의료기관에서 담당의사와 전문의 1인에 의해 회생의 가능성이 없고, 치료에도 불구하고 회복되지 않으며 급속도로 증상이 악화되어 사망에 임박한 상태에 있는 환자라는 판단을 받아야 한다. 단, 말기환자가 호스피스 전문기관에서 호스피스를 이용하고 있는 경우, 임종과정에 있는지 여부에 대한 판단은 담당의사 1인의 판단으로 갈음할 수 있다.

STEP 2-환자 또는 환자 가족의 결정 확인. 다음으로 환자 또는 환자가족이 환자에 대한 연명의료를 원치 않는다는 의사를 표시하고 담당의사(환자가 의사표현을 할 수 있는 의학적 상태인 경우) 또는 담당의사 및 전문의 1인(환자가 의사표현을 할 수 없는 의학적 상태인 경우)의 확인이 있어야 한다.

STEP 3- 연명의료의 유보 또는 중단. ① 해당 환자에 대한 시술이 더 이상 치료효과가 없다는 의학적 판단(STEP 1)과 ② 환자도 더 이상 치료를 원치 않는다(STEP 2)는 요건이 동시에 갖추어지면 연명의료를 시행하지 않을 수 있다.

2018년부터 연명의료결정법이 시행되고 있다. 그 후 어떤 변화가 일어났을까? 법이 시행된 지 5년 만에 26만여 명이 무의미한 연명의료를 중단한 것으로 나타났으며, 사전연명의료의향서를 작성하여 향후 연명의료 중단 결정 등에 관한 의사를 미리 밝히는 이들은 160만 명을 넘어섰다(중앙일보, 2023). 그러나 현장은 아직 혼란스럽다. 간호사들이 사전연명의료의향서에 대해 필요성을 알고 있지만 사전연명의료의향서에 대한 설명이나 경험이 없는 간호사가 62%가 넘는 것으로 나타났다(메디컬투데이, 2022). 즉 환자가 원하더라도 의료진이 이에 대한 설명이나 안내를 충분하게 제공하지 못하는 상황이다.

이 환자의 사례는 연명의료결정법과 직접적인 관련은 없다. 소생 가능성이 없는 환자가 오랜 기간 동안 중환자실에 있으면서 우연히 발견된 유방 종과에 대하여 조직검사를 시행한 이야기다. 의식은 없지만 자발적으로 호흡할 수 있는 환자를 장기간 중환자실에서 치료하는 것이 합당한지에 대한 의문점을 제기했다.

영화에서는 가끔 기적이 일어난다. 그러나 현실은 영화가 아니다. 건강보험이라는 한정된 공적 재정(Public Fund)을 전 국민이 공유해야 하는 현실에서는 단지 기적을 바라며 의료자원을 무한정 투입할 수 없다. 자식의 도리를 다하거나, 법적 처벌을 피하기 위해서 공적 재정을 소모하는 것 역시 바람직하지 않다. '인간'이 존엄하지 않아서 그런 것이 아니라, '모든 인간'이 존엄하기 때문이다.

우리는 한정된 의료자원을 최대한 효율적으로 사용할 의무가 있다. 이것은 우리 모두의 사회적 책임이기도 하다. 그럼에도 불구하고 연명의료 중단여부는 어려운 문제다. 비정하게 들릴 수도 있다. 그러나 선택과 집중이 필요하다. 우리 자신을 위해서도 그렇고, 미래세대를 위해서는 더욱 그렇다.

필자는 연명의료를 받지 않을 것이다.

참고문헌

LAWnB. 호스피스·완화의료 및 임종과정에 있는 환자의 연명의료결정에 관한 법률(약칭: 연명의료결정법). https://www.lawnb.com/Info/ContentView?sid=L000012492

다음백과. 연명의료. https://100.daum.net/encyclopedia/view/47XXXXXd1179

위키백과. 보라매병원 사건. https://ko.wikipedia.org/wiki/%EB%B3%B4%EB%9D%BC%EB%A7%A4%EB%B3%91%EC%9B%90_%EC%82%AC%EA%B1%B4

위키백과. 김할머니 사건. https://ko.wikipedia.org/wiki/%EA%B9%80%ED%95%A0%EB%A8%B8%EB%8B%88_%EC%82%AC%EA%B1%B4

국립연명의료관리기관. 연명의료결정제도. https://www.lst.go.kr/decn/establish.do

국립연명의료관리기관. 연명의료계획서란. https://www.lst.go.kr/plan/medicalplan.do

중앙일보. 2023.03.31. 연명의료결정법 5년…26만 명 연명의료 거부, 160만 명 사전의향서 작성. https://www.joongang.co.kr/article/25151672

메디컬투데이. 2022.12.27. 사전연명의료의향서 필요성 알지만…설명·경험 부족 간호사 62%↑. https://mdtoday.co.kr/news/view/1065579227857808

24

심술 난 손자와 할머니- 황혼 육아

〜♡〜

2017년 초, 60대 중반의 여자 환자가 오른쪽 유방에 만져지는 종괴를 주소로 내원했다. 그런데 종괴가 만져지게 된 계기가 특이했다.

이 환자는 아들네와 같이 살고 있다. 아들 부부는 맞벌이를 하고 있는데 며느리가 완전 능력자여서 아들보다 월급이 더 많다. 직장생활하는 며느리를 돕기 위해서 한집에 같이 살면서 3살짜리 손자를 키우고 있다. 아들 내외가 출근하고 집에 없는 동안 틈틈이 집안일도 하지만 며느리가 워낙 부지런하고 깔끔한 성격이라 청소나 빨래가 그렇게 버겁지는 않다. 본인과 손주의 점심과 간식을 챙겨서 먹고 치우는 정도다. 밤에 손자를 데리고 자는데 손자는 수시로 할머니 젖을 만지는 버릇이 있다.

몇 달 전에 며느리가 둘째를 임신했다. 엄청 반갑고 기뻤지만 한편으로는 걱정도 된다. 애가 둘로 늘어나면 본인도 며느리도 힘들어질 것이 뻔하기 때문이다. 그런데 손자가 이상해졌다. 동생이 생긴다는 말을 듣고 샘을 내기 시작한 것이다. 원래는 얌전한 아이였는데 둘째 소식 이후로 할머니에게 수시로 화풀이를 한다. 특히 할머니의 젖을 집요하게 공략해 댄다. 손자가 하루에도 몇 번씩 꼬집고 물어뜯고 하다 보니 멍이 들기도 했다.

며칠 전 어느 날 샤워하다가 우연히 오른쪽 유방에 뭐가 만져졌다. 깜

짝 놀랐다. 혹시 암이 아닐까… 이게 암이면 둘째를 키워줄 수 없을 텐데… 며느리의 커리어를 도와주고 싶은데 내가 아프면 어쩌나….

외과 교수님이 유방촬영검사, 초음파검사, 초음파 유도하 조직검사를 한꺼번에 처방했다. 이 환자는 2003년부터 2009년까지 본원에서 국가암 검진을 받았으므로 예전 유방촬영검사 영상들과 비교해보니 새로운 음영이 보였다. 그 음영은 종괴 형태는 아니었지만 이런 나이에 새로 생긴 음영이 있다면 유방암 가능성을 의심해야 한다. 그러나 초음파검사를 보니 유방암이 아니었다. 해당 병변은 전형적인 지방괴사(Fat Necrosis)의 소견이었다.

지방괴사란 유방조직 특히 지방조직이 어떤 힘에 의해서 변성과 염증이 일어나는 질환이다. 지방괴사 환자들은 대부분 특징적인 에피소드가 선행한다. 즉 외부로부터 물리적 충격이 가해졌거나, 유방수술을 받은 경우가 많다. 이 환자도 외부의 물리적 압력에 의해서 즉, 손자가 물어뜯고 꼬집는 바람에 지방괴사가 생긴 사례다. 다른 흔한 예는 차량 탑승 중에 차가 급정거하는 경우다. 가슴 부분을 운전대에 부딪히거나, 직접 부딪히지 않더라도 안전벨트에 가해지는 힘에 의해서 지방괴사가 생길 수 있다. 그 외에 유방 재건수술, 축소수술, 자가지방 이식수술 등을 받은 경우에도 물리적인 힘에 의해서 지방괴사가 생길 수 있다.

지방괴사는 매끈한 모양이 아닌 데다, 발생 시기에 따라서 매우 다양한 모양으로 나타나므로 초심자들은 지방괴사와 유방암의심병변을 분간하기 어려운 경우가 많다. 그러나 검사소견에서 약간의 팁(Tip)과 특징적인 선행 에피소드를 조합하면 진단하는 것이 어렵지 않다. 그렇지만 간혹 애매한 경우가 있다. 특히, 선행 에피소드가 전혀 없는 경우는 물증은 있으나 확증이 없어서 조직검사를 하기도 한다.

그러나 이 환자는 초음파검사 소견이 너무나 특징적이어서 조직검사를 할 필요가 없었다. 환자에게 설명하고 조직검사 대신 6개월 후에 추적검사를 하기로 했다. 조직검사 처방은 취소했다.

6개월 후에 환자가 다시 왔을 때는 종괴가 더 이상 만져지지 않았다. 지방괴사는 시간이 지나면 저절로 없어지기 때문이다. 초음파검사에서도 전에 보였던 병변이 사라져서 보이지 않았다. 며느리는 출산휴가 중이라고 한다.

이 환자는 유방 종괴로 인해 걱정이 많았지만 해피 엔딩으로 끝난 사례다. 혹시 일부(특히 여성) 독자들은 그 환자의 걱정거리는 며느리나 손자가 아니라 아들이라고 주장할지도 모르겠다. 환자가 유방암이어서 치료받느라 둘째 손자를 키워주지 못하면 며느리가 직장을 그만둬야 하고, 그렇게 되면 아들이 외벌이 가장으로서 경제적인 부담이 커질 것을 염려하여 어떻게 하든지 며느리를 계속 일하게 만들려는(?) 속셈이라고 생각할 수도 있다. 그럴 가능성도 있을 수 있지만 그래도 좀 더 너그럽게(?) 봐 주면 좋겠다. 며느리의 평화는 곧 아들의 평화니까….

우리나라에서는 아직 육아와 커리어를 병행하기가 어렵다. 결혼한 여성 직장인들은 둘 중 하나를 선택해야 하는 상황에 수시로 노출된다. 우리나라는 고용 유연성이 거의 제로에 가까운 탓에 육아휴직은 곧 경력 단절을 의미한다. 게다가 파트 타임 근무나 비정규직은 왠지 하등하거나, 가치가 없다고 간주되는 분위기다. 따라서 육아휴직 후에 원래의 위치로 복직하는 것은 교사나 공무원 같은 일부 직종 외에는 거의 불가능하다. 그러므로 결혼한 여자가 직장생활을 제대로 하려면 시어머니나 친정어머니의 도움이 필수적이다.

황혼 육아를 피할 수 없다면

편모나 편부 가정은 물론이고, 일반적인 맞벌이 가정에서도 조부모(특히 할머니)의 육아 참여는 필수 요건이다. 조부모의 육아 참여를 황혼 육아라고 표현한다. 우리나라는 여성이 주된 양육자의 역할을 하고 있지만 이것은 우리나라가 '헬조선'이어서 우리만 그런 것이 아니다. 미국이나 유럽 등 서구사회에서도 여성이 육아에서 주된 역할을 하는 것은 마찬가지다. 예를 들어 미국 가임기 여성의 노동시장 참여율이 평균 70%인데 그중, 조부모가 근처에 사는 경우가 74~80%라고 한다(김현철, 2022).

모든 일이 그렇듯이 황혼 육아도 장단점이 있다. 장점은 가족 간의 결속력을 높이는 것이다. 부수적으로 신체활동을 일정 수준 이상으로 유지할 수 있는 것도 장점이다. 반면에 육체적으로, 정신적으로 부담이 될 수 있다는 것은 단점이다. 그러므로 황혼 육아를 부정적으로만 볼 것이 아니라 피할 수 없는 상황이라면 좀 더 적극적으로, 긍정적으로 대처할 필요가 있다. 그런 의미에서 황혼 육아 실태를 좀 더 구체적으로 알아보자.

한국여성정책연구원이 손자녀를 돌보는 조부모 500명을 대상으로 진행한 '맞벌이 가구의 영아양육을 위한 조부모 양육지원 활성화 방안 연구' 보고서에 의하면 손자녀 돌봄을 통해서 얻는 긍정적인 점과 부정적인 면은 아래와 같다(유희정 등, 2015).

손자녀 돌봄의 긍적적인 면과 부정적인 면

긍정적인면	자녀들에게 도움을 줄 수 있어서 보람을 느낀다	66.0%
	손자녀가 커가는 모습을 볼 수 있는 즐거움이 늘었다	65.4%
	가족 간 대화가 늘고 가족이 자주 만나 화목해졌다	32.4%
	손자녀 돌봄을 통해 내가 하는 일이 의미있게 생각되어 노후생활에 활력이 된다	16.2%
	나의 인생경험으로 손자에게 좋은 영향을 줄 수 있어 좋다	12.2%
	노후생활에 경제적으로 도움이 된다	7.8%
부정적인면	손자녀를 돌보는 일이 체력적으로 힘들다	59.4%
	손자녀 돌봄으로 인해 교우관계나 사회생활을 하지 못한다	41.0%
	손자녀를 돌보는 시간이 너무 길다	32.0%
	살림까지 같이 하기 벅차다	30.8%

(출처: 맞벌이 가구의 영아양육을 위한 조부모 양육지원 활성화 방안 연구, 2015)

　손주 돌봄을 지속할 것인가에 대한 질문에는 73.8%가 그만 돌봐도 된다면 그만두겠다고 답변했다. 반면에 26.2%는 더 이상 돌볼 필요가 없더라도 계속 돌보고 싶다고 응답했다. 그만두고 싶은 이유는 육체적으로 너무 힘들어서라는 응답이 가장 많았다(44.4%). 그 외에 취미생활이나 사회생활을 하려고(35.2%), 더 잘 돌볼 방법이 있을 것 같아서(9.8%), 정신적으로 너무 지쳐서(5.1%), 경제적으로 더 도움이 되는 일을 하기 위해서(4.9%), 자식들과 불화를 더 쌓지 않으려고(0.5%) 등이 있었다.

　같은 보고서에서 응답자들이 손자녀를 돌보게 된 가장 중요한 동기는 자녀의 직장생활에 도움을 주기 위해서였다(67.0%). 그 외에 맡길 만한 곳이 없어서(42.8%), 남에게 맡기는 것이 불안해서(35.6%), 자녀양육비 부담을 줄이려고(17.0%) 등의 순서였다. 반면에 아이 부모들은 자녀 양육을 부모님께 맡기는 것이 안심이 되어서가 45.4%로 가장 많았다. 그 외에 육아지원 기관을 이용하고 있지만 퇴근시간까지 돌봐 줄 사람이 필요해서 19.5%, 어린이집에 보내기에 너무 어려서 11.4%, 주변에 믿고 맡길 만한 영유아 돌봄시설이 없어서 11.5%, 부모님이 직접 돌보기를 원하셔서 10.3%였다.

돌봄 장소는 손자녀가 조부모 집으로 가서 돌봄을 받는 경우(37.0%)와 조부모가 한집(조부모 집 27.0%, 아이부모 집 9.2%)에 살면서 손자녀를 양육하는 경우(36.2%)가 비슷하게 많았다. 그 외에 조부모가 아이부모 집으로 가서 돌보는 경우는 26.8%였다

황혼 육아에 대한 의존도는 손자녀의 나이와 관련이 있었다. 손자녀가 어릴수록(특히 영아) 조부모가 돌보는 비율이 높았다. 조부모 또는 친인척으로부터 육아 도움을 받은 경우가 영아를 둔 취업모는 53.0%인 반면, 3~5세 유아를 둔 취업모는 35.6%에 불과했다. 조부모가 돌보는 손자녀의 69.0%는 어린이집이나 유치원 등 육아지원기관에 다니고 있었다. 그러나 손자녀의 나이에 따라 차이가 컸는데 나이가 어릴수록 육아보육기관을 이용하는 비율이 낮았다. 즉 손자녀가 1세 미만인 경우는 4.3%만 육아지원기관에 다니는데 비해서 3~5세는 94.5%, 5~7세는 100.0%가 어린이집이나 유치원 등에 다니고 있었다.

조부모의 손자녀 양육기간은 평균 21개월이었다. 그리고 양육에 소요되는 시간은 하루 평균 6.69시간이었고 주당 평균 5.25일, 총 42.53시간으로 일반 근로자의 근로시간과 맞먹었다. 특히 영아인 경우는 하루 평균 10.57시간을 돌보고 있었다.

손자녀를 돌보는 조부모의 73.0%는 자녀로부터 정기적으로 대가를 받고 있었다. 조부모의 경제수준이 낮을수록 정기적으로 받는 비율이 높았다. 응답자의 13%는 사례비를 받지 않는다고 응답했는데 가장 큰 이유는 자녀들이 줄 형편이 안되기 때문이었다(35.4%). 손자녀를 돌보는 대가의 평균 금액은 약 60만 원이었다. 손자녀 돌봄 시간이 길수록, 자녀의 소득이 많을수록 금액이 높았다. 사례비가 생활에 도움이 된다고 응답한 조부모는 80%였으며, 조부모의 경제수준이 낮을수록, 사례비 금액이 클수록 도

움이 된다고 응답했다.

노인의 육아활동은 주관적 건강수준이나 정신건강에 영향을 주지 않는 것으로 알려져 있다(김현철, 2022). 그러나 이런 결과는 선택 바이어스(Selection bias)가 작용했을 가능성을 고려해야 한다. 몸이 아픈 조부모들은 육아활동에 참여하기가 어려우므로 황혼 육아에 참여하는 조부모들을 대상으로 연구한 결과는 건강상태가 양호한 조부모들이 주로 포함될 가능성이 높은 탓이다. 그리고 육아활동에 참여하는 조부모 '집단'에서 평균적으로 그런 결과가 나왔더라도 실제에 있어서는 조부모 '개인'의 육아 부담 정도에 따라 건강수준에 미치는 영향이 다를 수 있다. 조부모가 한집에 같이 살면서 육아를 전적으로 책임지는 경우와 다른 집에서 따로 살면서 필요할 때만 육아에 참여하는 경우를 비교해보면 전자가 후자보다 신체적, 정신적으로 부정적인 결과가 나타날 가능성이 높다.

시어머니나 친정어머니의 도움이 여의치 않으면 국가의 도움에 기댈 수밖에 없다. 그러나 국가가 육아나 양육을 '책임'져야 하는 것은 아니다. 국가의 필수 업무는 국방, 치안, 외교 정도다. 국가가 국민의 삶에 깊이 관여하려면 큰 정부와 많은 세금이 필요한데 이것은 국민의 경제적 자유를 제한하게 된다. 기본적으로 자녀양육은 부모의 책임이다. 그렇지만 부모가 자녀양육의 책임을 다할 수 있도록 국가가 어느 정도 도와줄 필요는 있다. 즉 자녀양육이나 돌봄이 국가의 책임은 아니지만(그런 나라는 사회주의 국가다), 여성의 사회참여와 국가경쟁력 제고를 위해서 국가가 도움을 제공하는 것이 필요하다.

손자녀 돌봄을 위해서 정책적 지원이 필요할까?

조부모의 손자녀 돌봄을 활성화하기 위해서는 정책적 지원이 필요하다. 이는 한국여성정책연구원의 보고서에 의해서도 뒷받침된다. 정부가 조부모의 손자녀 돌봄을 정책적으로 활성화하는 것에 대해서 조부모의 61.6%, 아이부모의 86.9%가 찬성했다(유희정 등, 2015). 조부모들이 찬성하는 이유는 아이부모가 안심하고 맡길 수 있어서가 62.3%로 가장 많았다. 그 외의 이유는 아이부모가 편하게 직장생활을 할 수 있어서(45.1%), 노인들의 역할이 생겨서 활력소가 되므로(25.6%), 손자녀의 정서적 안정에 도움이 되므로(22.4%), 노인들의 가계에 도움이 되므로(17.2%), 아이부모의 가계에 도움이 되므로(16.2%), 가족 간의 대화가 늘고 자주 만날 수 있는 계기가 되어서(6.2%)였다.

반면에 조부모의 38.4%는 손자녀 돌봄의 활성화를 반대했다. 주된 이유는 노인들의 건강에 무리(68.2%)라는 것과 노인들의 시간을 뺏기 때문(53.6%)이었다.

그렇다면 조부모의 손자녀 양육을 강요하거나 무조건 장려하기보다는, 원하는 가정에게 선택의 폭을 넓히는 방향으로, 손자녀 돌봄을 좀 더 수월하게 도와주는 정책을 만들면 된다. 어떤 지원책이 필요할까?

손자녀를 돌보는 조부모들이 가장 원하는 것은 아이부모들이 직접 아이를 양육할 수 있도록 관련제도를 활성화하는 것이었다(유희정 등, 2015). 즉 응답자의 44.0%가 육아휴직, 탄력근무, 정시 퇴근문화 정착 등 제도적 뒷받침이 필요하다고 응답했다. 한편 어린이집, 유치원, 아이 돌보미 파견 등 공공육아 서비스의 확충을 원하는 응답자는 35.6%였고, 부모가 손주를 양육할 수 있도록 교육프로그램이나 정보를 제공하는 정책이 필요하다는 응답자는 20%였다.

아이부모들도 조부모와 비슷한 패턴을 보였나. 즉 44.0%는 아이부모들이 직접 아이를 양육할 수 있는 제도가 필요하다고 응답했고, 32.0%는 공공육아 서비스의 확충을, 19.0%는 조부모의 손자녀 돌봄지원 정책을 원했다.

손자녀를 돌보는 조부모를 위해서 정부 또는 공공기관으로부터 가장 필요한 지원은 일정시간 아이를 돌봐주는 보육기관이나 돌봄기관의 확대(49.0%)였다. 그 외에 손자녀와 함께 이용할 수 있는 놀이 및 휴식공간 (39.8%), 금전지원 (35%), 돌봄관련 교육프로그램(34.2%), 조부모 건강지원 프로그램(20.4%) 등이 있었다.

이렇게 지원하면 어떨까?

육아휴직, 탄력근무, 정시 퇴근문화 정착 등은 궁극적으로 나아갈 방향이지만 우리 사회 전체가 바뀌어야 하므로 시간이 많이 걸린다. 공공육아 서비스 확충도 필요하지만 노인의 시설요양 사례에서 보듯이 비용-효과성이 낮다. 왜냐면 세금으로 조달한 육아지원 비용이 전액 아이들에게 투입되는 것이 아니라 상당한 금액이 관리비용으로 사라지기 때문이다. 게다가 세금으로 공공일자리를 늘리는 것은 장기적으로 봤을 때 인건비 부담이 가중될 가능성이 매우 높고, 타인이 돌보는 것은 아무래도 가족(조부모)이 돌보는 것보다 사랑과 정성이 부족하다.

그러므로 단기간에 가장 효과를 볼 수 있는 방법은 정부가 조부모에게 직접 양육수당을 지급하는 것이다. 즉 현재는 어린이집 등 보육기관을 이용하지 않을 때 부모에게 양육수당을 지급하고 있는데 이것을 바꾸어 조부모도 양육수당 수령자가 될 수 있게 하는 것이다. 이것이 비용 대비 가장 효율적이라고 생각된다. 손자녀의 인성이나 정서적 안정에도 가장 도움이 되고, 아이부모들도 가장 안심되는 방법이다. 정부의 조부모 양육수당지원은 아이부모 입장에서 (특히 소득수준이 낮은 경우) 가계에 보탬이 될 것이다.

OECD 주요 국가 은퇴연령층의 상대적 빈곤빈곤율*(2019년 기준)

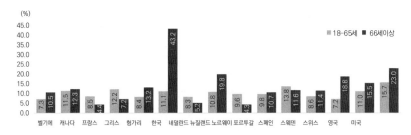

(*상대적 빈곤율: 중위소득 50% 이하)
(출처: 2022 고령자 통계; 원 자료: OECD Social and Wellfare Statistics)

은퇴연령의 노인빈곤율(단위: %)

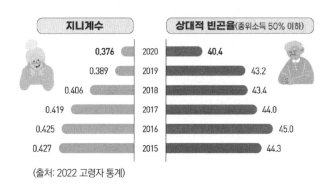

(출처: 2022 고령자 통계)

우리나라는 노인빈곤율이 매우 높다. 2022년 고령자 통계에 의하면 우리나라 노인의 상대적 빈곤율은 40%를 넘는다. 상대적 빈곤율이란 중위소득 50% 이하를 말한다. 그러므로 조부모 입장에서는 (특히 경제적으로 넉넉하지 않은 경우) 양육수당이 기계에 보탬이 되므로 좀 더 적극적으로 육아활동에 참여할 수 있고, 성취감도 높일 수 있다.

양육수당으로 인해 조세 및 재정부담이 크게 늘어나지는 않을 것 같다. 우리나라는 초 저출산율로 인해서 국가소멸 위기에 있으므로 만약 부담이 된다면 다른 예산을 줄여서라도 과감하게 시도해볼 만하다. 10년 정도 한시적으로라도 해보면 좋겠다. 조부모 양육수당은 출산율을 끌어올리는 데 도움이 될 수 있고, 부수적으로 여성들의 사회참여가 늘어날 것이므로 전체적으로 본다면 절대 손해가 아니다.

예상 재원을 계산해보자. 2022년 출생아가 25만 명(249,000명) 정도다 (출처: 통계청). 2021년 26만 명, 2020년 27만 명 수준이다. 30만 명이라 가정하고 모든 영아에게 매달 백만 원씩 육아수당을 지급한다면 연간 3.6조가 소요된다(30만 명×1,200만 원). '선택적 복지' 개념을 적용하여 지급대상을 중위소득 이하인 가정으로 한정한다면 실제 집행액은 절반 정도일 것이다. 그런데 2023년 성인지 예산이 32조가 넘는다(국민일보, 2023). 개념도 모호한 성인지사업에 32조를 쓰는 것보다 대한민국의 미래세대가 제대로 양육되는데 투자하는 것이 훨씬 더 국익에 도움이 되지 않을까?. 2023년 여성가족부 예산만 해도 1.5조다(머니투데이, 2022). 여성가족부를 해체하고 그 예산으로 육아수당을 지급해도 된다. 여가부 예산이 매년 늘어났던만큼 육아수당도 매년 늘리면 된다.

그러나 양육수당을 무조건 주는 것은 안된다. 손자녀 육아에 대한 교육이 필요하다. 조부모 세대와 아이부모 세대는 육아에 대한 지식이나 방법이 많이 다르기 때문이다. 즉 일정시간 동안 교육을 이수한다는 조건으로 양육수당을 지급해야 한다. 예를 들어 호주는 조부모가 전문대학에서 영유아 교육코스 3단계 이상을 수료하고 자격증을 취득한 후 손자녀의 주양육자로 활동하는 경우에 주당 최대 50시간까지 양육수당을 지급한다(이데일리, 2018). 그런데 초기 교육만으로는 부족하다. 교육 내용을 기억하고 유지하기 위해서 매년 정기적으로 보수교육이 필요하다. 조부모의 정서적, 심리적 지지를 위한 교육도 정기적으로 필요하다

육아에 대한 체계적인 교육기회를 통해서 같은 관심사를 공유하는 같은 지역의 또래들끼리 소모임을 만들 수도 있다. 이런 소모임은 장점이 많다. 첫째, 일하는 엄마들을 안심시킬 수 있다. 둘째, 조부모들의 인식전환에도 도움이 된다. 집에 처박혀서 애나 키운다는 부정적인 생각에서 벗어나 '손자녀 양육=사회참여'라는 인식을 심어줄 수 있다. 셋째, 교육기회를 통해서 비슷한 상황을 공유하는 조부모끼리 친목모임을 만들어 활용할 수도 있다. 예를 들어, 같은 동네나 아파트 단지 내에서 조부모들이 소그룹 육아모임을 만든다면 장점이 있다. 즉 조부모 세대에서 아주 익숙한 '계모임' 개념을 적용하여 육아를 품앗이하거나, 일주일에 하루씩 돌아가면서 '휴가'를 만들어 낼 수 있다. 손자녀들도 하루 종일 조부모하고만 있는 것이 아니라, 또래들을 만날 수 있고 다른 조부모들과도 지낼 수 있으므로 사회성이 발달하고, 노인을 공경하는 것이 자연스럽게 몸에 밸 수 있다.

조부모에게 육아관련 교육을 할 주체는 주변의 어린이집이나 유치원에 위탁하면 된다. 어린이집이나 유치원에 위탁한다면 두 가지 장점이 있다. 첫째는 가정 육아와 시설 보육 간에 연속성을 기대할 수 있다. 둘째는 피교육자의 육아 대상인 아이가 잠재적인 고객(?)이 될 수 있으므로 고객관

리 차원에서 성실하게 교육할 것이다.

"피할 수 없는 일을 즐기라"는 말이 있다. 자녀들의 경제적 안정을 위해서 조부모가 육아를 주도적으로 할 수밖에 없는 상황이라면, 인식을 전환하여 이것을 조부모를 위한 '제2의 교육' 기회로 만드는 것이다. 대한민국은 그에 필요한 기반을 만들 수 있는 충분한 능력이 있다고 생각한다.

조부모에게 손자녀 육아수당을 지급한다면 두 가지 정도의 현실적인 문제가 있다.

첫째는 지급범위다. 예전에 서울시 무상급식 논란에서 나타났던 것처럼 조부모 육아수당을 보편적으로 지급할 것인지, 선별적으로 할 것인지에 대에서 논란이 생길 수 있다. 따라서 조세 부담과 수혜 범위 사이에서 균형을 잡아야 한다. 필자의 의견은, '선택'적 복지다. 중위소득을 기준으로 지급범위를 정한다면 별도의 인력을 투입하지 않고도 국세청에서 지급범위를 추려낼 수 있다. 예를 들어, 가구 총소득이 중위소득 이하인 가정을 선택하여 소득수준에 따라 약간의 가중치를 둔다면 (소득수준이 낮을수록 양육수당을 많이) 좀 더 실질적인 도움을 줄 수 있다. 소득재분배를 단순무식하게 하는 방법보다 손자녀를 양육하는 근로에 대한 보상으로 지급하는 것이 더 합리적인 방법이다.

둘째는 지급대상이다. 조부모의 건강상태가 손자녀를 돌볼 수 없는 상황임에도 불구하고 경제적인 이유로 육아수당을 신청하는 도덕적 해이가 발생할 수 있기 때문이다. 이 문제는 건강보험 수진기록을 활용하면 해결이 가능하다. 예를 들어 손자녀 육아수당을 신청한 조부모가 신청자 본인은 물론이고 부부 중 '어느 한 명'이 최근 1년간 주요 수술을 받았거나, 만성질환 등으로 일정 횟수 이상 진료를 받았다면 육아활동을 전담하는 것이 어려울 것이다. '어느 한 명'이라고 한 이유는, 노인부부 중 한 명이 아프면 배우자가 주로 돌봐야 하므로 손자녀의 육아까지 전담하는 것이 현실적으로 불가능하기 때문이다. 그러므로 조부모의 건강상태가 손자녀를 돌볼 수 없는 경우는 양육수당의 지급대상에서 배제해야 한다. 이런 기준을 정해 놓으면 노인들이 불필요하게 마실 다니듯이 의료기관을 이용하는 잘못된 행태도 바로잡을 수 있다.

그런데 조부모 양육수당은 지자체가 할 일이 아니라 국가가 해야 한다. 이유는, 첫째 초 저출산이라는 국가적 대재앙을 타개해야 하고, 둘째는 지자체마다 경제적 자립도가 다르기 때문이다. 그리고 조부모 양육수당을 지급할 때 국적을 고려해야 한다. 부모에게 주는 양육수당도 마찬가지다. 우리나라는 속지주의가 아니라 속인주의를 채택하고 있으므로 지급대상 1순위는 부모 양쪽이 대한민국 국적을 보유한 경우다(귀화나 결혼이주 포함). 2순위는 부모 중 한쪽만 대한민국 국적을 보유한 경우다. 부모가 모두 대한민국 국적이 아닌 경우는 1순위와 2순위를 지급하고 예산이 남는 경우에만 지급한다. 그리고 기본적으로 이런 복지혜택이 악용되지 않도록 국적 관리를 엄격하게 해야 한다.

이번 사례는 어린 손자의 육아를 전담하는 할머니가 육아활동과 관련하여 유방에 멍울이 만져져서 검사를 받게 된 이야기다. 엄마가 직장생활을 하는 경우 조부모의 육아지원이 반드시 필요하다. 아이가 어릴수록 더욱 절실하다. 보육기관에 맡길 수도 있지만 타인의 돌봄은 마지막 선택지여야 한다. 조부모 등 도와줄 가족이 있다면 이를 최대한 활용하는 것이 바람직하다. 아이에게 정서적으로 더 유익한 것은 타인의 돌봄보다는 가족의 돌봄이기 때문이다.

조부모의 돌봄을 육아수당이라는 형식으로 사회적으로 보상하되, 보편적 복지가 아니라 지급범위와 대상을 '선택'해야 한다. 아이의 부모 중 최소한 한 명은 대한민국 국적자(귀화나 결혼이주 포함)여야 하고, 중위소득 이하인 가정에게 지급하고, 조부모 중 한 명이 심각한 질병상태에 있으면 안 된다. 이런 사항들은 도덕적 해이를 막기 위해서, 그리고 양육의 질을 최소한으로 보장하기 위해서 필요한 장치다. 여기에 추가해서 초기 교육과 보수 교육이 필요하다. 성인지 예산 등 불필요한 예산을 정리하면 필요한 재원을 조달할 수 있다.

조부모의 손자녀 돌봄이 절실한 상황임을 인식하자. 피할 수 없는 일이라면 조부모들이 좀 더 긍정적으로 받아들일 수 있도록 도와주자. 대한민국의 미래세대를 위한 일이니 이런데 세금을 써야 한다. 현재의 조부모 세대는 6·25를 겪고 산업화를 이룬 세대다. 이들을 조금만 더 정책적으로 뒷받침한다면 조부모들은 그들 세대의 마지막 미션까지 훌륭하게 수행해 낼 것이다.

참고 자료

김현철. 2022.11.06. 황혼 육아, 삶의 활력소일까 골병의 원인일까. 시사IN. https://www.sisain.co.kr/news/articleView.html?idxno=48800

유희정, 이솔, 홍지수. 2015. 맞벌이 가구의 영아양육을 위한 조부모 양육지원 활성화 방안 연구. 한국여성정책연구원. https://www.kwdi.re.kr/publications/reportView.do?idx=115044

통계청. 2022.09.29. 2022 고령자 통계

통계청. 출생아수, 합계출산율, 자연증가 등. 인구동향조사. https://kosis.kr/statHtml/statHtml.do?orgId=101&tblId=INH_1B8000F_01&vw_cd=MT_ZTITLE&list_

id=A21&scrId=&seqNo=&lang_mode=ko&obj_var_id=&itm_id=&conn_path=MT_
ZTITLE&path=%252FstatisticsList%252FstatisticsListIndex.do

국민일보. 2023.02.07. 올해 양성평등 위한 '성인지 예산' 32조원 넘어…'끼워맞추기' 지적도.
https://news.kmib.co.kr/article/view.asp?arcid=0017933526&code=61141111&c
p=du

머니투데이, 2022.12.24. 여가부, 2023년 예산 1조5678억원 확정…올해보다 7%↑ https://
news.mt.co.kr/mtview.php?no=2022122408552390528

이데일리. 2018.12.31. 맞벌이와 함께 늘어나는 황혼육아…등골 휘는 '할마·할빠'. https://
www.edaily.co.kr/news/read?newsId=01243126619444096&mediaCodeNo=257
&OutLnkChk=Y

코로나 방역 유감

25
코로나가 사람 잡네!

첫 번째 사례

2020년 여름, 40대 중반의 여자 환자가 오른쪽 유방에 만져지는 종괴가 있어서 내원했다.

2019년 초겨울에 본원에서 국가암검진을 받은 환자였다. 한 달 후에 검진결과 통보서가 집으로 배달되었는데 유방촬영검사 결과가 '판정유보'라고 되어 있었다. 당시는 만져지는 것이 없었고, 연말이라 직장업무 때문에 바빠서 시간이 없었다. 그래서 연초에 진료를 받으러 가려고 계획했었다.

그런데 2020년 2월부터 코로나19 사태가 본격화되었다. 병원에 진료받으러 갔다가 혹시 코로나19에 걸릴까 두려워서 진료를 계속 미뤘다. 원래는 만져지는 것이 없었지만 시간이 지나면서 종괴가 만져지기 시작했다. 더 이상 미룰 수가 없어서 2020년 여름에 국가암검진 결과통보서를 들고 본원에 내원했다. 검진 이후 8개월이 경과한 시점이었다.

국가암검진 후 시간이 많이 경과했기 때문에 외과 교수님이 유방촬영검사 처방을 다시 냈다. 그리고 초음파검사와 초음파 유도하 총생검을 같이 처방했다. 유방촬영검사를 비교해보니 국가암검진 당시는 1cm 미만의 작은 결절이 보였으나 약 2cm로 크기가 증가한 상태였다. 초음파검사 기준으로 18mm였다.

코로나 사태로 인해 유방암 진단이 늦어졌다는 것은 생존가능 기간이 줄어들었다는 의미다. 만약 이 환자가 검진 직후에, 만져지기 전에 추가검사를 받았더라면 생존가능 기간이 더 길었을 것이다. 그런데 불행하게도 진단 전의 시간과 진단 후의 시간은 결코 동일하지 않다. 진단이 8개월 늦어졌다고 해서 생존기간이 동일하게 8개월만 줄어드는 것이 아니라는 뜻이다.

방역당국이 코로나19 확산을 막기 위해서 국민들에게 "가급적 집에 머물러 있으라"고 하는 바람에 일부 국민들은 의학적으로 꼭 필요한 진료를 제 때에 받지 못했다. 미지의 감염병은 공포의 대상이지만 방역당국의 그 정책이 정말 합당한 것이었는지 의문이다. 외부활동을 줄이고 가급적 집에 머물러 있으라는 방역당국의 안내방송은 배가 기울고 있는데도 움직이지 말고 배 안에 있으라는 세월호 선장의 안내방송을 떠올리게 만든다.

두 번째 사례

2020년 여름 60대 초반의 여자 환자가 액와부에 종괴가 만져진다며 내원했다.

2019년 가을 본원에서 국가암검진을 받은 환자였다. 유방촬영검사에서 이상소견이 발견되었고 '판정유보'라는 결과통보서를 받았다. 그 당시는 무증상이었다. 본원 유방센터에 진료를 예약했으나 예약일에 다른 일정이 생겨서 내원하지 않았다. 그래서 새해가 되면 진료를 받으러 가야겠다고 생각하고 있었는데 코로나 사태가 시작되면서 진료예약을 계속 미루게 되었다.

시간이 흐르면서 액와부에 뭔가가 만져지기 시작했다. 안 되겠다 싶어서 2020년 여름에 본원에 내원했나. 국가암검진 이후 10개월이 경과한 시점이었다.

검사결과 침윤성 유방암 및 액와 임파선 전이로 밝혀졌다. 그런데 유방암 크기는 1cm 남짓이었으나 액와부 임파선에 유방암이 전이되어 2cm 넘게 커져있었다. 즉 배보다 배꼽이 더 큰 상황이었다. 흔하지는 않지만 유방암 환자들 중에는 이런 식으로 주객이 전도되는 경우가 간혹 있다. 이 환자는 유방보존술과 액와부 임파선 제거수술(청소술)을 받았다. 그런데 액와부 수술로 인해 수술받은 쪽 팔에 임파부종이 생겼다.

만약 이 환자가 검진결과를 받고 바로 내원했더라면, 또는 코로나 사태로 인해 내원시기가 늦춰지지 않았더라면 액와부 전이가 생기기 전에 진단을 받았을 것이다. 설령 그 당시에 액와부 임파선에 전이가 있었더라도 2cm 넘는 크기가 아니라 그보다 작았을 때 수술을 받았을 것이다. 그랬다면 액와부 청소술을 받을 필요가 없었을 것이고 지금처럼 임파부종으로 고생하지 않아도 되었을 것이다. 게다가 진단시기가 늦어지면서 유방암 병기가 증가하여 생존기간이 감소하지도 않았을 것이다.

세 번째 사례

2021년 가을 40대 후반의 유방암 환자가 내원했다.

아직 조직검사를 하기 전이었지만 육안으로 봐도 유방암이었다. 유방암이 커지다 못해서 피부를 뚫고 나온 데다, 조직이 괴사되어 피와 진물이 흐르는 상태였다. 조직이 썩고 있어서 독특한 냄새가 났다. 피부괴사가 심해서 초음파검사가 불가능한 상황이었다. 피부가 그나마 정상적으로 남아 있는 부위에서 조직검사만 시행했다. 액와부 임파선도 심하게 커져 있어서 조직검사를 했다. 조직검사 결과는 예상대로 유방암 전이였고 흉부CT에서 폐 전이도 발견되었다.

산간벽지에 사는 꼬부랑 할머니가 아니라, 젊은 사람이고 지척에 상급종합병원이 있는데 이 지경이 되도록 진료를 받지 않은 사연이 궁금했다.

2019년부터 왼쪽 유방에 조그맣게 뭐가 만져졌는데 무심하게 지냈다고 한다. 국가암검진은 한 번도 받지 않았다. 2020년 들어서 종괴가 계속 커졌다. 진료를 받아야겠다고 생각은 했지만 한편으로는 병원에 갔다가 괜히 코로나19에 걸리는 것이 아닐까 싶어서 겁이 무척 났다. 더 이상 커지지 않기를 바랐지만 종괴는 계속 커졌고, 피가 나고 진물이 흐르는 상태가 되자 어쩔 수 없이 내원한 것이다. 유방의 피부괴사가 심해서 수술이 불가능한 상태였으므로 항암치료 및 방사선치료만 받기로 결정되었다.

남편이 진료받으러 가야 하지 않느냐고 옆에서 걱정했지만 괜찮다면서 계속 버텼다고 한다. 그래도 그렇지 한 이불을 덮고 자는 사이에 저 지경이 되도록 방치하다니 (결혼을 못한 필자가 보기에는) 남편 자격이 부족한 것 같다. 유방에서 피가 흐르고 살 썩는 냄새가 나는데 강권해서라도 병원에 데려가야 하는 것 아닐까? 남편도 코로나19가 무서웠나보다.

만약 코로나 사태가 발생하지 않았더라면, 발생했더라도 우리 국민들이 과도한 공포심에 사로잡히지 않았더라면 이 환자는 제 때에 진료를 받았을 것이다. 그랬다면, 설령 임파선 전이가 있더라도, 수술과 항암제 치료를 통해서 완치되었을 가능성이 높다.

어쩌면 코로나 기간 동안 우리 국민들이 고양이를 호랑이라고 착각하거나, 세뇌당한 것은 아닐까? 눈앞에 있는 고양이를 호랑이로 잘못 알고 벌벌

떠는 사이에 진짜 호랑이가 뒤에서 "어흥"하고 나타났지만 가짜 호랑이가 무서워 한 발도 내딛지 못하는 사이에 진짜 호랑이한테 잡아 먹히게 된 것은 아닐까?

코로나19=메르스?

코로나19와 메르스의 가장 차이는 메르스가 주로 원내 감염이었던 반면에, 코로나19는 압도적으로 지역사회 감염이 많았다는 점이다. 이는 메르스는 치명률이 높고, 코로나19는 전파력이 높다는 의미이기도 하다. 그러나 코로나19 사태 동안, 특히 초기에, 대다수 국민들은 코로나19를 메르스와 동급으로 받아들였다. 코로나19는 절대로 메르스와 동급이 아니다. 메르스가 '굵고 짧은' 호흡기 감염병이라면 코로나19는 '가늘고 긴'호흡기 감염병이기 때문이다. 그런데도 우리 국민들이 '코로나19=메르스'라고 인식하게 된 것은, 언론의 선택적 홍보(?) 때문이라고 생각한다.

코로나19 사태 초기였던 2020년 1월 말과 2월 초에 이미 치명률이 그렇게 높지 않다는 것이 알려져 있었다(머니투데이방송, 2020; 연합뉴스, 2020). 그러나 유튜브에 올라간 두 영상의 조회 수는 겨우 수천 회(각각 6.4천 회, 2.9천 회)에 머물렀다. 반면에 공중파 방송이 질병관리청(그 당시는 질병관리본부)의 정례브리핑을 매일 전국으로 생중계하면서 '높은 전파력'만 무한 반복되고 강조되었다.

시간이 흘러 코로나19 바이러스에 변이가 생기면서 치명률은 점차 감소하는 방향으로, 전파력은 더욱 증가하는 방향으로 진행되었다. 그러나 질병관리청과 공중파 방송을 비롯한 각종 언론매체들은 합심하여 '전파력 증가'를 국민들에게 알렸다. 반면에 '치명률 감소'는 외면하거나 축소했다. 필자는 2021년 7월과 12월에 두 권의 코로나19 관련 책을 출간했다. 책을 통해서 코로나19의 치명률은 처음부터 메르스나 사스보다 현저하게 낮았고, 유행성 독감 수준으로 계속 낮아지고 있다고 알렸다. 그러나 일개 의사가 질병관리청 홈페이지를 뒤져서 코로나19 치명률이 감소하고 있다는 것을 알아내서 이를 알리는 동안에 모든 정보를 가지고 있는 질병관리청은 이에 대해 침묵했다.

코로나19 오미크론 변이와 주요 감염병 전파력 및 중증도 비교

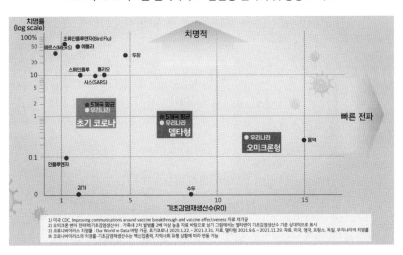

(출처: 질병관리청 정례브리핑, 2022.1.24.)

2022년 1월부터 오미크론 변이가 우세종이 되면서 코로나19의 치명률이 더욱 낮아져서 독감 치명률(0.1%)에 근접하게 되었다. 질병관리청은 이 내용을 2022년 1월 24일 정례브리핑을 통해서 공개했다. 코로나 사태가 시작된 후 만 2년 만에 처음으로 주요 감염병의 치명률을 비교하고, 코로나19 치명률의 감소 추이를 공개한 것이다. 질병관리청에 따르면 초기

코로나19의 치명률은 1~2%였고, 전파력을 나타내는 감염재생산지수는 2~3 정도였다. 그 후 델타 변이가 생기면서 치명률이 0.7~0.8% 수준으로 감소했고, 전파력은 증가하여 감염재생산지수가 6~7 정도였다. 시간이 지나 오미크론 변이(초기)가 생기면서 치명률이 0.16%로 현저하게 감소했고 전파력은 델타 변이보다 2배 정도 높을 것으로 예상했다.

그런데 질병관리청의 해당 문건은 현재 검색되지 않는다. '2022년 1월 24일 정례브리핑' 자체가 질병관리청 홈페이지에서 아예 사라졌기 때문이다. 다른 날짜들은 0시 브리핑과 정례브리핑 문건이 각각 존재하지만 그날은 0시 브리핑 문건만 존재한다. 그 당시에 정례브리핑 문건을 직접 보고 작성한 인터넷 뉴스 기사(뉴스1, 2022; 서울신문. 2022)와 몇몇 블로거들이 쓴 글은 검색이 되지만 원자료가 사라진 것이다. 오류가 있었다면 수정하면 되는데 공식적인 문건을 삭제해버리는 처사는 이해하기 어렵다. '은폐'라는 단어가 떠오른다.

2002년에 발생한 사스, 2012년에 발생한 메르스, 그리고 2019년에 발생한 코로나19는 공통점이 많지만 차이점도 많다. 공통점은 세 가지 모두 코로나 바이러스이고, 염기서열이 비슷하고, 박쥐를 매개체로 한다. 그러나 치명률과 전파력은 매우 다르다(이은혜, 2021). 치명률은 메르스(국내 기준 20.3%)〉사스(10%)〉코로나19(국내 기준 최고 2.38%)〉순서로 높은 반면, 전파력은 코로나19〉사스〉메르스 순서로 높다. 즉, 코로나19는 치명률이 높지 않기에 오랫동안 유행할 수 있었던 반면, 메르스는 치명률이 높아서 숙주가 사망하거나 확실하게 격리되는 바람에 유행이 짧게 끝났다. 이처럼 감염성 질환에 있어서 치명률과 전파력은 반비례 관계다.

참고로, 유행성 독감의 치명률은 국내 기준으로 0.5%(2019년 사망통계)이고, 미국 기준으로 0.1~0.2%(미국 질병통제센터)다. 유행성 독감처럼 치명률이 낮은 감염성 질환은 메르스와 달리 절대로 '종식'되지 않는다. 약간 달라진 모습으로 매년 우리를 찾아온다.

코로나19는 메르스와 달리 원내 감염이 아니라 지역사회 감염이고, 치명률이 훨씬 낮은데도 방역당국이 이런 사실을 국민들에게 제대로 설명하지 않았다. 매일 확진자 숫자만 강조한 결과 상당수의 국민들이 코로나에 걸릴까 봐 진료를 기피하는 현상이 나타났다. 우리나라는 외래 이용률이 매우 높으므로 기존 환자의 진료량 감소는 큰 문제가 되지 않는다. (오히려 바람직하다) 문제는 신규 환자들이다. 이들이 코로나19를 과도하게 두려워한 나머지 꼭 필요한 진료를 적시에 받지 못했다는 점이 문제다.

방역당국은 국민들에게 정확한 메시지를 전하고 충분한 정보를 제공해야 한다. 정확한 사실을 바탕으로 국민에게 협조를 구해야 한다. 우리 국민들은 유연하고도 신속하므로 방향만 제대로 알려주면 충분히 잘 처신할 능력이 있다. 그러나 코로나19 사태 동안 방역당국은 그렇게 하지 않았다.

연령에 따라 치명률이 천 배 이상 차이가 나는데 전 국민을 공포에 떨게 만들었고, 모든 일상생활을 제약했다. 코로나19의 가장 큰 임상적 특징이 무증상 내지는 경증이 많다는 것이다. 그러므로 검사 규모에 따라 확진자 숫자가 늘어날 수도 있고 줄어들 수도 있다. 즉 검사를 많이 하면 무증상 감염자가 확진자로 변신하게 된다. 방역당국은 필요(?)에 따라 임시선별검사소 숫자를 고무줄처럼 늘였다 줄이기를 반복하면서, 검사건수나 검사 양성률은 함구한 채, 확진자 숫자만 발표하며 국민들을 겁박했다.

국민들은 시키는대로 마스크를 쓰고 백신을 맞았지만 확진자 숫자가 감소하기는커녕 나날이 증가했고, 이에 대해서 방역당국은 '변이' 때문이라는 궁색한 변명으로 일관했다. 코로나19같은 RNA 바이러스는 변이가 자주, 쉽게 생기는 것이 특징이다. 이것은 의대 1학년 미생물학 시간에 배우는 내용이다. 의대생도 아는 지식을 의사 출신인 질병관리청장이 모를 수가 있을까? 몰랐다면 그 자리에 있을 자격이 없는 것이고, 알면서도 모르쇠로 일관했다면 공직자로서 윤리가 부족한 것이다.

방역당국이 코로나19의 실체를 국민들에게 올바로 알렸더라면 이 환자들은 암이 좀 더 작았을 시기에, 액와부 임파선으로 암세포가 전이되기 전에, 유방이 썩고 피부가 문드러지기 전에 치료를 받을 수 있었을 것이다. 해상사고도 안타깝고, 압사사고도 안타깝지만 누군가의 엄마이자 아내인 이들의 생존기간이 줄어든 것도 매우 안타깝다.

코로나19가 유방암 발생률에 미친 영향

코로나19 유행 첫해에 유방암을 비롯한 각종 암발생률이 감소했다. 2020년 국가암등록 통계에 의하면 매년 증가하던 신규 암환자 수와 발생률이 2020년에만 감소했다(국립암센터, 2022). 암 신규발생자 수는 2017년 23.7만 명, 2018년 24.7만 명, 2019년 25.7만 명이던 것이 2020년에는 24.8만 명으로 감소했다. 전년 대비 남자는 4,866명(3.6%), 여자는 4,352명(3.6%) 감소했다. 인구 10만 명 당 암 발생률인 연령표준화발생률도 2017년 502.5명, 2018년 508.2명, 2019년 515.1명이던 것이 2020년에는 482.9명으로 격감했다. 성별 암 발생률은 전년 대비 남자는 10만 명 당 44.0명, 여자는 10만 명 당 24.7명 감소했다.

보건복지부와 중앙암등록본부(국립암센터)에 의하면 암 발생자 수가 감소한 것은 코로나19 유행 이후 의료이용이 감소함에 따라 암진단이 감소했기 때문이다(국립암센터, 2022). 이것은 세 가지 측면에서 확인할 수 있다. 첫째는 월별 암 발생자 숫자다. 2017년~2019년 3월과 4월 평균과 비교할 때 2020년 3월과 4월에 암 발생자 수가 각각 18.7%, 14.4% 감소했는데 이 시기에 고강도 사회적 거리두기가 시작되었다. 둘째는 의료이용의 변화다. 2020년 신규 암진료 환자수가 2019년 대비 3.0% 감소했다. 그리고 2017년~2019년 동월 평균과 비교할 때 2020년 3월~4월에 진료 실인원이 외래는 16.5%, 입원은 16.4% 감소했다. 셋째는 국가암검진 수검률의 변화다. 국민건강보험가입자 중 암검진 수검율은 2019년 55.8%에서 2020년 49.6%로 6.2% 감소했다. 따라서 2020년 암 발생자 수가 감소한 것은 엄밀하게 말하면 실제로 암 '발생'이 감소한 것이 아니라, 암 '진단'이 감소했다고 볼 수 있다. 코로나19 기간(특히 초기)에 환자들이 의료기관을 방문하는 것을 두려워하여 관련 검사가 줄었기 때문이다. 즉 진단이 지연된 것이다.

주요 암종별 연령표준화 발생률(남녀 전체) 추이 (단위: 명/10만 명)

구분	위	대장	간	자궁경부	폐	유방	전립선
1999	86.0	40.8	52.4	14.2	59.8	17.2	7.4
2010	84.4	74.5	44.2	9.5	62.9	33.2	24.3
2015	67.8	63.3	36.7	7.7	59.0	40.2	24.9
2018	61.3	59.0	33.0	7.1	61.1	47.3	31.8
2019	59.8	59.3	31.7	6.5	61.3	49.3	34.5
2020	51.9	54.3	29.5	5.8	56.4	48.5	32.7

(출처: 2020년 암등록통계 보도자료)

유방암 발생(실제로는 발견)도 감소했다. 국가암검진에 포함되는 암종 중 코로나19 사태가 발생하기 전까지 최근 10년 동안 위암, 대장암, 간암, 자궁경부암은 발생률이 감소 추세였지만 유방암은 증가 추세였다. 유방암은 1999년부터 2019년까지 발생률이 연평균 5.2%씩 증가했다(출처: 2019년 국가암등록사업 연례 보고서). 감소 추세인 암종에서 발생자 숫자가 감소한 것보다 증가 추세인 유방암의 발생자 숫자가 감소했다는 점에서 코로나19의 영향을 명확하게 확인할 수 있다. 전립선암 역시 유방암과 함께 최근 20년간 발생률이 증가 추세였으나 연령표준화 발생률이 2019년 34.5명에서 2020년 32.7%로 감소했다.

2020년 건강검진 통계연보에 의하면 국가암검진 수검률이 2019년보다 평균 6.2%감소했다(출처: 국민건강보험). 그 중 유방암검진 수검률 감소가 가장 컸으며 무려 7.8%에 달했다. 이는 유방암을 진단받을 기회가 감소한 것이므로, 유방암이 더 진행된 시기에 진단되고, 그 결과 생존율이 감소한다는 의미다.

암검진 수검률: 2019년 대비 2020년 차이

구분	2020년	2019년	전년 대비 수검률 차이
계	49.6	55.8	-6.2
위암	55.7	62.9	-7.2
대장암	35.2	41.0	-5.8
간암	69.2	73.5	-4.3
자궁경부암	53.3	58.7	-5.4
유방암	57.0	64.8	-7.8
폐암	34.0	-	-

(출처: 2020 건강검진 통계연보)

다른 나라도 사정이 비슷하다. 유럽소화기학회 연례 학술회의(UEG Week Virtual 2021)에서 발표된 조사에 따르면, 코로나19 팬데믹 상황에 대장암으로 진단받은 환자 숫자가 무려 40%나 감소했다(케이앤뉴스, 2021). 스페인의 여러 병원에서 진행된 이 조사는 코로나19 팬데믹 첫해인 2020년과 그 전해인 2019년의 자료를 비교한 결과 판데믹 전해에는 868명이 대장암으로 진단받았으나 판데믹 첫해에는 517명(37.3%)에 불과했고 대장내시경 검사도 24,860건에서 17,337건으로 27% 감소했다. 또한, 팬데믹 이후에 진단된 환자들은 팬데믹 이전에 진단받은 환자들보다 나이가 더 많았고, 증상이 있는 경우가 더 많았으며, 암이 진행된 단계도 더 높았고, 합병증도 더 많이 발생했다.

국민건강보험공단에 따르면 5대 암인 위암, 대장암, 자궁경부암, 간암, 유방암 산정특례 건수를 분석한 결과 2020년 3월,~5월 건수가 2019년 동기간 대비 5146건(21.4%) 감소한 것으로 나타났다(금강일보, 2020). 해당 암을 처음 진단받은 환자 수가 2019년보다 감소한 것이다. 그중 유방암은 5,789건에서 4,909건으로 880건(15.2%) 감소하는 등 코로나19 사태 이후 3개월간 5대 암 신규환자 숫자가 전년 대비 5,000여 명 감소했다.

건강보험심사평가원이 암 환자의 의료이용 현황을 분석한 결과에서도 2020년에 신규 암진료 환자수가 전년 대비 3.0%가 감소한 것으로 나타났다(건강보험심사평가원, 2021). 이는 2016년~2019년에 신규 암진료 환자수가 연평균 4.0%씩 증가하던 것과 매우 대조적이다. 건강보험심사평가원은 암검진 수검률이 감소하고 이에 따라 암진단을 위한 검사를 받은 환자수의 감소했기 때문으로 평가했다. 반면에 기존 암환자의 의료이용은 감소하지 않았다.

코로나19가 유방암 생존율에 미칠 영향

암진단이 늦어지면 생존율이 감소하고 사망률이 증가한다. 사망률이 낮은 코로나19를 두려워하다가 사망률이 그보다 훨씬 더 높은 암 등 중증질환의 진단이 늦어졌다. 이는 앞으로 사망률 증가로 나타날 것이다.

통계청이 발표한 사망원인 통계결과에 의하면 2020년 총사망자 수는 304,948명으로 전년 대비 9,838명(3.3%) 증가했다(출처: 2020년 사망원인통계결과). 그런데 같은 기간에 코로나19 사망자 수는 950명에 불과했으며 전체 사망 중 0.3%를 차지했다. 코로나19 사망률은 인구 10만 명당 1.9명이었고, 연령이 증가할수록 사망률이 증가하여 80세 이상은 사망률이 27.3명으로 가장 높았다. 코로나19 사망자 중 80세 이상이 54.5%를 차지했다. 전 연령층에서 남자가 여자보다 코로나19 사망률이 높았다. 참고로 2020년의 3대 사망원인은 암, 심장 질환, 폐렴으로 전체 사망의 44.9%를 차지했으며, 전체 사망자 중 80세 이상의 비중은 48.6%였다.

2019년과 2020년 사망률 비교(단위: 인구 10만명 당 명)

	전체(조)	모든 암	심장질환	폐렴	유방암(여자)	코로나19
2019년	497.3	158.2	45.1	15.8	10.2	–
2020년	593.9	160.1	63.0	43.3	10.6	1.9

(출처: 2020년 사망원인통계결과)

2021년도 비슷한 추세다. 총사망자 수는 317,680명으로 전년 대비 12,732명(4.2%) 증가했다(출처: 2021년 사망원인통계결과). 코로나19 사망자 수는 5,030명으로 전체 사망 중 1.6%를 차지했다. 코로나19 사망률은 인구 10만 명당 9.8명으로 전년보다 7.9명(429.6%) 증가했는데 60세 이상에서 사망률이 급증했으며 80세 이상은 사망률이 124.0명으로 가장 높았다. 질병관리청이 시키는대로 백신을 열심히 맞았건만 어째서 코로나19 사망자가 오히려 더 늘어났는지 알다가도 모를 일이다. 연령별로는 60세 이상이 92.4%를, 80세 이상이 49.9%를 차지했다. 2019년과 동일하게 모든 연령층에서 남성이 여성보다 코로나19 사망률이 높았다. 2021년의 3

대 사망원인은 2020년과 비슷하게 암, 심장 질환, 폐렴이 전체 사망의 43.1%를 차지했다.

우리나라 유방암 환자의 5년 상대생존율은 계속 향상되는 추세였다. 암등록통계에 의하면 1993~1995년에 79.2%이던 것이 가장 최근인 2015~2019년 기간에는 93.6%로 향상되었다(국립암센터, 2022). 10년 상대생존율도 같은 기간에 71.8%에서 87.0%로 향상되었다.

생존율은 수술 당시의 병기(Stage)에 따라 달라진다. 유방암 환자의 요약 병기별 5년 상대생존율은 암이 유방을 벗어나지 않은 국한된(Localized) 병기인 경우 98.8%, 암이 유방을 벗어나 주변 장기나 인접 조직, 또는 림프절을 침범한 국소적(Regional) 병기인 경우는 92.8%이지만 암이 폐, 간, 뼈 등 다른 부위에 전이된 원격(Distant) 병기인 경우는 42.6%로 급격히 감소한다.

5년 상대생존율의 의미는 유방암으로 진단받은 환자가 5년 후에 가족들과 한 상에 둘러앉아 같이 밥을 먹을 수 있는 가능성이라고 표현할 수 있다. 조기에 진단되어 치료를 받을수록 그 가능성이 증가한다.

첫 번째 사례는 유방암진단이 늦어졌지만 여전히 국한 병기에 해당되므로 5년 생존율은 큰 차이가 없을 가능성이 높다. 그러나 두 번째와 세 번째 사례는 진단이 늦어지면서 국한 병기에서 각각 국소 병기와 원격 병기로 진행되었으므로 5년 생존율이 크게 낮아질 것이다.

미지의 감염병은 공포의 대상이므로 이를 다루는 질병관리청으로서는 엄청난 부담이었을 것이다. 그러나 2020년 2월 대구경북을 중심으로 발생했던 1차 유행이 진정세로 돌아서면서 질병관리청은 확진자의 약 90%

가 무증상이나 경증이라는 사실을 이미 알았다. 그리고 연령에 따라, 기저질환 여부에 따라 치명률이 크게 차이가 난다는 것도 역시 알고 있었다. 만약 이런 사실을 국민들에게 제대로 알려줬더라면 암이나 심장질환 등 더 위중한 질병을 가진 환자들이 적시에 진료를 받을 수 있었을 것이다.

지금이라도 질병관리청은 코로나19 사태의 전 기간을 철저하게 복기하고 분석하여 제2의 코로나 사태를 대비해야 한다. 2002년에 사스, 2012년에 메르스, 2019년에 코로나19가 발생했던 것을 감안할 때 2030년이 되기 전에 우리는 또 다른 신종 호흡기 감염병을 만나게 될 가능성이 매우 높기 때문이다.

주요 암종 요약병기별 5년 상대생존율, 여자(단위: %)

발생 순위	암종	SEER summary stage (발생기간 2015-2019)			
		국한	국소	원격	모름
	모든 암	93.4	81.9	28.9	58.7
1	유방	98.8	92.8	42.6	4.2
2	갑상선	100.5	100.1	62.4	99.2
3	대장	92.6	81.7	19.1	46.6
4	위	95.9	60.9	5.7	37.6
5	폐	86.5	59.4	15.7	32.8
6	간	58.9	20.8	2.5	23.3
7	췌장	47.6	19.0	2.3	15.1
8	담낭 및 기타담도	53.5	33.6	2.5	12.6
9	자궁체부	96.6	82.2	31.7	77.8
10	자궁경부	94.6	73.1	27.8	67.0

(출처: 2019년 국가암등록사업 연례 보고서, 국립암센터)

참고문헌

MTN 머니투데이방송. 2020.01.29. 사스-메르스-우한폐렴 날뛰는 바이러스 가장 독한 놈은 바

로… https://www.youtube.com/watch?v=wpBgYApn6tU

연합뉴스. 2020.02.07. "신종코로나, 사스·메르스보다 중증도 낮아…갈수록 치명율 떨어져" https://www.youtube.com/watch?v=eRr3uGR9kFY

질병관리청 정례브리핑, 2022.1.24. (현재는 검색되지 않음)

뉴스1. 2022.01.24. 정은경 "오미크론 중증도, 델타보다 낮지만 인플루엔자보단 높아" https://v.daum.net/v/20220124153306350

서울신문. 2022.01.24. 오미크론 국내 검출률 50% 넘어 우세종…치명률 델타 '5분의1' https://www.seoul.co.kr/news/newsView.php?id=20220124500147&wlog_tag3=daum

이은혜. 2021.12.31. 아이들에게 코로나 백신을 맞힌다고? 북앤피플.

국립암센터. 2022.12.30. 2020년 암등록통계 및 2014-2018 지역별 암발생통계. https://ncc.re.kr/cancerStatsView.ncc?bbsnum=618&searchKey=total&searchValue=&pageNum=1

국립암센터 중앙암등록본부. 2022.05.09. 국가암등록사업 연례 보고서(2019년 암등록통계). https://ncc.re.kr/cancerStatsView.ncc?bbsnum=598&searchKey=total&searchValue=&pageNum=1

국민건강보험. 2021.12.30. 2020 건강검진통계연보(수정). https://www.nhis.or.kr/nhis/together/wbhaec07000m01.do?mode=view&articleNo=10813922&article.offset=0&articleLimit=10

케이앤뉴스. 2021.10.04. 김지연. 코로나19 팬데믹 발생 후 대장암진단 감소…'왜'. http://knnws.com/m/view.php?idx=13671

금강일보. 2020.07.28. 코로나19 발발 이후 암환자 급감 '왜'. http://www.ggilbo.com/news/articleViewAmp.html?idxno=786128

건강보험심사평가원. 2021.11.29. 암검진 수검률 감소로 신규 암진료 환자수 줄어들어… https://www.hira.or.kr/bbsDummy.do?pgmid=HIRAA020041000100&brdScnBltNo=4&brdBltNo=10481&pageIndex=30&pageIndex2=30

통계청. 2021.09.28. 2020년 사망원인통계 결과.

통계청. 2022.09.27. 2021년 사망원인통계 결과.

26
의사 말 좀 들으세요

2014년 봄, 40대 초반의 여자 환자가 내원했다.

이 환자는 한 달쯤 전에 집 근처에 있는 산부인과 전문병원에서 국가암 검진을 받았는데 몇 주 후에 이상소견(결절)이 있다는 결과통보서를 받았다. 환자는 그 병원을 다시 방문하여 유방초음파검사를 받았고 유방암으로 의심되는 종괴가 발견되어 본원으로 의뢰되었다.

당시 병변 크기는 약 2cm이었고 만져지지는 않았다. 조직검사를 시행했고 침윤성 유방으로 진단되었다. 그런데 병변이 유두 바로 옆에 위치하고 있어서 외과 교수님이 유방보존수술 대신 전절제수술을 권유했다.

환자는 수술받는 것을 싫어했다. (수술을 좋아하는 사람은 없다) 그리고 국가 암검진 결과는 단지 '결절'이었는데 조직검사 결과가 유방암이라는 것이 미심쩍었다. 오진일 수도 있다고 생각했다. 게다가 크기가 2cm밖에 안 되는데 전절제수술을 받아야 한다는 말에 의사가 성의가 없다고 생각했다. 그래서 수술 날짜를 잡고 수술 전 각종 검사를 예약했음에도 불구하고 다시 내원하지 않고 사라져 버렸다.

몇 달 후에 '보험회사 제출용'으로 의무기록사본을 신청하여 받아갔다.

그러나 보험금만 수령했고 아무 치료도 받지 않았다. 다른 병원으로 치료받으러 가지도 않았다.

약 1년 반 후에 환자가 진료를 받으러 다시 왔다. 그 사이에 유방암이 계속 커졌고, 커지다 못해서 피부를 뚫고 파열(Rupture)된 상태가 되어서야 병원을 찾은 것이다. 처음 내원했을 당시에는 약 2cm 크기의 종괴만 하나 있었는데 지금은 액와부와 경부 임파선에 유방암이 전이되었고, 뼈에도 전이된 상태다. 수술이 불가능한 상황이므로 외과 교수님이 항암치료를 권유했다. 그러나 이번에도 치료를 거부했다. '타병원 진료용'으로 의무기록사본을 신청하여 수령한 후 사라졌다.

6개월 후 보험회사 제출 목적으로 '통원사실 증명서'를 받으러 다시 내원했다. 그 사이에 한방병원에서 치료를 받았다. 통원사실 증명서를 한방병원에서 받지 않고, 본원에 6개월 만에 와서 받아가는 것은 엄밀하게 말하면 보험사기다. 외과 교수님이 재차 항암치료를 권유했으나 검사만 받고 이번에도 사라져 버렸다.

한 달 후 본원에 다시 내원했다. 한방치료를 계속 받았음에도 불구하고 뼈 전이가 더욱 진행되었고, 통증이 견딜 수 없을 정도로 심해져서 내원한 것이다. 외과 교수님이 통증 경감을 위해서 마약성 진통제를 처방했다. 치료는 이미 불가능한 상태였으므로 고통 경감을 목적으로(Palliative) 항암제 투여를 권유했다. 이번에는 환자가 항암제 투여에 동의했다. 한 달 동안 치료 후 통증은 현저히 소실되었고, 유방암 종괴도 크기가 감소했다. 그러나 유방암 세포들이 이미 전신으로 퍼진 상태였고 한 달 후에 유방암이 폐로 전이된 것이 발견되었고 얼마 후 사망했다.

이 환자가 보험회사로부터 암 보험금만 수령하고 치료를 거부한 이유는 바로 '불신' 때문이다. 이 환자는 원래 부천의 어느 병원에서 간호조무사로 일했는데 병원에서 근무하면서 의사와 현대의학에 대해서 불신을 가지게 되었다. 의사를 불신했으므로 의사에게 가슴을 보이거나, 의사가 유방을 진찰하는 것이 너무 싫었다. 그래서 한방치료를 선택한 것이다. 한의사는 진찰(시진, 촉진)을 하지 않아서 좋았다.

만약 진단 당시에 수술을 받았더라면 충분히 생존가능했는데, 유방암이 뼈나 다른 장기로 전이되지도 않았을 것이고, 그로 인한 통증도 겪지 않았을 텐데 매우 안타깝다. 우리 병원이 마음에 안 들면 다른 병원으로 가도 되는데 그것도 안 했다. 즉 우리 병원을 거부한 것이 아니라, 현대의학 자체를 거부한 것이다. 의사와 현대의학에 대한 거부감이 그 환자의 목숨을 빼앗아 간 셈이다. 아직 40대 초반밖에 안 됐는데….

유방암 치료를 거부한 다른 사례다.

2022년 초, 40대 후반의 유방암 환자가 내원했다.

약 3년 전인 2019년 초에 오른쪽 유방에 달걀 크기의 종괴가 만져졌다. 집 근처 의료기관을 방문하여 조직검사를 받았고 침윤성 유방암으로 진단받았다. 상급종합병원에 가서 수술을 받으라고 권유받았으나 수술 대신 자연치료를 선택했다.

몇 달이 지나 2019년 말 모 대학병원에서 검사를 받았는데 간과 폐에 유방암이 전이되어 있었다. 유방암 말기에 해당하므로 수술이 불가능한 상황이어서 항암치료를 권유받았다. 그러나 이 환자는 항암치료를 거부했다. 자연치료를 계속하면서 식이요법을 병행했다.

1년 반쯤 지나서 2021년 봄이 되었다. 배가 계속 불러와서 부천 소재 다른 병원을 방문했다. 복부CT검사에서 배에 복수가 가득 찬 것이 발견되었다. 여러 가지 검사를 통해서 유방암 전이로 인한 악성(Malignant) 복수로 진단되었다. 간과 폐 전이도 더욱 악화되었다. 그러나 여전히 현대의학의 치료를 거부하고 자연치료를 계속 받았다.

그후 배가 불러올 때마다 본원 응급실을 방문하여 복수만 뽑아냈다. 그러나 복수가 점점 심해져서 식사를 전혀 할 수 없는 상황이 되자 입원하기로 결심하고 본원 유방센터로 내원한 것이다. 그때가 이 환자를 처음 만난 시점이었다. CT검사에서 뼈 전이가 여러 군데 발견되었다. 암을 치료할 목적이 아니라, 복수를 줄일 목적으로 항암제 투여를 시작했지만 환자는 몇 개월 후에 사망했다.

환자뿐만 아니라 남편도 자연치료를 원했다. 참고로, 종교는 없다. 도대체 무슨 생각으로 부부가 똑같이 효과가 증명된 현대의학의 치료를 거부하고, 전혀 검증되지 않은 자연치료에 매달렸을까? 자연치료를 받은 곳은 치료사가 거주하는 오피스텔이라고 한다. 당연히 건강보험에 적용되지 않으니 100% 본인부담이다. 치료비가 한 달에 수백만 원 정도 들었고, 그동안 자연치료에 쏟아부은 돈이 1억 원 정도라고 한다.

유방암 치료도 강요하지 않는데 코로나19 백신접종을 강요하다니

유방암을 제때 치료하지 않으면 죽는다. 그럼에도 불구하고 환자가 치료를 거부한다면 의사는 치료를 강제할 수 없다. 모든 의료행위는 환자의 동의가 필수이고, 의료진은 환자의 결정을 존중해야 하기 때문이다. 그러므로 환자를 강제로 입원시켜서 수술을 하거나 항암제를 투여할 수 없다.

그런데 코로나19 백신접종은 어땠는가? '암환자'에게도 '치료'를 강요하지 않는데 '건강한 국민'에게 코로나19 감염을 '예방'한다며 백신접종을 강요했다. 즉 2021년 11월부터 백신패스라는 미명 하에 비접종자는 물론이고, 기본접종만 받은 사람들에게도 압력을 가했다. 그 결과 적지 않은 국민들이 직장생활을 위해서, 국방·경찰·소방 등 업무를 수행하기 위해서, 학원에 가기 위해서 코로나19 백신을 맞을 수밖에 없었다. 사실상 강요당한 것이다. 심지어 미접종자는 취업기회마저 박탈당했다(조선일보, 2021; 매일노동뉴스, 2022). 백신패스는 추가접종 완료자에 대한 인센티브가 아니라 미완료자에 대한 패널티이자 차별이었다(서울신문, 2021; 연합뉴스TV, 2021) .

암환자가 치료를 거부했다고 해서 그 환자가 다음에 왔을 때 의사가 진료를 거부하는 경우는 없다. 의사 말을 왜 안 듣느냐고 환자를 비난하거나, 말 안 듣는 환자라며 '착한' 환자와 차별하지도 않는다. 게다가 의사말을 안 들어서 병이 악화되었다며 지금부터 치료비는 본인이 전액 부담하라고 하지도 않는다. 그런데 코로나19 백신접종은 어땠는가? 미접종자가 PCR 음성증명서를 발급받기 위한 검사비를 유료화했다. 게다가 향후 코로나19에 감염되었을 때 치료비를 유료화하자는 의견이 제시되었다(MBC뉴스, 2021).

방역당국은 감염예방 효과가 있다며 코로나19 백신접종을 강제했다. 그러나 2차 접종 완료율이 애초 목표였던 70%를 훨씬 상회했지만 전 국민의 거의 절반이 코로나19에 걸렸다. 2022년 1월 1일 기준으로 기본 2회 접종 완료율이 81.7%였고, 추가 접종률도 35.8%였다(Our World in Data). 그런데 누적 확진자 수가 2022년 1월 1일까지 635,253명이던 것이 2022년 9월 3일에는 23,496,849명으로 증가했다(장진화 등, 2022; 류보영 등, 2022). 2022년 8월 말까지 기본접종 완료율이 85.6%, 추가 접종률이 무려

78.6%에 달했음에도 2천2백만 명이 넘는 국민들이 코로나19에 감염되었다는 사실은 코로나19 백신이 감염예방 효과가 없다는 것을 의미한다.

그러나 상당수 국민들은 코로나19 백신이 효과적이라고 생각하고 있다(질병관리청, 2023). '코로나19 및 향후 신종감염병 유행에 대한 국민인식조사' 결과에 의하면 코로나19 백신접종 강요에 대해서는 부정적이었지만 여전히 백신이 효과적이라고 생각하고 있었다. 즉 조사대상자 1,000명 중 79.8%가 코로나19 백신접종을 통한 면역 형성이 가장 효과적인 코로나19 대응 수단이었다고 응답했다. 한편 조사대상자의 71.0%는 백신접종은 어떤 경우에도 강요될 수 없다고 응답했으며, 조사대상자의 50.8%는 "이번 코로나19 백신접종 경험은 다른 예방접종 의향이나 결정에 부정적인 영향을 미칠 것 같다"고 응답했다. 따라서 코로나19 백신접종 관련 인식을 종합해보면 앞으로는 백신을 강요하지 말고, 효과적이라고 생각하는 사람만 접종하면 된다.

신종감염병 및 코로나19 백신접종 인식

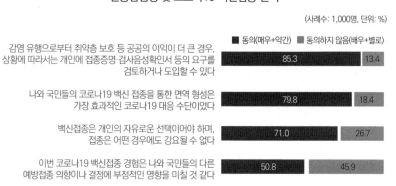

(사례수: 1,000명, 단위: %)

■ 동의(매우+약간) ■ 동의하지 않음(배우+별로)

감염 유행으로부터 취약층 보호 등 공공의 이익이 더 큰 경우, 상황에 따라서는 개인에 접종증명·검사음성확인서 등의 요구를 검토하거나 도입할 수 있다	85.3	13.4
나와 국민들의 코로나19 백신 접종을 통한 면역 형성은 가장 효과적인 코로나19 대응 수단이었다	79.8	18.4
백신접종은 개인의 자유로운 선택이어야 하며, 접종은 어떤 경우에도 강요될 수 없다	71.0	26.7
이번 코로나19 백신접종 경험은 나와 국민들의 다른 예방접종 의향이나 결정에 부정적인 영향을 미칠 것 같다	50.8	45.9

(출처: 질병관리청 정례브리핑 2023.03.29.)

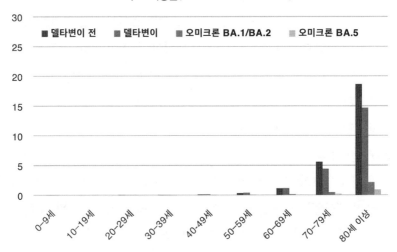

코로나19 치명률(2020.01.20.-2022.09.03.)

(원 자료 출처: SARS-CoV-2 변이 유행에 따른 국내 코로나19 중증도 추이, 질병관리청)

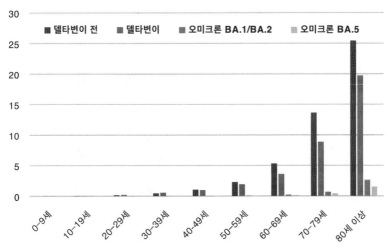

코로나19 중증화율(2020.01.20.-2022.09.03.)

(원 자료 출처: SARS-CoV-2 변이 유행에 따른 국내 코로나19 중증도 추이, 질병관리청)

코로나19 백신접종을 강요해서도 안 되지만, 강요할 필요 자체가 없다. 코로나19의 치명률이 심각할 정도로 높지 않은 데다, 연령대에 따라 치명률 차이가 매우 크기 때문이다(류보영, 2022). 또한 2020년 GH변이, 2021년 여름 델타변이, 2022년 초 오미크론 변이를 거치면서 치명률이 계속 낮아졌다(이은혜, 2021).

질병관리청이 매주 발간하는 《주간 질병과 건강》에 의하면 국내에서 코로나19가 최초로 발생한 2020년 1월 이후 2022년 9월 3일까지 총 23,496,849명의 확진자가 발생했고, 그중 26,472명(0.11%)의 위중증 환자와 27,471명(0.12%)의 사망자가 발생했다(류보영 등, 2022). 코로나19 전체기간 동안 중증화율과 치명률은 각각 0.20%, 0.12%였는데 델타변이 우세화 이전 시기가 중증화율 2.98%, 치명률 1.15%로 가장 높았으며, 가장 최근인 오미크론 BA.5 우세화 시기는 각각 0.10%, 0.05%로 가장 낮았다.

참고로 델타변이 우세 이전 시기는 2020년 1월 20일부터 2021년 7월 24일까지, 델타변이 우세 시기는 2021년 7월 25일부터 2022년 1월 15일까지, 오미크론 BA.1/BA.2 우세 시기는 2022년 1월 16일부터 2022년 7월 23일, 오미크론 BA.5 우세 시기는 2022년 7월 24일부터 보고서 작성 시점인 2022년 9월 3일까지다(류보영 등, 2022).

오명돈 서울대병원 감염내과 교수에 의하면 코로나19는 나이에 따라 피라미드 형태로 나타난다(매일경제, 2022). 즉 바이러스에 감염되었을 때 연령에 따라 무증상 감염, 감기, 독감, 폐렴 등으로 다르게 나타나는 것이다. 이것은 동일한 바이러스에 감염되었을 때 중등도를 결정하는 가장 중요한 요인이 개인의 면역력이고, 면역력에 가장 영향을 주는 것이 바로 연령이기 때문이다. 따라서 면역력이 높은 젊은 층은 무증상이나 감기 형태로 나타나는 반면, 고령층은 폐렴으로 나타나고 중증도가 증가한다. 연령 외에 당뇨병 등 만성질환도 중증도에 영향을 미친다. 그러므로 젊고 건강한 사람과 기저질환이 있는 노인의 코로나19 치명률은 천지 차이인 셈이다.

코로나19 바이러스의 4가지 다른 발병 형태

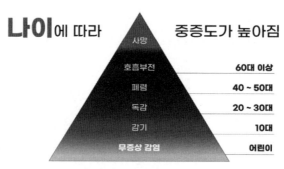

(출처: 매일경제, 2022)

유방암 환자가 수술이나 항암제를 거부하는 것과 건강한 사람이 코로나19 백신접종을 거부하는 것은 완전히 다른 차원이다. 전자는 치료 영역이고, 후자는 예방 영역이다. 수술이나 항암제는 효과가 검증된 치료법이고, 치료를 제대로 받지 않으면 100% 죽지만(치명률 100%) 코로나19는 90퍼센트 이상이 무증상이거나 감기 정도의 가벼운 증상이다. 국내에서 코로나19 전 기간 동안 최고 치명률은 2.4퍼센트(2020년 5월 26일)에 불과했다(이은혜, 2021; Our World in Data). 코로나19는 나이에 비례해서 치명률이 증가하고 특히 고령층과 당뇨병이나 고혈압 등 만성질환을 가진 환자들이 더 위험하다(이은혜, 2021; 이은혜 등, 2021).

환자의 의사에 반해서 치료를 강요하는 것은 인권침해다. 암처럼 치료를 받지 않으면 죽을 것이 확실한 상황에서도 의사는 환자의 의사를 존중해야 하고, 존중하고 있다. 그러나 코로나19 백신접종은 그렇지 않았다. 연령과 기저질환 여부에 따른 치명률 차이를 무시하고 전 국민을 대상으로 평등하게 코로나19 백신접종을 강요했다. 코로나19 및 코로나19 국가 백신접종사업을 계기로 대한민국은 더 이상 '자유민주주의' 국가가 아니라, '전체주의' 국가가 되어버렸다. 그런데도 문제의 심각성을 인식하지 못하는 국민들이 많다. 방역당국이 코로나19 정보를 독점하며 침소봉대로 전 국민을 세뇌시킨 탓이다.

그럼에도 불구하고 적지 않은 국민들이 "백신접종은 개인의 자유로운 선택이어야 하며, 접종은 어떤 경우에도 강요될 수 없다"고 생각하고 있다. 이런 면에서 그나마 희망이 보인다. 자유민주주의 대한민국이 완전히 망하지는 않을 것 같다.

참고문헌

조선일보. 2021.11.02. "백신 안 맞았다고 입사 취소됐어요"…취준생의 하소연. https://www.chosun.com/national/national_general/2021/11/02FYUYPKC4FBEYFLZGUGK5TDF4CI/?utm_source=daum&utm_medium=referral&utm_campaign=daum-news

매일노동뉴스. 2022.03.14. "백신 왜 안 맞아?" 입사 보름 만에 해고 '날벼락' http://www.labortoday.co.kr/news/articleView.html?idxno=207798

서울신문. 2021.10.27. 백신패스 '차별' 논란에도…정부 "연기나 폐지 없다, 반드시 필요" https://www.seoul.co.kr/news/newsView.php?id=20211027500066&wlog_tag3=daum

연합뉴스TV. 2021.10.27. '백신패스' 차별 논란 가열…"최소한의 위험 통제" https://www.yonhapnewstv.co.kr/news/MYH20211027017500641?did=1947m

MBC뉴스. 2021.09.23. [뉴스외전 코로나 브리핑] 자발적 비접종자 불이익 줘야하나? https://

imnews.imbc.com/replay/2021/nw1400/article/6302415_34915.html

Our World in Data. What share of the population has completed the initial vaccination protocol? https://ourworldindata.org/coronavirus/country/south-korea

장진화, 박신영, 안선희, 양성찬, 김성순, 박수빈 등. 2022.01.27. 2021년 국내 코로나 19 확진자 발생 주요 특징. 질병관리청. 주간 건강과 질병 제15권 제4호 225-234. https://www.kdca.go.kr/board/board.es?mid=a20602010000&bid=0034&list_no=718475&act=view

류보영, 신은정, 김나영, 김동휘, 이현주, 김아라 등. 2022.10.12. SARS-CoV-2 변이 유행에 따른 국내 코로나19 중증도 추이. 질병관리청. 주간 질병과 건강. 제15권 47호 2878-2895. https://www.kdca.go.kr/board/board.es?mid=a20602010000&bid=0034&list_no=721255&act=view

질병관리청. 2023.03.29. 미래 신종감염병 유행 대비 인식 조사 주요 내용. 코로나19 위기단계 조정 로드맵 발표. https://www.kdca.go.kr/board/board.es?mid=a20501020000&bid=0015&list_no=722169&cg_code=C01&act=view&nPage=1

매일경제. 2022.02.07. "우세종으로 자리잡은 오미크론 변이, 델타보다 훨씬 경증" https://www.mk.co.kr/news/it/10208410

이은혜. 2021.12.31. 아이들에게 코로나 백신을 맞힌다고? 북앤피플.

이은혜, 권오대 등. 2021.07.15. 코로나는 살아있다. 북앤피플.

Our World in Data. South Korea: Coronavirus Pandemic Country Profile. https://ourworldindata.org/coronavirus/country/south-korea

쓸데없는 오지랖

27

쓸데없는 오지랖이었을까?

2018년 봄, 토요근무를 하고 있는데 40대 초반의 여자 환자가 왔다. 우측 유방에 만져지는 종괴가 있다고 한다. 진료의뢰서에는 새로 생긴 병변이라고 적혀 있다.

피부가 약간 까무잡잡했지만 예쁘장한 얼굴이었다. 외모와 말씨가 좀 달라서 물어보니 필리핀 출신의 결혼이주여성이다. 의사소통은 되지만 한국말이 유창하지는 않다. 그런데 남편은 아프다며 집에서 놀고 있고 환자가 공장에 다니면서 생계를 유지하고 있다. 생활은 그럭저럭하지만 애가 두 명인데 학원비가 많이 들어서 부담스럽다고….

유방촬영검사에서 이상소견이 보였고 초음파검사를 해보니 유방암 가능성이 높은 병변이었다. 환자에게 물어보니 예전에는 만져지지 않았다고 한다. 그리고 만져지는 종괴 옆에 크기는 작지만 비슷한 병변이 하나 더 있었다. 이것은 환자가 가져온 외부 영상에는 없던 병변이다.

유방암 가능성이 높은 병변이므로 유방영상에서는 '응급' 즉, 당일 조직검사 대상이다. 그러나 토요일은 진료가 12시까지여서 당일 조직검사까지 하는 것은 불가능했다. 필자는 상관 없지만 주말이라 집에 애(초등학생)가 기다리고 있는 직원한테 12시를 넘겨 초과근무를 하라고 하기가 미안하기 때문이다.

그래서 바로 다음 근무일인 월요일에 조직검사를 하려고 했다. 검사예약 스케줄은 이미 다 차있지만 응급이니까 끼워 넣으면 된다. 그런데 환자가 일주일 후에 오겠다고 했다. 공장에 출근해야 해서 평일에는 병원에 올 수 없다는 것이다. 그러나 다음 주는 필자가 토요근무를 하지 않으므로 그 다음 토요일에 조직검사를 하기로 했다.

시간이 지나 2주 후에 환자가 다시 왔다. 그런데 조직검사 부위를 표시하려고 초음파를 보니 전에 만져졌던 병변이 작아졌다. 환자에게 물어보니 지금은 만져지지 않는다고 했다. 그 옆에 있던 작은 병변도 작아져서 아예 보이지도 않을 정도였다.

이게 뭘까? 2주 만에 저절로 줄어든 것을 보니 유방암이 아닌 것은 거의 확실한데… 유방암처럼 보이지만 저절로 없어질 수 있는 병변 중에 가장 흔한 것은 지방괴사(Fat Necrosis)다. 그러나 지방괴사는 대개 특정한 병력(History)이 있는 경우가 대부분인데 이 환자는 그런 병력이 없다.

뭔지는 정확하게 모르겠지만 암튼 유방암일 가능성은 거의 없다. 그러나 예정대로 조직검사를 할지, 아니면 조직검사를 취소하고 추적검사를 할지 약간 갈등했다. 이유는 검사비 때문이다. 이 환자는 아직 암환자로 진단을 받지 않았기 때문에 초음파 유도하 조직검사는 비급여다. 두 군데를 하면 40만 원이 훌쩍 넘고, 둘 중에 큰 것 하나만 해도 20만 원이 넘는다. 이 돈이면 애 한 달 학원비일 텐데 환자 입장에서는 부담될 수 있는 돈이다.

그러나 한국말이 완벽하지 않은 환자에게 구구절절 설명하기가 쉽지 않다. 설명하는데 투입되는 시간과 노력을 고려한다면 차라리 그 시간에 검사를 해버리는 것이 훨씬 더 간단하고 편하다. 그런데 조직검사를 할지 말지 내가 이렇게 고민할 필요가 있을까? 쓸데없는 오지랖은 아닐까? 그러나 남편이 놀고 있어서 애들 학원비 때문에 경제적으로 어렵다는 말이 귓가를 계속 맴돌았다.

조직검사 결과가 암이면 바로 수술을 해야 하지만 암이 아닌 경우는 6개월 후에 추적검사를 한다. 그러므로 암이 아니라면 이 환자는 조직검사 여부에 상관 없이 6개월 후에 초음파검사를 해야 한다. 그리고 병변이 저절로 줄어서 유방암일 가능성은 매우 낮다.

결국 조직검사를 하지 않기로 결정했다. 쓸데없는 오지랖일 수도 있지만 환자의 경제사정에 조금이나마 보탬이 되고 싶었기 때문이다. 환자에게 상황을 설명하고 한 달 후에 초음파검사를 무료로 해주기로 했다. 만약 한 달 후에 병변이 다시 커져있다면 당일 바로 조직검사를 해주겠다고 약속했다.

4주가 지난 토요일에 그 환자가 다시 왔다. 초음파를 보니 그 병변은 완전히 없어졌다. 다행이다! 유방암이 아닌 것이다. 그 후 4년간 우리 병원에서 정기 추적검사를 받았고 문제가 없었다.

그 환자의 병변은 지방괴사일 가능성이 높다. 유방암처럼 생겼는데 저절로 없어질 수 있는 병변은 필자가 알기로는 그것밖에 없다. 필자는 그 남편을 의심하고 있다. 즉 남편한테 맞아서 지방괴사가 생긴 것같다. 자고로 일 안 하고 집에서 노는 남자는 술, 폭력, 노름이 흔하기 때문이다. 무능한 남편의 3종 세트다.

관련 질문을 했을 때 환자는 아니라고 했지만 부끄러워서 말을 제대로 안 했을 수도 있다. 아니면, 맞는 것이 일상이어서 대수롭지 않게 생각했을 수도 있다. 환자의 얼굴이 어둡다는 느낌이 들었는데 그 당시는 유방암일까 봐 걱정이 되서 그런가 보다 하고 무심하게 넘겼지만 그게 아닐 수도 있다는 생각이 든다.

결혼이주여성의 폭력피해

2018년 한 해 동안 경찰청에 집계된 결혼이주여성의 가정폭력 사건이 1천 273건이라고 한다(연합뉴스, 2019). 그 즈음 베트남 출신 결혼이주여성이 남편에게 무차별적인 폭행을 당하는 영상이 SNS에 올라왔는데 폭행을 당한 여성은 인터뷰에서 한국 남성과 결혼한 친구들 역시 남편에게 자주 맞는다고 진술했다. 이주여성 상담소의 폭력 유형별 상담 비율을 보면 가정폭력이 2019년 18.5%, 2020년 29.0%, 2021년 40.2%로 계속 증가하고 있다(연합뉴스, 2023).

신고되지 않은 가정폭력 사례는 훨씬 더 많을 것이다. 가장 큰 이유는 결혼이주여성이 대부분 한국말이 서툴러서 신고 자체가 쉽지 않기 때문이다. 게다가 폭력 남편이 기다리는 집으로 다시 돌아가는 것 외에 몸을 피할 곳이 없는 경우가 대부분이다. 결혼이주여성의 신원보증 문제도 가정폭력이 은폐되는 이유 중 하나다. 우리나라는 결혼이주여성이 한국인 배우자와 혼인을 한 상태로 한국에 거주한 지 2년이 되면 배우자와 함께 출입국관리사무소를 방문하여 배우자 신분보증과 배우자 재정상태에 관한 자료를 제출한 후에 귀화 신청을 할 수 있다. (이와 별개로 건강보험 혜택은 입국 시 바로 적용된다) 즉, 이들이 법적으로 신분을 보장받으려면 남편의 보증이 절대적으로 필요하므로 남편의 폭력에 적극적으로 대처하는 것이 쉽지 않다. 이런 점을 악용하여 일부 한국인 남편들은 신분보증을 계속 미루면서 협박과 폭력을 일삼기도 한다. 물론 반대의 경우도 있다. 동남아 등 외국 여성이 대한민국 국적을 취득할 목적으로 사기로 결혼하여 한국 남성에게 정신적, 물질적 피해를 주는 사례도 심심찮게 보고된다.

여성폭력 피해 이주여성 상담소의 폭력 유형별 상담 비율

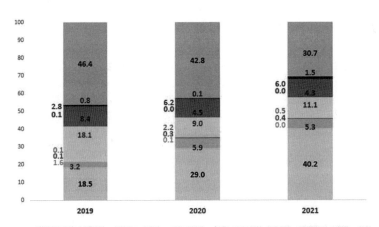

(출처: 연합뉴스; 원 자료: 여성가족부)

각자 사정은 다양할 수 있지만 남편 하나 믿고 다른 나라에서 온 외국인 아내에게 폭력을 휘두르다니 참으로 못난 남편이다. 그런 남자는 건장한 남자 앞에서는 절대 대들지 않고 바로 꼬리를 내릴 것이다. 학창시절 정신과 수업시간에 남편이 폭력을 휘두르는 이유는 주로 열등감 때문이라고 배운 기억이 난다.

문제는, 폭력은 학습되고 대물림된다는 점이다. 그래서 가정폭력에 노출된 자녀들이 위험하다. 폭력을 학습한 아들은 엄마를 불쌍하게 여기지만 커서는 역시 폭력 남편이 될 가능성이 높다. 늙은 엄마에게도 폭력을 휘두

르는 경우가 많다. 늙어서 기운이 없어진 아버지 역시 폭력의 대상이다.

딸도 위험하기는 마찬가지다. 폭력에 노출된 딸은 자라서 그런 남편과 결혼할 확률이 높다고 배운 기억이 난다. 그런 환경이 익숙하기 때문에 그런 남자를 찾게 된다는 것이다. 연애기간에는 명확하게 드러나지 않지만 그런 성향을 내재한 남자를 만났을 때 심리적으로 안정감을 느낀다고 한다. 제 발로 그런 남자를 찾아간다니 참으로 비극이다.

국제결혼이 증가하고, 결혼이주여성의 숫자도 증가하고 있다. 그들의 자녀도 증가할 것이다. 한국인 여성의 합계 출산율은 0.8 정도이지만 결혼이주여성은 대체로 이보다 출산을 많이 한다. 따라서 한 세대가 지나면 결혼이주여성의 자녀들이 수적으로 의미 있는 비율을 차지하게 될 것이다. 그런 점에서 결혼이주여성이 가정폭력에 노출된다는 것은 대한민국의 미래에 나쁜 영향을 미친다. 게다가 이들의 자녀는 정체성 혼란이라는 화약고를 이미 내재하고 있기 때문에 가정폭력이 있는 한국인 가정의 자녀들보다 더 위험하다. 정체성 혼란과 학습된 폭력이 결합되면 어떤 결과가 나타날까? 우리 사회가 과연 감당할 수 있을까?

악순환의 고리를 끊어야 한다. 예를 들어 결혼이주여성이 경제력을 가질 수 있도록 도와야 한다. 가정폭력에 노출된 여성이 경제적으로 능력이 생긴다면 아이들과 함께 폭력에서 해방될 수 있다. 자녀 양육에는 엄마와 아빠가 모두 필요하지만 폭력을 휘두르는 아빠는 차라리 없는 것이 나을 수도 있다. 자립의 핵심은 경제력이므로 그들이 폭력 남편에서 벗어나 경제적으로 자립할 수 있도록 도와주어야 한다. 그들은 이미 한국인이고, 그들의 자녀 또한 대한민국 국민이므로 우리와 함께 어울려서 살 수 있도록 도와주어야 한다.

전북발전연구원의 자료에 의하면 가정폭력 피해 이주여성의 상황은 크게 세 가지로 요약된다(이동기, 2010). 첫째, 다문화가정의 폭력 발생률(47.7%)이 한국가정(40.3%)보다 높다. 둘째, 폭력피해 이주여성이 갈 곳이 없다. 이주여성을 위한 보호시설은 정원이 제한되어 있어서 피해여성을 모두 수용할 수 없을 뿐만 아니라, 거주기간이 최장 2년으로 제한되어 있다. 셋째, 폭력피해 이주여성의 자립기반이 없다. 우리나라는 심리·정서적 지원과 생계 지원만 제공하고 있으므로 이들은 경제적으로 자립할 수 있는 역량을 갖추지 못한 상태에서 보호시설에서 퇴소 당하고 있다. 취업을 희망하지만 싱글맘이기 때문에 자녀가 어린 경우는 취업 자체가 물리적으로 어렵다.

　　폭력피해 이주여성이 자립에 성공해서 자녀들을 건강한(Sound) 대한민국 국민으로 키워낼 수 있도록 하려면 실질적인 지원정책이 필요하다. 예를 들어 보호시설에 2년간 거주하는 동안 어학(한국어)교육과 직업교육이 제공되어야 한다. 우리 사회에 적응할 수 있도록 한국문화에 대한 교육도 필요하고, 자녀양육에 대한 교육도 필요하다. 보호시설에서 퇴소한 후에는 임대주택 등 장기적으로 머무를 수 있는 거처를 제공해야 한다. 그리고 낮시간 동안 안심하고 경제활동을 할 수 있도록 어린 자녀를 위한 보육시설이 필요하다.

　　우리나라는 다문화가정에 대한 지원정책이 예상 외로 많다. 특공(특별공급) 주택에 대한 우선분양권, 국민임대주택 우선 입주, 국공립 어린이집 및 병설유치원 우선 배정 등 특혜 시비까지 있을 정도다(머니투데이, 2023). 그러나 이것은 부부가 가정을 이루어 같이 살 때의 이야기다. 결혼이주여성이 싱글맘인 경우는 이런 혜택을 받기 어렵다. 무엇보다 한국어가 서툴러서 제약이 많다.

국적법 제6조 간이귀화 요건

①다음 각호의 어느 하나에 해당하는 외국인으로서 대한민국에 3년 이상 계속하여 주소가 있는 사람은 제5조 제1호 및 제1호의 2의 요건을 갖추지 아니하여도 귀화허가를 받을 수 있다. [개정 2017.12.19] [시행일 2018.12.20]

1. 부 또는 모가 대한민국의 국민이었던 사람

2. 대한민국에서 출생한 사람으로서 부 또는 모가 대한민국에서 출생한 사람

3. 대한민국 국민의 양자(養子)로서 입양 당시 대한민국의 「민법」상 성년이었던 사람

②배우자가 대한민국의 국민인 외국인으로서 다음 각호의 어느 하나에 해당하는 사람은 제5조 제1호 및 제1호의 2의 요건을 갖추지 아니하여도 귀화허가를 받을 수 있다. [개정 2017.12.19] [시행일 2018.12.20]

1. 그 배우자와 혼인한 상태로 대한민국에 2년 이상 계속하여 주소가 있는 사람

2. 그 배우자와 혼인한 후 3년이 지나고 혼인한 상태로 대한민국에 1년 이상 계속하여 주소가 있는 사람

3. 제1호나 제2호의 기간을 채우지 못하였으나, 그 배우자와 혼인한 상태로 대한민국에 주소를 두고 있던 중 그 배우자의 사망이나 실종 또는 그 밖에 자신에게 책임이 없는 사유로 정상적인 혼인 생활을 할 수 없었던 사람으로서 제1호나 제2호의 잔여기간을 채웠고 법무부장관이 상당(相當)하다고 인정하는 사람

4. 제1호나 제2호의 요건을 충족하지 못하였으나, 그 배우자와의 혼인에 따라 출생한 미성년의 자(子)를 양육하고 있거나 양육하여야 할 사람으로서 제1호나 제2호의 기간을 채웠고 법무부장관이 상당하다고 인정하는 사람[전문개정 2008.3.14]

어느 국제구호단체가 인도의 가정폭력 피해 여성들이 경제적으로 자립할 수 있도록 돕는 글을 읽은 적이 있다(옥스팜, 2022). 농업이나 어업 관련 직업훈련을 하고, 대나무 공예 등을 전수하여 생계를 이어갈 수 있도록 지원한다는 것이다. 우리나라도 폭력피해 이주여성에게 경제적으로 자립할 수 있도록 직업훈련을 제공하고 취업을 도와주어야 한다.

다행히 최근에 가정폭력 피해 결혼이주여성을 위해서 체류자격이 완화되었다. 국적법에 '간이귀화요건'이 추가된 것이다. 여기에 해당되면 결혼이주여성에게 귀화 자격이 주어진다.

결혼이주여성 중에 가정폭력으로 고통받는 사람들이 있다. 그들 중 일부만 공식적으로 드러난다. 이 환자도 숨은 피해자 중 한 명일 가능성이 높다. 그들을 방치하면 우리 사회의 미래가 어두워질 수 있다. 그들이 경제적으로 자립할 수 있도록, 그들의 자녀가 우리의 자녀와 함께 대한민국을 가꾸어 나갈 수 있도록 도와주어야 한다.

참고문헌

연합뉴스. 2019.07.10. 결혼이주여성 가정폭력 지난해만 1,273건. https://www.yonhapnewstv.co.kr/news/MYH20190710001800038?did=1947m
연합뉴스. 2023.01.17. 여가부, 이주여성 폭력피해 실태 관련 조사·연구 추진. https://www.yna.co.kr/view/AKR20230117126700371?input=1179m
이동기, 조경욱, 이성재, 조무현. 2010.10.11. 폭력피해 이주여성 자립 지원해야. 전북발전연구원 이슈브리핑 제10호. http://repository.jthink.kr/handle/2016.

oak/62?mode=full

머니투데이. 2023.01.31. '500억 부동산' 송중기도 받는다…다문화가정 혜택 보니 '대박'. https://news.mt.co.kr/mtview.php?no=2023013113443645850

옥스팜. 2022.06.07. 가정폭력을 운명으로 받아들이는 인도 여성들. https://oxfam.or.kr/content_women-livelihood-india/

LAWnB. 2022.09.15. 국적법. https://www.lawnb.com/Info/ContentView?sid=L000001435#P3

28

태국에서 왔어요

태국에서 한국으로 시집온 유방암 환자가 있었다. 이 환자의 고향은 태국 북부의 '이싼'이라는 지방이다. 약 10년 동안 매년 정기적으로 이 환자에게 초음파검사를 했는데 그러면서 들은 이야기다. 한국어가 유창하지는 않지만 의사소통이 어느 정도 가능하다.

2009년, 30대 중반의 나이에 오른쪽 유방에 종괴가 만져졌고, 유방암으로 진단받은 후 본원에서 전절제수술을 받았다. 우리가 처음 만났을 때 쏨땀 이야기를 계기로 친해(?)졌다. 필자는 태국 음식을 좋아한다. 특히 쏨땀과 똠양꿍을 아주 좋아한다. 이 환자의 고향이 필자가 좋아하는 쏨땀의 본고장이어서 괜히 반가왔다.

쏨땀은 태국산 '겉절이 김치'라고 생각하면 될 것 같다. 원래는 이싼 지방의 음식이었지만 태국 전역으로 퍼져서 방콕이나 푸켓 등 다른 지역에서도 쉽게 접할 수 있다. 작은 태국 고추가 들어가는데 빨갛지는 않지만 엄청 맵다. 맵지만 맛있다. 중독성이 있다.

2017년, 초음파검사에서 우연히 양쪽 액와부의 임파선이 커진 것이 발견되었다. 조직검사를 했고 유방암 전이로 진단되어 액와부 청소술을 받았다.

이 환자는 시집와서 그동안 고생을 엄청나게 했다. 비행깃값이 부담스러워서 친정에 한 번 밖에 못 간 것도 서럽다. 유방암 수술을 받은 것도 힘들었는데 재발이라니 너무 슬프다.

결혼한 지 10년이 넘었지만 아직 한국 국적을 취득하지 못한 상태다. 남편이 인터뷰에 동행하기를 거부하는 바람에….

가정폭력이 심해서 이혼하고 싶다. 남편이 술에 취했을 때는 물론이고 맨정신일 때도 본인과 아이들에게 주먹을 휘두르기 때문이다. 한번은 맞아서 머리가 찢어진 적도 있었다. 남편의 폭력을 견디기 어려워 얼마 전에 중학생 딸을 데리고 가출했다. 초등학생 아들은 남편이 데리고 있다. (이 점은 좀 이해가 안 됐다. 기왕 가출할 거면 둘 다 데리고 나와야지…)

지금은 부천의 어느 공장에 다니고 있다. 다행히 사장님이 좋은 분이어서 진료를 정기적으로 받을 수 있도록 근무시간을 조정해주는 등 배려를 많이 해준다. 그런데 애들 교육비가 부담스럽다. (환자를 사회사업실로 보내서 혹시 의료비 지원을 받을 수 있는지 알아봐 달라고 부탁했다) 아는 태국인 언니가 부천에서 타이식당을 하고 있는데 식당에서 일하면 공장보다 돈을 더 많이 벌 수 있을 것 같아서 고민 중이다.

"암이 재발해서 치료하려면 돈이 많이 들 텐데 걱정이에요."

"재발하면 다시 중증질환 산정특례에 해당되니까 5%만 내면 돼요."

만약 운명이라는 것이 있다면, 그래서 그녀가 유방암에 걸릴 운명이었다면 태국보다는 한국이 치료를 받는 데 훨씬 더 유리할 것이다. 의료접근성, 의료수준, 건강보험 혜택 등등…. 그런데 만약 운명 따위는 없는 것이라면, 그녀가 태국 남자와 결혼해서 태국에서 살았다면, 그랬어도 유방암이 생겼을까? 그것은 알 수 없는 일이다. 어쨌건 중증질환 산정특례를 적용받아 치료비 부담을 덜었으니 다행이다. 비급여 진료비가 여전히 부담이기는 하지만 중증질환 산정특례는 이 환자에게 큰 도움이 되었다.

2018년 추적검사를 위해서 내원했다. 공장 일이 힘들어서 타이 마사지를 배울까 생각 중이다. 친구 말로는 밤에만 일하면 되고 돈도 더 많이 벌 수 있다고 한다. 그러나 필자가 보기에는 별로 좋은 생각이 아니다. 마사지사로 일하느라 밤에 잠을 제대로 못 자는 것보다는 낮에 공장에 다니면서 규칙적으로 생활하는 것이 건강에 유리하다고 조언했다. 수입이 좀 적더라도….

2019년 추적검사를 위해서 내원했다. 마사지샵으로 빠지지 않고 공장에 계속 다니고 있다. 토요일이라 큰 애(딸)가 보호자로 따라왔는데 겉으로 보기에는 한국인처럼 보인다. 아빠를 많이 닮았나 보다. 애들이 커서 이제 첫째는 고등학생, 둘째는 중학생이다.

첫째(딸)는 고등학교를 졸업하면 전문대학에 진학할 예정이다. 고등학교만 졸업하고 취직하는 것은 애가 싫다고 하고, 4년제 대학은 경제적으로 너무 부담스럽다. 그래도 전문대학이라도 졸업하면 취업에 좀 더 유리할 것 같아서 그렇게 하기로 타협을 봤다. 첫째는 성격이 차분해서 걱정이 별로 안 되지만 둘째(아들)가 걱정이다. 핸드폰 게임에만 몰두하느라 성적이 바닥이다. 학원비가 부담스러워서 학원에는 못 보내고 방과 후 돌봄교실에 다니고 있는데 성적이 안 오른다. 학교에서 겉돌다가 나쁜 친구들이나 사귀게 되는 것은 아닌지 걱정이다. 혹시 아빠를 닮아서 나중에 폭력적인 사람이 되지나 않을지 그것도 걱정이다. 엄마의 마음은 한국이나 태국이나 비슷한 것 같다.

필자 역시 (한 번도 본 적은 없지만) 둘째가 걱정스럽다. 어렸을 때부터 계속 폭력에 노출된 데다 성적이 나빠서 학교에서도 겉돌고 있으니 까딱 잘못하면 (특히 체격이 건장하고 힘깨나 쓴다면) 어둠의 세계로 빠지기 쉬울 것 같다. 사춘기 남자아이들은 질풍노도의 시기를 겪는다. 부모가 모두 한국인이라도 그럴텐데 결혼이주여성의 아들들은 더 심각하게 겪을 가능성이 높다. 정체성 혼란까지 겹칠 수 있기 때문이다.

아이들이 커서 이제 중학생, 고등학생이 되었지만 그래도 아직 어리다. 아이들이 생각하기에 혹시 엄마가 우리를 놔두고 죽으면 어떻게 할지 걱정이 많을 것 같다. 아빠가 폭력적이고 엄마가 유방암이 재발했다면 한국인 가정이라도 자녀들이 심란할 텐데 이 아이들은 오죽할까 싶다. 의지할 만한 외가 친척들도 없을 테니 말이다.

그런데 우리는 결혼이주여성과 그 자녀들을 우리 사회의 구성원으로, 같은 한국인으로 동등하게 대하고 있는 걸까? 멀리 있는 재미교포나 재일교포들이 차별받는 이야기에는 엄청나게 분노하면서 우리 옆에 있는 이들을 생김새가 약간 다르고 피부가 약간 검다는 이유로 차별하고 있는 것은 아닐까?

그녀의 아이들

이 환자의 자녀들은 어떻게 생각할까? 다른 엄마들과 외모가 달라서, 한국말이 유창하지 않아서 창피할까? 아빠한테 맞고 사는 엄마를 불쌍하게 생각할까? 아니면 엄마를 한심하게 생각할까?

이 환자의 아이들은 자신을 한국인이라고 생각할까? 아니면 절반만 한국인이라고 생각할까? 미국에 사는 한국인 교포의 자녀들도 정체성 혼란을 많이 겪는데 결혼이주여성의 자녀들도 비슷한 상황에 처해 있을 것이다.

결혼이주여성의 자녀들을 이해하기 위해서 역지사지로 생각해보자. 한인교포 2·3세들의 심리는 "정체성에 대한 혼란과 주류 사회에 대한 열망이 미묘하게 뒤섞여" 있다(동아일보, 2023). 'K-정체성'으로 세계적인 주목을 받고 있는 한국계 예술가들을 인터뷰한 기사에서 이들은 "어릴 때는 내가 백인이 아니라는 것을 원망한 적도 있었지만, 성장하고 난 뒤 한국 문화에 대한 애정을 솔직하게 인정했다", "미국 사회에 녹아들기 위해 안간힘을 썼지만 엄마가 죽어가던 순간에는 오직 한국인으로 받아들여지고 싶었다"고 말했다.

그런데 한인 2·3세들은 양쪽 부모가 한국인이므로 정체성의 혼란이 주로 외부에서 일어나지만 결혼이주여성의 자녀들은 외부는 물론이고, 가정 내부에서도 정체성의 혼란이 있을 수 있다. 태어나보니 한국 땅인데 엄마가 순수한(?) 한국인 아닌 것이다. 그러므로 결혼이주여성의 자녀들은 한인교포의 자녀들보다 '정체성에 대한 혼란'과 '주류사회에 대한 열망'이 뒤섞여 있는 상태가 훨씬 더 심할 것이다.

상황이 좀 다르기는 하지만 뉴욕의 아동복지단체인 에반 도널드슨 입양연구소가 한국계 입양아 179명을 조사한 결과에 의하면 입양아의 78%는 어린 시절 자신을 백인이라 생각했거나 백인이 되고 싶었고, 60%는 중학생이 된 이후에 인종적 정체성을 깨달았다고 한다(경향신문, 2009). 따라서 결혼이주여성의 자녀들도 '순수한' 한국인이 되고 싶어할 것이다. 그러면서도 동시에 모계의 '민족적 정체성'을 유지하고자 할 것이다.

해외로 이주한 한인들은 자녀에게 한국인의 정체성을 심어주려고 노력한다. 국제결혼을 해서 이주한 여성들도 자녀들이 한국인의 정체성을 잃지 않기를 바라고, 그렇게 되도록 노력한다. 그렇다면 한국으로 시집온 결혼이주여성들 역시 자녀들이 모계의 정체성을 잃지 않기를 원할 것이다. 그러면서도 동시에 자녀들이 한국 사회에 잘 융합되어 차별받지 않고 살 수 있기를 바랄 것이다.

그렇다면 우리는 결혼이주여성 및 그 자녀들의 이중 정체성을 받아들이고, 같이 어울려서 살기 위해서 준비를 해야 한다. 자녀들이 성장해서 이제 곧 사회로 진출할 것이기 때문이다.

2022년 혼인이혼 통계에 의하면 전체 혼인 중 외국인과의 혼인은 최근 10년 동안 계속 10% 미만을 유지하고 있다. 가장 높았던 때가 2019년의 9.9%였다. 외국인과의 혼인은 2000년대 중반 이후부터 감소하는 추세다. 2021년 대비 2022년에 증가하기는 했지만 추세 자체가 변한 것이 아니라, 코로나 사태로 인해 국제결혼이 급감한 것에 대한 반동으로 생각된다.

전체 혼인 중 아내가 외국인인 비율이 남편이 외국인인 비율보다 높았다(6.3% vs. 2.4%). 외국인과 혼인한 경우 아내가 외국인 경우는 72.0%였고, 남편이 외국인 경우는 28.0%였다. 즉 결혼이주남성보다 결혼이주여성이 훨씬 더 많다.

외국인과의 혼인건수 추이에서 알 수 있는 것은 2000년대 중후반에 국제결혼이 가장 많았다는 점이다. 즉 그 당시에 혼인한 부부들은 자녀가 이제 10대 후반이다. 멀지 않아 이들은 대학진학, 군입대, 취업 등을 계기로 학교와 지역사회를 벗어나 우리 사회 전면에 나타날 것이다.

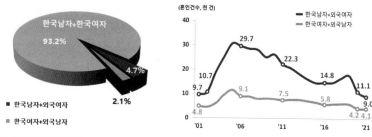

총 혼인 중 외국인과의 혼인 비중(2022년 기준)   외국인과의 혼인건수 추이: 2002년-2022년

(출처: 2022 혼인이혼통계)

참고로, 같은 자료에서 한국 남자와 혼인한 외국인 아내의 국적은 베트남(27.6%), 중국(19.0%), 태국(16.1%) 순서로 많았다. 10년 전과 비교하여 태국인 아내는 약 6배 증가했고, 중국인과 베트남인 아내는 각각 약 1/3, 1/2 수준으로 감소했다. 반면에 한국 여자와 혼인한 외국인 남편의 국적은 미국(29.6%), 중국(16.1%), 베트남(12.6%) 순서였다. 그리고 10년 전과 비교하여 베트남(33.2%) 출신의 남편은 3배 이상 증가한 반면, 중국인 남편은 약 1/3 수준으로 감소했다. 미국인 남편도 약간 감소했다.

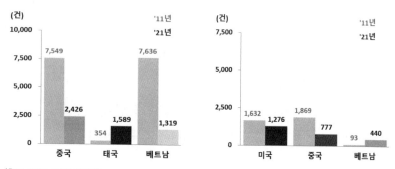

한국남자와 혼인한 외국여자의 국적: 2011년과 2021년 비교   한국여자와 혼인한 외국남자의 국적: 2011년과 2021년 비교

(출처: 2021 혼인이혼통계)

통계청 자료에 의하면 다문화 혼인을 한 남편의 연령은 45세 이상이 27.7%로 가장 많고, 30대 초반(21.8%), 30대 후반(17.1%) 순으로 많았다(출처: 2021년 다문화 인구동태 통계). 반면에 다문화 혼인을 한 아내의 경우 20대 후반이 26.0%로 가장 많고, 30대 초반(25.1%), 30대 후반(14.5%) 순으로 많았다. 이처럼 다문화 혼인에서 부부의 연령 차이는 문화적 차이를 심화시키는 요인으로 작용할 수 있다. 또한, 자녀 양육의 어려움으로 연결될 가능성도 높다.

같은 자료에서 다문화 혼인 중 남편과 아내 모두 초혼인 경우가 55.3%로 가장 많지만, 모두 재혼인 경우도 20.0%나 차지했다. 그 외에 아내만 재혼(15.0%)이거나, 남편만 재혼(9.7%)인 경우도 있었다. 초혼인 경우 남편의 평균 연령은 35.1세였고, 아내는 30.5세였다. 반면에 재혼인 경우는 나이가 많아서 남편은 평균 49.4세, 아내는 평균 41.0세였다.

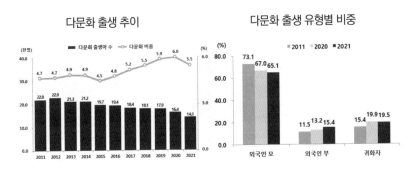

(출처: 2021년 다문화 인구동태 통계)

이들 부부에서 태어난 다문화 출생아는 2021년에 14,322명으로 전체 출생아의 5.5%를 차지했다(출처: 2021년 다문화 인구동태 통계). 2000년대 중반 이후 다문화 출생아 숫자는 감소 추세지만, 한국 여성의 저출산으로 인해

다문화 출생아 비율은 증가하는 추세다. 다문화 출생의 유형은 외국인 모(65.1%), 귀화자(19.5%), 외국인 부(15.4%) 순서로 많았다. 한국 남자와 결혼해서 자녀까지 출산했는데도 여전히 외국 국적으로 남아있는 비율이 높다는 점이 특이하다.

세계와 한국의 인구 피라미드

< 세계 >

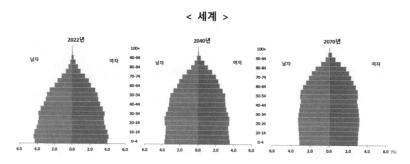

< 한국 >

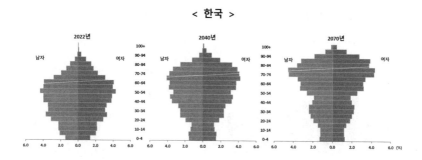

(출처: 2022년 장래인구추계를 반영한 세계와 한국의 인구현황 및 전망)

우리나라는 생산연령인구의 감소로 인해 외국인 노동력 유입이 필요하다. 즉 우리나라의 인구구조는 이미 종 모양이 아니다(출처: 2021년 장래인구추계를 반영한 세계와 한국의 인구현황 및 전망). 방추형을 지나 역피라미드형으로 변하고 있다. 같은 자료에서 2022년 세계 인구구성비는 유소년인구가 25.3%, 생산연령인구가 64.9%, 고령인구는 9.8% 수준일 것으로 전망했다. 그리고 2022년~2070년 기간 중 유소년인구와 생산연령인구 구성비는 각각 6.7%p, 3.6%p 감소하고, 고령인구의 구성비는 10.3%p 증가할 것으로 전망했다. 그런데 2022년 우리나라의 인구구성비는 유소년인구가 11.5%에 불과하고, 생산연령인구는 71.0%, 고령인구는 17.5%를 차지할 것으로 전망했다. 게다가 2021년~2070년 기간 중 우리나라의 유소년인구와 생산연령인구의 구성비는 각각 4.0%p, 24.9%p 감소하고, 고령인구의 구성비는 28.9%p 증가할 것으로 전망했다. 독자들이 이미 인지하고 있듯이 유소년인구와 생산연령인구의 감소 정도와 고령인구의 증가 정도가 다른 나라들보다 현저하다.

국제결혼이 감소하는 경향과 별개로 우리나라는 아시아에서 드물게 다른 나라로부터 인구가 유입되는 국가다. 통계청 자료에 의하면 최근 20년간 국제순이동의 경향을 알 수 있는데 북아메리카와 유럽 대륙은 순유입(해당 대륙으로 유입〉타 대륙으로 유출)을 보인 반면에 아시아, 라틴아메리카, 아프리카 대륙은 순유출(타 대륙으로 유출〉해당 대륙으로 유입)을 보였다(출처: 2021년 장래인구추계를 반영한 세계와 한국의 인구현황 및 전망). 그런데 아시아가 전체적으로는 순유출이지만 우리나라는 대체로 인구가 유입되고 있다. 즉 2000년에는 2만 6천 명이 순유입되었고, 2010년에는 5천 명이 순유출되었지만, 2020년에는 무려 13만 3천 명이 순유입되었다.

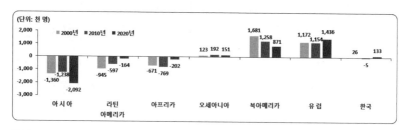

대륙별 국제순이동 추이: 2000년, 2010년, 2020년 비교

(출처: 2021년 장래인구추계를 반영한 세계와 한국의 인구현황 및 전망)

2020년이 코로나 사태 첫해였다는 점을 감안한다면 순유입의 규모는 앞으로 더 커질 것이다. 우리나라의 국제이동 순유입 증가는 앞으로 우리 사회에 한쪽 부모가 외국인이거나, 또는 양쪽 부모가 외국인인 사람들이 증가할 것임을 의미한다. 2020년에 코로나 사태의 영향으로 국제결혼 건수가 크게 감소했다는 점을 감안할 때 유입된 외국인 중 한국인과 결혼해서 입국한 사람들은 일부에 지나지 않을 것이다. 그 의미는 유입된 외국인 중 단기 노동자를 제외한 나머지 중 일부가 앞으로 한국인 남자의 아내가 되거나, 한국인 여자의 남편이 될 수 있다는 점이다. 또는 외국인들끼리 결혼해서 우리나라에 정착할 수도 있다. 그러므로 한국 사회의 다문화 경향은 시간이 갈수록 더욱 뚜렷하게 될 것이다.

결혼이주여성과 그 자녀들, 우리와 어울려 살아야

한국인은 오랫동안 비슷하게 생긴 사람들끼리 살아서 그런지 외모가 약간만 달라도 쉽게 편견을 가지는 것 같다. 그런데 우리 사회의 차별은 서구의 차별과 맥락이 다르다. 즉 백인과 비(非)백인 간의 인종 차별이 아니라, 같은 인종 내의 민족 차별이다. 그러므로 생각하기에 따라서는 덜 심각할 수 있고, 따라서 좀 더 쉽게 해결될 수도 있다.

문제의 핵심은 '단일 민족' 프레임이다. 한국인이 정말 순수하게 '단일 민족'인지에 대한 논란은 제쳐 두자. 중요한 것은 '과거'가 아니라 '미래'다. 우리가 계속 '단일 민족', '우리 민족끼리' 운운하면서 혈통주의에 갇혀 있는다면 우리 주변에 있는 결혼이주여성과 그 자녀들은 소외될 수밖에 없다. 한국에서 태어나고 자랐거나 한국으로 이주한 지 수십 년이 넘는 사람들을 배척하면서 70년이 넘도록 완전히 다른 가치체계와 생활방식을 가지고 살아온 사람들을 받아들일 수 있을까? 어쩌면 휴전선 너머의 사람들이 우리에게 정치·경제·사회적으로 더 이민족일 수도 있다.

필자는 최근 1년 동안 미국에서 지내면서 한국인 가정의 자녀들이 정체성 혼란으로 고통받는 사례를 직간접적으로 접했다. 필자가 접한 자료에 의하면 미국에 정착한 남미 출신의 이주가정도 비슷한 상황에 처해있는 것 같다. 특히 엄마가 영어를 제대로 구사하지 못하는 경우에 자녀들이 정체성 혼란과 가족 내의 정서적 단절을 더 많이 겪는다고 한다. 이민 1.5세들은 물론이고, 미국에서 태어난 이민 2세들도 정도는 좀 덜하지만 역시 정체성의 혼란을 겪는 것을 알 수 있었다. 자기가 사는 곳에 뿌리를 내리지 못한다는 것은 참으로 고통스러운 일이다. 해외로 이주한 한인교포와 그 자녀들이 차별받지 않고 주류사회에 정착하여 살기를 바라듯이 결혼이주여성과 그 자녀들도 대한민국 국민으로서 차별받지 않고 우리와 같이 어울려 살기를 원할 것이다.

한국인이 미국으로 이민 가서 조금이라도 차별을 받는다 싶으면 분개하고 흥분하면서 우리나라에 있는 결혼이주 여성과 그 자녀들을 차별한다면 이율배반적이다. 그 자녀들은 한국에서 태어나서 한국 아이들과 같은 학교에 다니면서 자랐는데 한쪽 부모가 토종 한국인이 아니고 자신의 생김새가 약간 다르다는 이유로 사회에서, 직장에서, 배우자 선택에서 차별을 받는다면 그것은 '공정'한 사회가 아니다. 그들을 공정하게 대하지 않는다면 우리 사회는 더 큰 손실을 입을 수도 있다. 그런 손익계산을 떠나서, 인간 대 인간으로 그들을 공정하게 대해야 할 것이다.

결혼이주여성의 사회적 고립은 자녀들의 사회적 고립을 촉발할 수 있다. 실제로 2018년 전국다문화가정 실태조사에서 결혼이주여성의 29.7%는 아무런 사회적 활동을 하지 않고 있으며, 절반에 가까운 44.9%가 앞으로 참여할 의사가 없다고 응답했다(김이선, 2020). 결혼이주여성 내부 모임이든 외부 모임이든 사회적 활동이 전혀 없이 가정 내에만 머물러 있다면 본인의 작응은 물론이고 자녀들의 성장과 교육에도 부정적인 영향을 끼칠 가능성이 높다.

결혼이주여성의 사회참여는 초기에는 내부 모임(모국인 모임)이 주류를 이루다가 시간이 지나면서 그 비중이 감소한다. 모임유형별 참여현황을 보면 모국인 친구 모임이 58.9%로 가장 많고 그 외에 학부모 모임 39.1%, 종교 활동 19.7%, 지역주민 모임 11.9%, 민간단체 활동 5.9%, 정치 및 노동조합 활동 1.0%의 순서였다(김이선, 2020). 외부 모임 참여 비중이 높은 여성들의 배경 요인은 연령(40대), 학력(대졸 이상), 한국어 능력, 유배우자, 고소득 등이었다. 따라서 우리 사회에서 결혼이주여성의 사회 참여는 주로 이민자 집단 내부에 집중되어 있으며, 외부의 한국인 집단에 대한 참여는 제한적이다.

그러나 이런 문제는 우리만 겪는 것은 아니다. 미국에 사는 결혼이주한인여성이나 한인 이민자 가정도 비슷한 상황에 처해 있다. 그러므로 이들에게 좀 더 관심을 가지고 열린 마음으로 대하려는 자세가 필요하다. 우리는 외모가 다른 사람들과 같이 섞여서 사는 것이 아직 익숙하지 않기 때문에 어쩌면 의식적으로 노력이 필요할 수 있다.

자녀가 학교에서 '왕따'나 '은따'를 당한다면 한국인 엄마들도 괴로울 텐데 하물며 한국어가 자유롭지 않은 결혼이주여성들은 어떻겠는가? 그런 의미에서 학부모 모임이 중요한 것 같다. 즉 결혼이주여성들이 외부 집단과 거의 처음 접하는 계기가 학부모 모임이므로 한국인 엄마들의 노력이 절실하게 필요하다.

이 환자는 우리나라의 다문화 가정을 잘 보여주고 있다. 태국에서 30대 초반에 시집을 왔지만 남편과 사이가 좋지 않고 경제적으로도 어렵다. 자녀들이 성장함에 따라 교육비 부담, 미래의 진로 등 한국인 엄마와 비슷한 걱정거리를 갖고 있다. 그녀의 자녀들은 한국인 또래가 갖는 질풍노도의 시기에 더해서 정체성 혼란을 겪을 것이다. 이 사례를 통해서 독자들이 우리 사회의 다문화적 변화를 인식했으면 하는 바램이다.

우리 주변에 적지 않은 결혼이주여성들이 있다. 앞으로 수년 내에 그 자녀들이 우리 사회로 진출할 것이다. 이와 별개로 우리가 원하든 원하지 않던, 노동력 부족과 한류의 영향으로 코리안 드림을 가지고 입국하는 외국인도 계속 증가할 것이다. 이미 태어난 다문화 가정의 자녀들, 그리고 앞으로 계속 유입될 외국인과 그 자녀들이 한국인의 정체성을 가지고 우리 사회에 잘 융합이 되어야 대한민국의 미래가 덜 어두울 것이다.

한인 교포 자녀들이 이중 정체성을 가지듯이 그들도 그럴 것이다. 따라서 우리가 적극적으로 그들을 포용해도 정체성의 혼란을 겪을 텐데 우리가 '단일 민족' 프레임에 사로잡혀 그들을 소외시킨다면 그들은 이 땅에서 영원히 이방인으로 살 수밖에 없다. 비극적인 일이다. 그것은 대한민국의 미래를 위해서도 절대적으로 바람직하지 않다. 그러므로 우리 세대가 변해야 자녀 세대, 다음 세대의 미래가 좀 더 나아질 수 있다. 마음을 열고 그들을 대한민국 국민으로 받아들일 준비를 시작하자. 지금이라도 늦지 않다.

참고문헌

동아일보. 2023.02.04. "한국계 이민자 2, 3세 짠내 나는 고군분투기, 세계인이 감동" https://www.donga.com/news/Society/article/all/20230204/117730043/1

경향신문. 2009.11.10. "백인이 되고 싶었다" 한국계 미 입양아 성장기 정체성 혼란. https://www.khan.co.kr/national/national-general/article/200911101808045

통계청. 2022.03.17. 2021년 혼인 이혼 통계. https://www.kostat.go.kr/board.es?mid=a10301020100&bid=204&act=view&list_no=417326&tag=&nPage=4&ref_bid=203,204,205,206,207&keyField=T&keyWord=

통계청. 2022.11.03. 2021년 다문화 인구동태 통계. https://www.kostat.go.kr/board.es?mid=a10301020100&bid=204&act=view&list_no=421620&tag=&nPage=2&ref_bid=203,204,205,206,207&keyField=T&keyWord=

통계청. 2022.09.05. 2021년 장래인구추계를 반영한 세계와 한국의 인구현황 및 전망. https://www.kostat.go.kr/board.es?mid=a10301020600&bid=207&act=view&list_no=420361

김이선, 최윤정, 장희영, 김도혜, 박신규. 2021.01.18. 이주여성의 사회적 포용을 위한 정책 대응 방안: 사회 참여 확대를 중심으로. 한국여성정책연구원. https://www.kwdi.re.kr/publications/reportView.do?p=9&idx=126866

29
정규직이 사람 잡다

2019년 봄, 40대 초반의 유방암 환자가 내원했다. 만져지는 종괴가 있어서 다른 의료기관에서 조직검사를 통해 유방암과 액와부 임파선 전이를 진단받고, 수술을 위해 전원된 환자다. 혹시 다른 병변이 추가로 존재하는지 확인하기 위해서 본원에서 초음파검사를 다시 시행했다.

초음파검사 결과 유방암으로 진단된 병변에서 조금 떨어진 위치에 크기가 작은 유방암의심병변이 추가로 발견되었다. 즉시 초음파 유도하 조직검사를 시행했고 역시 유방암으로 진단되었다. 유방암이 두 군데 있고 위치가 떨어져 있으므로 유방보존수술은 불가능하다. 그래서 외과 교수님이 항암치료를 먼저 시행하여 병변 크기를 줄인 후에 보존수술을 시도하자고 했다. 젊은 나이였으므로 환자 본인도 유방보존수술을 간절히 원했다.

항암치료와 유방보존수술을 위해서 이 환자에게 초음파 유도하에 마커 위치결정술(Ultrasonography-guided Marker Localization)과 침 위치결정술(Ultrasonography-guided Wire Localization)을 시행했다. 마커 위치결정술은 항암치료로 유방암 크기가 많이 감소하면 어디를 수술해야 할지 알기 어려운 경우가 있으므로 그런 상황을 대비하는 시술이다. 즉 항암치료를 시작하기 전에 초음파화면을 보면서 유방암 병소 안에 인체에 무해한 작은 마커를 삽입했다가 나중에 수술할 때 유방암과 함께 마커를 제거한다.

침 위치결정술은 유방암 크기가 작거나, 항암치료로 크기가 줄어들어서 만져지지 않을 때 수술 직전에 하는 시술이다. 초음파화면을 보면서 유방암 병소나 마커 부위에 가늘고 말랑말랑한(Flexible) 철심을 꽂아서 수술할 위치를 표시하는 것이다. 외과 교수님이 철심 주변의 조직만 제거하면 되므로 정상조직을 많이 남길 수 있어서 유방 모양을 보존하는 데 도움이 된다.

이 환자는 항암제가 잘 들어서 유방암이 거의 보이지 않을 정도로 크기가 많이 줄어들었고 액와부 임파선도 크기가 감소했다. 초음파 유도하 마커 위치결정술과 침 위치결정술을 통해서 유방을 보존할 수 있었다.

그런데 이 환자가 유방암으로 진단받기까지 사연이 기구(?)했다.

이 환자의 직업은 간호조무사다. 처음에 취직했던 곳은 서울 소재 모 대형병원이었다. 영상의학과에서 기간제 근로자로 3년간 근무했지만 정규직 전환에 실패하여 퇴사하게 되었다. 퇴사 당시 급여는 약 200만 원이었다.

퇴사 후 집 근처의 개인의원에 취직했다. 처음에는 급여가 약 115만 원이었는데 8년 동안 조금씩 올라서 지금은 200만 원 정도 받고 있다. 대형병원 퇴사 당시와 비슷한 급여를 받기까지 무려 8년이 걸린 것이다. 그러나 그간의 물가인상을 감안하면 급여수준이 대형병원 계약직보다 여전히 낮다. 게다가 급여에 비해서 일이 너무 많다.

지금 일하는 개인의원은 원장님(전문의) 외에 직원은 간호조무사(본인), 접수직원, 물리치료사 이렇게 총 3명이다. 본인의 업무는 원장님의 진료보조와 환자에게 주사를 놓는 것이다. 그 외에 X-ray 촬영도 하고 있다. (환자가 아는지 모르겠지만 이것은 불법 의료행위다. X-ray 촬영은 방사선사 업무다) 하루에 환자를 140명~150명 정도 보기 때문에 하루 종일 매우 바쁘다. 아침 9시에 출근해서 저녁에 퇴근할 때까지 점심시간 외에는 자리에 앉아있을 틈이 없다.

너무 바쁘고 토요일도 근무하기 때문에 생애전환기검진이나 국가암검진을 받으러 갈 시간이 없었다. 몇 달 전부터 유방에 뭐가 만져졌지만 시간이 없어서 진료를 계속 미뤘다. 그러다가 종괴가 계속 커지는 것 같아서 원장님한테 진료받으러 가겠다고 말했더니 근처 외과의원을 소개해줬다. 외과의원에서 조직검사를 받고 유방암으로 진단되었다. 조직검사 결과가 나오자마자 외과 원장님이 직접 우리 병원에 연락해서 하루 만에 진료 예약이 잡혔다.

이런 식으로 의료기관이 상급기관으로 환자를 직접 의뢰하면 대개 하루 이틀 후에 진료 예약이 잡힌다. 이런 식으로 B-to-B(Business-to-Business) 업무를 하는 곳을 진료협력센터라고 한다. 모든 대학병원과 상급종합병원은 진료협력센터를 운영하고 있는데 여기를 통해서 의학적으로 상급기관 진료가 필요한 환자를 의뢰받는다. 치료가 종료되면 원래 진료받던 기관으로 회송하는 업무도 한다. 진료협력센터를 통하면 환자가 진료의뢰서를 들고 이리저리 왔다갔다할 필요 없이 진료일시에 맞춰서 바로 가면 된다.

항암치료를 위해서 얼마 전에 사직했다. 그런데 본인이 혼자 하던 일(진료보조, 주사, X-ray 촬영)을 새로 들어온 간호조무사 둘이서 감당을 못하고 있다. 당연하다. 신규 직원이라면 세 명은 있어야 본인이 하던 일을 제대로 할 수 있다. 경력 직원이라도 두 명은 필요하다. 겨우(?) 간호조무사 한 명이 그만뒀을 뿐인데 의원이 제대로 안 돌아가니 원장님이 급당황하여 짜증 연발이다.

쌤통이다. 원장님이 그동안 본인의 진가를 몰라주고 월급을 너무 적게 줬다. 해마다 환자가 늘어나서 업무강도가 계속 증가하지만 8년 동안 급여를 겨우 80만 원 남짓 올려줬다. 중간에 최저임금제가 시행됐지만 급여는 별로 오르지 않았다. 환자가 없거나 의원 사정이 어려운 것도 아닌데… 급여가 너무 적었지만 집에서 가깝고, 중간에 잘릴 염려가 없는 탓에 그냥 계속 다녔다. 지금 생각하니 후회된다. 급여를 더 많이 주는 곳으로 옮길 걸….

정규직 전환정책의 나비효과?

정치인들이 엉뚱한 제도를 만들어서 애꿎게 피해자만 만들어내는 것 같다. 정규직 전환제도가 없었더라면 처음에 취업했던 대형병원에 계약직으로 계속 근무했을 것이다. 계약직이기는 했지만 급여가 적지 않았고, 같이 일했던 동료들(간호사, 방사선사, 사무직원)과도 잘 지냈다. 계약직이어서 차별을 받는다는 느낌은 거의 없었다. 업무가 다르니 그에 따른 차이라고 생각했다. 정규직만큼은 아니겠지만 급여도 매년 인상되었다.

인생에서 '만약'이라는 가정은 별 의미가 없지만 그래도 '만약' 정규직 전환제도가 없었다면 그 병원에서 계속 일했을 것이고, 국가암검진을 받으러 갈 시간도 충분히 있었을 것이다. 그랬다면 만져지기 전에 조기 유방암 단계에서 진단받을 수도 있었다.

사람 일이란 모르는 것이지만 만약 개인의원 원장님이 직원을 충분히 고용했다면, 작게 만져지기 시작했을 때 바로 진료를 받을 짬을 낼 수 있었을 것이다. 그랬다면 액와부 임파선 전이가 생기기 전 단계에서 수술받을 수도 있었다. 어쩌면 정규직 전환제도는 그 환자의 인생에 여러모로 큰 영향을 미친 것 같다.

정규직 전환정책의 의도와 결과

『기간제 및 단시간근로자 보호 등에 관한 법률(약칭: 기간제법)』의 목적은 '기간제근로자 및 단시간근로자에 대한 불합리한 차별을 시정하고 기간제근로자 및 단시간근로자의 근로조건 보호를 강화함으로써 노동시장의 건전한 발전에 이바지'하는 것이다(출처: LAWnB). 기간제법은 2006년 12월에 재정되어 2007년부터 시행되었다. 이 법은 상시 5인 이상의 근로자를 사용하는 모든 사업(장)에 적용되며, 국가 및 지방자치단체의 기관은 상시 사용하는 근로자 숫자와 관계없이 이 법이 적용된다.

기간제 근로자는 2년을 초과하지 않는 기간 동안 근무할 수 있다. 해당 법률에 의하면, '사용자가 기간의 정함이 없는 근로계약을 체결하고자 하는 경우에는 해당 사업(장)의 동종 또는 유사한 업무에 종사하는 기간제 근로자를 우선적으로 고용하도록 노력하여야 한다'고 되어 있다. 그러나 실제로는 기간제 근로자가 무기계약직으로 전환되기보다는 이 환자처럼 본인의 의사나 희망사항과 무관하게 계약 만료 후 퇴사 당하는 사례가 더 많다.

또한 해당 법률에 의하면, 사용자는 해당 사업(장)에서 동종 또는 유사한 업무에 종사하는 기간의 정함이 없는 근로계약을 체결한 근로자(정규직)에 비하여 기간제 근로자를 차별하지 말라고 되어 있다. 그러나 대부분의 경우는 임금 차이가 존재하는 것이 현실이다.

개인기업이나 민간부분의 최우선 과제는 영리추구 즉, 돈을 많이 버는 것이다. 돈을 충분히 벌지 못하면 기업의 생존 자체가 위협받기 때문이다. 그러므로 생산성을 최대한 높여서 이익을 내야 한다. 반면에 공공부분의 최우선 과제는 효율성이다. 공공부문은 세금이나 건강보험료 같은 공적 재정으로 운영되므로 공공부문이 방만하게 운영된다면 국민을 위해 사용되어야 하는 소중한 공적 재정이 낭비되기 때문이다. 그러나 우리나라의 공공부문은 효율성을 강조하지 않는다.

그렇다면 우리나라의 병(의)원은 민간부문일까, 공공부문일까? 국·공립병원은 당연히 공공부문이다. 그러면 민간설립 의료기관은? 우리나라의 모든 의료기관은 설립주체에 상관없이 건강보험 요양기관으로 강제(당연) 지정되어 건강보험이라는 공공의료 서비스를 제공하고 있다. 그러므로 민간설립 병(의)원도 역시 공공부분이라 할 수 있다. 그러나 현실에서는 민간설립 병(의)원은 공공부분으로 전혀 인정받지 못하고 있다. 따라서 효율성 재고 차원을 넘어, 생산성을 최대한 높여 영리를 추구한다. 그런데 영리추구 현상은 공공설립병원 역시 마찬가지다. 비급여진료 등을 통해서 영리추구에 몰두하고 있다. (그러나 효율성 재고는 별 관심이 없다)

정규직 전환정책의 의도 자체는 좋다. 그러나 결과적으로는 비정규직을 제대로 보호하기보다는, 그들을 정치적으로 '이용'한 듯한 느낌이다. 예를 들어 공공부문 정규직 전환정책으로 20만 명이 넘는 대규모의 정규직 전환이 있었는데 이로 인해 최근 20만 명이 넘는 노동조합원이 증가했고, 특히 민주노총이 큰 수혜를 입었다(한국일보, 2019). 반면에 청년들은 취업기회 자체가 줄어들었다.

비정규직 근로자의 실질적인 처우개선은 급여 인상일 것이다. 그런데 급여라는 것은 노동행위에 대한 반대급부다. 그러므로 "급여가 이 정도는 되어야 한다"는 식의 '규범적' 기준이 아니라 '생산성'을 기준으로 책정된다. 즉 경영자 입장에서는 생산성이 증가해야 (이익을 더 많이 내야) 급여를 올려줄 수 있다. 그런데 공공부문은 생산성을 적용하기 어렵기 때문에 효율성이나 반응성(일종의 고객만족도)을 기준으로 해야 한다. 그런데 우리나라는 그렇지 하지 않는다. 효율성이나 반응성은 제쳐 두고 '무조건 정규직' 또는 '생계 보장'이라는 명목성에 매여 있다. 그 직장이 마음에 안 들면 나가면 되는데 나가지는 않고 무조건 책임지라는 식이다.

비정규직의 정규직 전환은 쉬운 문제가 아니다. 민간설립 의료기관은 물론이고 부산대병원이나 건강보험공단의 사례에서 알 수 있듯이 공공설립 의료기관이나 정부기관 역시 정규직 전환이 쉽지 않다(머니투데이, 2022; 국제신문, 2023).

우리 사회는 '차별'과 '차이'를 구분하지 못한다. 비정규직과 기존 정규직은 입사 자격(소위, 스펙)이 다르다. 따라서 이들의 급여 차이는 스펙의 차이라고 할 수 있다. (그 '스펙'을 만들기 위해서 우리는 어릴 때부터 열심히 공부한다) 그런 점에서 비정규직으로 채용한 직원을 무조건 정규직으로 전환하라는 것은 채용의 공정성을 해치는 것이다. 열심히 공부하고 시험준비를 한 사람과 그렇지 않은 사람 간에 급여나 대우가 동일하다면 그것이 과연 공정한 사회일까? 그런 사회는 '능력(스펙)'에 따라 일하고 '필요(생계)'에 따라 분배받는 사회다. 어디서 많이 들어본 내용 아닌가? 바로 마르크스의 사회주의 노동분배설이다. 만약 그런 사회가 된다면 아무도 열심히 공부하거나 열심히 일하지 않을 것이다. 그래서 구소련과 동구권이 망했다.

게다가 우리나라는 호봉제가 일반적이므로 정규직과 비정규직을 한데 묶어서 하나의 임금체계를 만든다는 것이 보통 일이 아니다. 그러므로 정규직 전환은 무조건 강요하거나 법으로 강제할 문제가 아니다. 비정규직 근로자를 보호하고 처우를 개선할 목적으로 기간제법을 만들었는지 모르겠지만 실제로는 이들의 고용을 불안정하게 만드는 결과를 초래한 것 같다.

심지어 364일이나 11개월만 근무하는 계약직도 등장했다. 계약직으로 2년까지 근무할 수 있지만 1년 이상 근무 시 지급하는 퇴직금을 아끼기 위해서다. 그런데 이런 행태는 민간부문뿐만 아니라 공공부문 역시 마찬가지다(조선일보, 2023; 경기일보, 2023). 기존 정규직의 이익을 보호하기 위해서 사회에 첫발을 내딛는 청년들을 벼랑으로 내몰고 있는 것은 아닌지?

이 환자는 대형병원에서 계약직 간호조무사로 일하다가 정규직 전환에 실패하고 개인의원으로 이직한 사례다. 고용은 안정되었으나 처우는 현저하게 열악해졌다. 국가암검진을 받으러 갈 시간도, 유방진료를 받으러 갈 시간도 없을 정도로 격무에 시달렸다. 만약 기간제법이 없었다면 고용안정과 처우개선의 두 마리 토끼를 모두 잡을 수 있지 않았을까? 인생에 '만약'이란 없지만 그래도 만약에 기간제법이 없었더라면, 이 환자는 좀 더 일찍 유방암을 진단받고 수술받을 수 있었을 것이다. 어쩌면 유방암이 생기지 않았을지도 모른다.

참고문헌

LAWnB. 기간제 및 단시간근로자 보호 등에 관한 법률. https://www.lawnb.com/Info/
  ContentView?sid=L000010356
한국일보. 2019.07.05. 공공부문 정규직 전환의 명암. https://www.hankookilbo.com/

News/Read/201907041049377347

머니투데이. 2022.11.10. 건보공단 고객센터 노조, 내일 파업…끝나지 않은 정규직 전환 전쟁. https://news.mt.co.kr/mtview.php?no=2022111014183176093

국제신문. 2023.03.19. 부산대병원 비정규직 직고용, 5년 넘게 진척 없어. http://www.kookje. co.kr/news2011/asp/newsbody.asp?code=0300&key=20230315.99008004475

조선일보. 2023.02.23. 청년 울리는 퇴직금 떼먹기용 11개월 계약. https://www.chosun. com/national/labor/2023/02/23/GNUKGJ2OZFA DLHA7EVAV6ZCWVM/?utm_ source=daum&utm_medium=referral&utm_campaign=daum-news

경기일보. 2023.03.28. "퇴직금은 꿈도 못 꿔요"… 인천 지자체'364일 계약직' 수두룩. https:// www.kyeonggi.com/article/20230327580270

30
나의 의도와는 달리…

．ᘓᕬ．

필자 때문에 세상에 태어나지도 못한 채 사라진 아기들이 많이 있다. 의사를 잘못 만난 탓이다. 20년도 더 지난 옛날 일이지만 그때도 그랬고, 지금 생각해도 우울하고 마음이 아프다.

필자가 산부인과 초음파검사를 전문으로 하던 시절의 이야기다. 태아 초음파검사를 하다 보면 태아의 머리에 물혹이 발견되는 경우가 있다. 정확한 명칭은 맥락총 낭종(Choroid Plexus Cyst, CPC)이다. 맥락막총 낭종이라고 부르기도 한다. 맥락총 낭종이란 맥락총(Choroid Plexus)에 생긴 물혹을 말한다. 맥락총은 대뇌의 측뇌실(Lateral Ventricle)에 있으며 뇌척수액을 만드는 조직이다. 뇌척수액은 뇌와 척수를 안팎으로 둘러싸는 액체인데 단단한 뼈 안에서 뇌와 척수 조직이 안전하게 유지되도록 윤활작용과 충격흡수 작용을 한다. 맥락총은 산전 초음파검사에서 약 9주부터 보이기 시작하고, 맥락총 낭종은 주로 임신 제2삼분기(Second Ttrimester) 초반에 나타난다. 맥락총 낭종의 정확한 빈도는 알려져 있지 않지만 초음파검사를 하다 보면 드물지 않게 볼 수 있다.

맥락총 낭종이 왜 생기는지 정확한 원인은 밝혀지지 않았다. 그러나 이것은 종양이 아니라 뇌척수액이 일시적으로 갇혀 있는 상태다. 임신 중기의 초반에 맥락총이 빠르게 성장하면서 융모(Villi)가 얽히고, 그 내부에 뇌척수액이 차면서 낭종의 형태를 띠는 것으로 생각하고 있다. 그러다가 임신 중기의 후반부로 가면서 융모의 기질(Stroma)이 점차 감소하고, 그 안에 갇혀 있던 뇌척수액이 빠져나가면서 낭종의 형태가 없어진다. 따라서 맥락총의 정상적인 발달과정 중에 낭종이 생겼다가 소실되는 것으로 이해하고 있다. 맥락총 낭종은 이처럼 일시적으로 생겼다가 자연 소실되므로 태아 기형(Fetal Anomaly)이나 선천성 기형(Congenital Anomaly)라고 할 수 없다. 그리고 태아 시기에 맥락총 낭종이 있었다고 해서 그 아기가 태어나서 나중에 발달장애나 지능저하가 생기는 것도 아니다.

지금은 맥락총 낭종에 대해서 산부인과 의사들이 심각하게 생각하지 않는다. 일시적으로 생겼다가 몇 주 후에 자연적으로 소실된다는 것을 이제는 알기 때문이다. 인터넷에서 검색을 해보면 산모들 역시 맥락총 낭종에 대해서 별로 걱정하지 않는 것 같다. 그러나 필자가 산부인과영상을 전문으로 하던 그 당시에는 (아마 2000년대 중후반까지도) 그렇지 않았다. 왜냐면 18번 삼염색체증(Trisomy 18 또는 에드워드 증후군) 태아에서 맥락총 낭종이 동반되는 경우가 드물지 않게 보고되었기 때문이다. 즉 그 당시는 맥락총 낭종이 염색체 이상을 시사하는 소견 중 하나인지, 아니면 염색체 이상 태아에서 맥락총 낭종이 우연하게 동반(Incidental Finding)된 것인지 확실하지 않던 시기였다.

결론적으로 맥락총 낭종과 에드워드 증후군은 무관하다. 검사시기에 의한 일종의 우연이다. 그러나 그 당시 일부 산부인과 의사들은 맥락총 낭종과 에드워드 증후군의 연관성에 주목했다. 그래서 맥락총 낭종이 있으면 탯줄천자(Cordocentesis)나 양수천자(Amniocentesis) 등의 염색체 검사가 필요하다고 주장했고, 실제로 시행했다. 그러나 필자처럼 다른 생각을 하는 의사도 있었다. 즉 맥락총 낭종이 있다고 해서 일률적으로 염색체 검사를 하는 것은 합리적이지 않다는 의견이다.

맥락총 낭종을 염색체검사의 적응증으로 간주하면 안 된다고 생각했던 이유는 첫째, 에드워드 증후군을 초음파검사에서 쉽게 진단할 수 있기 때문이다. 에드워드 증후군은 다운증후군(Trisomy 21, 21번 삼염색체증)과 달리 거의 대부분 심장, 안면, 손, 발 등에 다양한 기형을 동반하고, 태아가 자궁 내에서 제대로 자라지 못한다(자궁내 발육지연). 특히 언청이(Cleft Lip and Palate) 같은 안면 기형이나 손발의 모양이 매우 특징적이므로 초음파검사만 제대로 한다면 놓치기가 어려울 정도다. 이처럼 에드워드 증후군은 선천성 기형을 많이 동반하므로 산전(Prenatal) 초음파 진단이 어렵지 않다. 그러므로 단순하게 맥락총 낭종이 있느냐 없느냐 여부는 에드워드 증후군의 진단에서 그리 중요한 소견이 아니다.

둘째 이유는 에드워드 증후군은 빈도가 낮지만 맥락총 낭종은 상대적으로 흔하고, 또한 염색체검사를 하면 태아가 위험해질 수 있기 때문이다. 즉 맥락총 낭종이 있다는 이유로 무조건 염색체검사를 시행한다면 에드워드 증후군이 아닌 많은 태아들이 불필요한 위험에 빠질 수 있다. 일종의 위양성(False Positive) 효과인 셈이다.

이와 같은 이유에서 고령 등 고위험 산모가 아니고, 선천성 기형이 동반되지 않고, 맥락총 낭종만 단독으로 있는 상황이라면 염색체검사를 굳이 할 필요가 없다. 이런 것을 단독 맥락총 낭종(Isolated CPC)이라고 한다. 반면에 고위험 산모의 태아에서 맥락총 낭종이 발견되거나, 동반 기형이 있다면 염색체검사는 당연히 필요하다.

여기에서 관건은 초음파검사를 얼마나 정확하게 할 수 있느냐, 초음파검사의 수준을 과연 신뢰할 수 있느냐 하는 점이다. 게다가 근거로 삼을 만한 자료나 논문이 없는 것도 문제였다. 그 당시는 태아초음파검사가 임상에 도입된 초기였으므로 검사를 정밀하게 할 수 있는 의사가 매우 드물었다. 따라서 심증만 있을 뿐 물증이나 축적된 자료도 없었다.

그래서 필자가 나섰다. 그 당시 서울과 수도권에서 (아마도 전국에서) 가장 큰 산부인과 병원이 제일병원(충무로)과 차병원(역삼동, 분당)이었는데 그중 한 곳에서 필자가 근무했기 때문이다. 게다가 그 당시 필자는 전국을 통틀어 태아초음파검사를 전문적으로 하는 몇 명 안 되는 (5~6명 정도) 영상의학과 의사 중 한 명이었다.

다음은 필자가 오래전에 썼던 맥락총 낭종에 대한 논문을 요약하여 쉽게 풀어서 쓴 것이다(이은혜 등, 2000).

맥락총 낭종 태아들은 어떻게 되었나?

저자들이 속한 병원에서도 맥락총 낭종이 발견되는 경우에 염색체검사를 고려해 왔으나 에드워드 증후군의 빈도에 비해 맥락총 낭종의 빈도가 높고, 맥락총 낭종에 대한 유전상담 후 일부 산모들이 자의로 임신을 포기하는 경우가 있어서 좀 더 합리적인 지침이 필요했다. 그래서 맥락총 낭종을 '단독' 맥락총 낭종과 '고위험' 맥락총 낭종으로 구분하여 각각의 초음파검사 소견, 추적검사 결과, 분만 결과를 살펴보았다. 특히 에드워드 증후군과의 연관성에 중점을 두었다.

1998년 3월부터 1999년 6월까지 4,948명의 태아(쌍둥이는 제외)에게 18~24주에 선별 초음파검사를 시행했고, 그중 132명에서 맥락총 낭종이 발견(2.7%)되었다. 맥락총 낭종이 발견된 132명 중 119명에게 추가로 정밀 초음파검사를 시행했고, 해당 산모들은 본원에서 출산을 마쳤다. 그러나 13명의 산모는 정밀 초음파검사를 받지 않고 연락이 두절되었다. 정밀 초음파검사에서 손발과 얼굴의 기형, 자궁내 발육지연, 심장 기형 등을 중점적으로 확인하였다. 추가로 이상소견이 발견되면 염색체검사를 시행했고, 그렇지 않은 경우는 약 4주 후에 추적 정밀 초음파검사를 시행했다.

정밀 초음파검사 결과 119명의 태아 중 91명은 단독 낭종이었으나, 28명은 동반기형이 있거나 산모가 고령인 고위험 낭종이었다. 단독 낭종과 고위험 낭종 간에 재태 연령(19±2주 vs 18±1주, p>0.05), 낭종 크기(6.4mm vs 6.2 mm, p>0.05), 양측성(66% vs 57%, p>0.05), 형태의 복잡성(8% vs 14%, p>0.05) 등에 차이는 없었다. 119명 중 39명에서 염색체검사(양수천자)를 시행했다. 여기에는 고위험 맥락총 낭종을 가진 태아 전원(28명)과 단독 맥락총 낭종을 가진 태아 중 산모가 원하는 경우(11명)가 포함되었다. 모든 맥락총 낭종은 약 6~8주 후에 소실되었고, 단독 낭종과 고위험 낭종의 소실시기(25±3주 vs. 26±3주, p>0.05)는 비슷했다.

단독 맥락총 낭종이 있었던 91명의 태아들은 모두 정상 염색체를 가졌다. 이것은 양수천자와 신생아 전공 소아과 교수의 생후 신체진찰을 통해서 확인되었다. 고위험 맥락총 낭종이 있었던 28명의 태아 중 3명(10.7%)은 양수천자에서 염색체 이상이 있었는데 에드워드 증후군이 2명, 다운증후군이 1명이었다. 고위험 낭종이 있던 다른 태아들은 신생아 전문의의 신체진찰에서 별다른 이상소견이 발견되지 않았다.

결론적으로, 임신 중기 태아초음파검사에서 맥락총 낭종이 발견되었을 때 다른 선천성 기형이 동반되거나 산모가 고위험군인 경우는 염색체 이상의 가능성이 높으므로 염색체검사가 필요하다. 그러나 정밀 초음파검사에서 맥락총 낭종 외에 다른 이상소견이 없고, 산모가 고위험군이 아니라면 이들은 염색체검사가 필요하지 않다.

그러나 현실은

그러나 현실은 비극적이었다. 태아의 '머리'에 낭종이 있다는 말을 듣고 아기를 포기한 산모가 많았다. 논문을 쓰기 전이나 논문을 쓰는 동안에도 그랬고, 논문이 발표된 이후에도 (적어도 필자가 태아초음파검사를 하던 시기에는) 비슷한 상황이 계속 일어났다. 우리처럼 교육열이 높은 나라에서 아기 '머리'에 물혹이 있다는 말은 부모에게 있어서 청천벽력이었을 것이다. 그 심정을 이해하고도 남는다.

우리나라에서 출생 전에 선천성 기형을 진단할 목적으로 태아에게 정밀 초음파검사를 시행하기 시작한 것은 1990년대 중후반이다. 그전에도 산전 초음파검사를 보편적으로 시행하고 있었지만 목적이 달랐다. 그전까지 초음파검사의 주된 목적은 태아의 생사 여부를 확인하고 발육 정도를 측정하는 것이었고, 전적으로 산부인과의 영역이었다. 그러나 초음파검사의 해상도가 좋아지면서 일부 영상의학과 의사들이 태아영상(Fetal Imaging)에도 관심을 갖기 시작했고, 심장기형 진단을 중심으로 정밀 태아초음파검사의 유용성이 조금씩 알려졌다.

우리나라에서 정밀 태아초음파검사의 원조(?)는 서울아산병원이다. 가제는 게 편이라고 필자가 그 병원에서 전공의 수련을 받아서 이런 주장을 하는 것이 아니라, 관련 분야에 종사하는 의사라면 아무도 필자의 주장에 의의를 제기하지 않을 것이다. 1990년대에 서울아산병원에는 심장영상 특히 소아와 태아의 심장을 전문으로 하는 영상의학과 교수님이 계셨고 독보적인 존재였다. 그리고 신생아의 아주 작은 심장을 정교하게 수술할 수 있는, 황금의 손을 가진 흉부외과 교수님이 계셨다. 여기에 더해서 '고위험 임신'이라는 새로운 분야에 이제 막 뛰어든, 젊고 패기 넘치는 산부인과 교수님이 있었다. 심장기형을 가진 태아가 산소부족으로 인해 뇌손상을 입지 않도록 세심한 케어를 해주는 신생아중환자실(소아청소년과) 교수님도 계셨다. 서울아산병원에 그야말로 '환상의 드림 팀'이 있었던 것이다.

그런 수련환경의 영향으로 필자의 영상의학과 전공의 동기 9명 중에 필자를 포함해서 2명이 태아영상을 전공하겠다고 나섰다. 선천성 심장기형을 가진 태아를 미리 진단하고, 계획된 분만(Planned Delivery)을 통해서 신생아의 뇌손상을 예방하고, 적시에 수술하여 아이가 건강하게 살 수 있도록 돕는 일련의 과정에 참여한다는 것은 이제 막 전문의가 된 필자의 심장을 뛰게 만들었다. 매우 보람되고 가슴 벅찬 일인데다 소위, 블루 오션이므로 교수로서 미래가 밝다고 생각했다.

그러나 전문의가 된 후 첫 직장의 환경은 사뭇 달랐다. 필자가 열심히 태아초음파검사를 해서 이상소견을 발견하면 상당수의 산모가 사라져 버렸다. 그중에는 심각한 (그러나 살릴 수 있는) 선천성 기형도 있었지만, 맥락총 낭종처럼 단순한 문제인 경우가 훨씬 더 많았다.

처음에 필자는 선천성 기형이 있는 태아들을 살리기 위해서 태아영상이라는 분야를 선택했다. 아픈 아기들이 준비된 환경에서 안전하게 태어날 수 있도록 돕고 싶었다. 그러나 현실에서는 필자가 도울 수 있는 일이 거의 없었다. 특히, 동반 기형이 전혀 없는데 작은 맥락총 낭종이 있다는 이유로 세상에 태어나지도 못하고 사라진 많은 아기들 때문에 너무 고통스러웠다. 사람을 살리는 의사가 되고 싶었지만 실상은 아기들을 죽음으로 내모는 의사가 된 것이다. 이 일을 계속해야 하는지 심각한 회의가 생겼다.

지금은 어떤지 모르겠지만 그 당시 분당에는 젊은 부부들이 많이 살았다. 아직 경제력이 충분하지 않은 그들 입장에서 '기형아'나 심하게 아픈 아기가 태어난다는 재앙일 수 있다. 지금처럼 소아에 대한 진료혜택이나 중증질환 산정특례제도가 있는 것이 아니므로 막다른 선택을 할 수밖에 없는 상황이 이해가 안 되는 것은 아니다. 그러나, 단독 맥락총 낭종은 선천성 기형이 아니라고, 한 달쯤 지나면 저절로 없어진다고, 나중에 아이가 커서 어떤 문제가 생기는 것은 아니라고 설명할 틈도 없이 아기들이 사라져 버렸다. 명확한 근거를 마련하기 위해서 논문을 쓰기도 했지만 필자가 그 병원에서 일하는 동안은 상황이 크게 달라지지 않았다.

그 아기들이, 산모들이 필자가 아니라 실력 없는 의사를 만났더라면 맥락총 낭종을 발견하지 못했을 것이고, 그랬다면 별 소동 없이 분만을 마치고 아기들이 별 문제 없이 태어나서 건강하게 자랐을 것이다. 그런데 불행하게도 필자처럼 태아초음파검사를 제대로 하는 의사를 만나는 바람에 아기들이 세상에 태어나지도 못하고 없어진 것이다.

다행히 지금은 상황이 달라진 것 같다. 인터넷 검색을 해보면 산전 초음파검사에서 맥락총 낭종이 발견되었다고 해서 산모들이 극심한 스트레스에 시달리지는 않는 것 같다. 약간 불안해하는 경우는 있지만 대부분은 산부인과 의사의 설명에 따라 차분하게 한 달 후 추적검사를 기다리는 것을 볼 수 있다. 그러나 그 당시에는 인터넷 검색이 보편적이지 않았고, 건강보험이나 복지제도가 지금보다 부실했기 때문에 혹시 아기가 기형아일지도 모른다는 공포는 젊은 부부들을 짓누르고도 남았을 것이다.

아이들을 살리자

필자는 2021년 말에 《아이들에게 코로나 백신을 맞힌다고?》라는 제목의 책을 출간했다. 코로나19 백신으로부터 아이들을 구하고 싶었기 때문이다. 필자는 결혼을 못 했고, 그래서 자식도 없지만 다른 사람들의 아이들을 지켜주고 싶었다. 조금 다르게 말하면 20년 전에, 의사를 잘못 만나는 바람에 세상에 태어나지도 못하고 강제로 사라져야 했던 많은 아기들에게 조금이나마 용서를 구하고 싶었다.

거의 대부분의 건강한 아이들은 노인이나 기저질환자와 달리 굳이 코로나19 백신이 필요하지 않다. 아이들은 면역상태가 노인들과 달라서 코로나19에 걸려도 거의 대부분 감기처럼 앓고 지나가기 때문이다. 이런 아이들에게 안전성 검증이 미흡한 백신을 굳이 접종할 필요가 없다. 부모가 아이들의 백신접종을 '선택'할 수는 있지만 그전에 방역당국이 객관적인 정보를 최대한 제공해야 한다. 그런데 일방적으로 공포 마케팅(?)만 하면서 수능시험을 앞두고, 또래들과 어울리려면, 학원에 가기 위해서 백신을 맞아야만 하는 상황으로 아이들을 내모는 것은 국민의 신의를 짓밟는 행위다. 군입대를 앞둔 청춘들이나 경찰관, 소방관 등 젊고 건강한 청년들도 마찬가지다. 20대 이하의 코로나19 치명률과 노인들의 치명율은 엄청나게 차이가 있는데 이들에게 노인들과 '평등'하게 코로나19 백신을 거의 강제로 접종하는 것은 절대적으로 불합리한 정책이다. 그래서 책을 통해서 이런 이야기를 엄마들에게 들려주고 싶었다.

2020년 2월부터 약 3년 동안 코로나19의 누적 치명률은 독감 치명률과 비슷하다. 코로나19가 아니어도 매년 많은 사람이 다양한 원인으로 사망하고 있다. 코로나19는 수많은 사망원인 중 하나에 불과하며 모든 연령에서 5대 주요 사망원인에 포함되지 않았다. 또한 코로나19 누적 사망자의 93.7%는 60세 이상 고령자다. 특히, 80세 이상이 누적 사망자의 약 60%를 차지했으며 이는 전체 사망자 중 80세 이상의 비율보다 높았다. 그런데 중요한 것은 사망자 숫자다. 모든 연령대에서 코로나19 누적사망자보다 전체 사망자가 훨씬 더 많았다. 게다가, 50대까지는 코로나19로 인한 사망위험이 높지 않으므로 기저질환 여부에 따라 백신접종 여부를 선택해도 되었다.

연령별 코로나19 누적 사망자 수와 치명율, 그리고 2021년 전체 사망자 수(명, %)

	코로나19 누적 사망			2021년 전체 사망	
	사망자	(%)	치명률(%)	사망자	(%)
계	34,020	(100.0)	0.11	317,680	(100.00)
80세 이상	20,289	(59.6)	1.95	158,739	(49.97)
70-79세	7,720	(22.7)	0.45	68,819	(21.66)
60-69세	3,864	(11.4)	0.12	44,457	(13.99)
50-59세	1,391	(4.1)	0.03	25,413	(8.00)
40-49세	459	(1.3)	0.01	11,222	(3.53)
30-39세	159	(0.5)	0.01	4,541	(1.43)
20-29세	79	(0.2)	0.01	2,778	(0.87)
10-19세	22	(0.1)	0.01	773	(0.24)
0-9세	37	(0.1)	0.01	915	(0.29)

치명률(%) = (사망자 수/확진자 수) × 100
(원 자료 출처: 2023.3.8. 질병청 정례브리핑; 2021년 사망원인통계)

연령별 코로나19 누적 사망자 수와 2021년 전체 사망자 수

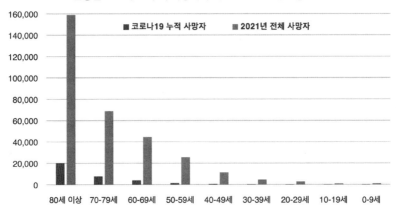

(원 자료 출처: 2023.3.8. 질병청 정례브리핑; 2021년 사망원인통계)

아이들이 노인들에게 코로나19를 전파하므로 노인들을 지키기 위해서 아이들에게 백신을 접종해야 한다는 논리도 잘못된 것이다(이은혜, 2021). 두 가지 점에서 잘못인데 첫째는 아이들이 할머니, 할아버지에게 코로나 19를 전파하지 않는다는 점이다. 이것은 필자의 주장이 아니라 질병청이 발표한 내용이다. 다만 대다수의 국민들에게 알리지 않았을 뿐이다.

질병관리청이 매주 발행하는 《주간 건강과 질병》에 의하면 모든 연령에서 코로나19의 주요 선행확진자는 또래 집단이었다(장진화 등, 2022). 즉 비슷한 연령대끼리 코로나19 바이러스를 주고받았다는 뜻이다. 60세 이상 확진자 역시 선행확진자는 같은 연령대의 노인들이었다. 즉, 아이들이 노인들을 감염시킨 것이 아니다!

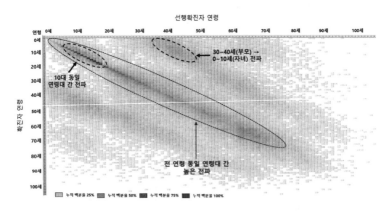

코로나19 선행확진자와 확진자 연령 관계 분포

(출처: 《주간 건강과 질병》 제15권 제4호)

반면에 10세 미만 확진자들은 다른 연령대와 달리 선행확진자가 두 가지 그룹이었다. 즉 선행확진자가 또래 집단 외에 30~40대인 경우가 많았다. 이것은 주로 30~40대 부모가 자녀들을 코로나19에 감염시켰다는 의미다. 10대 청소년 역시 또래 집단과 부모들에게 주로 감염되었다. 다시 말하면 질병청은 아이들이나 청소년들이 할머니, 할아버지를 코로나19에 감염시킨 것이 아니라는 점을 명확하게 알고 있었다! 그런데도 할머니, 할아버지를 보호하기 위해서 아이들과 청소년들이 코로나19 백신을 맞아야 한다며 전 국민을 속였다.

둘째는, 어른들이 살자고 아이들을 미지의 위험에 노출시키는 것은 '아동학대'라는 점이다. 어른들이 아이들을 보호해야지, 거꾸로 어른들이 살자고 아이들을 방패막이로 쓴다면 나잇값을 못 하는 것이다. 앞으로 살날이 얼마 남지 않은 노인들이 자기가 살겠다고 손자, 손녀들에게 안전성이 확실하게 증명되지 않은 백신을 맞으라고 하는 것은 매우 비윤리적이다. 그것을 원하는 할머니, 할아버지는 없을 것이다. 자세한 내용이 궁금한 독자들은 필자의 전작인 《아이들에게 코로나 백신을 맞힌다고?》를 읽어보기 바란다. 참고로, 코로나19 백신과 관련해서 필자가 출연했던 유튜브 영상들은 거의 대부분 구글이 삭제해버렸다.

이 글을 요약하면, 필자는 전문의 초년병 시절에 태아영상을 전공했다. 선천성 기형(특히, 심장)을 가진 태아를 정확하게 진단함으로써 아기들이 준비된 환경에서 안전하게 출생하고, 즉각적으로 집중적인 치료와 수술을 받음으로써 건강한 삶을 살 수 있도록 돕고 싶었기 때문이다. 그러나 필자의 의도와 달리 맥락총 낭종 같은 사소한 문제를 가진 태아들이 세상에 태어나지도 못하고 사라져 버렸다. 필자의 의학적 지식으로 인해 태아들이 죽음으로 내몰린 것이다. 이것은 필자가 전문분야를 유방영상으로 바꾼 중요한 계기가 되었다.

필자가 《아이들에게 코로나 백신을 맞힌다고?》를 쓰게 된 계기는 그 시절에 대한 회한 때문이다. 엄마들이 얼마나 많이 필자의 책을 읽었는지, 그래서 얼마나 많이 코로나19 백신의 안전성에 의문을 가지게 되었는지는 알 수 없다. 그 책을 읽은 지혜로운 엄마나 부모 덕분에 코로나19 백신의 잠재적인 부작용을 피할 수 있었던 아이들이 얼마나 되는지도 알 수 없다. 다만, 그 책을 통해서 안전해진 아이들의 숫자가 필자 때문에 사라진 태아들의 숫자보다 조금이라도 더 많았으면 하는 바램이었다. 그 책을 통해서 조금이나마 마음의 빚을 갚고 싶었고, 조금은 갚았다고 생각하지만, 그래도 여전히 마음의 빚이 있다.

참고문헌

이은혜, 이유미, 신명철, 민유선, 이상희, 김현철 등. 2000. 임신 중기 태아 맥락총 낭종 119예의 추적 조사: 18번 삼염색체증과의 연관성 여부를 중심으로. 대한산부인과학회지. 제43권 7호 1168-1175쪽. http://riss.kr/search/detail/DetailView.do?p_mat_type=1a0202e37d52c72d&control_no=a36f7d243ceb8754&keyword=

질병관리청. 2023.03.08. 코로나19 주간 확진자 전주 대비 7.0% 감소(3.8. 수. 정례브리핑). https://www.kdca.go.kr/board/board.es?mid=a20501010000&bid=0015&list_no=722033&cg_code=&act=view&nPage=1

통계청. 2022.09.27. 2021년 사망원인통계 결과.

이은혜. 2021.12.31. 아이들에게 코로나 백신을 맞힌다고? 북앤피플.

장진화, 박신영, 안선희, 양성찬, 김성순, 박수빈 등. 2022.01.27. 2021년 국내 코로나19 확진자 발생 주요 특징. 질병관리청. 주간 건강과 질병 제15권 제4호 225-230.https://www.kdca.go.kr/ board/board.es?mid=a20602010000&bid=0034&list_no=718475&act=view